肿瘤靶向治疗药物与临床应用

董　坚　主编

科　学　出　版　社
北　京

内 容 简 介

本书分三篇。第一篇为肿瘤靶向治疗药物概述，包括肿瘤靶向治疗、靶向治疗药物分类及应用和实体肿瘤靶向药物疗效评价标准。第二篇为靶向治疗药物介绍，包括药物作用机制、药代动力学、FDA 批准适应证及中国上市应用情况、剂型规格、用法用量、禁忌、特殊人群用药和临床研究介绍，共 54 种药物。第三篇为案例荟萃，包括患者基本情况、辅助检查、诊断及治疗经过，后续治疗前评估、治疗目标和治疗策略；共 20 个案例。

本书可供肿瘤科医生、研究生使用。

图书在版编目（CIP）数据

肿瘤靶向治疗药物与临床应用/ 董坚主编. —北京：科学出版社，2018.8

ISBN 978-7-03-058384-0

Ⅰ. 肿… Ⅱ. 董… Ⅲ. 肿瘤-药物疗法 Ⅳ. R730.53

中国版本图书馆 CIP 数据核字（2018）第 163411 号

责任编辑：车宜平 沈红芬 / 责任校对：张小霞

责任印制：李 彤 / 封面设计：吴朝洪

科学出版社 出版

北京东黄城根北街 16 号

邮政编码：100717

http://www.sciencep.com

北京虎彩文化传播有限公司 印刷

科学出版社发行 各地新华书店经销

*

2018 年 8 月第 一 版 开本：787×1092 1/16

2022 年 2 月第四次印刷 印张：27 插页：4

字数：630 000

定价：150.00 元

《肿瘤靶向治疗药物与临床应用》编写人员

主　编　董　坚

副主编　杨　军　沈丽达　李云峰

编　者（按姓氏汉语拼音排序）

陈　艳　程先硕　董　坚　蒋鸿超　李　江

李　强　李荣清　李云峰　林　劼　刘　斌

刘为青　龙庭凤　马　芸　沈丽达　史明霞

王剑松　谢　琳　杨　军　詹　辉　张洪涛

张燕华　赵明利

秘　书　孙　雯

前　言

恶性肿瘤始终是威胁人类生命的疾病之一。尽管科技在发展，医学诊疗技术和手段在不断更新，医疗工作者对抗疾病的“工具箱”装备越来越齐全，但大多数人依然“谈癌色变”。不仅仅因为癌症的致命性，还因为治疗的过程对于患者和家属都是相当痛苦的；其既消磨人的生命和意志，又让患者生活质量大打折扣，同时也摧残着整个家庭。

2017 年 2 月，国家癌症中心发布了中国最新癌症数据，这份数据汇集整理了全国 347 家癌症登记点的数据资料。一般而言，中国癌症统计资料会滞后 3 年，最新公布的数据实际上是 2013 年的发病和死亡数据。数据显示，中国癌症患者约占全球癌症患者总量的 40%，其中每年新发癌症病例高达 429 万，占全球新发病例的 20%，死亡 281 万例。美国 2017 年公布的癌症年度报告中，以下两个信息非常值得注意：一是美国近年来癌症发病率开始下降，尤其是男性。过去 10 年，美国男性患癌人数每年下降 2%，这主要得益于肺癌、结直肠癌和前列腺癌三大癌种患病人数的持续下降。二是美国男女癌症死亡率持续显著下降。过去 20 多年，美国癌症患者总体死亡率已经下降 25%，超过 210 万人避免死于癌症，这是一个非常了不起的数据。

相比之下，在中国无论是癌症发病率还是死亡率都还在持续上升，防癌抗癌之路任重道远。作为世界防癌抗癌先锋的美国，有哪些先进经验值得我们学习呢？综合来说，美国癌症防治有三个关键举措：控制烟草、推广筛查和开发新型疗法。

传统的癌症治疗方式主要以手术、放疗和化疗为主。近些年，随着分子生物学研究的进展，“新型疗法”——分子靶向治疗成为人们关注的热点。与传统的化疗药物相比，针对肿瘤的特异性靶点设计的抗肿瘤药物具有特异性强、疗效明显、对正常组织损伤少等优点。新型分子靶向药物在临床实践中取得了显著的疗效，实践已证实分子靶向治疗理论的正确性与可行性。随着“新型疗法”的普及，癌症治疗将进入“精准医疗”时代，越来越强调“个体化”和“低副作用”。乐观一点构想，只要科学家们能够不断地研制出新的靶向药物，就能控制不同的癌细胞。换言之，未来的癌症将会变成一种慢性病，医生根据患者肿瘤组织的基因型决定用药，并且可以及时调整。一例癌症患者的生存期到底有多长，将会取决于新药研发的速度是否跟得上基因突变的速度。

目前分子靶向治疗药物仍处于研究发展的阶段，用于临床和正在试验的药物种类繁多，国际上尚无统一的分类标准。对于国内患者，他们还要面对诸多现实问题，首当其冲的就是能不能及时用上新的抗癌药。目前国内的新药审批速度非常慢，一种新药平均需要等待 8～10 年才能获批进入中国药品市场。据统计，目前全世界已有的抗癌靶向药物中，获批在中国上市的仅占 29%。其结果就是，美国的癌症患者 5 年生存率已经提高到了 66%，而中国目前仅为 31%。其次，靶向药物价格非常高，一个月的药费少则上万、多则十多万，多数家庭根本无法承担如此高昂的花费。如何把有效的抗肿瘤药物，以普通家庭能承担的方式带给中国的患者，是个难题。另外，抗肿瘤药物作为一种“精准化”的治疗药物，由于患者的个体差异，如何使用才能达到最佳疗效，还需要更加严谨科学的用药指导。

在药物的安全性和有效性与患者的生活质量和生存时间之间，必须寻找到一个平衡点。这也是我们编写本书的目的。

本书共三篇，第一篇是对肿瘤靶向药物的整体概述，力图以通俗易懂的方式将治疗原理、药理机制呈现出来。第二篇是药物介绍，对已经通过临床试验、权威机构批准上市的 54 种药物进行详细介绍，包括不同药物的适应证、使用方法、不良反应、特殊人群用药等。第三篇是案例荟萃，是对我们在治疗过程中一些典型案例的整理，希望对同行有所裨益。

在一定程度上，药物介绍部分类似于“使用说明汇编”，直接以药品名来详细介绍，方便读者查阅，更具有实际指导意义。

随着生物科技的飞速进步，癌症研究呈现欣欣向荣的景象，让人充满期待。我们相信，人类终将找到攻克癌症的方法。

在编写本书的过程中，很多新药陆续上市，一些老药也有了二代、三代更新版，针对的适应证也相应增加。这意味着病例分析和药理研究又有了新的思路。故书中一些不足之处还望各位读者谅解并给予批评指导，以便再版时更新。

董 坚

2018 年 4 月

目　　录

第一篇　肿瘤靶向治疗药物概述

第二篇　靶向治疗药物

第三篇 案例荟萃

第一篇

肿瘤靶向治疗药物概述

第一章　肿瘤靶向治疗概述

第一节　靶向治疗概述

恶性肿瘤作为全球较大的公共卫生问题之一，极大地危害着人类健康。2012 年全球恶性肿瘤新发病例约 1400 万，死亡约 800 万，而我国新发病例占全球新发病例的 22%，死亡人数占 26%，超过全球癌症死亡人数的 1/4。我国恶性肿瘤筛查、诊治工作面临着诸多问题和挑战。

恶性肿瘤的治疗方法有许多种，常规治疗方法包括手术、放疗和化疗。20 世纪 40 年代，随着抗叶酸剂和氮芥类药物的应用，开启了肿瘤化疗时代。多年来科学家对肿瘤化疗药物的研发重点集中于细胞毒性攻击性药物。虽然继蒽环类（多柔比星、表柔比星）、铂类（顺铂、卡铂）之后又有很多强有力的化疗药物如紫杉醇、多西他赛、伊立替康、奥沙利铂、吉西他滨等问世并在各个不同的癌症治疗中发挥重要的作用，但其药物作用机制仍然不能分辨肿瘤细胞和正常细胞。

随着生物技术在医学领域的快速发展和人们在细胞分子水平对肿瘤发病机制认识的深入，肿瘤治疗逐渐从前基因组的细胞毒性药物治疗时代过渡到后基因组的靶向治疗新时代。临床实践证明，分子靶向治疗不仅能精准地“杀灭肿瘤”，而且能诱导肿瘤细胞向正常细胞分化，或通过抑制癌基因延缓肿瘤发展进而延长患者带瘤生存期，肿瘤患者的治疗目标在未来将从“治愈”转向“管理”，而肿瘤治疗模式也将进入个体化精准治疗的新时代。本书将对现已上市广泛应用且临床疗效显著的分子靶向药物进行介绍。

一、靶向治疗的概念

为了解决传统肿瘤治疗缺乏选择性这一问题，科学家们在实践中不断探索，提出了靶向治疗的概念。所谓“靶向治疗”，就是药物有针对性地瞄准预期的靶位而不伤及其他正常部位。靶向治疗分为三个层次：一是针对某个器官的“器官靶向治疗”；二是只针对某种类别肿瘤细胞的“细胞靶向治疗”，当药物进入体内后可选择性地与这类细胞特异性结合，从而引起细胞凋亡；三是“分子靶向治疗”，是针对肿瘤细胞里面的某一个蛋白质分子、一个核苷酸片段或者一个基因产物进行治疗。

（一）器官靶向治疗

器官靶向治疗主要是针对肿瘤在器官水平上的差异而进行的靶向治疗。近年来，得到迅速发展的临床常规器官靶向治疗手段是血管内介入治疗，即选择性地在肿瘤供血动脉内靶向插管灌注化疗和栓塞化疗，其技术创伤小、操作简便，且治疗有效率高，可延长肿瘤患者的生存期。另外，经导管或经皮穿刺瘤内注射基因治疗的介入导向基因治疗技术也成为肿瘤器官靶向治疗研究的热点，如经肝动脉给予内皮抑制蛋白基因治疗肝癌已经进入临床研究。介入导向的基因治疗技术主要集中在肝癌、肺癌、神经胶质瘤、大肠癌等的治疗上，临床治疗显示了一定疗效且不良反应较少。

（二）细胞靶向治疗

细胞靶向治疗主要是指免疫细胞靶向治疗。免疫细胞靶向治疗指的是将免疫细胞分离，在体外进行分选、扩增、活化后回输至患者体内，用以治疗肿瘤，主要包括嵌合抗原受体修饰基因 T（chimeric antigen receptor gene-modified T，CAR-T）细胞过继性治疗、基于树突状细胞的靶向治疗、基于骨髓来源抑制细胞（myeloid derived suppressor cell，MDSC）的靶向治疗和基于肿瘤相关巨噬细胞（tumor-associated macrophage，TAM）的靶向治疗。

CAR-T 细胞过继性治疗是一种新的有前途的基于 T 细胞的靶向治疗，其治疗策略是用人工免疫受体遗传重组 T 细胞，通过嵌合抗原受体（CAR）靶向肿瘤细胞，并依赖 T 细胞受体功能摧毁肿瘤。

重组腺相关病毒 rAAV-BA46/HER2-DC/CTL 治疗乳腺癌是一个很好的基于树突状细胞靶向治疗的例子。BA46 几乎在所有乳腺癌细胞上表达，且表达在细胞膜上，在乳腺以外的正常组织内不表达或少量表达。用 BA46 抗原肽免疫转基因鼠，可在转基因鼠身上诱导出特异的细胞免疫，是非常理想的乳腺癌树突状细胞治疗肿瘤抗原。

MDSC 来源于髓性祖细胞，但并不分化为成熟的树突状细胞、粒细胞或巨噬细胞。MDSC 可以抑制 T 细胞和自然杀伤细胞（NK 细胞）的功能，较其他免疫细胞更易迁移到肿瘤部位而非其他组织，可作为基于 MDSC 靶向治疗的有效载体。

TAM 可促进多种肿瘤的启动、增殖、转运、血管生成和免疫抑制，TAM 功能的改变则可以抑制肿瘤生长，因而基于 TAM 的靶向治疗前景广阔。

随着干细胞疗法的突破性进展，研究者正在尝试将干细胞疗法用于恶性肿瘤的治疗。脐带间充质干细胞（umbilical cord mesenchymal stem cell，UC-MSC）因细胞增殖能力强、受病毒等病原微生物污染的风险低，非常适宜体外规模化扩增、冻存及临床应用，且脐带作为胎儿娩出后的“废弃物”，取材方便，不存在伦理学问题，近年来已成为干细胞研究及应用领域的热点，具有再生修复、免疫调控、支持造血等重要功能。因此，UC-MSC 有可能成为可以规模化、标准化生产的“干细胞治疗药物”，有望可用于肿瘤放化疗后组织损伤修复和免疫重建，也可作为细胞载体治疗肿瘤。

（三）分子靶向治疗

21 世纪初人们提出了分子靶向治疗（molecular targeted therapy）的概念，这一概念引发了抗肿瘤治疗理念的变革。分子靶向治疗是针对肿瘤生长、进展和扩散的相关特异性分子，利用具有一定特异性的载体，将药物或其他能够杀伤肿瘤细胞的活性物质选择性地运送到肿瘤部位，使治疗作用或药物效应尽量限定在特定的肿瘤靶细胞、组织或器官内，不影响或很少影响到正常细胞、组织或器官的功能，从而提高疗效、减少不良反应的一种疗法。换言之，因为肿瘤细胞具有持续增殖、逃逸生长抑制、抵抗细胞凋亡、进行能量代谢重编程、免疫逃逸等恶性生物学行为，分子靶向治疗就是针对在导致细胞癌变和肿瘤进展环节中肿瘤细胞与正常细胞之间的特异性分子变化，从分子水平逆转肿瘤恶性生物学行为，从而抑制肿瘤细胞生长，甚至使其完全消退的一种全新的生物治疗模式。分子靶向治疗是靶向治疗中特异性最高的层次，这种针对恶性肿瘤特异性分子变化的治疗策略只攻击肿瘤细胞，对正常细胞影响非常小，疗效好且副作用小。此外，肿瘤微环境（即肿瘤的发生和转移与肿瘤细胞所处的内外环境）与肿瘤的发生发展也密切相关。因此，分子靶向治疗的靶点可以是肿瘤细胞本身，如肿瘤细胞信号转导分子、原癌基因和抑癌基因、生长因子及受体、自杀基因等，也可以是供应肿瘤的血管及其生存的微环境，如血管内皮生长因子（vascular endothelial growth factor，VEGF）等。分子靶向治疗在临床治疗中的地位得益于人们对肿瘤认识的加深与技术的进展，得益于现代医学对机体免疫系统、肿瘤细胞生物学与分子生物学了解的深入，以及 DNA 重组技术特别是新一代基因编程技术的进展、杂交瘤技术的广泛应用、体外大容量细胞培养技术、计算机控制的生产工艺和纯化等。2000年人类基因组计划的突破，成为在分子水平理解机体器官及分析与操纵分子 DNA 的又一座新的里程碑，随之发展并衍生了一系列现代生物技术前沿：基因组学技术、蛋白质组学技术、生物信息学技术和生物芯片技术。除此之外，计算机虚拟筛选、组合化学、高通量筛选都加速了分子靶向治疗新药的研究进程。1997 年 11 月，美国食品药品管理局（food and drug administration，FDA）批准利妥昔单抗用于治疗某些非霍奇金淋巴瘤（NHL），真正揭开了肿瘤分子靶向治疗的序幕。自 1997 年来，美国 FDA 批准用于临床的肿瘤分子靶向制剂已有 10 余种，取得了较好的社会效益与经济效益。

二、靶向治疗的基本原理

（一）器官靶向治疗

器官靶向治疗主要是通过血管内介入肿瘤和局部药物注射肿瘤两种方式给药以达到治疗目的。恶性肿瘤的血管介入治疗是在 X 线设备的监视下，将抗肿瘤药物和（或）栓塞剂经导管注入肿瘤血管，对肿瘤病灶进行治疗。局部药物注射技术，如经皮乙醇注射治疗肝癌、经皮肝穿刺注射碘化油加化疗药物治疗肝脏肿瘤和行无水乙醇、乙酸、热盐水注射治疗复发或残留病灶都在临床上常规开展，其治疗费用低，并显示了一定的治疗效果。

（二）细胞靶向治疗

细胞靶向治疗中比较成熟的是免疫细胞靶向治疗。这种疗法的原理，是通过回输经体外细胞因子诱导或基因修饰改造的具有杀伤肿瘤细胞活性的免疫细胞，在杀伤肿瘤细胞的同时，增强人体的免疫功能，抑制肿瘤细胞生长。例如，从外周血分离出的 T 细胞经过细胞因子、肿瘤抗原或被肿瘤细胞激活的树突状细胞刺激后，转化成肿瘤特异性 T 细胞；分离患者肿瘤组织中提取的 T 细胞（又称为肿瘤浸润 T 淋巴细胞），经过体外激活和扩增后，也可成为肿瘤特异性 T 细胞。

目前关注度较高的是 CAR-T 细胞治疗，其基本原理是将能识别特定种类肿瘤抗原抗体的抗原结合部与 CD3-ξ链或 FcεRⅠγ的胞内部分在体外偶联为一个嵌合蛋白，通过基因转导的方法转染患者的 T 细胞，使其表达 CAR。患者的 T 细胞被“重编码”后，生成大量肿瘤特异性的 CAR-T 细胞，从而对特定种类的肿瘤进行识别及杀灭。CAR 的基础设计中包括一个肿瘤相关抗原结合区（通常来源于抗体抗原结合区域的 scFv 段）、一个胞外铰链区、一个跨膜区和一个胞内信号区。一旦 T 细胞表达这种受体，单个融合分子便与抗原进行特异性结合并激活 T 细胞，因此经嵌合抗原受体修饰的 T 细胞具有抗体的特异性和效应 T 细胞的细胞毒作用。CAR 一旦与肿瘤相关抗原结合，可通过由 CD3 或高亲和性受体 FcεRⅠ的胞内区使 T 细胞活化，表现为 CAR 依赖的细胞杀伤、增殖及细胞因子释放，同时 CAR-T 细胞的扩增倍数可超过 1000 倍。

（三）分子靶向治疗

在导致细胞癌变和肿瘤进展的环节中，肿瘤细胞与正常细胞之间存在着特异性分子变化，主要表现为 DNA 损伤修复、原癌基因和抑癌基因、细胞信号转导通路、细胞周期、细胞凋亡、细胞分化、血管生成等异常。分子靶向药物的治疗原理主要是针对这些特异性分子变化。

基于 DNA 损伤修复的分子靶向治疗原理，主要是针对 DNA 损伤修复机制在肿瘤细胞中的过度激活，以及在放化疗过程中 DNA 修复对放化疗敏感性的负向调控作用，以此研发分子靶向药物。例如，多腺苷二磷酸核糖聚合酶-1（PARP-1）是 PARP 超家族的第一个成员，与多腺苷二磷酸核糖聚合酶-2（PARP-2）共同组成了 DNA 损伤依赖的 PARP。PARP-1/2 对修复单链断裂是必需的，缺乏 PARP-1/2 活性将导致单链断裂积累，如果进入复制叉，单链断裂就转变成双链断裂。选择性抑制 DNA 修复相关的关键酶 PARP-1/2，以维持基因组稳定性，是靶向 PARP-1/2 抗肿瘤治疗的基本原理。

基于原癌基因和抑癌基因的分子靶向治疗原理，主要是针对导致细胞癌变和肿瘤进展过程中原癌基因激活和抑癌基因失活的机制，并以此为基础研发分子靶向药物。肿瘤形成和进展过程中，重要的原癌基因有 c-Met、c-Kit、HER2、RAS、BRAF、c-MYC、EGFR、BCR-ABL 等，c-Kit、RAS、BRAF、EGFR 激活机制是基因突变，c-MYC、HER2 是基因扩增，BCR-ABL 是染色体易位；重要的抑癌基因有 p53、PTEN、BRCA1/2、Rb、p16 等，p53 失活机制是基因突变，PTEN 是杂合性缺失，BRCA1/2 是基因突变，Rb、p16 是甲基化。目前，以原癌基因激活、抑癌基因失活机制为基础研发分子靶向药物已成为抗肿瘤药物研发的主要方向，这也将是未来的大趋势。

基于细胞信号转导通路的分子靶向治疗原理，主要是针对导致细胞癌变和肿瘤进展过程中细胞信号转导通路的异常，并以此为基础研发分子靶向药物。细胞信号转导通路的异常与肿瘤的发生发展密切相关。业已证实，丝裂原活化蛋白激酶（mitogen-activated protein kinase，MAPK）信号转导通路、酪氨酸激酶信号转导途径、PI3K/AKT/mTOR 信号转导通路等多个重要的信号转导通路形成了调控肿瘤细胞生长、分化、迁移和凋亡等恶性生物学行为的复杂网络。MAPK 信号转导通路是调控细胞增殖和生长的重要信号通路，可以由表皮生长因子（epidermal growth factor，EGF）、血小板衍生生长因子（platelet-derived growth factor，PDGF）和胰岛素样生长因子 1（insulin-like growth factor-1，IGF-1）等多种细胞外生长因子激活。活化的 MAPK 进入细胞核后，通过磷酸化作用激活转录因子，从而促进肿瘤细胞生长和转移。酪氨酸激酶分受体型和非受体型两种。受体酪氨酸激酶（receptor tyrosine kinase，RTK）是一种生长因子受体，是一种跨膜蛋白，其胞外结构域与生长因子结合，胞内结构域含有激酶活性。当酪氨酸激酶与生长因子结合后，胞内的激酶活性被激活，从而引发下游多种信号通路的级联反应，并进一步引发基因转录。非受体酪氨酸激酶

（non-receptor tyrosine kinase，nRTK）不与配体结合，但当其他受体与配体结合后，nRTK被激活并启动下游信号转导途径，诱导类似 RTK 的反应。PI3K 是 PI3K/AKT/mTOR 信号转导通路中的关键激酶，既具有丝氨酸-苏氨酸蛋白激酶的活性，又具有磷脂酰肌醇激酶的活性，可被 G 蛋白偶联受体、受体蛋白酪氨酸激酶激活，也可被 RAS 蛋白激活。AKT 是 PI3K 的主要下游靶蛋白，可以在细胞核内发生活化，进而对其靶分子实施调控。哺乳动物西罗莫司靶蛋白（mammalian target of rapamycin，mTOR）属 PI3K 蛋白激酶类家族，是 PI3K 信号通路下游的一个效应蛋白。

根据作用途径不同，分子靶向治疗的作用原理还可分为直接分子靶向和间接分子靶向两种。通过单克隆抗体或小分子化合物干扰靶位蛋白合成或信号通路转导，即为直接分子靶向，针对的是肿瘤细胞本身。间接分子靶向则作用于肿瘤微环境中各种效应细胞，通过阻断其表面效应分子的功能，削弱促瘤作用。

肿瘤在发生发展过程中会形成特定的肿瘤微环境，间接分子靶向治疗侧重于肿瘤微环境，主要分为社会微环境和物理微环境两大类。社会微环境包括内皮细胞、免疫细胞、成纤维细胞、细胞外基质等，物理微环境包括低氧微环境、营养压力微环境、低 pH 微环境、氧化压力微环境等。肿瘤微环境能够促进肿瘤恶化，增加肿瘤侵袭力，规避宿主免疫作用及对抗治疗反应。

肿瘤微环境的改变涉及肿瘤细胞、基质成分和免疫细胞三方面，包括 CAF 活化、免疫细胞迁移、基质重塑、肿瘤脉管系统发展、抑制性细胞因子释放、肿瘤表面抑制性受体上调和代谢重编程等。肿瘤细胞、基质成分和免疫细胞在微环境中相互影响。肿瘤脉管系统发展，特别是血管生成不仅对肿瘤微环境产生重要影响，而且在肿瘤的发生、发展和转移中起重要作用，这种依赖毛细血管的增殖为肿瘤细胞提供营养和氧气的血管生成机制，成为目前分子靶向治疗研究的热点。在血管生成中发挥核心作用的主要是血管内皮生长因子（VEGF）及血管内皮生长因子受体（vascular endothelial growth factor receptor，VEGFR）。VEGF 与 VEGFR 结合后，促进内皮细胞增殖，增加血管通透性，使内皮细胞迁移，诱导肿瘤血管生成，通过抑制它们的表达或干预下游信号通路可以达到抑制肿瘤新生血管形成的目的。此外，肿瘤细胞利用免疫系统的负性调控机制，如程序性死亡因子-1（programmed death-1，PD-1）及其配体（programmed death-ligand-1，PD-L1）、细胞毒性 T 淋巴细胞相关抗原-4（cytotoxic T lymphocyte associated antigen 4，CTLA-4）、淋巴细胞活化基因-3、T 细胞免疫球蛋白黏蛋白 3 和 CD160 等，在肿瘤微环境中建立全方位免疫抑制状态，对抗机体抗肿瘤免疫作用，为其生存和发展创造条件。CTLA-4 是典型的免疫检验点分子。CTLA-4 能与其配体 CD80（B7-1）和 CD84（B7-2）结合，减弱幼稚 T 细胞和记忆 T 细胞的早期激活。通过阻断 CTLA-4 负调控通路可以强化 T 细胞的免疫应答以治疗肿瘤患者。PD-1 是 T 细胞的一个重要免疫检验点分子，在 T 细胞活化的外周效应阶段参与抑制自身免疫，导致表达 PD-L1 和 PD-L2（B7-DC）细胞的免疫耐受。PD-L1 表达于多种肿瘤，致癌信号通路的激活也可使其表达上调。研究显示，肿瘤细胞中上调的 PD-L1 与 T 细胞上的 PD-1 结合，激活抑制信号，抑制 T 细胞的增生，促使 T 细胞无能发生，促进肿瘤生长。

第二节 靶向药物的研发概况

回顾人类的防癌抗癌之路，从最开始的手术治疗到 20 世纪 70 年代的放化疗，到 20 世纪 90 年代初的分子靶向治疗，再到近几年大热的免疫疗法，人类防癌抗癌的手段不断更新。分子靶向治疗的出现，是肿瘤治疗领域取得的划时代的重大突破和伟大进步。

靶向治疗的历史可以追溯到 19 世纪，其发展过程大概经历了四个阶段。

（一）靶向治疗的萌芽阶段

19 世纪，人体结构研究的深入和病理学的不断发展为靶向治疗的发展和理论形成提供了良好的外部环境。1895 年，伦琴发现 X 线，这一发现被迅速应用于医学检查。1883 年 Leyden 首次采用盲穿技术进行经皮穿刺活检并成功获得肺炎双球菌标本。1886 年，Menetrier 尝试应用此法对肺癌患者进行活检。X 线的应用和经皮穿刺活检术的出现为器官靶向治疗的发展提供了重要前提条件。

19 世纪 30 年代，德国科学家 Schleiden、Schwann 和 Virchow 等创造性地把细胞学说与临床病理研究结合起来，建立了细胞病理学说，宣称“疾病的本质在于特定细胞的损伤”“一切疾病都是局部的”，将疾病定位在细胞上，为人类疾病找到了结构方面的物质基础，首先把细胞学说推广到医学研究领域，是人类疾病认识史上的重要里程碑，为细胞靶向治疗的发展和理论形成奠定了坚实的基础。19 世纪 90 年代，美国纽约市外科医生 William Coley 向癌症患者体内注射活的链球菌治疗肿瘤，其中两名患者因感染死亡。随后，他将注射物改为死细菌，最终成功治疗了超过 1000 名患者，创立了“科莱毒素”疗法，细胞靶向治疗雏形开始出现。

分子靶向治疗萌芽是人们对肿瘤相关抗原的最早期观察。早在 1847 年 Bence Jones 首次发现肿瘤相关抗原——本周蛋白，这种蛋白具有一种特殊的物理性质，即将患者尿液加热至 60℃左右时，蛋白呈絮状，乃至形成沉淀，继续加热至 100℃时，絮状沉淀又溶解（一般血浆蛋白加热到 100℃时，絮状沉淀多结成块状），冷却后，絮状沉淀又出现，其可作为多发性骨髓瘤的实验室诊断标志物。1928 年 Brown 报道了异位激素综合征与肿瘤分泌促肾上腺皮质激素有关。1929 年 Zondek 实验室研究证实人绒毛膜促性腺激素（HCG）可由正常细胞和恶性滋养细胞分泌。1938 年，Gutman 首次提出前列腺癌与酸性磷酸酶之间的关系。19 世纪 30 年代开始，人们利用蟾蜍、小鼠、兔子等进行大量的生化检测，发现了促性腺激素和其他激素。随后人们利用激素蛋白免疫动物，发现了激素抗体。1940 年 Hunter 和 Greenwood 提出，如果在体外能证实抗体可以抑制肿瘤，那抗体能否在体内用于抗肿瘤。由此可见，1847 年 Bence Jones 发现肿瘤相关抗原和 1940 年 Hunter 提出抗肿瘤抗原的抗体，是肿瘤分子靶向治疗萌芽阶段的两个重要标志。

（二）靶向治疗理论形成阶段

20 世纪初，Hasheck、Beiehroder 等先后尝试开展动脉造影和动脉内药物治疗。1951 年，Peiree 和 Bierman 又分别完成了经皮置管术和外科手术辅助选择性内脏动脉置管造影，并进行化疗药物注射。1964 年，美国放射学家 Charles Dotter 首次应用经皮穿刺插管、同轴导管扩张治疗一名 83 岁妇女的下肢动脉粥样硬化狭窄获得成功，最终狭窄血管再通并恢复正常血供，由此创立血管成形术。上述研究为器官靶向治疗的形成和发展提供了经验和理论基础。

20 世纪 50 年代，美国华盛顿大学的医学家 Thomas 发现骨髓中具有一些能分化为血细胞的“母细胞”，他把它们称作“干细胞”。1956 年，Thomas 完成了世界上第一例骨髓移植手术。经过将近 10 年的潜心研究，Thomas 于 1967 年发表了一篇重要的关于干细胞研究的论文。这篇论文详细地阐述了骨髓中干细胞的造血原理、骨髓移植过程、干细胞对造血功能障碍患者的作用，探索骨髓移植治疗白血病的方法，为白血病治疗展示了广阔的前景。1986 年美国科学家 Rosenberg 提出，由于肿瘤患者体内存在着肿瘤微环境，免疫应答效应细胞因为受到肿瘤微环境中的细胞因子等作用，不能完全活化而杀灭肿瘤细胞。于是，他将患者的外周血单核细胞（主要为淋巴细胞）提取出来，在体外培养并采用 IL-2 进行激活，获得淋巴因子激活的杀伤细胞（LAK 细胞）回输给患者，用于肿瘤的治疗。上述研究为细胞靶向治疗的形成和发展提供了经验和理论基础。

1942 年，Gorer 首先报道抗肿瘤抗血清能抑制动物体内的肿瘤生长，并假设抗肿瘤抗血清不是作用于肿瘤相关抗原，而可能作用于肿瘤本身。这个假设被后续研究证实。后来，人们还发现抗肿瘤抗血清的作用是有限的，仅仅作用于部分肿瘤细胞。1965 年 Gold 和 Freeman 发现癌胚抗原（CEA）。1967 年 Ghose 用 ^{131}I 标记的抗体用于肿瘤的诊断和治疗。1980 年，多个研究小组证实 CEA 和 HCG 抗体存在于人的肿瘤里，在体内表达相应抗原。这些研究结果显示，肿瘤中抗体的含量比较低。1972 年，Chose 和 Nigam 报道联合氮芥和抗体直接作用于肿瘤，因为两者的相互变化对肿瘤的抑制作用不管在体内还是体外都比单独应用疗效更好。在 20 世纪 70 年代末期和 80 年代早期，临床前研究证明细胞毒素与抗体偶联物的疗效优于单一药物，细胞毒素与抗体偶联物成为抗肿瘤抗体药物研发的热点。然而，药代动力学、细胞内吞作用、药物释放和抗原表达的异质性等问题均限制了细胞毒素与抗体偶联物的疗效。20 世纪 80 年代中期，药物抗体集合物的研究工作开始逐渐冷落。此时，脂质体靶向运送药物和脂质体多聚体靶向药物研究开始兴起。1987 年 Bagshawe 第一次提出抗体导向的酶前体药物治疗。其方法是通过将药物包被在一个作用于肿瘤相关抗原的抗体中，然后再将药物定位在肿瘤的一种酶中。细胞毒性药物是低分子量的，能比大分子量的抗体酶复合物更易通过肿瘤扩散，因此这种药物有更好的旁观效应。1991 年 Huber 等提出通过病毒载体向肿瘤细胞内导入相应的基因序列，肿瘤细胞合成相应的酶。通过限制表达肿瘤标志物的酶的表达，可以获得特异选择性药物。

除直接针对肿瘤细胞本身，针对肿瘤微环境靶向治疗药物的研发逐渐引起研究者的重视。1863 年，Virchow 描述了肿瘤的毛细血管网。在 20 世纪初，人们就已认识到移植瘤的生长有赖于宿主的血供。Reynolds 利用染料研究脉管系统，证明了肿瘤血管的高渗透性。1945 年 Algire 和 Chalkey 提出引起毛细血管内皮在体内生长是肿瘤细胞的特质。1971 年 Folkman 发现肿瘤的生长可分为无血管期和血管期，在无血管期由于肿瘤主要依靠周围组织的弥散以获取营养物质和排泄代谢产物，所以明显限制了其持续性的生长，肿瘤直径不超过 1～2mm；而至血管期，肿瘤内出现新生毛细血管并获得进一步生长的能力，肿瘤迅速生长并可发生转移，进而提出了肿瘤生长和转移依赖于血管生成的观点。随后，肿瘤血管的结构、血管渗透性、肿瘤血流、血管生成因子和肿瘤血管生长抑制物成为各种研究的主题。抗血管生成治疗肿瘤的理论与实践从此得以确立和发展。

综上所述,分子靶向治疗的理论形成阶段主要标志是1942年Gorer发现抗肿瘤抗血清、1967 年 Ghose 用 ^{131}I 标记的抗体用于肿瘤诊断和治疗、1971 年 Folkman 提出肿瘤生长和转移有赖于肿瘤血管生成。

(三)靶向治疗从理论证实转化为药物开发阶段

从 20 世纪 70 年代开始,随着栓塞材料的研制和输送技术的改进,X 线、数字减影血管造影(DSA)、计算机断层扫描(CT)、超声、磁共振成像(MRI)、内镜等引导技术应用于临床,推动了器官靶向治疗的推广应用。1981 年,Ellman 等首次应用无水乙醇进行肾脏栓塞获得成功。1979 年,日本学者 Nakakuma 等率先开展了肝细胞癌的经皮动脉化疗栓塞术,获得显著疗效。

从 20 世纪 90 年代开始,人们发现肿瘤患者难以获得足够数量的 LAK 细胞,而且 IL-2 在激活效应细胞的同时,还会导致效应细胞出现活化诱导细胞死亡(AICD),导致大量的效应细胞死亡而影响疗效。为了解决 AICD 的问题,人们提出了采用抗 CD3 抗体来代替 IL-2 激活效应细胞,但效果有限。在 LAK 细胞之后,Rosenberg 等又提出了以肿瘤浸润淋巴细胞(TIL)等为主体的细胞治疗。但由于 TIL 中的大部分细胞属于调节性 T 细胞,对肿瘤细胞并无杀伤效应或者杀伤效应甚微等原因,而无法进行大规模应用。

20 世纪 90 年代以后,分子靶向治疗的研究工作取得了一系列成果,使分子靶向治疗理论得到了客观实验依据的支持,并由此开发出了许多靶向药物。1990 年,Fujita 等在 *Nature* 报道了 TNP-470 的合成及其抑制血管生成的作用。TNP-470 是一种半合成的烟曲霉素衍生物,对血管内皮细胞有特异性的抑制作用,动物研究发现,它可以明显抑制原发肿瘤和转移灶的发生。TNP-470 抑制肿瘤的作用呈剂量依赖性。动物实验表明其对多种肿瘤有抑制作用,并能延长动物的存活期。1992 年 Macchiarini 等发现了微血管密度和转移发生的关系。1993 年,Kim 等发现肿瘤细胞生长是依赖于血管内皮细胞生长因子(VEGF)对新生血管形成的促进作用,应用抗 VEGF 的抗体阻断 VEGF 的效应后,肿瘤的生长即受到明显抑制。1994 年 Folkman 研究小组的 O'Reilly 发现血管抑素(angiostatin)。1997 年 O'Reilly 在 *Cell* 发表文章宣布了内皮抑制蛋白(endostatin)的发现。血管内皮抑制蛋白是一个 20kDa 的蛋白,由 184 个氨基酸组成。人体内有极微量的内皮抑制蛋白存在。O'Reilly 利用重组并纯化的内皮抑制蛋白进行的体外实验证明,对牛血管内皮细胞有特异的抑制增殖作用,而对非血管内皮细胞系细胞、平滑肌细胞等无抑制作用。体内药效学证明,可抑制鸡胚尿囊膜的毛细血管生长,对接种 Lewis 肺癌、T241 纤维肉瘤和 B16F10 黑色素瘤的小鼠移植瘤有明显的抑制作用,免疫组化表明内皮抑制蛋白能阻断血管成长,并通过抑制血管生长,使肿瘤处于休眠状态,从而起到抗肿瘤作用。美国 EntreMed 公司于 1998 年 10 月至 2000 年 7 月进行了重组人内皮抑制蛋白的Ⅰ期临床试验。Ⅰ期临床试验在美国的 3 个癌症中心进行,共 20 多种肿瘤类型的 60 多例患者参加试验,结果显示该药的安全性好,其中 1 例患者达到部分缓解,其他患者部分局部肿瘤缩小,部分病情稳定,稳定时间甚至达 1 年。尽管Ⅰ期临床试验未达到预先设想,但也观察到了内皮抑制蛋白在人体具有较好的生物学活性。1999 年 Ferrara 发现了血管内皮细胞生长因子受体,以及其他药物如沙利度胺(反应停)具有抑制血管生成和抗肿瘤作用等。

分子靶向治疗从理论证实转化为药物开发阶段的主要标志是半合成物 TNP-470、抗 VEGF 抗体、血管抑素、内皮抑制蛋白、VEGFR 等分子靶向药物的发现。

（四）靶向治疗从临床试验到临床推广应用阶段

进入 21 世纪，分子生物学技术的发展促进了靶向治疗的进步。重组人 p53 腺病毒基因药物经皮瘤内注射进入了临床研究，在肝癌、肺癌、神经胶质瘤、大肠癌等肿瘤中均显示了一定的疗效，且不良反应较少。2011 年 Carl June 团队在 *New England Journal of Medicine* 首次报道了使用 CAR-T 技术治疗慢性淋巴细胞白血病（chronic lymphoid leukemia，CLL）的临床研究结果。随后，6 岁的 Emily 在生命垂危之际，成为全球第一例接受试验性 CAR-T 疗法的儿童患者。Emily 在 2010 年被诊断患有急性前 B 淋巴细胞白血病，之后两年多的化疗并没能将她治愈。在第二次复发后，Emily 接受了大剂量的化学治疗，这导致其身体状态每况愈下，癌细胞仍然在体内不断扩增。2012 年，Emily 入组 CHOP（children's hospital of philadelphia）CD19CAR-T 临床试验。在经历了短暂的危险期后，Emily 神奇地康复了，一直到现在，她依然很健康。2017 年，FDA 批准了第一个 CAR-T 药物 Kymriah，用于治疗 3～25 岁的难治性或复发性急性 B 淋巴细胞白血病。

2001 年第一个小分子 BCR-ABL 激酶抑制剂甲磺酸伊马替尼获批上市，用于治疗费城染色体阳性（Ph^+）慢性髓细胞淋巴瘤，这开启了靶向激酶信号通路治疗肿瘤的先河。2003 年吉非替尼成功用于具有表皮生长因子受体基因突变的晚期非小细胞肺癌优势人群。2004 年第一个抑制新生血管生成的 VEGF 单克隆抗体贝伐单抗用于结肠癌治疗。随后在短短的几年间，先后涌现出针对肿瘤细胞增殖信号转导通路的克唑替尼、厄洛替尼和维罗非尼，以及针对肿瘤新血管生成的索拉非尼、舒尼替尼等多个分子靶向药物，并在不同的肿瘤中取得了较好的临床治疗效果。①肺癌的治疗靶点主要有两类，一是表皮生长因子受体（EGFR），以吉非替尼、厄洛替尼为代表；另一类是间变性淋巴瘤激酶（anaplastic lymphoma kinase，ALK），主要是克唑替尼、色瑞替尼等。其中艾乐替尼和奥希替尼是 2015 年上市的新品种。目前在我国上市的品种有原研进口的吉非替尼和厄洛替尼及我国自主研制的埃克替尼。②胃癌的分子靶向药物较少，治疗靶点目前主要集中在 VEGFR。伊马替尼除了是白血病的一线用药，也可以治疗胃肠道间质瘤（gastrointestinal stromal tumor，GIST）。而舒尼替尼和瑞戈非尼属于多靶点药物。值得一提的是，阿帕替尼是中国自主研发的一种小分子 VEGFR 抑制剂。除了瑞戈非尼，其他 3 个分子靶向药在中国均有上市。③索拉非尼是第一个也是唯一被多个国家批准可以用于治疗原发性肝癌的分子靶向药物。目前，国内已有进口。④结直肠癌的分子靶向药物有瑞戈非尼。瑞戈非尼是多靶点药物，其适应证还包括上述的胃肠道间质瘤。该药目前尚未在国内上市。⑤乳腺癌分子靶向治疗的药物包括以人表皮生长因子受体 2（human epidermal growth factor receptor 2，HER2）为靶点的拉帕替尼、以西罗莫司靶蛋白（mTOR）为靶点的依维莫司，以及 2015 年上市的 CDK4/6 激酶抑制剂帕博西尼。⑥转移性肾癌对放化疗均不敏感，预后较差。分子靶向药物的获批是肾癌患者的曙光。索拉非尼是 FDA 批准第一个用于治疗肾癌的分子靶向药物，此后又陆续批准了 6 个品种。帕唑帕尼除了可以治疗肾癌，还可以用于进展期软组织肉瘤的治疗。目前在中国获批进口的有索拉非尼、舒尼替尼、依维莫司和阿昔替尼。

近年来研究发现，肿瘤长期处于慢性应激状态，因而调控细胞染色质修饰的蛋白、分子伴侣及泛素-蛋白酶体等对肿瘤细胞的增殖和存活比正常细胞更为重要。近年的研究还发现，免疫细胞会产生抑制自身的蛋白小分子。肿瘤细胞利用这种机制，抑制免疫细胞，从人体免疫系统中逃脱存活下来。免疫检查点抑制剂类药物可解除这种抑制作用，让免疫细胞重新激活工作，消灭癌细胞，提高了几种难治性肿瘤患者的生存率，如黑色素瘤、非小细胞肺癌。因此，针对这些新型分子的靶向治疗研究逐渐兴起，开启了分子靶向治疗的新篇章，许多新型分子靶向药物进入临床试验和临床应用。2003 年美国 FDA 批准蛋白酶体抑制剂硼替佐米用于治疗多发性骨髓瘤。新一代蛋白酶体抑制剂卡非佐米也于 2012 年经 FDA 批准上市，并且一项Ⅱ期临床试验表明经治疗后的多发性骨髓瘤患者的客观缓解率达 42%～52%。2014 年美国 FDA 批准了免疫检查点 PD-1 的人源化单克隆抗体纳武单抗和派姆单抗用于晚期黑色素瘤。

由于肿瘤的信号通路往往不是单一的，一般同时拥有多个通道，单靶点的阻断可促使肿瘤细胞启用替代信号途径以获得拮抗能力，因此，多靶点治疗研究也成为抗肿瘤分子靶向药物研发的新方向，如索拉非尼，可以用于治疗肝癌、肾癌和甲状腺癌。分子靶向药物与化疗联合应用也日益受到关注，两种不同作用机制的治疗方式联合应用可充分发挥各自优势，减少药物剂量，降低毒性，克服细胞毒类药物对肿瘤细胞内某些信号通路的激活等。Hurwitz 等应用贝伐单抗联合 IFL（伊立替康联合氟尿嘧啶及亚叶酸钙）化疗方案治疗 402 例转移性结肠癌的患者，结果显示，贝伐单抗联用组可明显提高患者的总生存期（overall survival，OS）。

回顾治疗肿瘤靶向治疗研究历史，人们可能会提出许多问题：靶向治疗药物怎样才能真正做到只作用于肿瘤细胞，而不损伤正常细胞？如何通过指标检测了解分子靶向药物的疗效？为何分子靶向药物的临床疗效不及预期好？靶向药物与化疗该如何联合应用才能产生相加或协同作用，而不产生抵消作用……

虽然还有许多问题亟待解决，但靶向治疗始终为肿瘤患者带来了新的希望与福音。相信随着靶向治疗的基础研究、临床研究和其他相关技术的不断发展，靶向治疗药物的开发和临床应用会进入更加成熟的阶段，为人类健康带来更多的益处。

第三节　靶向药物的特点和优势

传统的化疗主要是针对生长快速的肿瘤组织细胞，可是在人体内除了肿瘤细胞外，某些正常细胞生长繁殖也较快，化疗也会对这些正常细胞造成损伤。例如，血液细胞自我更新很活跃，也会成为化疗药物打击的对象，所以患者化疗后会出现白细胞减少、血小板下降、贫血等情况；毛囊细胞、黏膜细胞更新也很快，化疗后出现的脱发、恶心、呕吐等，这些都是由于毛囊细胞、黏膜细胞受化疗药物攻击而引起的；肝脏细胞被称为体液化工厂，要代谢很多药物，患者化疗后也会造成严重的肝功能损害；生殖细胞如精子、卵子等也会受到化疗药物的攻击。

在临床治疗过程中，患者在接受化疗药物治疗的同时还要遭受因药物作用机制缺乏选择性带来的很多痛苦。近年来，大量肿瘤分子靶向药物不断上市并在临床实践中取得显著疗效，证明了靶向治疗的科学性和可行性，为广大肿瘤患者带来了福音，开启了肿瘤治疗的“个性化”“精准化”时代。

与传统的化学治疗方法相比，分子靶向治疗具有以下两个特点：首先是作用机制不同。化学药物治疗肿瘤的机制是通过破坏 DNA 的结构、干扰其功能或影响核酸和蛋白质的合成，抑制增殖分裂旺盛的细胞，而分子靶向治疗主要针对恶性肿瘤发生发展的关键靶标进行干预治疗。其次是靶向治疗具有很高的靶向性，而传统的化疗治疗没有靶向性。靶向治疗药物可以使肿瘤细胞特异性死亡，而不会波及肿瘤周围的正常组织细胞，副作用小，患者耐受度高，而传统化疗药物具有细胞毒性，治疗副作用大。

（一）使个体化治疗成为可能

目前，肿瘤的两种类型遗传异质性已经被确认，即肿瘤患者间的异质性和肿瘤内的异质性。关于肿瘤患者间的异质性，是指针对不同的癌症患者，没有完全相同的临床过程和治疗方案，这是个性化医学的重要原则。虽然对于一个给定的肿瘤类型，临床患者可能分享一些突变，但在全基因组水平上，每一位肿瘤患者都有一个不同集合的体细胞突变。研究人员利用大规模并行焦磷酸测序的新一代高通量下一代测序（next-generation sequencing，NGS）技术，证明肿瘤内异质性广泛存在于实体肿瘤和血液系统恶性肿瘤中，并成为一个共同的特点。这些共性存在于原发性和转移性的癌症，其中包括儿童急性淋巴细胞白血病、继发性急性髓系白血病、成人胰腺癌、乳腺癌、肾透明细胞癌和转移性髓母细胞瘤。

美国和中国于 2015 年初陆续推出了“精准医疗（precision medicine）”计划。精准医疗是以个人基因组学信息为基础，结合蛋白质组、代谢组等内环境信息，在大样本人群中对特定疾病类型进行生物标志的分析与鉴定、验证与应用，最终实现特定患者个性化精准治疗的目的。为明确究竟哪些患者可以真正获益，美国 FDA 与制药企业和设备制造商共同提出了适宜进行靶向治疗的检测并称之为“伴随诊断”（companion diagnosis，CD）。CD 不仅包括用于特定基因检测的试剂和配套仪器等，还涉及样本前处理和检测流程的质控等相关环节，因此是一个系统性的诊断工具。伴随诊断之路始于 1998 年 FDA 批准的抗癌药物曲妥珠单抗，主要用于人表皮生长因子受体 2（HER2）基因扩增阳性的乳腺癌患者。随后用于检测 HER2 扩增的试剂盒陆续被批准上市，为临床决策提供帮助。此后，在非小细胞肺癌中间变性淋巴瘤激酶（ALK）的检测、黑色素瘤中鼠类肉瘤病毒癌基因同源物 B1（v-raf murine sarcoma viral oncogene homolog B1，BRAF）基因检测的靶向药物获批的同时，其伴随诊断也被批准应用于临床。由于基因扩增或突变和特定的靶向药物如小分子酪氨酸激酶抑制剂（tyrosine kinase inhibitor，TKI）或单克隆抗体的治疗反应直接相关，因此基因检测成为肿瘤个体化治疗中极其关键的环节，而其核心正是伴随诊断。为此，2014 年 7 月 FDA 发布了制造商体外伴随诊断指南，提出在开发治疗性药物时（不论是新药还是已有药物的新适应证），建议开发配套的体外伴随诊断系统（in vitro companion diagnostic device，IVD CDx）。IVD CDx 的主要作用是确保相关治疗药物的安全性和有效性，从而帮助医疗决策者判断患者接受特定药物治疗时会获益还是面临发生严重不良反应的风险。

对于肿瘤的“个性化诊疗”，找到肿瘤的致病相关基因仅仅是迈出了第一步，因为研究发现，一些相关的基因并不能用于某些肿瘤的治疗，尤其是从数量有限的患者标本所获得的数据对每一个患者的治疗借鉴意义也不同。实现对每个患者的全基因组分析才是肿瘤“个性化诊疗”的关键。只有在实现个人基因组分析的基础上进行肿瘤的诊断和精细的基因分型，从而有针对性地设计靶向治疗方案才能实现真正的肿瘤“个性化诊疗”。例如，对于存在 EGFR 敏感突变的非小细胞肺癌，EGFR-TKI 治疗有效率在 90%以上，因此通过组织 EGFR 检测可以预测治疗疗效。

（二）靶点专一、毒副反应轻、改善患者生存质量

传统的治疗癌症的方法主要集中在手术、放化疗等方面。手术疗法是最早应用的治疗癌症的方法，也是目前许多早期癌症治疗的首选疗法。许多早期癌症可以通过成功的手术达到根治的目的。一些癌症患者病情发展到晚期，无法进行根治性手术，但是为了减轻患者痛苦、延长患者生命，也可进行手术，这种手术称为姑息性手术。例如，结肠癌阻塞肠腔，无法正常排便，则要采取大肠造瘘的姑息性手术以解除肿瘤对肠腔的阻塞。不是任何癌症都可以进行手术的，如白血病就无法手术。

化疗一般是使用细胞毒性药物治疗癌症，这些特殊的药物可杀灭肿瘤细胞。上文已经对化疗的毒副反应进行了阐述。而放疗是指放射治疗，是用一种或多种电离辐射对恶性肿瘤及一些良性病进行的治疗。放射治疗的手段是电离辐射，正如化疗一样，越是生长旺盛的细胞、越是幼稚的细胞，放射线对它们的杀伤力就越大。

放疗和化疗联用虽然有很多的优点，但缺点也不少。放疗不能减轻化疗的毒性作用，化疗也不能减少放疗的损伤作用，如化疗抑制全身的骨髓，放疗也产生局部的骨髓抑制，患者常常因骨髓抑制血常规低而无法继续治疗。在做胸部肿瘤放疗时，化疗后的患者放射性肺炎或肺纤维变、放射性心包炎的发生明显增多，有时不得不减少放疗剂量，增加了放疗的难度。化疗对肝、肾、胃肠道的毒性很大，放疗对这些部位的损伤也相当大，所以综合治疗时，放疗的剂量受到很大限制，对不敏感的肿瘤难以提高剂量，效果就差。化疗后对身体免疫力影响也较大，身体情况也受到很大损伤。

与化疗和放疗不同，靶向药物靶点专一，往往只针对突变位点发生作用，对正常组织细胞的影响小。与常规的细胞毒性药物化疗导致的诸如胃肠道反应和血液学毒性相比，靶向药物所导致的不良反应较轻，并且相关研究表明，部分靶向药物所导致的不良反应与药物对患者产生的疗效呈反相关，因此多数患者容易耐受。且相较于细胞毒性药物虽然可延长其生存期，但治疗伴随的副作用大，患者会对化疗产生恐惧。而靶向药物通常能迅速改善患者症状，且治疗的副作用小。对靶向治疗有效的患者，在接受治疗后，其生活质量短期内明显提高。

（三）治疗方法简便易行

目前化疗分为辅助化疗和新辅助化疗（诱导化疗）。辅助化疗就是人们常说的化疗，某些常规化疗方案在执行过程中，患者需留置深静脉管且反复多次给药，常在术后或放疗后（局部治疗后）给予，旨在治疗微小病灶，防止复发转移。化疗一般 3～4 周为 1 个周期，3 个周期为 1 个疗程，总疗程常需要 4～6 个周期。若化疗 2 个周期后复查，影像学检查提示病灶进展，且实验室检验结果显示肿瘤标志物异常增高，则需更换用新的化疗方案。化疗几周期因病种而异，乳腺癌、胃癌、大肠癌、食管癌、肺癌等一般化疗 6 个周期，而食管癌目前无确切疗程。当然化疗几周期，还需根据患者的一般状况及耐受性决定。有些患者化疗周期还需更长一些，如卵巢癌、恶性淋巴瘤一般化疗 8 个周期。至于根治性化疗，

理论上应该按周期数完成，而姑息性化疗，则需根据病情和患者一般状况、耐受性决定。

肿瘤放射治疗是利用放射线如放射性核素产生的α、β、γ射线和各类X线。放射治疗一个疗程所需时间取决于肿瘤的性质、病变的早晚、治疗的目的、患者的身体状况等多方面的因素，一般需时4～6周。

相比较放疗、化疗都需要入院接受长周期的深静脉输注或仪器治疗，靶向药物患者可通过口服或直接静脉给药，在门诊或家庭即可进行，患者依从性和耐受性良好，易被接受。

（四）与化疗联合使用能提高疗效

传统的化疗和放疗仍是手术不能治愈的癌症患者的主要治疗手段，但治疗的有效性有限且副作用较大。目前研究证实，将靶向药物与常规细胞毒性药物联合应用，可明显提高治疗有效率，且毒副反应无明显增加。如将抗血管生成药物与化疗联用，既能抑制肿瘤生长，也可抑制肿瘤周围血管的生成，因此能较好地抑制肿瘤复发及转移，且不增加毒副反应。

目前靶向治疗与化疗的联合使用已经取得了明显的进展，如美国FDA在2004年2月批准西妥昔单抗与伊立替康联合使用为伊立替康耐药的结直肠癌患者治疗。另一个合适的方法是将靶向治疗与局部放疗联合使用。在临床上，头颈部鳞癌的单用放疗与西妥昔单抗加放疗比较，后者的生存时间明显延长。

第四节 靶向药物的局限性及副作用

一、局限性与副作用

现代医学研究显示，恶性肿瘤的发生与人体基因密切相关，靶向治疗正是以标准化的生物标志物来识别是否存在某种疾病特定的控制肿瘤生长基因或基因谱，以此确定针对特异性靶点的治疗方法，从根源扼断肿瘤细胞生长所需能量。然而目前靶向治疗也存在一定的局限性，如药物靶点单一，许多靶向药物只针对某些基因的某一条信号转导通路；而且由于靶点单一，部分患者在应用某些效果极佳的靶向药物一段时间后，由于转导通路的封闭容易出现耐药性问题；治疗费用高昂同样是很多患者放弃选择肿瘤靶向药物治疗的原因之一，大多数肿瘤靶向治疗的药物可以使患者获得6～12个月的生存时间，有的甚至更长，但因为足够疗程的药物一般需要花费10 000～100 000美元，很多患者家庭无法承担；同时，部分患者在接受靶向治疗的过程中，因靶向药物引起的不良反应导致无法继续进行治疗的问题也值得关注。

（一）靶向治疗靶点单一

靶向治疗药物是针对已经明确的致癌位点（该位点可以是肿瘤细胞内部的一个蛋白分子，也可以是一个基因片段）来设计相应的治疗药物，药物进入体内会特异地选择致癌位点结合以发生作用，使肿瘤细胞特异性死亡。

某些肿瘤是由于单一致癌基因的异常激活而形成，并依赖于该异常基因的增殖生长激活，这种现象称为“致癌基因依赖”。识别可用药的致癌驱动因子创造了可使用高效治疗性干预的可能性，已有的识别致癌驱动因子包括 KRAS、EGFR、EML4-ALK 等。若患者通过检测未识别出基因突变，即不存在“靶点”，则无法实行靶向治疗。

基因突变研究还显示，恶性肿瘤的治疗远比人们想象的困难。单一靶点药物的治疗范围并不广泛，因为它们仅对一个突变的基因有效，而恶性肿瘤是由多个基因引起的。单一的基因靶向药物（如伊马替尼）对大多数实体肿瘤有效是绝对不可能的。

（二）靶向治疗的耐药性

靶向药物的疗效，尤其对那些具有治疗适应证的患者在短期内见效是明显的。很多肿瘤患者在使用靶向药物两周左右后即被发现肿瘤缩小，有的患者继续使用靶向药物甚至出现肿瘤消失的现象，并且在治疗中承受的药物副作用相较于传统手术和化疗要小很多。

然而，同许多其他抗肿瘤药物一样，耐药是靶向药物不可回避的问题。癌症患者在接受规范靶向治疗一段时间后，仍可能出现肿瘤复发的情况。单一靶点药物在患者身上较容易出现耐药性的问题，这是由于靶向药物仅对一个突变的基因有效，而肿瘤细胞非常“狡猾”，一旦被靶向药物阻断了生长通道，会主动寻找其他通路配合自身的生长，一旦成功找到其他通路，就故态复萌，单一靶点药物就会失去作用，肿瘤细胞对靶向药物的耐药性便由此产生。突破靶向治疗的耐药性是全球医学界的研究焦点之一，而要解决耐药性问题，必须寻找到有效的多靶点抑制剂。

（三）靶向药物的副作用

目前，已经有多种分子靶向药物应用于临床治疗恶性肿瘤。相比传统的化疗药物，分子靶向药物针对性强、副作用较小。但是，分子靶向药物并非毫无副作用，目前临床应用的靶向药物的副作用主要集中在皮肤、消化系统、循环系统和血液等方面。

1. 皮肤毒性　皮肤毒性多见于靶向作用在表皮生长因子受体（EGFR）的临床药物，包括主要用于晚期非小细胞肺癌的小分子酪氨酸激酶抑制剂，如吉非替尼、厄洛替尼，以及主要用于转移性结直肠癌的人工合成单克隆抗体，如西妥昔单抗、尼莫珠单抗等。该类药物对皮肤、毛发和指甲具有特殊的毒副反应，最常见的包括痤疮样皮疹、皮肤瘙痒、手足综合征、脱发和色素沉着等，其中最突出的是类似痤疮的皮疹，一般在用药后两周内出现，多见于头皮、面部、颈部、胸背部等部位。轻度皮疹通过局部涂抹皮肤外用药，同时保持身体清洁及皮肤湿润可得到明显缓解。多靶点的酪氨酸激酶抑制剂索拉非尼和舒尼替尼亦可引起手足综合征，发生率分别为 30%和 19%，其中索拉非尼引发 3～4 级手足综合征的发生率为 6%，其表现为痛感强烈、皮肤功能丧失，此类患者需要停药，待毒性反应降低为 1 级后再恢复原用药剂量。

因此，在使用靶向治疗药物之前，应先告知患者服药后可能出现的皮肤不良反应相关症状，并叮嘱患者养成良好的生活习惯且避免日晒。患者对于皮肤不良反应一般可耐受，其防治首先应确定病变程度，轻度及中度不良反应可进行简单的临床处理，不需要更改药物剂量；而经处理后不能缓解的重度皮疹则考虑减量或者停药。

2. 心血管毒性　心血管不良反应主要包括高血压、心肌缺血/梗死、左室射血分数下降及 QT 间期延长等，多种靶向药物都存在这些副作用。单克隆抗体曲妥珠单抗主要应用于人表皮生长因子受体 2 过度表达的乳腺癌患者，心脏毒性为该药最常见的不良反应，主要症状包括心悸、气促、心律失常等。因此，在使用该药前，应对患者的心功能状况进行评估，了解患者是否存在心脏疾病；在治疗期间，应监测左心室功能。当曲妥珠单抗与化疗药物同时使用时，心力衰竭发生率显著升高，因此应避免同时使用紫杉醇或蒽环类药物。一旦出现典型的心功能不全时，应停止治疗，并积极进行急救处理。

抗血管内皮生长因子（VEGF）的单克隆抗体药物贝伐单抗主要影响血管内皮细胞的生成和增殖，可显著增加所有级别高血压的发生率，其对血压的影响具有剂量依赖性，高剂量组的发生率显著高于低剂量组，故对有高血压病史者要慎用。对于血压过高的患者，在用药前应遵循个体化的原则给予抗高血压药控制血压，同时建议在用药期间监测血压。舒尼替尼及索拉非尼的使用也可增加高血压的发生率，多为轻度至中度，在治疗期间也应密切注意血压变化。另外，舒尼替尼引起左室射血分数下降的发生率约为10%，对于存在慢性心脏疾病、心动过缓和电解质紊乱的患者应慎重选择并应定期监测心电图和电解质。

3. 胃肠道毒性　此类反应在分子靶向药物的治疗中很常见，包括恶心、呕吐、食欲减退及腹泻等症状。在使用吉非替尼及厄洛替尼的治疗中，40%～60%的患者会发生腹泻，并有研究证实对于有消化性溃疡病史的晚期非小细胞肺癌患者，使用厄洛替尼会增加胃肠道出血的风险。腹泻一般会持续至治疗结束后数日，其严重程度常与用药剂量相关，通常建议患者通过饮食调节来减轻症状。在用于治疗局部晚期或转移性非小细胞肺癌的间变性淋巴瘤激酶抑制剂克唑替尼的临床试验中，最常见的不良反应为恶心与呕吐，多为1～2级，大部分患者耐受良好，且通过采取餐后用药的方式可减少其发生。

4. 其他毒副反应　甲磺酸伊马替尼可引起水肿和水钠潴留，发生率约为50%，尤以眼睑水肿常见，轻微水肿可不做任何处理，严重水肿则考虑给予利尿剂对症处理或减量、停药；甲磺酸伊马替尼、吉非替尼和利妥昔单抗可引起眼睑炎等症状，但程度较为轻微，一般不影响治疗；克唑替尼在临床试验中常出现视力障碍，包括视觉缺陷、视物模糊及复视等，这种不适感会在停药后消失；使用索拉非尼、吉非替尼、厄洛替尼等药物可引起口腔黏膜炎及口腔溃疡，保持口腔卫生及用使用无刺激性口腔清洁剂进行口腔消毒可预防并治疗其相关症状。

二、使用注意事项

尽管靶向药物对治疗肿瘤有着突出的优点，但正因为依然存在副作用，在进行靶向治疗之前，需要注意如下事项。

1. 选择合适的患者人群　靶向药物只适用于部分患者。据统计，在非小细胞肺癌患者中，70%的EGFR突变人群口服靶向药物有效，但是对于EGFR未突变人群，有效率不足1%。临床研究还发现，在肺癌患者中，EGFR基因突变的发生率大约为30%，也就是说，每10位患者中只有3人EGFR基因突变，这3位患者才可以使用靶向药物治疗。选择合适的患者人群是肿瘤靶向治疗的关键，能避免非药物因素导致的阴性或过弱的临床治疗效果，并且减少患者高昂而不必要的试验费用，还可避免患者承受药物副作用。

2. 选择合适的治疗时间　恶性肿瘤是基因发生异常导致的疾病，但这些改变不是一蹴而就的，是逐步积累的过程，而直接作用于激酶的靶向药物有一个发挥药效的最佳时机，因此何时使用靶向药物是影响治疗有效率的一个重要因素。例如，伊马替尼在慢性髓细胞性白血病（chronic myelogenous leukemia，CML）恶变之前的慢性期最有效。研究发现，乳腺癌患者的循环癌症细胞中 ERBB2（又名 ErbB2、NEU、CD340，是原癌基因 ErbB2 编码的 185kDa 的细胞膜受体，为表皮生长因子受体家族成员之一）表达状态随时间推移而发生改变。因此对于靶向治疗的疗程和维持治疗的问题也在进一步探讨中。很多小分子化合物是持续使用到病情出现进展（如厄洛替尼和吉非替尼），而单克隆抗体药物则是或与化疗同步（利妥昔单抗），或持续治疗一定的时间（曲妥珠单抗）。

3. 选择合适的靶点分子 分子靶向治疗的根本特点在于治疗的靶向性，其作用机制主要是针对肿瘤细胞内的某一个蛋白质分子、一个核苷酸片段或者一个基因产物进行治疗，具有很好的分子和细胞选择性，但调节肿瘤增殖的各种癌基因和肿瘤抑制基因数目庞大，适合于靶向治疗的关键分子有限，在治疗时要对症用药。现在主要的靶标有 EGFR、VEGF 等。EGFR 抑制剂已经开发了几种选择性靶向药物，在临床上应用的有治疗转移性结直肠癌的单克隆抗体西妥昔单抗；用于治疗非小细胞肺癌的 EGFR 可逆的小分子抑制剂吉非替尼和厄洛替尼；曲妥珠单抗单独或与化疗药物联合，治疗 ERBB2 过表达（强阳性）的乳腺癌患者。本书药物介绍篇对每一种药的适应证都做了说明和介绍。

4. 可选择特异性通路进行治疗 虽然靶向药物直接作用于癌症发生发展的某个基因的治疗方式已经取得成功，但是通过抑制信号通路中所有组成分子的治疗方法更有优势。RAS/RAF/MEK 通路可作为治疗的靶点。例如，Farnesyl 转移酶抑制剂，可以阻断 RAS 翻译后的修饰，抑制下游信号分子。第 2 个例子是 PI3K/AKT/PTEN 通路。索拉非尼是一种新型信号转导抑制剂，阻断 RAF/MEK/ERK 信号通路和 VEGFR、PDGFR，达到抑制肿瘤细胞增殖的目的。

5. 可选择多个靶点进行治疗 任何抗肿瘤药物对肿瘤细胞均会产生选择性压力，这会导致极少数细胞能够依赖其他癌基因生存和增殖。例如，在伊马替尼治疗过程中会出现耐药的 BCR-ABL 等位基因的细胞克隆。因此，为了解决治疗的选择压力作用下出现的激酶基因突变/耐药，同一时间对肿瘤细胞进行多个关键激酶的联合打击，不仅可增加治疗效果，还可以降低耐药性。

6. 可选择肿瘤干细胞进行治疗 肿瘤干细胞对化疗更具抵抗性，还参与肿瘤血管的形成。而越来越多的证据提示肿瘤起源于少数干细胞样细胞，具有可以获得自我更新的能力，靶向性治疗的目标之一就是根除肿瘤干细胞。体内研究发现，贝伐单抗可以阻断癌症干细胞起源肿瘤的生长、血管形成和出血，而对非肿瘤干细胞起源的肿瘤无影响。然而，即使这些抑制剂具有相对的干细胞特异性，临床反应的显现速度也可能较慢，另外还得考虑安全性，如治疗可能造成正常干细胞功能的丢失。

7. 可选择微环境为治疗靶点 几乎所有肿瘤的生长和扩散均需要微环境的支持，因此使用靶向性对抗微环境可以达到治疗肿瘤的目的。对微环境中肿瘤-基质的研究发现了两者间的复杂相互作用，扩展了简单的血管形成方面的概念。基质不仅支持肿瘤细胞的自主性生长，而且在肿瘤的发生和进展中发挥重要作用。肿瘤基质包括间质成纤维细胞和大量不同的炎症细胞，均能够明显地调节肿瘤细胞的生长。这些基质因子中，研究最多的是转化生长因子。

8. 选择合适的技术进行治疗 随着克隆和测序技术的发展，已经发现了真核细胞生物存在一个蛋白激酶系统的大家族，包括 518 个人类激酶基因。面对庞大数目的激酶基因，使用单克隆抗体、反义或寡核苷酸技术对蛋白激酶及其基因进行一个或几个靶点的修饰性治疗似乎疗效有限。相比之下 RNA 干扰技术具有诸多优势，如同抗体相比，其可以适合几乎任何一种靶向性治疗，包括细胞内因子甚至翻译因子，而且具有选择性更好的特点。这种治疗方法可能会有更好的应用前景。

第五节 药物相关临床试验介绍

药物临床试验是指任何在人体（患者或健康志愿者）进行的药物系统性研究，以证实或发现试验药物的临床、药理和（或）其他药效学方面的作用、不良反应和（或）吸收、分布、代谢及排泄，目的是确定试验药物的安全性和有效性。下文将对临床试验分解做介绍。

（一）Ⅰ期临床试验

初步的临床药理学及人体安全性评价试验，为新药人体试验的起始期，又称为早期人体试验。Ⅰ期临床试验包括耐受性试验和药代动力学研究，一般在健康受试者中进行，其目的是研究人体对药物的耐受程度，并通过药代动力学研究，了解药物在人体内的吸收、分布、消除的规律，为制订给药方案提供依据，以便进一步进行治疗试验。

人体耐受性试验（clinical tolerance test，CTT）是在经过详细的动物实验研究的基础上，观察人体对该药的耐受程度，也就是要找出人体对新药的最大耐受剂量及其产生的不良反应，是人体的安全性试验，为确定Ⅱ期临床试验用药剂量提供重要的科学依据。

人体药代动力学研究（clinical pharmacokinetics trial，CPT）是通过研究药物在人体内的吸收、分布、生物转化及排泄过程的规律，为Ⅱ期临床试验给药方案的制订提供科学的依据。人体药代动力学观察的是药物及其代谢物在人体内的含量随时间变化的动态过程，这一过程主要通过数学模型和统计学方法进行定量描述。药代动力学的基本假设是药物的药效或毒性与其达到的浓度（如血液中的浓度）有关。

Ⅰ期临床试验一般从单剂量开始，在严格控制的条件下，将一定剂量范围的试验药物用于少数（范围：0～100 例）经过谨慎选择和筛选出的健康志愿者（对肿瘤药物而言通常为肿瘤患者），然后仔细监测药物的血液浓度、排泄性质和任何对志愿者有益或不良的反应、作用，以评价该药物在人体内的药代动力学、生物利用度、耐受性。通常要求志愿者在研究期间住院，每天对其进行 24 小时的密切监护。随着对新药安全性了解的增加，给药的剂量可逐渐提高，并可多剂量给药。

（二）Ⅱ期临床试验

Ⅱ期临床试验为治疗作用初步评价阶段。其主要目的是检验新药是否有效，并初步评价药物对目标适应证患者的治疗作用和安全性，也包括为Ⅲ期临床试验研究设计和给药剂量方案的确定提供依据。

此阶段的研究设计可以根据具体的研究目的，采用多种形式，包括随机盲法对照临床试验。Ⅱ期试验必须设对照组进行双盲随机对照临床试验（double-blind，randomized，parallel controlled clinical trial）研究。双盲法试验申办者需提供外观、香味均需一致的试验药与对照药，并只标明 A 药、B 药，试验者与受试者均不知 A 药与 B 药何者为试验药。

如制备A、B两药无区别且确有困难时，可采用双盲双模拟法（double-blind，double dummy technique），即同时制备与A药一致的安慰剂（C）和与B药一致的安慰剂（D），两组病例随机分组，分别服用2种药，一组服A+D，另一组服B+C，两组之间所服药物的外观与香味均无区别。

Ⅱ期临床试验一般选择病例数不少于100例。通过Ⅰ期临床研究，在健康人身上得到了为达到合理血药浓度所需要的药品剂量的信息，即药代动力学数据。但是，通常在健康的人体上不可能证实药品的治疗作用。在临床研究的第二阶段即Ⅱ期临床试验，将给药于少数患者志愿者，然后重新评价药物的药代动力学和排泄情况。这是因为药物在患病人体内的作用方式常常是不同的，对那些影响肠、胃、肝和肾的药物尤其如此。以一个新的治疗关节炎的镇痛药开发为例，Ⅱ期临床研究将确定该药缓解关节炎患者的疼痛效果如何，还要确定在不同剂量时不良反应发生率的高低，以确定疼痛得到充分缓解但不良反应最小的剂量。可以说，Ⅱ期临床试验是对治疗作用的初步评价阶段。Ⅱ期临床试验一般通过盲法随机对照试验（根据具体目的也可以采取其他设计形式），对新药有效性及安全性做出初步评价，推荐临床给药剂量。

本期临床研究重点在于药物的安全性和疗效。应用安慰剂或已上市药物作为对照药物对新药的疗效进行评价，在此过程中针对疾病的发生发展过程对药物疗效的影响进行研究；确定Ⅲ期临床试验的给药剂量和方案；获得更多的药物安全性方面的资料。

（三）Ⅲ期临床试验

Ⅲ期临床试验为治疗作用确证阶段，是在Ⅰ、Ⅱ期临床研究的基础上，将试验药物用于更大范围的患者志愿者身上，遵循随机对照原则，进行扩大的多中心临床试验，进一步评价药物的有效性和耐受性（或安全性）。其目的是进一步验证药物对目标适应证患者的治疗作用和安全性，评价利益与风险关系，最终为药物注册申请的审查提供充分的依据。试验一般应为具有足够样本量的（盲法）随机对照试验（random control trial，RCT），临床试验将对试验药物与安慰剂（不含活性物质）或已上市药品的有关参数进行比较。试验结果应当具有可重复性。

Ⅲ期临床试验中对照试验的设计要求原则上与Ⅱ期盲法随机对照试验相同，但Ⅲ期临床的对照试验可以设盲，也可以不设盲进行随机对照开放试验（randomized controlled open labeled clinical trial）。某些药物类别，如心血管疾病药物往往既有近期试验目的，如观察一定试验期内对血压、血脂的影响，还有长期的试验目的，如比较长期治疗后疾病的死亡率或严重并发症的发生率等，因此Ⅲ期临床试验就不单是扩大Ⅱ期试验的病例数，还应根据长期试验的目的和要求进行详细的设计，并做出周密的安排，才能获得科学的结论。

Ⅲ期临床试验的目标：一是增加患者接触试验药物的机会，既要增加受试者的人数，还要增加受试者用药的时间；二是确定不同患者人群的理想用药剂量方案；三是评价试验药物在治疗目标适应证时的总体疗效和安全性。

本期试验的样本量要远大于Ⅰ、Ⅱ期试验，一般不少于300例，更多样本量有助于获取更丰富的药物安全性和疗效方面的资料，对药物的益处/风险进行评估，为产品获批上市提供支撑。Ⅲ期临床试验是治疗作用的确证阶段，也是为药品注册申请获得批准提供依据的关键阶段，该期试验一般为具有足够样本量的盲法随机对照试验。临床试验将对试验药物和安慰剂（不含活性物质）或已上市药品的有关参数进行比较。试验结果应当具有可重复性。该阶段是临床研究项目的最繁忙和任务最集中的部分。除了对成年患者研究外，还要特别研究药物对老年患者，有时还要包括儿童的安全性。一般老年患者和危重患者所要求的剂量要低一些，因为他们的身体不能有效地清除药物，使得他们对不良反应的耐受性更差，所以应当进行特别的研究来确定剂量。而儿童人群具有突变敏感性、迟发毒性和不同的药代动力学性质等特点，因此在决定药物应用于儿童人群时，权衡疗效和药物不良反应应当是一个需要特别关注的问题。在国外，儿童参加的临床试验一般放在成人试验的Ⅲ期临床后才开始。如果一种疾病主要发生在儿童，并且很严重又无其他治疗方法，美国FDA允许Ⅰ期临床试验直接从儿童开始，即在不存在成人数据参照的情况下，允许从儿童开始药理评价。我国对此尚无明确规定。

（四）Ⅳ期临床试验

一种新药在获准上市后，仍然需要进行进一步的研究，在广泛使用条件下考察其疗效和不良反应。上市后的研究在国际上多数国家称为“Ⅳ期临床试验”。

Ⅳ期临床试验一般选择病例数不少于 2000 例，因为在上市前进行的前三期临床试验是对较小范围、特殊群体的患者进行的药品评价，患者是经过严格选择和控制的，因此有很多例外。而上市后，许多不同类型的患者将接受该药品的治疗。所以很有必要重新评价药品对大多数患者的疗效和耐受性。在上市后的Ⅳ期临床研究中，数以千计的经该药品治疗患者的研究数据被收集并进行分析，在上市前的临床研究中因发生率太低而没有被发现的不良反应就可能被发现。这些数据将支持临床试验中已得到的数据，可以使药厂和医生能够更好、更可靠地认识到该药品对“普通人群”的治疗受益/风险比。

正规的Ⅳ期临床试验是药品监管部门所要求的，其研究结果要求向药品监管部门报告。但是新药的开发厂商，为了拓展市场，往往会组织一些所谓的播种研究（seeding study）或市场研究（marketing trial），将刚上市新药和同类竞争药品相比较，通过这些研究让更多的医生了解其新产品并鼓励医生处方，这样的研究在试验方案设计、实施及研究结果评价和报道上都不够规范和科学，这种促销手段和方式在许多国家是被药品法规明令禁止的。

进行上市后研究的另一目的是进一步拓宽药品的适应证范围。在产品许可证中清楚地限定了药品的适应证，该药品也可能用于除此之外的其他适应证，但首先必须有临床试验数据。例如，一种治疗关节炎疼痛的新药，可用其治疗运动损伤、背痛、普通疼痛等的临床试验拓宽其适应证范围。如果这些试验表明在治疗这些病症时确实有效，那么就可以申请增加该药品的适应证。这种研究就拓宽了药品的使用范围，从而扩大药品的潜在市场，提升销售额。

在有的国家将这种新适应证的临床研究归为“Ⅳ期临床试验”，但也有国家将其称为“Ⅲ期临床试验 B”（phase ⅢB），那么相应第一适应证的Ⅲ期临床试验就被称为“Ⅲ期临床试验 A”（phase ⅢA）。

（五）生物等效性试验

生物等效性试验是通过生物利用度的研究方法，以药代动力学参数为指标，比较同一种药物在相同的试验条件下，其相同或不同剂型的制剂活性成分吸收程度和速度有无统计学差异的人体试验。试验对象为健康男性，一般要求 18～24 例。

生物等效性试验在药物研究开发的不同阶段，其作用可能稍有差别，但究其根本，生物等效性试验的目的都是通过测定血药浓度的方法，来比较不同的制剂对药物吸收的影响，以及药物不同制剂之间的差异，以此来推测其临床治疗效果差异的可接受性，即不同制剂之间的可替换性。

第六节　分子靶向治疗的现状与展望

与传统的放疗、化疗等肿瘤治疗方法相比，肿瘤的分子靶向治疗特异性强，人体对药物的耐受性好，且毒副反应也较小。近几年来，多种靶向治疗药物被 FDA 批准应用于临床，按循证医学的原则进入了国际肿瘤学界公认的标准治疗方案和规范。更多、更有希望的分子靶向药物也在研发和临床试验中。虽然肿瘤分子靶向治疗取得了很大进步，为传统治疗疗效不佳的恶性肿瘤治疗开辟了新的途径，但也面临着一些挑战。

肿瘤分子靶向治疗中，选择一个有效的靶点非常重要。目前，由于肿瘤的本质尚不完全清楚，肿瘤分子靶向治疗药物的靶标也多为肿瘤相关抗原，虽然这些靶标在恶性肿瘤的发生发展过程中起着非常重要的作用，但它们也参与着重要的生理活动。这导致针对某一分子为靶标而研制的药物或活性不够理想，或有潜在的不良反应，或是易产生耐药。如何才能找到更具有肿瘤细胞特异性的靶点是一个巨大挑战。一方面，以肿瘤为整体从系统的角度研究和阐明所有影响肿瘤发生、发展和转移恶化的组成成分（基因、mRNA、蛋白质及小分子物质等），尤其揭示那些在肿瘤细胞内起关键作用的信号转导分子和节点分子，彻底弄清肿瘤发病的分子机制，研发肿瘤特异性分子靶标是研发现状。另一方面，靶向肿瘤干细胞为肿瘤分子靶向治疗提供了新思路。大部分癌症的绝大部分肿瘤细胞对常规治疗如放疗和化疗都有一定敏感性，只有少数肿瘤细胞自我复制能力极强，并有将化疗药物泵出细胞外而产生耐药的能力，这类细胞被称为肿瘤干细胞。特异靶向肿瘤干细胞的化合物理论上能更好地克服肿瘤治疗后的复发和耐药问题，因而也就具有更强的抗肿瘤特性。虽然白血病干细胞研究获得了很大突破，其细胞表面标记分子的发现和成功应用也使白血病研究得到了极大发展，但实体瘤肿瘤干细胞的分离和鉴定仍然充满着挑战。由此可见，虽然肿瘤分子靶向治疗的目的是针对肿瘤细胞产生作用，尽量减少或消除对正常细胞的损伤。但由于肿瘤细胞的调控是一个复杂的机制，现在分子靶向治疗中所针对的靶向位点不仅在肿瘤细胞中高表达，而且在正常细胞中也会有所涉及。所以，现在的分子靶向药物只是相对于传统的化学治疗有了较大的进步，其对正常细胞还是具有一定毒副反应。更加高效、特异和低毒的分子靶向药物还在研究中。

针对肿瘤微环境的分子靶向治疗药物研发和应用也取得了丰硕的成果。目前，以阻断肿瘤血管生成和肿瘤免疫检查点负性调控因子而研发的分子靶向治疗药物，已运用于临床治疗。而且针对肿瘤血管生成和肿瘤免疫检查点的新型分子靶向治疗药物，如微 RNA（miRNA）、结合纳米颗粒的天然化合物等都在不断地研发中。然而，由于可溶性、生物利用度及药物代谢等方面的限制，常需大剂量重复或长期给药，增加了抗血管生成药物的不良反应。临床上抗血管生成药物产生的耐药性及不良反应，为肿瘤抗血管生成治疗带来了新的挑战。需进一步明确抗血管生成治疗后肿瘤微环境的改变在抗血管生成治疗耐药、肿瘤复发转移中的作用，寻找抗肿瘤治疗的新靶点，从而改善抗肿瘤血管生成治疗的效果。同时需明确如何减少或预防抗血管生成治疗不良反应，以及研究确切的生物标志物来预测患者对治疗的反应。

恶性肿瘤具有多种关键性的致病机制，以肿瘤为整体从系统的角度研究和阐明所有影响肿瘤发生、发展和转移恶化的组成成分（基因、mRNA、非编码 RNA、蛋白质等），尤其揭示那些在肿瘤细胞内起关键作用的信号转导分子和节点分子，是彻底弄清肿瘤发病机制的重要步骤。然而，以往的研究较多地集中在与肿瘤相关的仅仅 1～2 个突变基因，导致大部分分子靶向药物的有效性在 10%左右，还容易出现耐药性。多靶点和联合用药治疗将是今后肿瘤分子靶向治疗研究的重点。

研究表明，将靶向 HER2 的曲妥珠单抗与 EGFR 抑制剂吉非替尼联用，可导致大量肿瘤如肺癌、乳腺癌等细胞的凋亡，可以形象地称之为“连续打击”，也就是说在 2 种分子靶向药物共同作用下，一个重要生长信息传递途径受到干扰；而将赫赛汀与顺铂联合用药，对乳腺癌的治疗效果也更加明显。非小细胞肺癌中 EGFR 突变会激活肿瘤细胞 PD-L1 的高表达，肿瘤细胞通过 PD-1 / PD-L1 通路实现免疫逃逸。因此，对于 EGFR 突变的肿瘤患者，抗 PD-1 单抗联合抗 EGFR 抗体是一个可行的治疗策略。在白血病领域，联合治疗的经典范例当属国内上海血液学研究所创立并发展的应用全反式维 A 酸和砷剂联合治疗急性早幼粒细胞白血病（APL）的方案，使 APL 患者的 5 年生存率提高到 97%，由最凶险的白血病转为可以治愈的疾病。联合靶向治疗方案中药物的联合能否起到协同作用，是联合用药合理与否的标准。在联合用药中，无论是对癌细胞的作用不同还是靶向不同的靶点分子，或者是通过不同的机制作用于同一靶点，最终均应在细胞学效应上产生协同作用。蛋白酶体抑制剂可以激活磷酸酶 PP2A 活性而使 BCR/ABL 蛋白发生去磷酸化，与伊马替尼联合用药能进一步协同抑制 BCR/ABL 激酶的活性，并且这种治疗方案可以减轻伊马替尼的心脏毒性，因而具有较好的临床应用前景。随着分子靶向药物的广泛应用，耐药现象也开始出现，而通过联合用药的方法，可以同时增强治疗效果和降低药物的耐药性。

靶向药物可以逆转化疗的耐药。早在 2004 年 Cunningham 等就发现，对于伊立替康耐药的转移性结肠癌，如果加用西妥昔单抗继续伊立替康治疗比单用伊立替康有效率提高 1 倍，他认为西妥昔单抗有逆转伊立替康耐药的作用。肿瘤对化疗药物的耐药机制非常复杂，目前已经从分子水平阐明了很多机制。针对这些产生耐药的分子机制去设计靶向药物抑制其信号通路而逆转化疗耐药就是常规思路之一。Rho 等报道一项研究，发现吉非替尼可以逆转非小细胞肺癌对化疗的耐药。该研究是采用体外细胞实验的方法，利用缺氧诱导的对顺铂、紫杉醇和吉西他滨耐药的非小细胞肺癌细胞株，用吉非替尼处理后能够重新恢复对化疗药物的敏感性。

放射治疗与分子靶向治疗也存在交互作用。选择性的 EGFR 胞内区酪氨酸激酶抑制剂，能够抑制实体瘤生长转移。Shintani 等研究显示，ZD1839 与放疗联合能够降低 DNA 修复酶 DNA-PK、Ku70 和 Ku86 的表达，抑制肿瘤细胞 DNA 修复能力，提高放疗敏感性，并且 ZD1839 能阻止管道系统的形成，破坏细胞间连接，抑制肿瘤的血管生成，与放疗联合具有协同增效作用。作为标准方案治疗无效的非小细胞肺癌的二线或三线治疗方案。EGFR 酪氨酸激酶抑制剂 OSI-774 联合放疗诱导肿瘤细胞堆积在 G_2/M 期和 G_1 期，而 S 期细胞的比例减少，从而显著提高了肿瘤的放射敏感性。VEGF 受体酪氨酸激酶抑制剂 ZD6474 能抑制 VEGFR 和 EGFR 介导的细胞内信号转导，与放疗联合具有明显的肿瘤放疗增敏效果。虽然化疗、放疗与分子靶向治疗联合已显示出特有的优势，为肿瘤治疗带来新的希望，但联合治疗的最佳时机，药物和照射的最佳剂量有待于进一步研究，以期获得更好的肿瘤治疗效果，提高患者的生存质量，延长患者的生命。

分子靶向药物虽然没有化疗药物的细胞毒作用，但由于制作工艺（如人鼠嵌合抗体）和靶点的非特异性分布，仍然存在过敏、心脏毒性和皮疹等不良反应，有的甚至十分严重，如注意不足或处理不当，甚至可危及患者的生命。此外，分子靶向药物长期应用对机体的影响也不容忽视。已有报道，吉非替尼长期应用可致伤口愈合困难，厄洛替尼则可引起迁延不愈的皮疹，而利妥昔单抗可导致 B 淋巴细胞功能低下，甚至影响体液免疫功能。

分子靶向药物研发耗资大，风险高。根据美国几大制药公司不完全统计，以高通量筛选为例，发现有效新药的概率不理想：在 1 万～10 万个受试化合物中，发现有 1 个候选药物化合物；候选药物化合物由 I 期临床进入 II 期临床的概率是 33%；再由 II 期临床进入 III 期临床的概率是 50%。于是高通量筛选发现有效新药的概率是 0.03/100 万～3/100 万。在我国，已上市的抗恶性肿瘤的靶向治疗药物多先由国内外大型医药公司与相关科研单位进行合作研发，待这些针对各类恶性肿瘤发生及发展相关信号通路的靶向药物被研发出来后，再经专业机构对其药物的安全性及有效性等进行多方面的初期验证筛选，筛选出的靶向药物继续在国内外大型医院进行国际多中心的药物有效性及安全性的临床验证。经上述一系列长期且复杂的药物临床试验验证后，安全有效的靶向药物方能进行临床应用。目前在国内被应用的各类恶性肿瘤靶向治疗药物价格比较高。虽然全球范围内上市的分子靶向药物很多，但在国内上市的分子靶向药物较少，价格比较高，难以满足患者需求。对于发病率较高的肝癌、结直肠癌、乳腺癌等，可选择的分子靶向药物很少。因此，分子靶向药物的研发方兴未艾，还有很多领域需要去探索。

（董　坚）

第二章　靶向治疗药物分类及应用

第一节　靶向药物的分类

肿瘤分子靶向药物种类繁多，分类方法众多，传统的分类方法主要分为单克隆抗体和小分子化合物两大类，本章除了主要介绍这两类药物外，还会对一些新型靶向药物进行介绍。

（一）单克隆抗体

抗体是在对抗原刺激的免疫应答中B淋巴细胞产生的一类糖蛋白。它是能与相应抗原特异结合并产生各种免疫效应（生理效应）的球蛋白。一般抗原以异源蛋白居多，通常情况下免疫系统能够识别抗原上面的多个位点，从而产生多个针对不同位点的抗体来结合抗原，由此产生的抗体集合称为多克隆抗体。而如果能够纯化出只针对单个位点的抗体，就得到了针对某个特定蛋白结构的抗体，称为单克隆抗体（monoclonal antibody，MoAb），简称单抗。

由于单一的B淋巴细胞克隆是比较活跃的细胞，其自身活跃的基因表达状态和容易凋亡的特性，即使单独获得B淋巴细胞后也很难大批量地获取单抗。1975年英国科学家Kohler和Milstein发明的“单克隆杂交瘤技术”解决了这个难题：他们将B细胞克隆和骨髓瘤细胞进行细胞融合，如此形成的杂交细胞具有肿瘤细胞永生的性质而大大延长了B细胞表达单克隆抗体的能力，使得单克隆抗体的运用成为可能，并因此在1984年获得诺贝尔生理学或医学奖。在细胞体外培养技术未成熟前，科研人员将融合细胞注入小鼠体内产生肿瘤，进而产生大量腹水，单抗主要集中在腹水中，人们收集小鼠的腹水，然后提纯得到单抗。但是该方法无法进行大规模的生产。随着细胞体外培养技术的成熟，可以将融合细胞在培养基中大规模培养以获取单抗，这也为单抗药物的诞生创造了有利条件。

单克隆抗体的发展经历了四个阶段，分别为鼠源性单克隆抗体、嵌合性单克隆抗体、人源化单克隆抗体和全人源单克隆抗体。最早的鼠源化抗体容易引起较强的免疫反应，目前已经较少使用。从20世纪80年代中期起，基因重组技术不断发展，鼠源抗体被成功改造，鼠单抗的恒定区被人IgG恒定区取代或将鼠单抗的超变区（CDR）移植到人抗体的可变区，制备成所谓的人鼠嵌合抗体（chimeric antibody）和人源化抗体（humanized antibody）。人鼠嵌合抗体是把鼠源抗体的活性区域嵌合到人源抗体的稳定区域中，这样鼠源活性区域仍能够发挥活性，识别目标蛋白。而嵌合抗体70%以上的区域均为人源抗体的稳定区域，这可以大大降低抗体的异源性，使得嵌合抗体的效价更高。此外，嵌合抗体结合目标抗原后，其人源保守区域能够被免疫系统识别，以达到通过人体免疫来清除抗原的效果。嵌合抗体成功的例子有利妥昔单抗的小鼠抗CD20抗体，含人IgG1恒定区，用于治疗B细胞淋巴瘤。人源化抗体是将鼠源抗体基因中的活性片段转接到人源抗体的基因表达框中，这使得表达出来的抗体人源化区域的比例更高，能达到90%左右，有利于进一步提高单抗在人体内的活性。人源化抗体成功的例子有曲妥珠单抗，是人表皮生长因子受体 2（HER2）重组 DNA 衍生的人源化抗体，95%的人源和 5%的鼠源抗体，用于治疗乳腺癌。20 世纪 90 年代初建立的噬菌体抗体库技术和 20 世纪 90 年代中期建立的转基因小鼠技术生产出了完全人源化的抗体。完全人源化抗体是将小鼠体内的目标抗体基因敲除，然后用对应的人源抗体基因代替，这样产生的抗体与人体内产生的抗体几乎完全一样，效价能够达到最高。在近几年 FDA 批准上市及现在正处于临床Ⅱ/Ⅲ期研究的单抗药物中，绝大多数为嵌合抗体或人源化抗体。由人源化和全人源抗体制备的人源化和全人源抗体药物因具有高亲和力、高特异性、低毒副反应的特点，克服了动物源抗体及嵌合抗体的各种缺点，已经成为治疗性抗体药物发展的必然趋势。

（二）小分子化合物

小分子化合物通常是信号转导抑制剂，其可直接进入细胞内封闭受体，干扰细胞内信号传递，如阻断肿瘤生长、增殖过程中所必需的信号转导通路，从而达到治疗的目的。小分子化合物靶向治疗发展史基于对肿瘤发生发展中分子事件的深入理解，人们逐渐认识到肿瘤是一种多因素参与、多步骤发展的全身性、系统性疾病。研究者发现某些驱动基因及其调控的级联信号通路是肿瘤细胞增殖的“触发点”。在这些信号通路传导因子中，含有大量的蛋白激酶家族成员，异常的蛋白质磷酸化及其相关信号通路的激活普遍存在于包括肺癌、乳腺癌、白血病等在内的多种血液及实体瘤中，与细胞抗凋亡能力和血管生成等息息相关。基于此，蛋白激酶成为小分子靶向药物的重要靶点。2003 年，第一个用于临床治疗恶性肿瘤的小分子靶向药物伊马替尼（Imatinib）诞生，其直接阻断酪氨酸激酶的磷酸化，抑制驱动基因 BCR-ABL 表达，促进细胞凋亡，对于费城染色体阳性的慢性髓细胞性白血病（chronic myelogenous leukemia，CML）及胃肠道间质瘤（gastrointestinal stromal tumor，GIST）具有显著的疗效，验证了“驱动基因”假说的正确性，在小分子靶向药物的研发中具有里程碑的意义。之后 10 年以酪氨酸激酶抑制剂（tyrosine kinase inhibitor，TKI）为代表的小分子激酶抑制剂如雨后春笋不断涌现。2009 年的 IPASS 研究和随后的 OPTIMAL 研究首次证实了第一代表皮生长因子受体-TKI（epidermal growth factor receptor-TKI，EGFR-TKI）能显著延长 EGFR 突变肺癌患者的疾病无进展生存期（progression-free survival，PFS），奠定了其在靶向治疗中的地位。在此基础上以阿法替尼为代表的第二代 EGFR-TKI 与受体具有更强的亲和力，与化疗相比能显著延长 EGFR 突变患者的总生存期；第二代 BCL-ABL 酪氨酸激酶抑制剂尼洛替尼也因更高的选择性和更强的亲和力，显示出更显著的疗效。然而，由于单一靶点的小分子化合物抗瘤范围较窄，易产生耐药，众多新型的作用于多种蛋白激酶结构突变位点的多靶点药物应运而生。例如，索拉非尼靶向于丝氨酸-苏氨酸激酶及受体酪氨酸激酶，还可作用于血管内皮细胞生长因子受体（vascular endothelial growth factor receptor，VEGFR）和血小板衍生生长因子受体（platelet-derived growth factor receptor，PDGFR），一线治疗晚期肾细胞癌和肝细胞癌可延长患者生存期；达沙替尼（Dasatinib）同时抑制 BCR-ABL 和 SRC 家族激酶，用于伊马替尼治疗失败或耐药的 CML 患者；舒尼替尼（Sunitinib）能选择性抑制 VEGFR、PDGFR、干细胞生长因子受体（Kit）、FMS 样酪氨酸激酶 3（FMS-like tyrosine kinase 3，FLT-3）、集落刺激因子 1

（colony stimulating factor-1，CSF-1）等酪氨酸激酶，具有强大的抑制肿瘤细胞增殖和抗血管生成的双重作用。与此同时，随着对各种肿瘤分子生物学特征的深入认识，作用于其他靶点的小分子化合物也不断涌现，包括组蛋白脱乙酰酶抑制剂（histone deacetylase inhibitor，HDACI）、西罗莫司靶蛋白（mammalian target of rapamycin，mTOR）抑制剂、蛋白酶体抑制剂等。总之，目前越来越多的小分子化合物类靶向药物正处于临床前期和临床试验中，具有良好的应用前景，但耐药问题和中远期不良反应仍是目前面临的焦点问题。

小分子化合物与单克隆抗体间存在着几个方面的差异：第一，小分子化合物一般都可口服用药而不必经静脉输注；第二，小分子化合物为化学合成药物，故通常较经生物工程方法制备的单克隆抗体价格低；第三，小分子化合物的靶向特异性不如单克隆抗体；第四，和单克隆抗体不同，大多数小分子化合物均经细胞色素 P450 酶系代谢，所以可能会与通过同一途径代谢的其他药物，包括大环内酯类抗生素、唑类抗真菌药物、某些抗凝血药物、蛋白酶抑制剂、华法林和圣约翰草等发生药物相互作用；第五，单克隆抗体的半衰期范围自数天至数周，故能以每周 1 次到每 4 周 1 次频率给药；大多数小分子化合物的半衰期仅数小时，故需每日 1 次甚至每日多次给药。

（三）新型靶向药物

几十年前，研究传染病的科学家们就知道小分子可以调控 RNA 靶点。庆大霉素（gentamicin）和链霉素（streptomycin）这类氨基糖苷类药物通过抑制细菌核糖体 RNA 表达来抑制蛋白合成。后续研究发现，像非编码 RNA 这样复杂结构较少的 RNA 也可以成为靶点。

miRNA 可通过调节众多基因的表达来行使致癌或是抑癌功能，调节 miRNA 表达变化的小分子化合物被视为潜在的抗肿瘤药物。最近，在欧洲以 miRNA-122 为靶点的化合物作为抗丙肝病毒感染药物已经进入临床Ⅱ期试验，标志着以非编码 miRNA 为靶点的药物研发进入了一个新的时期。miR-34a 是一个肿瘤抑制基因，在包括肝癌在内的众多肿瘤中表达下调或是沉默。因此，miR-34a 是一个很有前途的癌症治疗靶标。香港中文大学生物医学院的陈扬超教授从化合物文库中筛选出激活 miR-34a 表达的小分子化合物，可以特异激活肝癌细胞内 miR-34a 的表达及降低 miR-34a 目的基因的表达。体内外试验证明化合物 3 具有明显的抗癌活性。比较此化合物与肝癌晚期用药索拉非尼（Sorafenib）显示化合物 3 具有更加显著的抗癌活性并且没有毒性。miR-34a 小分子调控剂作为潜在的新抗癌药物前景十分广阔。

第二节　单克隆抗体药物

抗体疗法关键是选择合适的靶抗原，理想的单抗靶抗原应有肿瘤细胞而非正常细胞选择性表达或高表达。单抗药物对肿瘤尤其是血液系统恶性肿瘤的治疗已经产生了深远的影响，其主要优点是具有出色的靶向性。近年来，单克隆抗体药物得到了迅猛的发展。现已证实，抗肿瘤单克隆抗体药物对治疗前列腺癌、卵巢癌、胃肠道肿瘤、鼻咽癌、恶性黑色素瘤、血液系统肿瘤等都具有重大意义。目前，部分单抗药物已经上市，而更多的正处于临床试验阶段。

一、单克隆抗体的研发现状

2014 年，全世界药品销售额前 10 位的药品中抗体药物就占 5 个（其中 3 个治疗肿瘤）。抗体药物的迅猛发展得益于技术的进步，近年来的进展体现在抗体人源化改造、效应功能提高和新靶点发现等方面。

（一）抗体人源化改造

在早期，单抗为鼠源性的，对于人体其本身也是一种异源蛋白。因此当鼠源单抗注射到人体内以后人体免疫系统会将其视为异源蛋白产生相应抗体将其清除，这必将影响单抗在人体内的功效，甚至会引起强烈的不良反应而导致严重的后果。随着基因工程技术的迅速发展，治疗性单抗从早期 100%的鼠源单抗，到嵌合抗体，到人源化抗体，再到近年的全人源化抗体，逐步消除了异源性抗体的免疫原性问题，在保持对抗原高亲和力的同时改善了抗体的药代动力学。人源化抗体和完全人源化抗体由于兼容性好、效价高，代表了单抗产品的发展趋势。目前处于研发阶段的单抗产品主要为人源化抗体。通过通用名的后缀，就可以辨认出产品是属于哪种结构的抗体。目前已上市的抗肿瘤单抗药物共 20 种。上市的抗体药物大多为 IgG1 亚型，其与自然杀伤细胞、巨噬细胞和中性粒细胞表面的 Fc7 受体亲和力最强。

（二）提高抗体效应功能

抗体偶联药物（antibody-drug conjugate，ADC）用于肿瘤治疗的研究始于 20 世纪 80 年代。将抗体与细胞毒性药物偶联，通过抗体将药物直接输送到肿瘤细胞，而不伤害正常组织细胞，靶向治疗的同时降低了不良反应，而且能很好地应对耐药问题。研究表明，ADC 单用对化疗不敏感的肿瘤有较高的客观缓解率，因此它将成为肿瘤治疗抗体药物的重要发展方向。

吉妥珠单抗（Gemtuzumab，Mylotarg）是第一个上市的 ADC 药物，靶点为 CD33，用于治疗急性髓系白血病。由于该药应用的化学裂解链接不稳定，在血液循环中提前断裂释放出小分子药物，造成明显的不良反应，2010 年已退市。目前以 CD33 为靶点的 ADC 还有 HUM195、AVE9633、SGN-CD33A 等。

2011 年，FDA 批准了另一个 ADC——本妥昔单抗（Brentuximab vedotin，SGN-35）治疗难治性霍奇金病和系统性间变性大细胞淋巴瘤。该药由 CD30 特异性抗体本妥昔单抗与微管聚合抑制剂（monomethyl auristatin E，MMAE）连接而成。CD30 抗原在恶性肿瘤细胞上过表达，SGN-35 被 CD30 阳性的淋巴瘤细胞内吞后，抗体特定部位被溶酶体组织蛋白酶 B 消化，释放 MMAE 而启动细胞凋亡。SGN-35 对于复发性霍奇金病和间变性大细胞淋巴瘤具有很高的缓解率，完全响应率分别为 32%和 57%。2013 年阿多曲妥珠单抗依酯（Ado-trastuzumab emtansine，T-DM1）上市后，ADC 便成为抗肿瘤药物领域的研究热点。T-DM1 用于治疗 HER2 阳性转移性乳腺癌，由曲妥珠单抗和美登素衍生物 DM1 偶联而成，曲妥珠单抗靶向 HER2 已成功用于乳腺癌的治疗，DM1 能与微管蛋白结合防止微管形成，引起细胞周期阻滞和细胞凋亡。研究显示 T-DM1 具有较好的整体疗效和药代动力学特性，并且耐受良好。T-DM1 和 SGN-35 的成功应用，促使针对各种实体瘤和血液肿瘤的 ADC 得到了快速发展。目前进入临床研究的 ADC 已超过 30 个，其中 15%用于肿瘤治疗，主要靶向 CD19、CD22、CD56、CD70、EGFR 等靶点。

大部分疾病涉及多个靶点或多种信号通路，双特异性或多特异性抗体可同时与超过 2 种抗原发生反应，并使之交联。因此，双特异性抗体可更好地行使效应分子的功能。目前，双特异性抗体主要有两类：双重信号阻断型和抗 $CD3^+$T 细胞介导的双特异性抗体。抗体可采用单链抗体、Fab 或全抗体，如 BiTE 和双重可变域（dual-variable domain，DVD）等。2009 年欧盟批准双特异性抗体卡妥索单抗（Catumaxomab，Removab）上市，用于治疗癌性腹水，该抗体同时针对肿瘤细胞上的上皮细胞黏附分子及淋巴细胞上的 CD3 分子。2014 年美国 FDA 批准布利莫单抗（Blinayto）是抗 CD19 和 CD3 的 BiTE 型双特异性抗体，它们均可通过激活 T 细胞杀灭肿瘤细胞。

（三）发现新靶点抗体

抗肿瘤抗体的靶抗原可分为 3 类：直接表达在肿瘤细胞上的抗原，如 CD20 和 HER2；肿瘤微环境中的抗原，如 VEGF；针对人体免疫系统的靶分子，如 CD3 和 PD-1。

CD20 为 B 淋巴细胞表面特有的分化抗原，表达于 90%以上的 B 细胞淋巴瘤和正常 B 淋巴细胞；并且 CD20 分子不易脱落，与抗体结合后不内化，因此成为治疗 B 细胞淋巴瘤的理想靶点。以 CD20 为靶点已上市及临床在研的单抗药物约有 30 余种，其中抗 CD20 单克隆抗体（利妥昔单抗，Rituximab）是治疗 B 细胞淋巴瘤的一线用药，其余药物 60%为其仿制药物。利妥昔单抗为嵌合抗体，人源化程度低，易产生免疫原性，且其有效性依赖于细胞表面 CD20 的丰度，针对这些不足，人们通过开发 CD20 新表位、人源化改造和糖基化改造研制出多种新型抗体。奥法木单抗（Ofatumumab）是Ⅱ型全人源抗 CD20 单抗药物，较利妥昔单抗具有较强的抗体依赖细胞介导的细胞毒性作用、较低的免疫原性、较好的耐受性，但继发感染的风险较大。阿妥珠单抗（Obinutuzumab）是糖基化修饰的Ⅱ型人源化抗 CD20 单抗药物，通过修饰 Fc 段增强对 Fc7 受体的亲和力，抗体依赖细胞介导的细胞毒作用和直接细胞毒作用较利妥昔单抗更强，对非霍奇金淋巴瘤的总体有效率及耐受性均更强。除此之外，放射性标记的替伊莫单抗（Ibritumomab tiuxetan）与托西莫单抗（Tositumomab）已上市，Ocrelizumab（多发性硬化症新药）、Ocaratuzumab、Veltuzumab 等均处于临床Ⅱ、Ⅲ期研发阶段。

EGFR 家族包括 HER1（EGFR）、HER2、HER3 和 HER4 四个成员，它们同属于跨膜酪氨酸激酶受体，在结构和功能上具有高度同源性。EGFR 家族在多种实体瘤（如非小细胞肺癌、乳腺癌、宫颈癌、胃癌等）中过表达和（或）突变，导致肿瘤细胞生长失控和恶性程度增高，且与肿瘤的侵袭和转移等相关。EGFR 家族通过与配体结合，产生二聚化和自身磷酸化，从而被活化，进一步激活下游信号通路。EGFR 和 HER2 与肿瘤的发生发展关系密切，临床试验证明靶向 EGFR 和 HER2 的抗体药物是癌症治疗史上的重大进步。以 EGFR 为靶点的单抗药物已上市的有西妥昔单抗（Cetuximab）和帕尼单抗（Panitumumab），它们都用于治疗转移性结肠癌，通过阻断 EGFR 信号通路发挥作用。西妥昔单抗与伊立替康联用治疗伊立替康耐药的转移性直肠癌效果显著；帕尼单抗是高亲和力全人源抗体药物，相对于嵌合型的西妥昔单抗免疫原性较低，由于是 IgG2 型抗体，抗体依赖细胞介导的细胞毒作用效应较弱。帕尼单抗联合 FOLFOX4 治疗转移性结直肠癌患者的 PFS 比

FOLFOX4 单独治疗延长了 1.6 个月。尼妥珠单抗（Nimotuzumab）是我国正式上市的第一个人源化单克隆抗体药物，在头颈部肿瘤和神经胶质瘤临床研究中发现其联合放疗可显著提高疗效。在 HER2 信号通路中，HER3 发挥重要作用。HER3 结合调蛋白等配体可以激活 HER2 激酶活性，HER2 激酶将 HER3 胞内结构域磷酸化，从而启动下游信号通路。以 HER2 为靶点的上市及临床在研的单抗药物约有 20 个，其中 70%是曲妥珠单抗（Trastuzumab）及其仿制药。含曲妥珠单抗的化疗方案是目前 HER2 阳性可手术乳腺癌的标准治疗方案。曲妥珠单抗与 HER2 的胞外结构域Ⅳ结合，阻断 HER2 相关信号通路。帕妥珠单抗（Pertuzumab）靶向 HER2 胞外结构域Ⅱ，阻断异源二聚体的形成，从而阻断 HER2 信号转导通路。帕妥珠单抗较曲妥珠单抗有更好的安全性和耐受性，由于两种抗体作用的表位不同，联合用药表现出较好的协同性，治疗有效率显著提高，患者预后明显改善。

VEGF 是很强的促血管生成因子，VEGF 与其特异性受体 VEGFR 结合，可促进血管内皮细胞增殖、分化、成熟，抑制血管生成使得肿瘤生长及转移的可能性降低。因此 VEGF 及其受体 VEGFR 成为抗肿瘤药物研发的热门靶点。以 VEGF 为靶点的抗肿瘤单抗药物主要是贝伐单抗（Bevacizumab）及其仿制药。贝伐单抗是 FDA 批准上市的第一个抑制肿瘤血管生成的单抗，已被批准用于多种实体瘤。作为 VEGF 的受体，VEGFR 的数量有限且易被饱和，因此一些学者认为抑制 VEGFR 比阻断 VEGF 能更有效地抑制 VEGF 信号转导途径。雷莫芦单抗（Ramucirumab）是 VEGFR-2 靶向抗体药物，2014 年被 FDA 批准用于治疗晚期胃癌或食管胃交界腺癌。目前临床在研 VEGF/VEGFR 信号通路单抗大都以 VEGFR 为靶点，主要有 Icrucumab 和 ESBA-1008 等。

近年来，继抗肿瘤免疫的产生和调节机制后科学家又发现，免疫系统和肿瘤细胞通常处于一个动态平衡中，它们的复杂相互作用决定了疾病的过程。T 细胞是免疫系统中杀伤肿瘤细胞的重要组分之一，它的功能涉及许多正向与负向调控分子，其中克服肿瘤部位的免疫抑制在肿瘤治疗中十分重要。因此，除了直接针对肿瘤的靶点外，将人体自身免疫系统的抑制分子作为靶点，特别是针对免疫检查点的抗体在肿瘤治疗中取得显著成绩。肿瘤细胞通过多种机制逃避免疫系统的监控，细胞毒性 T 淋巴细胞相关抗原 4（CTLA-4）是 T 细胞表面的负调控因子，通过与抗原提呈细胞表面的 CD80/CD86 复合物结合来启动免疫抑制信号。抗 CTLA-4 单抗伊匹单抗（Ipilimumab）能够阻断 CTLA-4 介导的共抑制信号通路，促进 T 细胞的活化增殖，诱导细胞毒性 T 淋巴细胞识别、杀死癌细胞。临床研究显示伊匹单抗显著延长了晚期黑色素瘤患者的总生存期。伊匹单抗的成功不仅是黑色素瘤治疗中的重大进步，而且证实了阻断免疫检验点的免疫靶向疗法具有可行性。程序性死亡因子 1（programmed death-1，PD-1）是另一个 T 细胞负调控因子，与 CTLA-4 不同的是 PD-1 直接与肿瘤细胞相互作用，其抑制剂作用更强、毒性更低。目前已上市的抗 PD-1 单抗有纳武单抗（Nivolumab）和派姆单抗（Pembrolizumab），均主要用于黑色素瘤的治疗。另外罗氏的 MPDL3280A 和阿斯利康的 MEDI4736 两个抗 PD-L1 单抗也进入了Ⅲ期临床研究，用于治疗晚期恶性黑色素瘤及其他实体瘤。两者在早期临床研究中均已取得积极结果。其他可作为新靶点的免疫检查点分子有淋巴细胞活化基因 3 蛋白（LAG3）、杀伤细胞免疫球蛋白样受体（KIR）、吲哚胺 2，3-双加氧酶 1（IDO1）、肿瘤坏死因子受体超家族成员 9（4-1BB）和肿瘤坏死因子受体超家族成员 4（OX40）等。这些新靶点的发现使肿瘤免疫治疗出现新的热潮。

二、单克隆抗体抗肿瘤作用机制

目前认为，单克隆抗体抗肿瘤的作用机制主要集中在阻断作用、信号转导作用及靶向作用等三方面。

（一）阻断作用

现用于临床的大部分未偶联单抗主要用于自身免疫和免疫抑制，是通过阻断和调节作用完成的。在所有的单抗应用中，通常都是通过阻断免疫系统的一种重要胞质或受体-配体的相互作用而实现治疗作用的。另一种相类似的阻断活性可能存在于单抗的抗病毒感染中，通过阻断和抵消病原体的进入和扩散以发挥机体防御功能，短期给予单抗后可取得长期疗效。

（二）信号转导作用

许多抗癌单抗是通过恢复效应因子直接启动信号机制而获得细胞毒性效应的。在抗-id的临床试验中，B细胞受体（BCR）与抗体的交联导致正常细胞和肿瘤细胞的生长受抑和凋亡。例如，曲妥珠单抗靶向性结合可诱导一系列在肿瘤生长控制中起作用的信号传递，该信号传递抗原是细胞表皮生长因子受体家族的成员，能提供重要的有丝分裂信号，曲妥珠单抗似乎能阻断与促进肿瘤生长有关的重要配体与受体相互作用。

（三）靶向作用

单抗靶向肿瘤细胞的首要目的是产生肿瘤特异性反应物，然后由免疫系统中的活化因子将其消灭，如早期抗-id单抗在淋巴瘤中的应用。但现在对体内的抗体与效应因子发生作用的程度还不清楚，也不清楚能否作用于大量肿瘤细胞。在补体介导的细胞毒作用中已证实，由宿主细胞表达的调节蛋白能保护正常组织和肿瘤组织免受抗体攻击。同样，自然杀伤细胞受体具有广泛的调节作用，如与其配体即主要组织相容性复合体（major histocompatibility complex，MHC）Ⅰ型结合，可不与细胞毒发生作用。在人的异种移植试验中证实，分别用利妥昔单抗和曲妥珠单抗治疗淋巴瘤和乳腺癌时，结晶片段（Fc）受体活性的丧失将导致疗效下降。

此外，单克隆抗体分子小、消除快、累积毒性小，能更有效地透入肿瘤，其所携带的“弹头”脱离后，可较快被清除；且循环中免疫靶向结合物对靶细胞的竞争作用小，半衰期短，穿透性好，能透过血脑屏障，因而还可以作为新一代靶向载体。当与化学药物、毒素、放射性核素、生物因子、基因、分化诱导剂、光敏剂、酶等物质构成单克隆抗体靶向药物后，把杀伤肿瘤细胞的活性物质特异地输送到肿瘤部位，可利用单抗对肿瘤表面相关抗原或特定受体进行特异性识别，从而把药物直接导向肿瘤细胞，提高药物疗效，降低药物对循环系统及其他部位的毒性。

三、单克隆抗体药物分类

单克隆抗体药物一般包括两类：一是单纯抗肿瘤单抗；二是抗肿瘤抗体偶联物，或称免疫偶联物（immunoconjugate）。免疫偶联物分子由单抗与“弹头”药物两部分构成。可用作“弹头”的物质主要有三类，即放射性核素、药物和毒素，这三类物质分别与单抗连接构成放射免疫偶联物、化学免疫偶联物和免疫毒素。

（一）单纯单克隆抗体

单纯单克隆抗体（以下简称单抗）通过识别肿瘤细胞表面的靶抗原而起到特异性杀伤作用。理想的靶抗原应稳定、均一地表达于多种肿瘤细胞表面，可以被相应的抗体识别，而在正常组织不表达或低表达，很少或缺乏可溶形式的抗原，该抗原在肿瘤的形成及发展过程中发挥功能。最常用的靶抗原为生长因子或相应受体，单抗通过阻断内源性配体与受体的结合，抑制受体蛋白酪氨酸激酶的磷酸化，从而抑制下游的信号转导，干扰肿瘤的发生发展。

1997 年，第一个抗肿瘤分子靶向药物利妥昔单抗（Rituximab）问世，利妥昔单抗就是针对 CD20 的单抗，其与化疗联合使淋巴瘤的治疗步入了新的时代。之后陆续上市了抗表皮生长因子受体 2（HER2）的曲妥珠单抗（Trastuzumab）、抗血管内皮生长因子（VEGF）的贝伐单抗（Bevacizumab）、抗表皮生长因子受体（EGFR）的西妥昔单抗（Cetuximab）和帕尼单抗（Panitumumab）等。

第一个上市的抗肿瘤单抗利妥昔单抗是利用基因工程技术将鼠源 CD20 抗体的可变区与人 IgG1 恒定区连接构成的嵌合性单抗，通过与 B 淋巴细胞上的 CD20 结合，引发 B 细胞溶解的免疫反应。细胞溶解的可能机制包括补体依赖的细胞毒性（CDC）和抗体依赖细胞介导的细胞毒作用（ADCC）。此外，体外研究证明，利妥昔单抗可使药物抵抗性的人体淋巴细胞对一些化疗药的细胞毒性敏感，同时直接诱导肿瘤细胞凋亡。CD20 是 B 细胞的特异表面分子，与细胞生长和分化有关。95%以上的 B 细胞非霍奇金淋巴瘤中存在 CD20 抗原。利妥昔单抗在 $CD20^+$ 的 B 细胞淋巴瘤中的应用取得了令人鼓舞的疗效，大大改善了弥漫性大 B 细胞淋巴瘤（DLBCL）患者的预后，也提高了滤泡性淋巴瘤（FL）患者的生存率。

西妥昔单抗是鼠抗 EGFR 抗体的 Fv 区与人 IgG1 重链和 κ 轻链恒定区构成的嵌合性 IgG1 单抗，帕尼单抗是完全人源化抗 EGFR 单抗。两者都与内源性的配体竞争结合 EGFR 的胞外区，抗原抗体结合后的复合物内化，而并不活化内在的酪氨酸激酶活性，同时下调了细胞表面的受体。因此，EGFR 信号转导通路被阻断。EGFR 在许多肿瘤中过表达和（或）突变，它的异常表达与细胞增殖、新生血管生成、肿瘤的侵袭和转移及患者的预后密切相关。抗 EGFR 抗体可以抑制细胞增殖，诱导其凋亡，减少肿瘤血管生成而抑制转移。临床研究显示抗 EGFR 单抗的疗效与 k-ras 基因的状态相关，k-ras 基因突变后会自发激活 RAS/RAF 传导通路，而不再受 EGFR 的调控。这在晚期结直肠的治疗中得以证实。西妥昔单抗和帕尼单抗与化疗联合都能明显延长 k-ras 野生型患者的无进展生存时间，而对 k-ras 突变型无效。

曲妥珠单抗是鼠源抗 HER2 单抗 4D5 的 CDR 区移植入人 IgG1 的框架区构成的人源化单抗，靶向结合 HER2 蛋白的细胞外区，通过减少 PI3K、MAPK 等信号通路的传导，杀伤肿瘤细胞，诱导细胞凋亡。HER2 在多种人类肿瘤中过度表达，如乳腺癌（25%～30%）、卵巢癌（25%～32%）、胃癌（20%～25%）等。过度表达的原因主要是 HER2 基因扩增（95%）或转录增多（5%）。研究显示 HER2 扩增与乳腺癌临床预后不良之间显著相关，化疗的基础上联合曲妥珠单抗使乳腺癌和胃癌患者的生存率得到明显提高。

贝伐单抗也是人源化单克隆抗体，该抗体靶向结合 VEGF，阻断 VEGF 与 VEGFR-1 及 VEGFR-2 的结合，从而阻断了血管生成的信号。VEGF 是肿瘤血管生成最关键的刺激因子，其高表达刺激血管新生，导致肿瘤较早地复发及转移。贝伐单抗能抑制肿瘤血管的再生，使已形成的肿瘤血管正常化，并减少肿瘤血管液体外漏。与化疗联合使晚期结肠癌患者的生存有所改善。但该药单独应用无明显的抗肿瘤效果，推测其抗肿瘤作用可能主要是使肿瘤血管正常化和减少血管液体外漏后，化疗药物能有效地进入肿瘤组织，起到与化疗协同的作用。

上述单抗除帕尼单抗外，都属于 IgG1 单抗类，除直接的抗肿瘤组织外，CDC 及 ADCC 效应也对肿瘤的杀伤起到很大帮助。帕尼单抗是 IgG2 类单抗，目前还没有证实有 CDC 及 ADCC 效应。

截至 2016 年全球上市的单克隆抗体共 51 个，其中鼠源单抗 4 个，嵌合抗体 7 个，人源化单抗 23 个，全人源化单抗 17 个，单抗药物中，抗肿瘤药物占了 50%左右。表 1-2-1 为截至 2014 年经 FDA 审批上市销售的用于恶性肿瘤靶向治疗的单克隆抗体药物。

表 1-2-1　FDA 批准上市的单克隆抗体药物

名称	主要作用靶点	适应证	开发者	批准年份
利妥昔单抗（嵌合，CHO）	CD20	非霍奇金淋巴瘤/慢性淋巴细胞白血病	罗氏制药	1997
曲妥珠单抗（人源化，CHO）	HER2	HER2 阳性转移性乳腺癌/乳腺癌辅助治疗/HER2 阳性胃癌	基因泰克	1998
阿仑单抗（人源化，CHO）	CD52	B 细胞慢性淋巴细胞白血病	健赞	2001
替伊莫单抗（鼠源，杂交瘤）	CD20	B 细胞非霍奇金淋巴瘤	IDEC	2002
托西莫单抗（鼠源，杂交瘤）	CD20	非霍奇金淋巴瘤	Corixa 及葛兰素史克	2003
贝伐单抗（人源化，CHO）	VEGF	结肠或直肠转移性癌/局部蔓延、复发、转移性非小细胞肺癌（2006）/胶质母细胞瘤（2009）/转移性肾细胞癌（2010）的治疗	基因泰克	2004
西妥昔单抗（嵌合，鼠骨髓瘤）	EGFR	转移性结肠癌或直肠癌/头颈鳞状细胞癌	ImClone/BMS	2004
帕尼单抗（全人源化，CHO）	EGFR	结直肠癌	安进	2006
伊匹单抗（全人源化，CHO）	CTLA-4	晚期黑色素瘤	施贵宝	2011
帕妥珠单抗（人源化，CHO）	HER2	HER2 阳性的晚期（转移性）乳腺癌	基因泰克	2012
雷莫芦单抗（嵌合，CHO）	VEGFR-2	晚期胃癌/胃食管结合部腺癌	礼来	2014

（二）抗体偶联物

1. 放射免疫偶联物　放射免疫治疗（RIT）是以单克隆抗体为载体，以放射性核素为“弹头”，通过抗体特异性结合肿瘤细胞相关抗原，产生高能射线的放射性核素靶向肿瘤细胞，实现对肿瘤的近距离照射治疗。RIT 利用携带放射性核素的单克隆抗体特异地结合到病灶部位，减少了对正常组织的损伤。^{90}Y-替伊莫单抗是第一个被 FDA 批准应用于临床的放射免疫制剂，主要用于治疗复发的淋巴瘤或对单独应用利妥昔单抗治疗效果不佳的患者。

2. 免疫毒素 免疫毒素是用化学方法或基因工程方法，将肿瘤选择性单抗与经修饰的多肽毒素共价连接而成的肿瘤治疗药物。免疫毒素可与肿瘤细胞表面受体或与细胞表面的靶抗原结合后内化，继而在细胞内抑制细胞蛋白质的合成，导致肿瘤细胞死亡。毒素有很多种，如植物毒素、细菌毒素、动物毒素，其中应用最广泛的是植物毒素中的白喉毒素。FDA 已经批准了白喉毒素与白细胞介素 2 重组的免疫毒素地尼白介素 2（DAB3892IL2）用于治疗皮肤 T 细胞淋巴瘤。

3. 化学免疫偶联物 单抗是良好的药物靶向性载体，通过药物分子上特殊的功能基团，如羟基、巯基、氨基等，将治疗药物与单抗连接而组成化学免疫偶联物，避免了药物对其他正常组织的毒害作用，选择性地发挥治疗作用。常与单抗进行偶联的药物有多柔比星、柔红霉素、平阳霉素、博安霉素、丝裂霉素、净司他丁、甲氨蝶呤等。

第三节　小分子化合物

将小分子化合物应用于肿瘤的靶向治疗是利用其针对细胞膜受体、细胞信号转导途径的成分、细胞周期调节蛋白及参与血管生成的重要蛋白质或因子，通过干扰细胞内信号传递从而达到抗肿瘤的目的。抗肿瘤小分子靶向药物均具备高效、低毒、特异性强等特点。

一、小分子化合物研发现状

小分子化合物的成功研发主要得益于研究者对肿瘤发生发展过程中分子事件的深入理解。大量研究证实，肿瘤是一种多因素参与、多步骤发展的全身性、系统性疾病，某些驱动基因及其调控的级联信号通路是肿瘤细胞增殖和侵袭的“触发点”。因此，细胞信号转导通路中的关键激酶是分子靶向治疗药物研发的热点，蛋白酪氨酸激酶是小分子靶向药物的重要靶点，而蛋白酪氨酸激酶（protein tyrosine kinase，PTK）在信号转导通路中发挥着十分重要的作用，调控细胞增殖、分化、死亡等一系列生物学行为，在多种类型肿瘤的发生发展中起关键作用，因此成为小分子靶向药物的重要靶点。截至 2017 年 4 月，美国 FDA 已经批准了 35 个小分子蛋白酪氨酸激酶抑制剂上市，其中 31 个用于肿瘤的临床治疗，73%（16/22）的小分子蛋白酪氨酸激酶抑制剂的靶点是酪氨酸激酶。目前还有许多酪氨酸激酶抑制剂处于临床前和临床研究阶段，主要靶点是非受体酪氨酸激酶（ABL、SRC、BTK、c-Kit、JAK 等）和受体酪氨酸激酶（表皮生长因子受体家族、血小板衍生生长因子受体家族、血管内皮生长因子受体、成纤维细胞生长因子受体、间变性淋巴瘤激酶等）。

正如本章第一节中介绍，由于靶标单一的小分子化合物使用范围窄、易产生耐药，索拉非尼、达沙替尼、舒尼替尼等众多作用于多种蛋白激酶结构突变位点的新型多靶标药物应运而生。与此同时，随着对各种肿瘤分子生物学特征的深入认识，作用于其他靶点的新的小分子化合物也不断涌现，包括组蛋白脱乙酰酶抑制剂（histone deacetylase inhibitor，HDACI）、WNT 通路抑制剂、细胞周期蛋白依赖性激酶抑制剂、蛋白酶体抑制剂、环加氧酶-2 抑制剂、PD-1/PD-L1/PD-L2 信号通路抑制剂等。

二、小分子化合物的作用机制

与传统细胞毒性药物不同，小分子靶向药物多针对膜受体、细胞信号转导途径的成分、细胞周期调节蛋白及参与血管生成的重要蛋白质或因子等靶点，具有相对的特异性，对正常细胞的毒性相对较轻。因为其产生的抗肿瘤效应可能是抑制肿瘤细胞生长或预防转移，而不是杀灭肿瘤细胞，客观缓解率可能并不是衡量抗瘤活性的最佳指标。在多数情况下，这类化合物暴露（给药）时间需要延长，常常需采取连续给药的方式而非间歇给药，以达到对靶点的持续抑制。小分子靶向药物的上述特点使其临床研究模式不同于传统的细胞毒性药物，尤其是在早期临床研究阶段，在研究人群的选择、给药剂量/方案的确定及终点指标选择方面都有所区别，如因为毒性较轻，有可能选择健康人群进行某些早期试验；在剂量和方案探索研究中，毒性可能并不是最佳研究终点，需要基于药代动力学、药效动力学（对特定靶点的抑制而非肿瘤缩小）的结果进行综合确定；为了增加后续研究把握度，可能要较早就进行疗效的评价，甚至采取随机对照的设计，所以有时很难将Ⅰ、Ⅱ、Ⅲ期严格划分开来。由此，这类药物的早期临床研究变得更为灵活多样、丰富复杂，目的是追求更高效、更精准的目标人群定位和更准确的给药剂量，提高后期研究的把握度。

三、小分子化合物分类

目前应用于肿瘤治疗的小分子化合物主要包括以酪氨酸激酶为靶点的酪氨酸激酶抑制剂（tyrosine kinase inhibitor，TKI）及作用于其他靶点的小分子化合物两大类。酪氨酸激酶抑制剂包括受体及非受体酪氨酸激酶抑制剂两种；而以其他靶点作为研究对象的小分子化合物包括组蛋白脱乙酰酶抑制剂、西罗莫司靶蛋白抑制剂及细胞凋亡诱导剂等。

（一）酪氨酸激酶抑制剂

目前临床应用最多的小分子化合物类靶向药物是酪氨酸激酶抑制剂。蛋白酪氨酸激酶（PTK）是一类具有酪氨酸激酶活性的蛋白质，其异常表达与肿瘤的侵袭、转移及肿瘤新生血管的生成等密切相关。PTK 功能的失调，会导致其下游信号通路的激活，进而引起细胞增殖调节紊乱，最终导致肿瘤形成。根据 PTK 是否存在于细胞膜上，可将其分为受体酪氨酸激酶（receptor tyrosine kinase，RTK）和非受体酪氨酸激酶（non-receptor tyrosine kinase，nRTK）。它们的主要功能是催化 ATP 的磷酸基转移至各种重要蛋白质的酪氨酸残基上，通过靶蛋白的磷酸化反应使蛋白激酶从非活化构象转变为活化构象，从而完成细胞生物信号的转导，调节体内细胞生长、分化、凋亡等一系列生理过程。超过 50%的原癌基因和癌基因产物都具有异常的酪氨酸激酶活性，它们的异常表达或非调控性活性增高将导致细胞增殖调节紊乱，与肿瘤的侵袭和转移密切相关。受体酪氨酸激酶主要有表皮生长因子受体家族、血小板衍生生长因子受体家族、血管内皮生长因子受体、成纤维细胞生长因子受体（fibroblast growth factor receptor，FGFR）、间变性淋巴瘤激酶等；非受体酪氨酸激酶包括 ABL、SRC、BTK、c-Kit、JAK 等。

目前，FDA 批准上市的酪氨酸激酶抑制剂逐年增加，详见表 1-2-2。

表 1-2-2　FDA 批准上市的小分子抗肿瘤药物

名称	主要作用靶点	适应证	开发	批准年份
伊马替尼	BCR-ABL/PDGFR	慢性淋巴细胞白血病/急性淋巴细胞白血病/胃肠道间质瘤	诺华	2001
达沙替尼	BCR-ABL	慢性淋巴细胞白血病/急性淋巴细胞白血病	百时美施贵宝	2006
尼洛替尼	BCR-ABL	慢性淋巴细胞白血病	诺华	2007
博舒替尼	BCR-ABL/SRC	慢性淋巴细胞白血病	辉瑞	2012
普纳替尼	BCR-ABL	慢性淋巴细胞白血病	ARIAD 医药	2012
吉非替尼	EGFR	非小细胞肺癌	阿斯利康	2003
厄洛替尼	EGFR	非小细胞肺癌	OSI 制药/罗氏	2004
凡德他尼	EGFR/VEGFR/RET	甲状腺髓样癌	阿斯利康	2011
拉帕替尼	HER2/EGFR	乳腺癌	葛兰素史克	2007
阿法替尼	HER2/EGFR	非小细胞肺癌	勃林格殷格翰	2013
索拉非尼	RAF/PDGFR/VEGFR	肾癌/肝癌	拜耳/Onyx 制药	2005
舒尼替尼	PDGFR/VEGFR	肾癌/胃肠道间质瘤	辉瑞	2006
帕唑帕尼	PDGFR/VEGFR	肾癌/软组织肉瘤	葛兰素史克	2009
阿昔替尼	VEGFR	肾癌	辉瑞	2012
瑞戈非尼	VEGFR/TIE2	直结肠癌/胃肠道间质瘤	拜耳	2012
鲁索替尼	JAK1/2	骨髓纤维化	诺华	2011
托法替尼	JAK3	类风湿关节炎	辉瑞	2012
卡博替尼	c-Met/VEGFR-2	甲状腺髓样癌	Exelixis	2012
克唑替尼	ALK/c-Met	非小细胞肺癌	辉瑞	2011
维罗非尼	BRAF	恶性黑色素瘤	Plexxikon /基因泰克	2011
达拉非尼	BRAF	恶性黑色素瘤	葛兰素史克	2013
曲美替尼	MEK1/2	恶性黑色素瘤	葛兰素史克	2013

1. 受体酪氨酸激酶抑制剂　作为靶点的酪氨酸激酶是一种生长因子受体，它是一种跨膜蛋白，其胞外结构域与生长因子结合，胞内结构域含有激酶活性。当酪氨酸激酶与生长因子结合后，胞内的激酶活性被激活从而引发下游多种信号通路的级联反应，并进一步引发基因转录。目前至少有近 60 种分属 20 个家族的 RTK 被发现。常见的受体型包括 EGFR 家族、PDGFR 家族、VEGFR 家族、FGFR 家族等。从作用机制上看，RTK 抑制剂作用于信号转导通路的最上游，直接抑制 RTK 的磷酸化，阻止酪氨酸激酶功能的激活，同时阻

断多条信号通路，在以相关生长因子受体为驱动基因的肿瘤中具有治疗范围广、疗效高的优点。目前上市的 RTK 抑制剂主要有单靶点酪氨酸激酶抑制剂，如吉非替尼、厄洛替尼；多靶点酪氨酸激酶抑制剂，如索拉非尼、达沙替尼、舒尼替尼等。

自 2000 年首个 EGFR-TKI——吉非替尼（易瑞沙）诞生以来，现 EGFR-TKI 已研发至第三代：第一代为可逆性 TKI——吉非替尼、厄洛替尼（特罗凯）、埃克替尼（凯美纳）；第二代为不可逆性泛 ErbB 家族抑制剂——阿法替尼（Gilotrif）、来那替尼、达克替尼等；第三代为不可逆性 TKI——AZD9291、Rociletinib（CO1686）、HM61713。

第一代为单靶点酪氨酸激酶抑制剂，如吉非替尼、厄洛替尼。随着第一代受体酪氨酸激酶抑制剂的临床应用，研究者发现其面临一些很关键的问题，一是耐药性的出现，二是肿瘤通常有一条以上的激酶通路被激活，信号通路存在交叉和代偿。因此，为最大程度减少上述缺陷，研究人员开发出第二代酪氨酸激酶抑制剂，此类药物均为多靶点抗肿瘤药物，具有双重抗肿瘤作用，其代表性的药物是索拉非尼，该药既可通过抑制 RAF/MEK/ERK 信号转导通路直接抑制肿瘤生长，又可通过抑制 VEGFR 和 PDGFR 而阻断肿瘤新生血管形成，间接抑制肿瘤细胞生长。其他已在临床应用的第二代多靶点酪氨酸激酶抑制剂包括凡德他尼、达沙替尼、舒尼替尼、拉帕替尼和尼洛替尼。第一代 TKI 获得性耐药的广泛存在及第二代 TKI 对获得性耐药的有限疗效，促使同时针对 EGFR 敏感型突变及 T790M 耐药型突变的第三代 TKI 研发。

目前，还有一些小分子 TKI 仍处于临床试验或临床前实验研究阶段。成纤维细胞生长因子受体（FGFR）为受体酪氨酸激酶超家族的一员。成纤维细胞生长因子（fibroblast growth factor，FGF）能与 FGFR 高亲和力结合，参与许多生物学过程，如调节器官发育，新生血管生成，细胞增殖、迁移、抗凋亡等。FGFR 基因的激活突变和扩增，导致 FGFR 蛋白的扩增，与许多恶性肿瘤的发生发展有密不可分的联系。由于 FGFR 在肿瘤的发生发展中有重要作用，针对FGFR的靶向治疗已成为临床研究的热点领域。目前第二代选择性FGFR 小分子化合物的临床试验中，已有 32 个小分子化合物进入临床研究，其中有 4 个药物已上市，包括瑞格非尼、普纳替尼、乐伐替尼和 Intedanib；另外有 1 个药物马赛替尼处于上市前登记阶段，还有 27 个化合物处于临床Ⅰ～Ⅲ期研究中，而以上 RTK 抑制剂是第一代抑制剂，其发现过程都是先靶向于非 FGFR 的 RTK，如 VEGFR、PDGFR 和 c-Met 等，由于 RTK 家族具有一定保守性，故在筛查酶抑制活性时，发现它们对 FGFR 也有一定抑制活性。目前，随着 FGFR 靶点研究的深入和 FGFR 4 种亚型三维蛋白结构的报道，使得设计选择性靶向 FGFR 的抑制剂成为可能，小分子 FGFR 抑制剂的研究已进入第二代阶段。迄今已报道了 10 余种第二代 FGFR 抑制剂，除了未报道其酶抑制活性的 FGF-401，其他处于临床研究的抑制剂对 FGFR 4 种亚型均具有较好的抑制活性。以 FGFR 为靶点的小分子药物的开发吸引了众多关注，并持续推动着该靶点作用机制及临床应用研究的快速发展，为精准医疗和个性化治疗方案的确定提供了坚实的理论保证。2015 年 Carter 等不仅详细综述了 FGF/FGFR 信号通路在正常细胞及各种癌症细胞中的作用机制，还重点研究了 FGFR 的扩增和突变在基因水平上的发生发展过程，以及其在大多数不同类别肿瘤中发生的概率，为其临床适应证的研究提供了更加充足的理论依据。虽然 FGFR 抑制剂正在蓬勃发展，但仍面临着许多的挑战。第二代 FGFR 抑制剂虽然减少了第一代多靶点 RTK 抑制剂产生的恶心、无力、心血管等方面的不良反应，但由于单一靶点可能会引起耐药。

2. 非受体酪氨酸激酶抑制剂　和 RTK 不同，nRTK 不与配体结合，但是当其他受体与配体结合后，nRTK 将被激活，后者再激活下游的信号转导途径，诱导类似 RTK 的反应。nRTK 能够促进细胞增殖，抑制细胞凋亡，从而促进肿瘤发生和发展。与细胞生存和增殖相关的 nPTK 有 SRC 家族如 SRC、ABL、LCK 等，以及其他酪氨酸激酶如 JAK、FAK 和 ACK 等。

首个上市的非受体酪氨酸激酶抑制剂——伊马替尼为 BCR-ABL 蛋白激酶抑制剂，主要用于慢性髓细胞性白血病的治疗。其他多靶点受体酪氨酸激酶抑制剂也可以作用于由非受体酪氨酸蛋白激酶介导的信号转导通路，如达沙替尼除作用于 PDGFR 外，也作用于 BCR-ABL 和 SRC；尼洛替尼除作用于 PDGFR 外，也作用于 BCR-ABL。

1960 年 Peter Nowell 等发现慢性髓细胞性白血病病因——费城染色体和 BCR-ABL 蛋白。20 世纪 90 年代末，研究人员通过化学库筛选寻找能够抑制这一蛋白的药物，因此找到了伊马替尼（Imatinib）这一特异性强的酪氨酸激酶抑制剂。体外实验研究证实，伊马替尼处理慢性髓细胞性白血病患者骨髓样本，骨髓中的白血病细胞立刻死亡，剩下的都是正常血细胞。2001 年，Brian Druker 在 *New England Journal of Medicine* 上首次发表了伊马替尼治疗慢性髓细胞性白血病患者的 I 期研究结果：54 例慢性髓细胞性白血病患者中，53 例获得了完全血液学缓解，其中 7 例费城染色体转为阴性。这是以往所有药物都没有获得的疗效，这一研究结果一公布，立即引起了全世界的关注。同年 5 月美国 FDA 批准伊马替尼以商品名格列卫（Gleevec）上市，用于治疗慢性髓细胞性白血病加速期、急变期和慢性期干扰素耐药的患者。目前，伊马替尼已成为慢性髓细胞性白血病治疗的一线金标准。最近 Brian Druker 再次于 *New England Journal of Medicine* 发表了伊马替尼治疗初诊慢性髓细胞性白血病随机对照研究的 10 余年随访结果。结果显示，伊马替尼治疗持续有效，且毒性事件未随使用时间增长而叠加。除 ABL 外，伊马替尼主要靶点还有 c-Kit、PDGFR。研究者发现，胃肠道间质瘤表达一种酪氨酸激酶激活的生长因子受体，称为 c-Kit。35 例标准化疗无效的 c-Kit 表达的胃肠道间质瘤患者，经伊马替尼治疗 1～3 个月后，19 例（54%）获部分缓解，12 例（34%）病情稳定。转移性胃肠道间质瘤患者每日 400mg 伊马替尼治疗，疗程＞12 个月获得迅速而持久的完全缓解。基于这些研究结果，2002 年 FDA 又批准了伊马替尼的第二个适应证——不能手术的胃肠道间质瘤。伊马替尼对费城染色体阳性的慢性髓细胞性白血病及 c-Kit 阳性的胃肠道间质瘤具有显著的疗效，验证了“驱动基因”假说的正确性，在小分子靶向药物的研发中具有里程碑的意义。之后 10 年以酪氨酸激酶抑制剂为代表的小分子激酶抑制剂如雨后春笋不断涌现。第二代 BCR-ABL 酪氨酸激酶抑制剂尼洛替尼也因更高的选择性和更强的亲和力，显示出更显著的疗效。

（二）其他靶点小分子化合物

1. 血管生成抑制剂　血管生成主要是通过 VEGF 家族所介导的，VEGFR-1 主要正调控单核细胞和巨噬体迁移；VEGFR-2 在血管内皮激活的下游效应包括细胞增殖、迁移，血管内皮排列紊乱，血管通透性改变，在血管生成中起重要作用；VEGFR-3 主要与淋巴管的生成相关。VEGF 与 VEGFR-2 相结合通过激活 RAF/MEK/ERK 和 PI3K 途径，使转录因子激活或降解其 mRNA 导致蛋白失活，从而表达其活性来抑制血管生成，这是抗血管治疗的主要途径。作为小分子单靶点化合物的代表药物阿帕替尼（Apatinib）可以高度选择性竞争细胞内 VEGFR-2 的 ATP 结合位点，阻断下游信号转导，抑制肿瘤组织血管生成，在晚期胃癌的治疗中初见成效。其次，COX-2 抑制剂、基质金属蛋白酶抑制剂等也具有抗血管生成的作用。此外以索拉非尼、舒尼替尼等为代表的多靶点小分子化合物往往同时具备 VEGFR 的靶点，这种抗血管生成的作用并不直接杀死肿瘤细胞，但能阻止肿瘤的进一步发展和转移。然而，在临床应用中，抗血管生成的药物却表现出治疗效果短暂、不良反应较多、适用肿瘤类型少等局限。研究结果显示，肿瘤细胞可以通过多种机制和途径逃脱血管生成抑制剂的作用，使血管生成抑制剂“失效”。杂乱而无功能特性的血管生成是肿瘤生长的明显特征之一。在一些恶性程度高的肿瘤中存在血管拟态现象，即肿瘤细胞自身形成血管内皮细胞样表型，替代血管内皮细胞构成有规律的血管系统，从而使抗血管生成疗法产生耐药。抑癌基因 PTEN 可以通过 PI3K/AKT 信号通路，下调 HIF-1、MMP、VEGF 等，抑制血管生成，促进血管内皮的完整性和血管的正常化，很可能成为治疗靶点，应用于血管生成抑制剂的研发，为抗血管生成的治疗提供新思路。此外，机体产生抗血管生成药物的耐药性是可逆的，而联合血管生成抑制剂与非血管生成抑制剂进行有规律的间隔治疗，可逆转血管生成抑制剂的耐药。

2. 组蛋白脱乙酰酶抑制剂（HDACI）　肿瘤常常表现为低乙酰化状态、组蛋白脱乙酰酶活性异常、组蛋白过度脱乙酰化，从而引起抑癌基因表达抑制、癌基因激活或过度表达。组蛋白脱乙酰酶抑制剂是一种新型靶向小分子化合物类药物，能够有效抑制组蛋白脱乙酰酶（HDAC）活性，促进组蛋白及非组蛋白的乙酰化修饰，在转录和翻译后修饰水平调控肿瘤靶蛋白及凋亡相关蛋白的表达和降解，活化凋亡信号通路，诱导肿瘤细胞凋亡。

伏立诺他是第一个 HDACI，用于治疗经两种全身化疗方案后，仍有进展、耐药或复发的具有明显皮肤侵犯的 T 细胞淋巴瘤。通过抑制 HDAC 使细胞周期停滞和（或）细胞凋亡的具体机制正在研究中。而罗米地辛（Romidepsin）则是另外一个 HDACI，它主要用于同时接受两种其他全身性治疗后的进行性、持续性、复发性 T 细胞淋巴瘤。

自首个天然化合物 TSA 于 1976 年被发现以来，其人工合成的结构类似物 STAT 在 T 细胞淋巴瘤和骨髓异常增生综合征患者中显示出肯定的临床疗效，已于 2006 年经 FDA 批准上市，用于血液系统肿瘤的治疗，成为首个进入临床的 HDACI。Fujisawa 公司的 FK228 亦于 2009 年和 2011 年经 FDA 批准上市用于皮肤 T 细胞淋巴瘤和外周 T 细胞淋巴瘤的治疗。随后，贝利司他（Belinostat，PXD101）和帕比司他（Panobinostat，LBH-589）分别于 2014 年和 2015 年经 FDA 批准用于皮肤 T 细胞淋巴瘤和多发性骨髓瘤的治疗。此外，西达本胺于 2009 年成为国内首个经我国国家食品药品监督管理局（CFDA）批准进入临床试验的 HDACI。CUDA-101、JNJ-26481585、MGCD0103 等均已逐渐进入临床研究阶段。虽然 HDACI 在血液系统肿瘤中的治疗地位已被确立，但前期临床数据显示，单用 HDACI 在实体肿瘤中的疗效远不及血液系统肿瘤，其可能的原因为 HDACI 在实体肿瘤中抗癌效应的不稳定性。肿瘤对 HDACI 耐药，以及泛 HDACI 可能同时在实体肿瘤中发挥抑癌和促癌双重效应。

3. 西罗莫司靶蛋白抑制剂　西罗莫司靶蛋白（mTOR）是一种丝氨酸-苏氨酸蛋白激酶，一种西罗莫司信号通道小分子化合物类抑制剂，在细胞生长、增殖、分化及细胞周期调控等多个方面均起重要作用。mTOR 处于多条信号通路的交汇点，其中多个元素的调控异常都与肿瘤发生密切相关。mTOR 抑制剂能够抑制由于该信号通路异常引起的癌基因转录、肿瘤生长和肿瘤血管生成。无论作为一线用药，还是作为 HDACI 治疗效果不佳的后备选择，mTOR 都是公认的治疗转移性肾细胞癌（RCC）的有效药物。

替西罗莫司是首个 mTOR 抑制剂类小分子化合物，也是唯一被证明可显著改善不良预后肾癌患者总生存期的靶向抗肿瘤药物，被推荐替代舒尼替尼作为转移性 RCC 晚期患者的一线用药。而依维莫司是另一种小分子化合物类 mTOR 抑制剂，能与细胞内 FKBP-12 结合形成抑制复合物，抑制 mTOR 激酶激活，同时降低 S6K1 和真核细胞内延长因子 4E-BP 的活性，阻止肿瘤细胞生长。依维莫司还能抑制缺氧诱导因子（HIF）和 VEGF 的表达，抑制肿瘤血管生成。依维莫司用于经索拉非尼和舒尼替尼治疗失败的进展期 RCC 患者，疗效明显，安全性较好，不良反应少。

4. c-Met 激酶抑制剂 c-Met 作为受体酪氨酸激酶，不仅在恶性肿瘤中高表达，与肿瘤细胞的生长、侵袭、转移和凋亡相关，而且还与多种膜受体相互作用，影响信号通路，因此，c-Met 激酶作为抗肿瘤药物的靶点研究备受关注。选择性抑制剂中，克唑替尼（Crizotinib，PF02341066）是目前唯一已上市的针对 c-Met 和 ALK 的靶点药物，由辉瑞研发，体外实验表明，克唑替尼能有效地抑制 c-Met 激酶的磷酸化，进而抑制 c-Met 依赖的肿瘤细胞的增殖、迁移和侵袭。2013 年 11 月 20 日，FDA 批准了其用于淋巴瘤激酶阳性的晚期和转移的非小细胞肺癌的治疗。Capmatinib（INCB28060）是由 Novartis/Incyte 公司研发的 ATP 竞争性 c-Met 抑制剂，用于多种实体瘤的治疗，已完成Ⅱ期临床试验。安进公司研发的化合物 AMG-208 对 c-Met 具有高度选择性，处于Ⅰ期临床试验中。在 AMG-208 结构的基础上，安进公司进一步研发出化合物 AMG-337，解决了分子对 CYP3A4 酶的时间依赖性抑制问题。同时，将苯环替换成噻唑环，改善了整个分子的成药性。该化合物目前处于临床Ⅱ期研究中，主要用于治疗胃癌和食管癌。由 Exelixis 公司研发的卡博替尼（Cabozantinib，XL184）是目前唯一上市的非选择性抑制剂，对 c-Met、VEGFR-2 等多种激酶有抑制作用。体内试验表明，该化合物能有效地抑制 c-Met、VEGFR-2 的磷酸化，从而达到治疗肿瘤转移和抗血管生成的目的。2012 年 11 月 29 日，FDA 批准卡博替尼用于不可手术切除的恶性局部晚期或转移性甲状腺髓样癌的治疗。c-Met 抑制剂成功上市并应用于临床，显示 c-Met 信号通路具有良好的开发价值和市场潜力。以 c-Met 为靶点的药物研发也面临着一些问题，如 c-Met 基因突变和基因扩增的发生频率相对较低，c-Met 抑制剂只能对部分患者产生应答，肿瘤治疗中的耐药性与 c-Met 活化之间的关系，c-Met 抑制剂和其他激酶抑制剂联合用药的问题，c-Met 抑制剂联合化疗和放疗用药的问题。

5. WNT 通路抑制剂 研究发现，阻滞异常的 WNT 信号通路能够起到良好的肿瘤抑制作用，因此，筛选得到具有抑制作用的活性物质受到了关注。研究发现，沙利霉素可以选择性作用于乳腺癌干细胞，杀伤效果高于紫杉醇。OMP-18R5 能够靶向 WNT 信号通路胞外 FZD 家族多个成员，阻断该信号通路。体内试验及小鼠肿瘤移植模型实验表明，OMP-18R5 能够抑制人类胰腺癌、肺癌等多种癌症。然而，到目前为止，基于该信号通路的抗肿瘤临床药物甚少，很多报道的抑制剂都还停留在活性测定和机制研究阶段。

6. 细胞凋亡诱导剂 正常体内的细胞凋亡是身体摆脱无用或异常细胞的一种手段，但恶性肿瘤细胞本身具有避免自身发生凋亡的各种策略，细胞凋亡诱导剂可以使恶性肿瘤细胞绕过这些策略，发生程序性死亡。

硼替佐米是 FDA 批准的用于经其他治疗手段无效的多发性骨髓瘤的一种细胞凋亡诱导剂。硼替佐米通过阻断蛋白酶体的合成，致使肿瘤细胞凋亡，这种蛋白酶体在肿瘤细胞内发挥细胞功能调节和细胞生长的作用。另一个可诱导细胞凋亡的药物称为 Genasense™，是目前正进行临床试验的细胞凋亡诱导剂，主要用于治疗白血病、非霍奇金淋巴瘤及实体肿瘤。Genasense™通过抑制某些能够促进肿瘤细胞存活的蛋白合成，发挥抗肿瘤的作用，如阻断 BCL-2 蛋白合成可使肿瘤细胞更容易受到抗肿瘤药物攻击。

7. 靶向 PD-1/PD-L1/PD-L2 信号通路的小分子化合物　靶向 PD-1/PD-L1/PD-L2 信号通路的小分子化合物的研发落后于单克隆抗体，主要是因为在过去较长的一段时间中，人们对 PD-1 与 PD-L1/PD-L2 蛋白之间相互结合信息的了解较为滞后。2008 年鼠源 PD-1 与人源 PD-L1 蛋白结合模式信息先后被揭示后，就已经有部分企业进行了靶向 PD-1/PD-L1 小分子药物的设计开发，如美国施贵宝公司于 2015 年报道的靶向该免疫检查点蛋白的系列小分子化合物。该类小分子化合物旨在通过阻断 PD-1 与 PD-L1 的结合，来克服 PD-1/PD-L1 通路的活化所导致的免疫拮抗性疾病，如肿瘤和 HCV 等。目前已经有抑制 PD-1/PD-L1/PD-L2 信号通路的小分子化合物处于临床研究阶段，CA-170 就是其中最重要的代表。研究者从 B7 免疫球蛋白超家族成员检查点蛋白相互作用面的模拟物库中出发，筛选得到 CA-170，其作为一种针对 PD-L1、PD-L2 与 VISTA/PD-1H 检查蛋白信号途径的口服拮抗剂，目前已经进入了 I 期临床研究。体外研究发现，CA-170 对 PD-1/PD-L1/PD-L2 或 VISTA/PD-1H 信号通路均表现出跨种属拮抗效应，且口服给药能够呈剂量依赖性地促进肿瘤浸润与外周 T 细胞的活力，因而抑制小鼠体内同系肿瘤的生长。但 CA-170 化合物的结构至今未见报道。2015 年，Sasikumar 等申请了能够抑制 PD-1/PD-L1/PD-L2 信号通路的小分子化合物 1，2，4-二唑和 1，2，4-噻重氮衍生物的专利。研究发现，这类小分子药物能够在骨癌、头颈癌、胰腺癌等多种癌症，以及细菌、病毒感染性疾病中有效地抑制 PD-1/PD-L1/PD-L2 信号通路，从而逆转免疫系统的抑制状态。国内目前对于 PD-1/PD-L1/PD-L2 检查点信号通路小分子化合物的研究也逐渐受重视。2016 年 3 月吉林大学研究者发现，氨基或者二甲基氨基甲酸酯取代的间苯二酚有抑制 PD-1/PD-L1 信号通路的潜力。他们在 Lin 等和 Zak 等报道的 PD-1/PD-L1 复合物结构及 Harvard 等对磺胺甲二唑与磺胺甲氧嗪研究结果的基础上，以能够保证“V”形结构域完整的间苯二酚和巯基取代的间苯二酚为原料合成了 13 个化合物。之后进行活性筛选得到氨基或者二甲基氨基甲酸酯取代的间苯二酚能够与 PD-1 结合，从而阻断 PD-1 与 PD-L1 的结合。目前虽然还没有上市的 PD-1/PD-L1/PD-L2 小分子化合物，已经有进入 I 期临床研究的 PD-1/PD-L1/PD-L2 信号通路的小分子化合物，但更多具有潜在生物活性的化合物尚处于临床前研究阶段。

8. 泛素-蛋白酶体抑制剂　CDK 活性受细胞周期蛋白（cyclin）和周期蛋白依赖性激酶抑制剂（cyclin-dependent protein kinase inhibitor，CDKI）的调控。当 cyclin 与周期蛋白依赖性激酶（cyclin-dependent protein kinase，CDK）结合时，细胞周期开始运行，而 CDKI 是细胞周期的负调控机制，对细胞周期运行起抑制作用。在肿瘤细胞内，CDKI 被过度降解是导致细胞持续处于分裂期的原因之一。细胞周期调控蛋白的降解工作由“泛素-蛋白酶体”负责。它首先被泛素标记，随后被 26S 蛋白酶体识别并予以降解，泛素被释放出来再次参与循环。硼替佐米是目前唯一应用于肿瘤临床治疗的蛋白酶体抑制剂类小分子化合物，可选择性地与蛋白酶体活性位点的苏氨酸结合，抑制蛋白酶体 26S 亚单位的糜蛋白酶-胰蛋白酶活性，从而抑制泛素-蛋白酶体通路，阻止发挥抑癌作用的蛋白异常降解。硼替佐米在治疗复发性和难治性多发性骨髓瘤已取得显著效果。

9. 周期蛋白依赖性激酶抑制剂　肿瘤是一类渐进性细胞周期调控机制破坏的疾病。细胞周期的正常运行依赖于正负调控机制的平衡。CDK4/6 是细胞周期的关键调节因子。立博昔利布（Ribociclib，Kisqali）是一种口服的小分子 CDK4/6 抑制剂，由诺华制药开发。美国 FDA 在 2017 年 3 月 13 日批准了立博昔利布和芳香化酶抑制剂来曲唑联合作为绝经后妇女激素受体阳性/人表皮生长因子 2 受体阴性（HR+/HER2−）晚期或转移乳腺癌的内分泌疗法。

10. 环加氧酶-2 抑制剂　近年来，非甾体类抗炎药环加氧酶-2（COX-2）抑制剂在控制细胞增殖和分化、抗肿瘤等方面的作用受到广泛重视，通过抑制 COX-2 来防治肿瘤已经成为近年来肿瘤研究的热点之一。尼美舒利是新型 COX-2 抑制剂的典型代表，有研究表明尼美舒利通过抑制 COX-2 活性来抑制肿瘤细胞的分裂和增殖，阻止细胞周期进展，诱导其凋亡。何青春等研究尼美舒利对长春新碱诱导的人胃癌多药耐药细胞逆转作用时发现尼美舒利可以呈浓度依赖性增加耐药细胞内长春新碱的浓度，这为解决肿瘤的耐药性问题指引了方向。Harris 等进行的一项流行病学研究发现非甾体抗炎药（NSAID）可使结肠癌的患病风险降低 63%，乳腺癌降低 39%，肺癌降低 36%，前列腺癌降低 39%，食管癌降低 73%，胃癌降低 62%，卵巢癌降低 47%，且用药时间越长效果越好。这项流行病学研究支持 NSAID 能降低肿瘤发病风险的观点。另外，COX-2 抑制剂与一些化疗药物具有协同作用，联合应用时可以增强疗效。COX-2 抑制剂还可以作为放疗增敏剂，增强肿瘤细胞对放疗的敏感性。

第四节　以非编码 RNA 为靶标的新型靶向药物

除了单克隆抗体和小分子化合物外，以非编码 RNA 为靶标的靶向药物研发也处于方兴未艾的阶段。人类基因组只有不足 2%的序列可以编码蛋白，但 70%～90%人类基因组 DNA 被转录，其转录产物过去被认为是“垃圾”或“暗物质”。近年来的研究发现这些转录产物也有着重要的生物学功能，在细胞分裂、增殖、分化、凋亡等生物学行为中发挥重要重要。非编码 RNA 包括 rRNA、tRNA、snRNA、snoRNA、microRNA（miRNA），IniRNA 和长链非编码 RNA（long non-coding RNA，lncRNA）等许多类型，根据长度可分为三类：小于 50nt，包括 miRNA、siRNA、piRNA；50～500nt，包括 rRNA、tRNA、snRNA、snoRNA 等；大于 500nt，包括 lncRNA 等。这些 RNA 的共同点是都从基因组上转录而来，但是不翻译成蛋白质，在 RNA 水平上就能发挥各自生物学功能。非编码 RNA 具有多种功能，在多个水平上调节着基因的表达，如影响染色体结构、RNA 加工修饰及稳定性、转录和翻译及蛋白质稳定性和转运等。目前受到广泛关注的肿瘤相关非编码 RNA 主要包括 miRNA、siRNA 和 lncRNA。

一、siRNA 靶向药物研发和发展

RNA 干扰（RNA interference，RNAi）治疗是指应用 RNA 分子在转录后水平调节基因表达。siRNA 是长 21～25nt 的双链 RNA 序列，在胞质中 siRNA 与 RNA 诱导沉默复合体相互作用诱导 mRNA 的降解，从而调控基因的表达。在肿瘤治疗方面，RNAi 已被用来抑制 KRAS 等基因突变诱导的肿瘤。RNAi 可以抑制染色体易位、点突变等所导致的癌基因高表达。例如，慢性髓细胞性白血病中 BCR/ABL 位点特异性的 siRNA 可以抑制 BCR/ABL 蛋白的表达及活性，重要的是同样的 siRNA 可以加强 ABL 激酶竞争性抑制效果，影响伊马替尼的药效，这些研究证实 RNAi 单独治疗或者联合其他药物可以增加疾病对一线治疗药物的敏感性。基于 RNAi 药物研发所面临的挑战是如何有效地将 siRNA 运输到靶器官。纳米颗粒的研发为 RNAi 药物的临床应用提供了条件。目前 RNA 纳米颗粒应用于临床的主要挑战是 RNA 产品的产量及成本。

二、以 miRNA 为靶标的靶向药物研发和发展

微 RNA（microRNA，miRNA）是一类由内源性基因编码长度为 18～25nt 的非编码 RNA 分子，其在细胞内具有多种重要的调节作用。每个 miRNA 可以有多个靶基因，而几个 miRNA 也可以调节同一个基因。根据 miRNA 数据库（http://www.mirbase.org/）的统计，已定义了 2500 个人类 miRNA。生物信息学分析提示 miRNA 可能调控超过 5300 个人类基因，约占人类基因的 30%，并且每个 miRNA 约调控 200 个基因。这种复杂的调节网络既可以通过一个 miRNA 来调控多个基因的表达，也可以通过几个 miRNA 的组合来精细调控某个基因的表达。一些内含子 miRNA 的位置在不同物种中是高度保守的。miRNA 不仅在基因位置上保守，在序列上也呈现出高度的同源性。miRNA 的高度保守性与其功能的重要性有密切的关系。多数研究结果显示，许多 miRNA 与肿瘤发生发展密切相关。

miRNA 最早发现于 1993 年。在短短 20 余年间，对 miRNA 的研究已从实验室进入临床阶段，目前有很多处于 I 期和 II 期临床试验。根据其主要靶标是癌基因或抑癌基因，被分为促癌性 miRNA 和抑癌性 miRNA 两类。对于促癌性 miRNA 的主要治疗手段包括抗 miRNA 的寡聚核苷酸、miRNA 海绵及小分子化合物等。而对于抑癌 miRNA，则通过恢复这些 miRNA 的表达达到治疗目的。

（一）促癌性 miRNA

促癌性 miRNA 的主要治疗手段包括抗 miRNA 的寡聚核苷酸、miRNA 海绵及小分子化合物等。

抗 miRNA 的寡聚核苷酸（anti-miRNA oligonucleotide，AMO）可以竞争性地抑制 miRNA 与其靶标结合。通过不同方式的化学修饰增加 AMO 的稳定性，如锁核酸（locked nucleic acid，LNA）。LNA 可与 RNA 酶共存且在体内具有很好的水溶性和低毒性。除化学修饰外，增加 AMO 的长度也可以提高其抑制活性。靶向 miR-21 研究是通过下调促癌性 miRNA 来抑制肿瘤进展的典型例子。miR-21 在多种肿瘤类型中过表达。多数研究发现 miR-21 可通过抑制 TPM1 和 PTEN 的表达，在细胞增殖、侵袭过程中发挥重要作用。临床前研究结果显示，在荷瘤裸鼠模型中注射转染有抗 miR-21 寡聚核苷酸的 MCF-7 细胞，发

现转染有抗 miR-21 寡聚核苷酸的实验组肿瘤体积明显小于对照组，提示 AMO 可成为通过抑制促癌 miRNA 治疗肿瘤的药物。Miravirsen 是最早进入到临床研究阶段的 miRNA 药物之一，采用锁核酸（LNA）技术的一段 15nt 长度反义 RNA 链，可同 miR-122 的 5′端互补治疗丙型肝炎病毒（HCV）感染。后者对宿主的侵染过程严重依赖肝脏中丰度最高的 miR-122。在啮齿类及非人灵长类动物模型中的临床前研究表明，Miravirsen 展现出良好的肝脏输送效率且降低胆固醇积累量及减小 HCV 滴度，并据此于 2009 年启动Ⅰ期临床试验。Ⅰ期临床结果同在非人灵长类动物模型中的结论一致，推动了Ⅱa 期临床试验的开展。

miRNA 海绵（miRNA sponge）是一类 miRNA 的有效抑制剂，其上含有多个 miRNA 结合位点（miRNA binding site，RBS），能够像海绵一样吸附相应的 miRNA 分子。吸附后，miRNA 无法与其靶分子结合，进而影响 miRNA 的功能发挥。目前研究发现，能够起 miRNA 海绵作用的分子有 lncRNA、环状 RNA（circular RNA，circRNA），这两种 RNA 能结合 miRNA 或竞争 miRNA 的靶分子，其共同特点都是对 miRNA 起负调控作用。lncRNA 的分子海绵作用提供了一条 miRNA 缺失功能研究的思路，即可以人为设计海绵载体，达到 lncRNA 的抑制效果。具体做法是在载体上引进若干个串联 miRNA 反义结合位点（miRNA binding site，RBS），即反义寡核苷酸片段，一般插入到非编码区，由强启动子进行启动转录，其转录产物可吸附相应的 miRNA，使 miRNA 靶基因解除被抑制状态。其中，为了避免海绵降解，一般在 miRNA 的 9～12 位减少一个碱基并进行错配，这样这些结合位点在 RNA 诱导沉默复合体（RNA-induced silencing complex，RISC）的切割位点上就不会完全匹配，转录出的 lncRNA 不会被降解，而能与 RISC 稳定结合，使其远离天然的 mRNA 靶点，以此起到 miRNA 海绵吸附作用，这和细胞内天然存在的 lncRNA 有异曲同工之效。错配一般采取减少一个碱基增加错配的方式，也有采用增加碱基的方法，错配的抑制效果一般优于完全匹配的海绵，当然，完全匹配的海绵也有抑制作用。研究结果显示，人工构建出的 miR-10b 海绵抑制了乳腺癌细胞的增殖、迁移和侵袭。

对 miRNA 特异性的小分子化合物的研究正在进行中，如 Gumireddy 等尖端除偶氮苯为 miR-21 的特异性抑制剂，但该类小分子化合物在体内的作用有待于进一步研究。

（二）抑癌 miRNA

抑癌 miRNA 一般通过恢复这些 miRNA 的表达达到治疗目的。

临床前研究结果显示，在肺癌细胞中过表达 Let-7 可以抑制细胞的生长，以 Let-7 稳定表达的细胞株建立裸鼠成瘤模型，其成瘤能力受到抑制，提示恢复具有抑癌作用的 miRNA 表达具有抑癌作用。在肿瘤治疗领域，进展最快的 miRNA 类似物为 MRX34，后者包裹于名称为 NOV40 的脂质载体中。NOV40 粒子的优势在于低 pH 环境下，如肿瘤细胞的微环境，外周会携带正电荷，从而可以黏附于肿瘤细胞上。在小鼠模型中，研究人员观测到了 MRX34 纳米颗粒在肿瘤组织中的富集及显著的肿瘤组织缩小。2013 年，MRX34 进入了一项多中心的Ⅰ期临床试验，用于原发性肝癌、小细胞肺癌、淋巴瘤、黑色素瘤、多发性骨髓瘤或肾细胞癌患者的治疗。该试验包括剂量递增研究，每周 2 次给药或每天 5 次给药，MRX34 通过静脉注射的方式给药。2016 年，该项研究招募了 99 位肝癌、非小细胞肺癌及胰腺癌患者受试。尽管取得了一定疗效，但由于免疫相关的负面事件（包括患者死亡案例），该临床项目被终止。鉴于免疫反应的机制尚不明确，后续需进行更深入的临床前研究，特别是对于免疫相关毒性的关注。

三、以 lncRNA 为靶标的靶向药物的研发和发展

长链非编码 RNA（lncRNA）是长度大于 200 个碱基的不编码蛋白质的转录本。lncRNA 的长度差异很大，短的只有几百个碱基，而长的则达到十几万个碱基。大部分 lncRNA 的碱基数集中在 1000～5000。lncRNA 具有与 mRNA 类似的结构特征：5′ 端有帽子结构，3′ 端有 PolyA 尾巴结构，但 lncRNA 却没有开放阅读框。与编码蛋白质的 mRNA 相比，lncRNA 具有较强的组织表达特异性，但其表达丰度低于编码蛋白质的 mRNA。近年来随着高通量测序技术和 RNA 芯片技术的发展，越来越多的 lncRNA 被发现，但大部分 lncRNA 的功能并不清楚。已有报道 lncRNA 在细胞增殖、凋亡、分化、侵袭、迁移等生理和病理过程中发挥重要作用。在肿瘤中研究比较成熟的 lncRNA 主要有 HOTAIR、MALAT1 等。研究发现，lncRNA 在肿瘤中的作用可分为三类：一是作为原癌基因，如 HOTAIR 在乳腺癌、食管癌和肝癌等疾病中的表达水平显著升高，并与肿瘤的生长和转移呈正相关；MALAT1 在多数恶性肿瘤如肺癌、肝癌等均表达上调，而在相应正常组织中表达低甚至检测不到。二是作为抑癌基因，如 MEG3 是一个定位于染色体 14q32 区域的印记基因，在神经胶质瘤中高表达，它通过刺激 p53 基因的活化抑制肿瘤细胞的增殖并促进其凋亡。三是可以同时发挥致癌和抑癌作用的 lncRNA，如印迹基因 H19 既具有原癌作用，也具有抑癌作用。H19 在前列腺癌、膀胱癌和乳腺癌等癌症中表达水平升高，发挥了类似于原癌基因的作用；而在小鼠肝癌模型的研究中发现，缺少 H19 可促进肿瘤的发生，这提示 H19 在肝癌中可能起抑癌基因的作用。针对 lncRNA 的分子靶向治疗策略主要有小 RNA 干扰、反义寡核苷酸、核糖酶、小分子化合物及靶向 lncRNA 的 miRNA。目前 lncRNA 的研究处于起始阶段，还有很多问题亟待解决。例如，现有研究 lncRNA 功能的技术手段十分缺乏，鉴定和克隆遇到诸多挑战，lncRNA 的成药性和给药方式也尚需深入研究。

第五节　划时代抗肿瘤靶向药物介绍

1960 年——白血病　“费城染色体”与白血病存在关联。

20 世纪 50 年代，随着 DNA 双螺旋模型的提出和各种新技术如染色体显带技术等的涌现，遗传学迎来了发展的春天，也为癌症研究带来新的机遇。宾夕法尼亚大学教授 Peter Nowell 和 Hungerford 利用改进的技术对慢性髓细胞性白血病患者的细胞核型进行检测后发现，近 90%患者存在 22 号染色体变短的情况。1960 年，Peter Nowell 和 Hungerford 报道了这一结果，在之后举行的第一届国际细胞遗传学会议上，这种缩短的 22 号染色体以两位发现者所在的城市命名，称为“费城染色体”。

1987 年——肺癌　首次发现肺癌细胞的关键基因弱点与表皮生长因子受体（EGFR）存在关联。

1987 年，研究人员发现在非小细胞肺癌的细胞表面，一种名为表皮生长因子受体的跨膜糖蛋白在肿瘤生长和转移过程中发挥重要作用。因此，该发现为非小细胞肺癌的治疗提供了一个新的治疗靶点，随后针对该靶点的特异性靶向药物相继被研发，即吉非替尼（易瑞沙）和厄洛替尼（特罗凯）。

1997 年——淋巴瘤 首个靶向药物利妥昔单抗（美罗华）获批。

1997 年，美国 FDA 批准了第一个分子靶向抗癌药物利妥昔单抗上市销售，该药被批准用于治疗经其他手段治疗无效的 B 细胞非霍奇金淋巴瘤患者。利妥昔单抗是单克隆抗体药物，该药通过干扰肿瘤的发展以达到抗肿瘤目的。随后该药与常规化疗方案联合应用以提高肿瘤患者的治愈率和生存率。

1998 年——乳腺癌 首个乳腺癌靶向药物曲妥珠单抗（赫赛汀）获批。

前期研究显示，对 HER2 蛋白表达的乳腺癌患者，使用单克隆抗体类药物与化疗药物联合治疗可显著提高进展期乳腺癌患者的疗效，因此 FDA 于 1998 年批准将曲妥珠单抗用于晚期乳腺癌患者的治疗。2006 年该药也被批准用于乳腺癌术后患者（分期较早，且 HER2 阳性表达）的辅助治疗。

2001 年——白血病 伊马替尼（格列卫）的出现改变了部分罕见类型白血病的治疗。

2001 年，FDA 仅用 3 个月就审核批准了伊马替尼用于慢性髓细胞性白血病（chronic myelogenous leukemia，CML）患者的治疗，这是 FDA 历史上审批速度最快的药物批准记录。该药获批上市是基于使用伊马替尼可以阻止慢性髓细胞性白血病恶化的临床试验数据。伊马替尼是第一个被证实可抵消具有“费城染色体”缺陷的靶向药物，且对于大多数慢性髓细胞性白血病患者而言，伊马替尼同样有效且服用方便，因此伊马替尼使得慢性髓细胞性白血病变为可控的慢性疾病。

2001 年——胃肠道间质瘤 伊马替尼（格列卫）被发现对治疗胃肠道间质瘤效果显著。

2001 年，在刚刚被 FDA 批准用于治疗慢性髓细胞性白血病几周后，伊马替尼被证实对治疗胃肠道间质瘤同样有效。此前该病缺少有效的治疗药物，伊马替尼就像一个“断路器”，通过阻止 c-Kit 基因生长信号的激活，抑制由该生长信号激活后触发的肿瘤细胞生长行为，达到抗胃肠道间质瘤的目的。

2002 年——淋巴瘤 利妥昔单抗（美罗华）联合“CHOP”方案化疗可明显提高淋巴瘤患者的生存率。

临床试验数据表明，靶向药物利妥昔单抗与 CHOP 方案［环磷酰胺 1.0g，第一天使用（d1），长春新碱 2mg d1，吡柔比星 80mg d1，地塞米松 15mg d1～15］联用，可以明显提高弥漫性大 B 细胞淋巴瘤老年患者的存活率。后续试验证实利妥昔单抗与标准 CHOP 方案联用对所有年龄阶段的弥漫性大 B 细胞淋巴瘤患者均有效，随后“R-CHOP”方案（美罗华 500mg d1，环磷酰胺 1.0g d3，长春新碱 2mg d3，吡柔比星 80mg d3，地塞米松 15mg d3～7）很快成为 CD20（+）类型的弥漫性大 B 细胞淋巴瘤（非霍奇金淋巴瘤）的标准治疗方案。

2002 年——淋巴瘤 首次将放射免疫疗法用于治疗淋巴瘤。

2002 年，FDA 批准替伊莫单抗（泽娃灵）用于淋巴瘤的治疗。替伊莫单抗是抗肿瘤单克隆抗体偶联物，它是由放射性核素与单克隆抗体连接构成的放射免疫偶联物，这种药物就像一枚“智能炸弹”，由专门攻击 B 细胞表面 CD20 蛋白质分子的单克隆抗体与携带放射性核素 ^{90}Y 共同组成。由于淋巴瘤细胞对放射线较为敏感，^{90}Y 所释放的射线可以与单克隆抗体联合，形成“交叉火力”，深入肿瘤内部杀死细胞，比仅仅使用单克隆抗体杀死肿瘤更加有效。2003 年，类似的药物托西莫单抗被批准用于同样用途。

2002 年——肝癌 关键分子信号通路的发现为肝癌的治疗带来了曙光。

研究人员发现，大量的遗传信号通路调控着肝癌细胞的发生和发展，肝癌是由于多条信号通路的中断造成的，因此临床上有许多基因形式多样化的肝癌。这些发现解释了为什么在过去的 10 年里，肝癌的相关靶向药物研发存在极大的困难和挑战，同时也为肝癌的靶向治疗提供了潜在的治疗靶点。

2003 年——科学家破译人类基因组　2003 年，以美国为首的科学家宣布，他们已经成功地绘制了人类基因组 30 亿 DNA 序列，这标志着人类基因组计划的完成。

这项研究主要由美国政府资助，由美国和其他 6 个国家的研究者共同完成，相关的研究结果免费提供给世界各地的科学家。这项研究成果铺平了基因缺陷筛查的道路，同时也为基因筛查和治疗提供了新的方法。

2003 年——肺癌　首个用于非小细胞肺癌的靶向药物——吉非替尼（易瑞沙）获批。

2003 年，FDA 批准吉非替尼作为治疗非小细胞肺癌的第一个靶向药物，该药获批上市是基于吉非替尼用于经其他手段治疗无效的非小细胞肺癌后肿瘤退缩的临床数据。吉非替尼主要针对肺癌细胞的表皮生长因子受体（EGFR）。

2004 年——首个“抗血管生成”药物贝伐单抗（阿瓦斯汀）获批　贝伐单抗是第一个具有抗血管生成作用的靶向药物，主要通过抑制肿瘤周围新生血管的生成达到抗肿瘤的目的。

贝伐单抗首先于 2004 年被 FDA 批准用于结直肠癌的治疗，随后获批用于一些缺乏有效治疗手段的恶性肿瘤的治疗，如进展期肺癌、卵巢癌和肾癌，以及一些特殊类型的脑瘤。

2004 年，2006 年——白血病　表观遗传学药物获批用于骨髓增生异常综合征（myelodysplastic syndrome，MDS）患者的癌症预防。

FDA 分别于 2004 年、2006 年批准氮杂胞苷（Vidaza）、地西他滨（Dacogen）用于骨髓增生异常综合征的治疗，这两种靶向药物均能够减少用药期间患者的输血治疗频次，而输血治疗是骨髓增生异常综合征最常见的治疗手段，但是长期输血会损害患者的生活质量。

2004 年——肺癌　研究发现特定的 EGFR 突变类型与吉非替尼疗效相关。

非小细胞肺癌是最常见的肺癌类型，约 10%的非小细胞肺癌病例由 EGFR 基因突变导致。2004 年，一系列重大的研究表明，EGFR 基因突变检测是预测以吉非替尼为代表的 EGFR-TKI 疗效的重要标志，检测 EGFR 基因状态已成为初治的非小细胞肺癌患者个体化靶向治疗的重要依据。EGFR 突变作为晚期非小细胞肺癌治疗重要的疗效预测因子，EGFR 突变检测成为临床诊疗中的重要参考依据。

2004 年——肺癌　第二个用于非小细胞肺癌的靶向药物——厄洛替尼（特罗凯）获批。2004 年，厄洛替尼被 FDA 批准用于既往经两个或两个以上化疗方案治疗失败的局部晚期或转移性非小细胞肺癌的三线治疗。厄洛替尼是一种小分子化合物，可抑制 EGFR 的信号转导途径，通过抑制酪氨酸激酶活性的方式来抑制肿瘤生长。

2005 年——肾癌　首个用于肾癌的靶向药物索拉非尼获批。

2005 年 12 月 FDA 快速批准了索拉非尼用于晚期肾细胞癌治疗。索拉非尼是第一个口服的多靶点生物靶向抗肿瘤药，其通过抑制 CRAF 和 BRAF 的丝氨酸-苏氨酸激酶活性，抑制 VEGFR、PDGFR、FLT-3 和 c-Kit 等酪氨酸激酶活性，抑制 Mcl-1 翻译及抑制致癌性 RET 突变等，起到同时抑制肿瘤细胞增殖和血管生成的双重作用。Ⅰ期、Ⅱ期临床试验显示了索拉非尼良好的耐受性、安全性及抗肿瘤活性，Ⅲ期临床试验结果再次证实其能明显延长晚期肾细胞癌患者的无进展生存期和总生存期，显示了明显的抗肿瘤活性。索拉非尼与其他药物联合应用同样显示了良好的耐受性和治疗前景。

2005 年——肺癌　抗血管生成药物贝伐单抗延长晚期肺癌患者的生命。

血管内皮生长因子（VEGF）在原发肿瘤的生长、转移及肿瘤血管的生长中发挥着重要作用。在大多数人体肿瘤组织中（包括肺癌），VEGF 的表达远远高于其他正常组织。2005 年美国临床肿瘤学会（ASCO）报道的一项关于晚期肺癌患者的Ⅲ期随机临床试验（ECOG-E4599）数据发现，接受贝伐单抗治疗组的有效率、无进展生存期和稳定期都显著优于对照组，患者总生存期得到延长。因此，2005 年，FDA 批准贝伐单抗与含铂的化疗联用，作为晚期非小细胞肺癌标准的一线治疗方案。该研究结果改变了非小细胞肺癌一线治疗标准方案，意义深远，引起广泛关注。

2005 年——淋巴瘤　硼替佐米抑制套细胞淋巴瘤的肿瘤生长。

硼替佐米是一种蛋白酶体抑制剂，它通过阻断细胞蛋白酶体的正常功能发挥作用，使易感肿瘤细胞停止生长并死亡。2005 年被 FDA 批准用于复发或难治套细胞淋巴瘤，这是首个针对初治套细胞淋巴瘤出台的治疗方案。

2004 年，2005 年——结直肠癌　两个用于晚期大肠癌的靶向药物获批。

西妥昔单抗（爱必妥）和帕尼单抗（维克替比）分别于 2004 年及 2005 年被 FDA 批准用于治疗全身多发转移的晚期结肠癌患者。

西妥昔单抗是抗表皮生长因子受体（EGFR）的人鼠嵌合单克隆抗体，通过竞争性抑制 EGF、转化生长因子（TGF）-α等配体与肿瘤细胞上 EGFR 的结合，从而达到抑制肿瘤细胞生长、诱导凋亡的目的。帕尼单抗是完全人源 IgG2 抗 EGFR 单克隆抗体，无鼠源蛋白，与其他抗 EGFR 抗体一样，帕尼单抗的作用机制也是通过阻断 EGF 和 TGF-α与肿瘤细胞上 EGFR 的结合，诱导 EGFR 的内化，进而消除 EGFR 介导的细胞效应。多个相关的研究证实，西妥昔单抗和帕尼单抗仅对 KRAS 基因为野生型的患者有效。这一发现有助于临床医生确保药物仅用于可以从该药物中受益的患者，减少了许多患者不必要的治疗过程和成本。

2005 年——胰腺癌　首个用于胰腺癌的靶向药物——厄洛替尼（特罗凯）获批。

一项重要的临床试验发现，靶向药物厄洛替尼联合标准吉西他滨（健择）化疗后可显著延长那些不可切除的晚期胰腺癌患者生存时间。这是自吉西他滨单药应用于胰腺癌治疗 10 年来的第一次突破。FDA 在 2005 年批准了厄洛替尼用于胰腺癌的靶向治疗。胰腺癌是经厄洛替尼证实的能够明显提高患者存活率的第二类癌症。厄洛替尼也因此成为第一个能够通过联合吉西他滨提高胰腺癌患者存活率的抑制 EGFR 信号转导的靶向药物。

2006 年——白血病　用于伊马替尼耐药的慢性髓细胞性白血病新药达沙替尼（Sprycel）问世。

临床试验数据表明，对于那些伊马替尼耐药或不耐受的慢性髓细胞性白血病患者，使用达沙替尼可起到较好的抑制肿瘤的作用。2006 年，达沙替尼被 FDA 批准用于治疗对甲磺酸伊马替尼耐药或不耐受的费城染色体阳性（Ph^+）慢性髓细胞性白血病慢性期、加速期和急变期（急粒变和急淋变）成年患者。达沙替尼同伊马替尼一样作用于相同的靶向位点，但是通过不同的机制抑制肿瘤的生长。

2006～2007 年——肾癌　两个针对肾癌的新靶向药物——舒尼替尼（索坦）、替西罗莫司（Temsirolimus）问世。

2006 年 1 月，舒尼替尼（索坦）被 FDA 批准用于晚期肾细胞癌患者的初始治疗，相关临床试验结果显示，与标准的治疗方案即干扰素治疗相比，应用舒尼替尼治疗晚期肾细胞癌患者，肿瘤退缩更为明显。

2007 年 5 月，FDA 又批准了另一种靶向药物替西罗莫司用于晚期肾细胞癌患者的治疗。临床试验数据表明，与标准的治疗方案即干扰素治疗相比，应用替西罗莫司可显著延长晚期肾细胞癌患者的中位总生存期。

2007 年——乳腺癌　用于对曲妥珠单抗治疗无效的 HER2 阳性乳腺癌的靶向药物拉帕替尼（Tykerb）问世。

拉帕替尼是一种口服的双重酪氨酸激酶抑制剂，能可逆地抑制 EGFR 和 HER2。2007 年，拉帕替尼被 FDA 批准用于曲妥珠单抗治疗后进展的 HER2 阳性晚期乳腺癌患者。此外，拉帕替尼可以诱发细胞表面 HER2 的聚集，增强曲妥珠单抗依赖性抗体的细胞毒性作用。对既往接受过多种治疗方案的患者，与使用拉帕替尼单药治疗相比，曲妥珠单抗+拉帕替尼（无化疗）联合方案明显延长了无进展生存期和总生存期。

2007 年——白血病　研究支持扩大达沙替尼在慢性髓细胞性白血病治疗中的应用。

慢性髓细胞性白血病是引起费城染色体异常和 BCR-ABL 融合基因产生的单一诱变机制所致，而 BCR-ABL 融合基因具有基本的酪氨酸激酶活性，可致信号转导途径失调，引起细胞周期异常、凋亡抑制和细胞增殖异常。2001 年获得 FDA 批准的伊马替尼对慢性髓细胞性白血病的疗效十分理想，但是部分肿瘤患者出现附加的基因突变而产生耐药性。达沙替尼则以这些继发突变为靶点。2007 年，被 FDA 批准用于对既往治疗（包括使用伊马替尼）失败或不耐受的各阶段成人慢性髓细胞性白血病患者，包括慢性期、加速期及髓细胞或者淋巴细胞急变期患者。

2008 年——脑癌　用于胶质母细胞瘤的贝伐单抗（阿瓦斯汀）获批。

2008 年，贝伐单抗的脑癌新适应证获得 FDA 的快速批准。至此，贝伐单抗可以用于那些此前接受过治疗的胶质母细胞瘤患者，这是一种病情极易恶化的癌症类型。该适应证获准的依据是，在一项Ⅱ期临床试验中，该药可显著增加药物的客观应答率。

2008 年——肺癌　在某些特定患者中其血液中循环肿瘤细胞可以反映肿瘤治疗效果。

2008 年，结合循环细胞检测技术，研究人员可通过使用简单的血液样品，利用最新的实验室技术检测到血液中的肿瘤细胞，称为循环肿瘤细胞。研究表明，追踪这些循环肿瘤细胞的数量可评估非小细胞肺癌患者对治疗的应答。

2008 年——淋巴瘤　第一种用于 T 细胞淋巴瘤的靶向药物获批。

2008 年，FDA 批准普拉曲沙注射剂（Folotyn）单药用于复发性/难治性 T 细胞淋巴瘤的治疗，这是一种少见但侵袭性强的非霍奇金淋巴瘤。该药获批上市是基于一项开放性、多中心的国际性临床试验数据，患者全部患难治性或复发性 T 细胞淋巴瘤，结果显示近 1/3 患者肿瘤体积缩小。

2008 年——前列腺癌　一些前瞻性研究发现靶向治疗对晚期前列腺癌患者有效。

2008 年，FDA 批准醋酸阿比特龙（Zytiga）与泼尼松联用于既往接受含多西紫杉醇化疗的转移性去势抵抗性前列腺癌（CRPC）患者的治疗。醋酸阿比特龙在体内被转化为阿比特龙，而阿比特龙是一种雄激素生物合成抑制剂，可抑制 17α-羟化酶/C17，20-裂解酶（CYP17）。此酶在睾丸、肾上腺和前列腺肿瘤组织中表达，且为雄激素生物合成所需。

2008～2010 年——乳腺癌　贝伐单抗（阿瓦斯汀）获批用于晚期乳腺癌治疗。

FDA 曾在 2008 年通过简易程序批准贝伐单抗用于乳腺癌治疗。但后续临床试验数据显示，贝伐单抗并不能延长乳腺癌患者的生存期，且具有明显副作用，其中包括血压升高、易疲劳、白细胞异常等。遂在 2011 年，FDA 以不安全和无效为由吊销贝伐单抗治疗乳腺癌的许可。目前贝伐单抗仍可用于治疗肺癌、肾癌、结肠癌和直肠癌等。

2009 年——乳腺癌　PARP 抑制剂为难治性乳腺癌治疗带来曙光。

研究表明 DNA 损失后如果得不到修复，DNA 双链断裂会触发细胞死亡，PARP 抑制剂可帮助修复 DNA 损伤。由于健康细胞拥有多条修复断裂 DNA 的信号通路，但肿瘤细胞有时候会发生一些突变，破坏其他类型的修复，使得它们对 PARP 抑制尤其敏感。因此，以这种机制发挥作用的药物可在靶向肿瘤细胞的同时，绕过健康细胞，避免常规化疗带来的一些毒副反应。研究结果表明，尽管 PARP 抑制剂不能延长携带这些突变患者的生存期，它却能减慢癌细胞的生长。

2009 年——肾癌　依维莫司获批用于其他药物治疗失败的肾细胞癌。

近年来晚期肾细胞癌的全身治疗取得了巨大的进步。RECORD-Ⅲ期研究确立了依维莫司作为 VEGFR-TKI 治疗失败后转移性肾癌患者二线首选药物的地位。因此，2009 年，FDA 批准依维莫司用于其他药物治疗失败的肾细胞癌患者的治疗。

2009 年——肾癌　贝伐单抗（阿瓦斯汀）获批用于治疗肾癌。

2009 年，FDA 批准贝伐单抗用于转移性肾细胞癌治疗。一项针对晚期肾细胞癌初治患者的Ⅲ期临床研究结果显示，接受贝伐单抗+α干扰素联合治疗疾病的患者无进展生存期较α干扰素单药治疗组延长近 1 倍。这一结果成为贝伐单抗新适应证获准的主要依据。

2009 年——肾癌　帕唑帕尼获批用于治疗晚期肾癌。

帕唑帕尼于 2009 年获 FDA 批准上市用于治疗肾细胞癌，该药是一种新型的口服多靶点酪氨酸激酶抑制剂。临床研究表明，帕唑帕尼对肾细胞癌的药效明显、药代动力学稳定，安全性研究结果也表明患者耐受良好，该药为晚期肾细胞癌的治疗提供了新的选择。

2009 年——儿童恶性肿瘤　靶向药物有助于难治性白血病儿童的治疗。

2009 年，伊马替尼被 FDA 批准用于新诊断费城染色体阳性的慢性髓细胞性白血病（Ph^+CML）处于慢性期的成人或儿童。慢性髓细胞性白血病治疗经历了很长时期的发展，在伊马替尼出现之前，干扰素是治疗此病的主要手段。加用靶向药物伊马替尼后，强化化疗被发现可显著提高性淋巴细胞白血病患者的疗效。虽然还需进一步研究才可得出定论，但此结果给患有这种难治性癌症的儿童带来了希望。

2010 年——乳腺癌　狄诺单抗（Xgeva）有助于预防晚期乳腺癌骨转移的相关并发症。

女性乳腺癌患者约 80%会出现骨转移，骨转移会产生严重疼痛、骨骼弱化等并发症，严重影响患者生活质量。2010 年，一项大型研究显示，狄诺单抗可以预防或显著延缓骨转移，其效果可能优于唑来膦酸。

2010 年——白血病　酪氨酸激酶抑制剂为慢性髓细胞性白血病的治疗提供更多选择。

两项临床试验结果表明，在慢性髓细胞性白血病的治疗中，新的酪氨酸激酶抑制剂达沙替尼和尼洛替尼较当前标准药物伊马替尼更有效。虽然三种药物都针对同一遗传途径“费城染色体”，但研究表明，这两种新的药物可能引起更快、更强的反应，而同时伊马替尼的副作用相比较少。

2010 年——肺癌　新的靶向药物——克唑替尼（Xalkori）可明显缩小肺恶性肿瘤。

2011 年 FDA 批准克唑替尼用于治疗间变性淋巴瘤激酶（ALK）基因重排阳性的局部晚期或转移性非小细胞肺癌（NSCLC），这是 NSCLC 靶向治疗中又一重大里程碑式成就，也标志着 NSCLC 中 ALK 基因重排这一亚组人群越来越受到临床关注。

2010 年——黑色素瘤　首个可改善晚期黑色素瘤患者生存的药物问世。

伊匹单抗（Yervoy）是一种人类的细胞毒性 T 淋巴细胞相关抗原 4（CTLA-4）阻断抗体。2011 年该药物被 FDA 批准用于不可切除或转移的黑色素瘤。不久之后，后续临床试验数据发现伊匹单抗与达卡巴嗪联用可显著延长黑色素瘤患者的总生存时间。

2011 年——前列腺癌　针对某些特定类型的前列腺癌的新靶向药物出现。

2010 年 FDA 批准抗前列腺癌药物卡巴他赛（Cabazitaxel，Jevtana）上市。卡巴他赛是前列腺癌的二线药物，是一种化学半合成紫杉烷类小分子化合物。卡巴他赛的抗癌作用机制和特点与多西他赛相似，属于抗微管类药物。卡巴他赛通过与微管蛋白结合，促进微管合成，并抑制微管解聚，使微管稳定，进而抑制细胞的有丝分裂和间期细胞功能的发挥。

2011 年——白血病　加用利妥昔单抗（Rituximab）显著延长慢性淋巴细胞白血病患者生存时间。

临床试验结果表明，利妥昔单抗与氟拉达滨联合应用能使 B 细胞慢性淋巴细胞白血病患者获得更高的好转率和更长的稳定期。因此，2011 年，FDA 批准利妥昔单抗用于慢性淋巴细胞白血病患者的治疗。

2011 年——肾癌　阿昔替尼（Inlyta）获批用于对标准治疗抵抗的肾癌。

2011 年 FDA 批准阿昔替尼治疗对其他药物没有应答的晚期肾细胞癌。阿昔替尼是一种小分子酪氨酸激酶抑制剂，对多个靶点有效，包括 VEGFR-1、VEGFR-2、VEGFR-3。这是自 2005 年以来获准的第 7 种治疗转移性或晚期肾细胞癌的药物。

2012 年——乳腺癌　两种靶向药物联合治疗 HER2 阳性乳腺癌疗效较单药靶向药物更优。

帕妥珠单抗（Perjeta）于 2012 年通过 FDA 批准用于治疗 HER2 阳性的晚期（转移性）乳腺癌。帕妥珠单抗旨在用于那些既往未接受过抗 HER2 疗法或化疗的转移性乳腺癌患者。帕妥珠单抗可与曲妥珠单抗/贝伐单抗和多西他赛联合应用治疗 HER2 阳性的晚期（转移性）乳腺癌。

2012 年——大肠癌　两个新的靶向药物出现。

2012 年，FDA 批准瑞戈非尼（Stivarga）和阿柏西普（Zaltrap）用于大肠癌的靶向治疗。研究显示，这两种药物可延长大肠癌患者生存期，是治疗侵袭性大肠癌的新选择。

2012 年——前列腺癌　恩杂鲁胺（Xtandi）是治疗晚期前列腺癌的新选择。

2012 年，FDA 批准恩杂鲁胺治疗已扩散或复发的晚期（转移性）男性去势抵抗性前列腺癌，即使其已接受过为减少睾酮的药物或手术治疗。该药物被批准与多西他赛联合用于前列腺癌患者的治疗。

2012～2013 年——乳腺癌　“偶合抗体”药物显著改善 HER2 阳性乳腺癌妇女生存。

2012 年，FDA 批准 T-DM1 用于乳腺癌靶向治疗，该药是抗体-细胞毒性分子偶合剂（曲妥珠单抗-微管聚合抑制剂，T-DM1），单克隆抗体与生物毒素偶联后，既能与靶分子特异性结合引起免疫攻击，又能直接杀伤肿瘤细胞。临床试验数据表明，新一代靶向药物 T-DM1 显著延长进展期乳腺癌的生存期。

2014 年——卵巢癌　贝伐单抗显著延缓晚期卵巢癌恶化。

贝伐单抗已被 FDA 批准用于结肠癌、肺癌、肾癌、脑癌的治疗。新的临床数据表明，贝伐单抗能有效地延缓晚期卵巢癌的进程，因此 2010 年 FDA 批准其用于卵巢癌的治疗。

2015 年——黑色素瘤　第二个可以改善晚期黑色素瘤患者生存的药物获批。

2015 年，FDA 批准 Cobimetinib 联合维罗非尼用于 BRAF V600E 或 V600K 突变阳性、不可切除或转移性黑色素瘤患者的治疗。临床试验研究发现和单独使用维罗非尼相比，Cobimetinib+维罗非尼联合治疗可帮助患者延缓疾病恶化，同时使得生存期显著延长。

2015 年——癌症基因组绘制完成　旨在绘制出 1 万个肿瘤基因组景观图谱的美国重大科研项目——“癌症基因组图集”（The Cancer Genome Atlas，TCGA）计划已正式宣告结束。这一项目耗资 1 亿美元，是国际肿瘤基因组协作组（International Cancer Genome Consortium，ICGC）研究计划最大的组成部分，来自 16 个国家的科学家们相互协作已发现了近 1000 万个癌症相关突变。

第六节　临床上已应用的针对不同肿瘤的分子靶向药物

截至 2014 年，FDA 批准了许多可用于治疗不同类型肿瘤的靶向药物，具体见表 1-2-3。

表 1-2-3　FDA 批准的恶性肿瘤分子靶向药物

疾病	FDA 批准使用药物*	
胃腺癌或胃食管结合部腺癌	Trastuzumab（Herceptin®）曲妥珠单抗	Ramucirumab（Cyramza®）雷莫芦单抗
基底细胞癌	Vismodegib（Erivedge™）维莫德吉	
脑癌	Bevacizumab（Avastin®）贝伐单抗	Everolimus（Afinitor®）依维莫司
乳腺癌	Everolimus（Afinitor®）依维莫司	Tamoxifen 他莫昔芬
	Toremifene（Fareston®）托瑞米芬	Trastuzumab（Herceptin®）曲妥珠单抗
	Fulvestrant（Faslodex®）氟维司群	Anastrozole（Arimidex®）阿那曲唑
	Exemestane（Aromasin®）依西美坦	Lapatinib（Tykerb®）拉帕替尼
	Letrozole（Femara®）来曲唑	Pertuzumab（Perjeta™）帕妥珠单抗
	Ado-trastuzumab emtansine（Kadcyla™）阿多曲妥珠单抗依酯	Palbociclib（Ibrance®）帕博西尼

续表

疾病	FDA 批准使用药物[*]	
宫颈癌	Bevacizumab（Avastin®）贝伐单抗	
结直肠癌	Cetuximab（Erbitux®）西妥昔单抗	Panitumumab（Vectibix®）帕尼单抗
	Bevacizumab（Avastin®）贝伐单抗	Ziv-aflibercept（Zaltrap®）阿柏西普
	Regorafenib（Stivarga®）瑞格非尼	Ramucirumab（Cyramza®）雷莫芦单抗
隆突性皮肤纤维肉瘤	Imatinib mesylate（Gleevec®）甲磺酸伊马替尼	
内分泌/神经内分泌肿瘤	Lanreotide acetate（Somatuline®Depot）醋酸兰瑞肽	
头颈部癌	Cetuximab（Erbitux®）西妥昔单抗	
胃肠道间质瘤	Imatinib mesylate（Gleevec®）甲磺酸伊马替尼	
	Sunitinib（Sutent®）舒尼替尼	Regorafenib（Stivarga®）瑞格非尼
骨巨细胞瘤	Denosumab（Xgeva®）狄诺单抗	
卡波西肉瘤	Alitretinoin（Panretin®）阿利维 A 酸	
肾癌	Bevacizumab（Avastin®）贝伐单抗	Sorafenib（Nexavar®）索拉非尼
	Sunitinib（Sutent®）舒尼替尼	Pazopanib（Votrient®）帕唑帕尼
	Axitinib（Inlyta®）阿昔替尼	Everolimus（Afinitor®）依维莫司
	Temsirolimus（Temsirolimus®）替西罗莫司	
白血病	Imatinib mesylate（Gleevec®）甲磺酸伊马替尼	
	Tretinoin（Vesanoid®）维 A 酸	Dasatinib（Sprycel®）达沙替尼
	Nilotinib（Tasigna®）尼罗替尼	Bosutinib（Bosulif®）博舒替尼
	Rituximab（Rituxan®）利妥昔单抗	Alemtuzumab（Campath®）阿仑单抗
	Ofatumumab（Arzerra®）奥法木单抗	Ibrutinib（Imbruvica™）依布替尼
	Obinutuzumab（Gazyva™）阿妥珠单抗	Idelalisib（Zydelig®）
	Blinatumomab（Blincyto™）博纳吐单抗	
肝癌	Sorafenib（Nexavar®）索拉非尼	
肺癌	Bevacizumab（Avastin®）贝伐单抗	Crizotinib（Xalkori®）克唑替尼
	Erlotinib（Tarceva®）厄洛替尼	Gefitinib（Iressa®）吉非替尼
	Nivolumab（Opdivo®）纳武单抗	Ceritinib（LDK378/Zykadia）色瑞替尼
	Ramucirumab（Cyramza®）雷莫芦单抗	
	Afatinib dimaleate（Gilotrif®）马来酸阿法替尼	
淋巴瘤	Ibritumomab tiuxetan（Zevalin®）替伊莫单抗	
	Denileukin diftitox（Ontak®）地尼白介素	
	Brentuximab vedotin（Adcetris®）本妥昔单抗	Rituximab（Rituxan®）利妥昔单抗
	Vorinostat（Zolinza®）伏立诺他	Romidepsin（Istodax®）罗米地辛

续表

疾病	FDA 批准使用药物*	
淋巴瘤	Bexarotene（Targretin®）蓓萨罗丁	Bortezomib（Velcade®）硼替佐米
	Pralatrexate（folotyn®）普拉曲沙	Lenalidomide（Revlimid®）来那度胺
	Ibrutinib（Imbruvica™）依布替尼	Siltuximab（Sylvant™）司妥昔单抗
	Idelalisib（Zydelig®）	Belinostat（Beleodaq™）贝利司他
黑色素瘤	Ipilimumab（Yervoy®）伊匹单抗	Vemurafenib（Zelboraf®）维罗非尼
	Trametinib（Mekinist®）曲美替尼	Dabrafenib（Tafinlar®）达拉非尼
	Pembrolizumab（Keytruda®）派姆单抗	Nivolumab（Opdivo®）纳武单抗
多发性骨髓瘤	Bortezomib（Velcade®）硼替佐米	Carfilzomib（Kyprolis®）卡非佐米
	Lenalidomide（Revlimid®）来那度胺	Pomalidomide（Pomalyst®）泊马度胺
	Panobinostat（Farydak®）帕比司他	
骨髓增生异常/骨髓增生性疾病	Imatinib mesylate（Gleevec®）甲磺酸伊马替尼	
	Ruxolitinib（Jakafi™）鲁索替尼	
神经母细胞瘤	Dinutuximab（Unituxin™）	
卵巢上皮/输卵管/原发性腹膜癌	Bevacizumab（Avastin®）贝伐单抗	Olaparib（Lynparza™）奥拉帕尼
胰腺癌	Erlotinib（Tarceva®）厄洛替尼	Everolimus（Afinitor®）依维莫司
	Sunitinib（Sutent®）舒尼替尼	
前列腺癌	Cabazitaxel（Jevtana®）卡巴他赛	Enzalutamide（Xtandi®）恩杂鲁胺
	Abiraterone acetate（Zytiga®）醋酸阿比特龙	
	Radium 223 chloride（Xofigo®）	
软组织肉瘤	Pazopanib（Votrient®）帕唑帕尼	
系统性肥大细胞增多症	Imatinib mesylate（Gleevec®）甲磺酸伊马替尼	
甲状腺癌	Cabozantinib（Cometriq™）卡博替尼	Vandetanib（Caprelsa®）凡德他尼
	Sorafenib（Nexavar®）索拉非尼	Lenvatinib mesylate（Lenvima™）甲磺酸乐伐替尼

*某些药物被批准在多种肿瘤适用。

（董 坚 陈 艳）

第三章　实体肿瘤靶向药物疗效评价标准

第一节　实体肿瘤传统疗效评价标准的发展概况

传统治疗手段（细胞毒性药物或其他操作）在实体肿瘤的治疗中扮演着重要的角色，实体肿瘤的疗效评价标准是临床治疗方案是否有效的参考依据，这些疗效评价标准为不同的干预性临床试验创造了可比条件。美国国立卫生研究院（national institutes of health，NIH）早在20世纪60年代就组织专家制定了实体肿瘤临床试验的标准与规范，并提出以观察肿瘤的大小作为治疗有无疗效的依据。至20世纪70年代，随着影像学诊断技术的进步，许多研究者发现，将原有标准的测量方法应用于肿瘤疗效评估已经落后，因此，世界卫生组织（World Health Organization，WHO）于1979年召开了第二次国际性会议，针对癌症治疗疗效归纳出全球一致性的实体瘤疗效评价标准，即WHO标准。该标准对治疗前后肿瘤的双径乘积进行比较，将疗效分为四个等级，分别为完全缓解（complete response，CR）、部分缓解（partial response，PR）、稳定（stable disease，SD）和进展（progressive disease，PD），其中CR+PR为有效率（response rate，RR）。由于WHO标准在对实体肿瘤相关治疗的疗效评价方面相对简单、客观、易行，在20世纪末至21世纪初被各国普遍采用。

然而，随着螺旋CT、MRI及PET CT等新诊断方法的出现，WHO标准已跟不上时代的发展，同时，WHO标准对有些病灶疗效评价的定义模糊，特别是对一些肿瘤数目相对较多且直径较小的肿瘤病灶难以准确评价。1999年，James等结合Gurland及Johnson的研究，提出了以肿瘤最长径的长度代替面积来代表肿瘤大小的一维测量法（单径测量法），该研究团队认为，肿瘤长轴的直径比肿瘤双径乘积与肿瘤细胞数量变化的关系更为密切，而一些同时期及随后的研究也显示一维测量法方法简单且对疗效判断更确切。在此基础上，2000年，美国和加拿大国立癌症研究所（NCI）、欧洲癌症研究和治疗组织（EORTC）提出了基于单径测量的实体瘤疗效反应评价标准（response evaluation criteria in solid tumors，RECIST）。RECIST标准保留了WHO标准中对肿瘤疗效的描述，尽可能使以前的评定结果和采用新判定标准得出的结果相对应。相比于WHO标准，RECIST标准对实体肿瘤疗效评估更实用，疗效评价更为全面、客观、准确，现已成为国际公认的实体瘤疗效评价标准。

RECIST标准一直持续使用至2009年，出现了RECIST 1.1标准版，较前1.0版本其主要不同如下。

（1）减少每例患者和每个器官靶病灶数目的测量：分别将测量靶病灶数目由10个缩减到5个和由5个缩减到2个。

（2）病理性淋巴结的测量：将测量靶淋巴结的长径改为短径，短径≥15mm被认为是转移性的。

（3）澄清了小肿瘤负荷的 PD：绝对增大需要 5mm。

第二节 实体肿瘤靶向药物疗效评价的特殊性

目前的实体肿瘤治疗，不管是处于临床试验研究阶段或是已经应用于临床，RECIST 标准都扮演着无可代替的角色。但是，随着国内外对肿瘤发生发展的分子机制的研究进展，恶性肿瘤的药物治疗已经发生了新变革，针对肿瘤不同分子靶点的靶向药物被越来越广泛地应用于临床。与传统的化疗药物通过细胞毒作用抑制肿瘤细胞增殖不同，肿瘤的靶向药物是在细胞分子水平上，针对已经明确的致癌位点，设计主要针对肿瘤细胞内某一个蛋白质分子、一个核苷酸片段或者一个基因产物的抑制剂进行治疗。与传统的化疗药物相比，分子靶向药物可以高选择性地杀伤肿瘤细胞，减少对正常组织的损伤，具有高效、低毒的特点。

目前，传统治疗手段对肿瘤疗效评价主要是通过观察肿瘤退缩情况以判定肿瘤治疗的效果，而肿瘤靶向药物多用于晚期癌症患者的治疗，靶向药物应用后肿瘤细胞本身是否死亡并非首要问题。临床观察发现，许多靶向药物作用于肿瘤细胞后，影像学上可表现为坏死、密度降低，但不会引起肿瘤大小的变化，而其他诸如抗血管生成的靶向药物，影像学上可表现为肿瘤的空洞化，肿瘤大小也没有改变。因此，照搬既往的肿瘤疗效评价标准并将其用于肿瘤靶向药物疗效评价会导致对靶向药物疗效评价的低估。另外，有些极端的表现如应用靶向药物后引起肿瘤内出血，其在影像学上的表现甚至为肿瘤体积的增大，如采用 RECIST 标准进行疗效评价反而可能误评为疾病进展，造成靶向药物疗效的误判。因此，单纯采用 RECIST 标准，依据影像学测量大小的疗效评判方法来评价靶向药物对实体瘤的疗效会导致疗效误判。

此外，将 RECIST 标准应用到靶向药物疗效评价中的一个重要缺陷在于 RECIST 标准本身无法准确地反映患者在生存方面的获益情况。传统治疗手段多采用高强度的治疗来争取肿瘤的退缩，治疗过程中常常伴随严重的不良反应，患者的生活质量严重下降。而接受靶向药物治疗后，大部分患者可在无严重毒副反应的基础上保持其疾病的长期稳定，长期带瘤生存，生存期显著延长且其生活质量得到改善。与采用传统治疗手段相比，应用靶向药物患者的实际生存获益显著增高。因此，通过单纯测量肿瘤大小的方法来评价分子靶向治疗的效果显然是不全面的。

与传统细胞毒性药物疗效评价相比，目前临床常用肿瘤靶向药物疗效评价方法存在以下特点，见表 1-3-1。

表 1-3-1 传统细胞毒性药物与分子靶向药物疗效比较

传统细胞毒性药物	分子靶向药物
客观有效率相对较高，尤其是完全缓解率较高	客观有效率相对较低，尤其是完全缓解率较低
疾病稳定率在不同患者之间存在差异	疾病稳定率相对较高
客观疗效显著，伴随严重不良反应	客观疗效及不良反应存在个体差异
显效相对较快	显效相对缓慢

续表

传统细胞毒性药物	分子靶向药物
影像学能满足疗效评估要求	影像学不能完全满足疗效评估
出现毒副反应概率大，严重者导致多器官功能障碍	毒副反应出现频率及严重程度相对较低
肿瘤退缩，患者生存时间有延长	可在未获得肿瘤客观缓解及无明显毒性反应的情况下延长总生存期，或延缓疾病进展时间

第三节 靶向药物疗效评价标准发展概况及相关标准介绍

由于靶向药物在肿瘤疗效评价方面的特殊性及这类药物对肿瘤患者的生存获益方面的影响，国内外研究者开始探索专门针对肿瘤靶向药物疗效的评价标准，以期更为准确地评价各类肿瘤靶向药物疗效。近年来针对靶向治疗的各种影像学联合标准纷纷出台，包括mRECIST 标准、Choi 标准、mChoi 标准、SACT 标准等，此外还有免疫相关疗效评价标准如 irRC 标准及 irRECIST 标准推出。

一、mRECIST 标准

在索拉非尼治疗原发性肝癌的靶向治疗过程中，研究者发现，在使用索拉非尼后，患者的肿瘤出现坏死，但是并不一定合并肿瘤的缩小，在患者肿瘤大小没有改变的情况下，患者的生存获得了改善，因此，2008 年，美国肝病研究协会（American Association for the Study of Liver Disease，AASLD）颁布了针对靶向治疗药物治疗肝癌的改良 RECIST 标准（modified RECIST，mRECIST）。该标准提出在肝癌疗效评价时，采用增强扫描动态 CT 或 MRI 要避开坏死或液化区，测量其残存肿瘤，以显示造影剂摄取的病变范围或区域即动脉期强化的存活肿瘤（viable tumor）的变化来评估疗效，这一重大改进对原发性肝癌这种较为特殊的肿瘤，提出了更为客观和真实的评价方法。新的 mRECIST 标准制定之后，人们研究普遍发现，mRECIST 标准评价动脉栓塞化疗治疗原发性肝癌、索拉非尼靶向药物治疗原发性肝癌方面更加准确和科学，从对远期疗效的观察上也提示，mRECIST 标准能对生存期进行客观评判，更好地预测预后。

2012 年，欧洲的 Julien Edeline 等通过回顾性研究比较利用 mRECIST 和传统 RECIST 评价晚期原发性肝癌患者接受索拉非尼的疗效，结果显示大多数 RECIST 标准认定为 SD 的患者在使用 mRECIST 标准重新评价后其预后截然不同，因此，该研究认为，对于原发性肝癌患者，mRECIST 标准应该用于治疗效果的评价，尤其是患者接受抗血管生成药物的疗效评价。同年，韩国的 Ju Hyun Shim 等通过使用化疗手段治疗栓塞，对比观察将 WHO 标准、RECIST 标准、EASL 标准及 mRECIST 标准用于原发性肝癌的疗效评价，研究结果提示，相较于传统的评价标准，mRECIST 标准在对患者生存方面的预测结果令人满意。因此，目前在原发性肝癌的靶向药物疗效评价尤其是新药临床试验研究中，mRECIST 标准逐渐取代 RECIST 标准，自 2012 年，AASLD 和 EASL-EORTC 指南均推荐 mRECIST 用于评估原发性肝癌患者治疗效果。

二、Choi 标准

2007 年，美国 MD Anderson 的影像学专家 Choi 等分别用 CT 或 PET-CT 作为影像学评价疗效的工具，研究了用 RECIST 标准评价靶向药物治疗胃肠道间质瘤的疗效一致性，提出了靶向药物治疗胃肠道间质瘤的 Choi 疗效判断标准。该标准的疗效分类如下：完全缓解（CR），所有病灶消失，没有新病灶；部分缓解（PR），CT 显示目标病变大小减少≥10%，或肿瘤 CT 值（HU）减少≥15%，没有新病灶；疾病稳定（SD），没有达到 CR、PR 或 PD 标准，没有因肿瘤进展引起的症状加重；疾病进展（PD），CT 显示目标病变大小增加≥10%和肿瘤 CT 值（HU）不能满足 PR 标准，出现新病灶，瘤内出现新的结节，或瘤内存在的结节增大。由于该标准在一定程度上解决了 RECIST 疗效评价不准的问题，目前已在胃肠道间质瘤研究领域达成初步共识，随后，该标准在靶向药物特别是有关胃肠道间质瘤的研究中将获得越来越多应用。

虽然 Choi 标准在研究之初是为了评估胃肠道间质瘤靶向药物疗效而发展起来的，但用 Choi 标准评估之前公布的索拉非尼治疗肾细胞癌的临床试验数据表明，那些有效的患者也能生存期获益，由于索拉非尼治疗伴随着广泛坏死，Choi 标准在索拉非尼治疗期间确定转移性肾癌的 PD 可能更为有用。此外，2014 年，Maxime Ronot 等通过独立中心盲法比较 RECIST、mRECIST 和 Choi 标准在索拉非尼治疗晚期原发性肝癌疗效评估中的作用，研究结果提示，Choi 标准认定为完全或部分缓解患者的总生存期（overall survival，OS）优于疾病稳定和进展的患者。相似的改变也在治疗肾癌中发现，主要体现在生存期的差异，如在舒尼替尼治疗转移性肾癌的患者中，也发现了 Choi 疗效评价标准有益于早期识别可以从舒尼替尼的治疗中获益的患者，比 RECIST 标准对无进展生存期（progression-free survival，PFS）和 OS 具有更好的预测价值。

三、mChoi 标准

随着研究的深入，研究者对 Choi 标准进行了修订，在 Choi 标准的基础上演化出了 mChoi 标准，其与 Choi 标准的主要不同是 PR 的评价需要满足最大径缩小 10%且 CT 值下降 15%，即大小和功能的变化都要满足标准（而不是其中一项满足标准），才能判定为 PR。

2010 年，Nathan 等通过计算靶病变的大小和密度变化定义客观反应来比较 Choi 标准和 mChoi 标准，在这项研究中的 20 例患者中，根据 RECIST 标准、Choi 标准和 mChoi 标准，达到 PR 者分别是 5 例、19 例和 13 例，由于 mChoi 标准在 PR 的评价方面比 Choi 标准调高了分界点，研究结果也证实 mChoi 标准较 Choi 标准在患者的 PR 评价方面更加准确。随后，2014 年，Thian 等结合在早期随访影像中肿瘤大小和密度衰减的同步变化，对应用舒尼替尼治疗转移性肾细胞癌患者的不同临床结果分别进行 mChoi 标准、RECIST 1.1 标准及原始的 Choi 标准的比较，研究结果提示：与 RECIST 及原始 Choi 标准比较，根据 mChoi 标准对应用舒尼替尼治疗转移性肾细胞癌患者进行疗效评价，显示其与临床结果具有更好的相关性。

四、SACT 标准

在应用酪氨酸激酶抑制剂（tyrosine kinase inhibitor，TKI）治疗转移性肾癌的过程中，临床观察发现，应用 TKI 后肿瘤大小减少≥10%或≥15%不一定伴随着肿瘤 PFS 的延长，而上述 Choi 标准及 mChoi 标准均不能对 TKI 的疗效进行准确评价，所以 SACT（size and attenuation on contrast-enhanced CT）标准被引入，与 Choi 标准和 mChoi 标准比较，SACT 标准评价疗效使用的是肿瘤密度绝对值的变化，而不是百分率的变化，因此，对 TKI 的疗效评价可能更有益。因为在低基线值的病变，早期达到 15%的肿瘤密度的减小，并可能因此导致病变测量不准确。

2010 年，Smith 等根据肿瘤的大小和门静脉期 CT 增强图像上 HU 值的变化，提出了肾癌多靶点药物疗效评价的 SACT 标准。对于 SACT 标准，其有利的反应被定义为肿瘤大小减少发生率超过 20%或密度平均减少≥40HU，至少有一个为非肺内靶病变；如果患者一半非肺内靶病变的肿瘤缩小≥10%和密度平均降低≥20HU，也被认为是有利的反应。而患者肿瘤大小增加发生率超过 20%或发现新发病灶定义为不利的反应；在无增强的均匀低密度病变内发生新的增强或从中央坏死明显转变为肿瘤中心实体部分接近完全强化的情况下，也认为是不利的反应。但是，SACT 标准也存在一定的局限性：①SACT 标准没有考虑治疗的转移性肿瘤的具体形态或结构的改变（如肿瘤的坏死）；②SACT 标准的衰减测量涉及转移灶的三维立体评估，这需要应用专业的图像分析软件辅助完成，因此，应用该标准进行靶向药物疗效评价非常费时且需要耗费大量的人力，因此并不一定适合在临床大量推广使用。

五、NRC 标准

2011 年，韩国 Lee 等提出在使用了吉非替尼及厄洛替尼等靶向药物治疗非小细胞肺癌患者，结合断层 CT 扫描技术采用 NRC 标准（new response criteria）能够准确反映目标病灶及其以外的新发病变形态特征，该评价标准较传统的 RECIST 标准对于病情评估更为准确，且可准确地对患者总生存时间进行判定。NSCLC 多靶点药物疗效评价的 NRC 标准包括完全缓解（NRC-CR）、部分缓解（NRC-PR）、疾病稳定（NRC-SD）和疾病进展（NRC-PD）。

六、irRC 标准

肿瘤免疫治疗对比细胞毒性药物，最特殊之处在于免疫治疗的作用有免疫激活过程，需要一定时间才能够建立起免疫应答，进而转化成长期的临床效应，此为免疫治疗的延迟效应（delayed effect）。鉴于现有 WHO 或 RECIST 标准很难对肿瘤免疫治疗的临床疗效进行准确解读和确切评价，2009 年，Wolchok 等在 WHO 标准的基础上，提出免疫相关疗效评价标准（immune related response criteria，irRC），该标准的疗效与 RECIST 标准同样分为四级：irCR，所有病变均完全消失；irPR，在连续的检测中，与基线肿瘤负荷相比降低大于或等于 50%；irSD，不符合 irCR 和 irPR 的标准，并未出现 irPD；irPD，与基线肿瘤负荷相比增加大于或等于 25%。irRC 标准的创新之处在于将可测量的新发病灶计入总肿瘤负荷中，并且将其与基线肿瘤负荷进行比较。在此新规定下，即使有新病变出现，只要总肿瘤负荷并没有增加 25%以上，也可不认定为疾病进展。根据 WHO 或 RECIST 标准，在肿瘤治疗过程中一旦发生 PD 应立即停止治疗。而对于肿瘤免疫治疗而言，如果肿瘤患者在初次评价时已达 irPD，在病情没有急剧恶化的情况下仍需继续治疗并进行二次评价，因为肿瘤很有可能在 irPD 确定后 4 周内开始缩小，只有连续两次评价肿瘤负荷均有增加，并且大于25%才被认定为irPD。而对于那些肿瘤负荷下降缓慢，虽然超过25%但不足50%的irSD患者，irRC标准认为他们同样属于临床获益人群。

2009年，由Wolchok教授等开展的一项由487例晚期黑色素瘤患者参与的CTLA-4特异性单抗（伊匹单抗）临床试验中，应用irRC标准进行了疗效评价，并全面探讨了irRC标准的临床意义和可行性，同时对该新标准的具体定义、指导原则和临床应用进行了详细阐述。2012年，irRC标准被用于Ⅱ期临床试验——伊匹单抗治疗非小细胞肺癌的反应率评估及研究终点的评价。2014年ASCO年会上报道的Ⅰ期KEYNOTE-001研究中，对于194例复治的非小细胞肺癌患者接受派姆单抗治疗且PD-L1阳性的初治非小细胞肺癌患者，派姆单抗作为一线治疗按照RECIST标准评估，客观缓解率可达到26%，PFS为27周，而按照irRC标准评估，客观缓解率可达47%，PFS为37周。2014年，Nishino等提出假设，认为irRC标准也能够像RECIST 1.1标准那样在减少目标病灶后（减少每例患者和每个器官靶病灶数目的测量），其疗效评价效应同样有效。该研究在伊匹单抗治疗黑色素瘤的两个Ⅱ期临床试验共计90例患者中，使用irRC标准对在单个器官内的2个目标病灶及全身5个目标病灶进行疗效评价，研究结果证实在减少目标病灶的情况下irRC标准对靶向药物疗效评价同样适用，该研究进一步验证了irRC标准的合理性和可行性，研究结果认为，irRC标准能对肿瘤的免疫治疗效果做出更加准确和客观的评价。

但是，随着irRC标准的逐渐被认知和推广，研究者也同样发现其在某些类型肿瘤靶向治疗疗效评价方面的局限性。例如，irRC标准对于神经肿瘤靶向疗效的评价存在一定的偏差，因此，irRC标准尚不能全面概括所有的临床疗效类型，对于irSD的定义及其他免疫治疗有效的标志等仍需要进一步完善和开展更深入的研究。

七、irRECIST标准

针对上述各种肿瘤的靶向药物疗效的评价，这些新标准的提出者都提到RECIST标准在分子靶向时代已凸现不足，因此才有各种各样的修订标准出台，但是，对每种肿瘤都定义各自的疗效评价标准显然也是不适宜的。

2014年的欧洲肿瘤医学协会（ESMO）大会上，首次提出靶向药物疗效评价的irRECIST标准，该标准认为，之前的irRC标准在某些方面的表述仍可能存在一定的歧义或模棱两可，而irRECIST标准是基于WHO标准、irRC标准，Nishino等的研究及2013年以前所有靶向药物评价方面的最新进展而进行修订后的针对实体肿瘤分子靶向药物疗效评价的一个综合的改良标准，目前最新的版本是irRECIST 1.0，推荐在各类实体肿瘤进行靶向治疗时应用该标准进行疗效评估。irRECIST标准与irRC标准的主要差异是提出了3个新的疗效定义：irNN，基线水平无目标病灶被证实，且随访时该例患者不适用于irCR或irPD评价；irNE，适用于某些数据不充分的患者；irND，在辅助治疗中无新发病灶被检查出。

目前应用irRECIST标准进行疗效评价的相关临床试验有9个注册项目，但是其中4个临床试验处于试验研究阶段，其余5个临床试验还处于患者招募阶段。

第四节　靶向药物生存获益指标介绍

目前，晚期肿瘤治疗的总体目标是提高患者生存质量，延长生存期。大量临床观察结果显示，相比于传统治疗手段，晚期癌症患者接受靶向治疗后，大部分可在无严重毒副反应的基础上保持其疾病的长期稳定状态，长期带瘤生存，生活质量得以改善，生存期显著延长。因此，目前普遍认为，应用靶向药物患者的实际生存获益明显优于传统治疗手段。

目前，用于靶向药物应用后患者生存获益的评价标准主要为生活质量评价及患者临床受益反应两方面。

一、生活质量评价

生活质量（quality of life，QoL）是一个建立在一定文化体系之上，以健康概念为基础，包括躯体技能状态、精神心理活动、社会功能、健康感觉及疾病相应的自觉症状等的多维概念。

在靶向药物出现之前，传统治疗手段都因合并严重的毒副反应而对患者的生活质量产生极大的影响，部分患者因为无法耐受毒副反应而拒绝治疗。而随着针对各类疾病的靶向药物在临床上的推广应用，晚期癌症患者的生活质量获得了很大的提高。这类患者得以长期带病生存，保持良好的生活质量。随着“以人为本”治疗理念的推广及深入人心，QoL评价被广泛应用于疾病严重程度评定、临床治疗决策、治疗效果评价、肿瘤靶向药物效应评价等方面，成为肿瘤治疗研究终点之一。

二、临床受益反应

针对一些CT等影像学难以精确分辨和客观测量肿瘤大小，且症状缓解和体力状态改善的疗效预示价值明显优于客观肿瘤消退的恶性肿瘤，临床受益反应（clinical benefit response，CBR）已取代肿瘤大小成为主要的肿瘤疗效评价指标。CBR评价相关指标包括卡氏体力状态（Karnofsky performance status，KPS）评分、疼痛及体重指标。

KPS评分为CBR的主要评价指标，每周1次，分为阳性改善、阴性改善和稳定三级。若体力状态异常（体力状态评分50～70分）患者治疗后较基线改善≥20分，并维持≥4周定为阳性改善。疼痛为CBR的另一主要指标，包括疼痛程度和镇痛药使用量，患者通过视觉模拟量表进行疼痛主观自我评价及麻醉镇痛药使用量评价，每天1次，把治疗前稳定期疼痛定为基线，分为阳性改善、阴性改善和稳定三级。若疼痛改善和麻醉药使用减少较基线改善≥50%，并维持≥4周定为阳性改善。体重是构成CBR的次要指标。排除水肿或体腔积液后，若患者体重较基线增加≥7%，并维持≥4周定为阳性改善，其他结果定为非阳性改善。以上3项指标中至少有1项阳性改善，且维持≥4周，而无指标为阴性改善时才定为CBR整体改善（overall clinical benefit response）；两项主要指标均为“稳定”，只有补评的体重指标为阳性改善时才定为CBR整体改善。3项指标中只要有1项为阴性改善定为CBR阴性改善。

（董 坚 杨 军）

参考文献

陈恒屹，何勇. 2017. 组蛋白去乙酰化酶抑制剂与肿瘤治疗研究进展. 重庆医学，（30）：4280-4282

杜培娟. 2014. 成纤维细胞生长因子及其受体抑制剂的研究进展. 化学与生物工程，31（12）：4-8
韩晓红，沈胤晨，石远凯. 2015 . 中华检验医学杂志，38（10）：649-652
胡亚宁，胡诗合，袁浩亮，等. 2015. 小分子 c-Met 激酶抑制剂的研究进展. 药学进展，39（3）：170-178
黎晓龙，邱瑞，李珏，等. 2016. 小分子抗肿瘤 FGFR 抑制剂与 FGFR 蛋白的作用关系研究及研发进展. 药学学报，51（11）：1689-1697
李丽丽，艾晓杰. 2016. 基于 c-Met 激酶的小分子化合物研究进展. 安徽农业科学，44（13）：153-156
祁鹏飞，刘小敏，马中良. 2017. EGFR 信号机制及其靶向药物的研究进展. 药物生物技术，（05）：445-449
王蔚，余苏云，吴佳伟，等. 2017. 肿瘤血管生成抑制剂的治疗局限和策略. 中国药理学通报，33（11）：1489-1492
谢永丽，丁寄葳，岑山，等. 2017. PD-1/PD-L1/PD-L2 小分子抑制剂的研究进展. 中国医药生物技术，（5）：429-433
张颖，叶清清，王文怡，等. 2014. FGFR 抗体类肿瘤药物的研发现状及发展趋势. 生物产业技术，（03）：7-12
周清华，孙燕. 2003. 肺癌新理论新技术进展. 成都：四川大学出版社
Adams SL，Lawrence L. 2009. IPASS：EGFR mutation predicted response to gefitinib in NSCLC. Hem/onc Today，10（11）：19
Alabd AM，Alamoudi AJ，Abdelnaim AB，et al. 2017. Anti-angiogenic agents for the treatment of solid tumors：potential pathways，therapy and current strategies - A review. J Adv Res，8（6）：591-605
Babina IS，Turner NC. 2017. Advances and challenges in targeting FGFR signalling in cancer. Nat Rev Cancer，17（5）：318
Berndt N，Karim RM，Schönbrunn E. 2017. Advances of small molecule targeting of kinases. Curr Opin Chem Bio，39：126-132
Bixby D，Talpaz M. 2009. Mechanisms of resistance to tyrosine kinase inhibitors in chronic myeloid leukemia and recent therapeutic strategies to overcome resistance. Hematology Am Soc Hematol Educ Program，461-476
Carmeliet P，Jain RK. 2011. Molecular mechanisms and clinical applications of angiogenesis. Nature，473（7347）：298.
Carter EP，Fearon AE，Grose RP. 2015. Careless talk costs lives：fibroblast growth factor receptor signalling and the consequences of pathway malfunction. Trends Cell Biol，25（4）：221-233
Chell V，Balmanno K，Little AS，et al. 2013. Tumour cell responses to new fibroblast growth factor receptor tyrosine kinase inhibitors and identification of a gatekeeper mutation in FGFR3 as a mechanism of acquired resistance. Oncogene，32（25）：3059
Cohen NA，Kim TS，Dematteo RP. 2017. Principles of kinase inhibitor therapy for solid tumors. Ann Surg，265（2）：311
Ding K，Ding J，Chan S，et al. 2016. 2-Aminopyrimidine compound and pharmaceutical composition and use thereof. WO 2016082713 A1
Druker BJ，Sawyers CL，Kantarjian H，et al. 2001. Activity of a specific inhibitor of the BCR-ABL tyrosine kinase in the blast crisis of chronic myeloid leukemia and acute lymphoblastic leukemia with the Philadelphia chromosome. N Engl J Med，344（14）：1038-1042

Engel J，Becker C，Lategahn J，et al. 2016. Insight into the inhibition of drug-resistant mutants of the receptor tyrosine kinase EGFR. Angew Chem Int Ed Engl，55（36）：10909-10912

Hochhaus A，Larson RA，Guilhot F，et al. 2017. Long-term outcomes of imatinib treatment for chronic myeloid leukemia. N Engl J Med，376（10）：917-927

Jia Y，Yun CH，Park E，et al. 2016. Overcoming EGFR（T790M）and EGFR（C797S）resistance with mutant-selective allosteric inhibitors. Nature，534（7605）：129

Joensuu H，Roberts PJ，Sarlomo-Rikala M，et al. 2001. Effect of the tyrosine kinase inhibitor STI571 in a patient with a metastatic gastrointestinal stromal tumor. N Engl J Med，344（14）：1052-1056

Liang G，Chen G，Wei X，et al. 2013. Small molecule inhibition of fibroblast growth factor receptors in cancer. Cytokine Growth Factor Rev，24（5）：467-475

Neal JW，Sequist LV. 2010. Targeted therapies：optimal first-line therapy for NSCLC with EGFR mutations. Nat Rev Clin Oncol，7（2）：71-72

Nowell PC，Hungerford DA. 2017. A minute chromosome in human chronic granulocytic leukemia. Science，132

Parikh PK，Ghate MD. 2017. Recent advances in the discovery of small molecule c-Met kinase inhibitors. Eur J Med Chem，143：1103-1138

Qin HT，Li HQ，Liu F. 2017. Selective histone deacetylase small molecule inhibitors：recent progress and perspectives. Expert Opin Ther Pat，27（5）：621

Ramamurthy C，Godwin JL，Borghaei H. 2017. Immune checkpoint inhibitor therapy：what line of therapy and how to choose? Curr Treat Options Oncol，18（6）：33

Ricciuti B，Foglietta J，Bianconi V，et al. 2017. Enzymes involved in tumor-driven angiogenesis：A valuable target for anticancer therapy. Semin Cancer Biol，pii：S1044-579X（17）30043-3

Saglio G，Kim DW，Issaragrisil S，et al. 2010. Nilotinib versus imatinib for newly diagnosed chronic myeloid leukemia. N Engl J Med，362（24）：2251-2259

Savage DG，Antman KH. 2002. Imatinib mesylate—a new oral targeted therapy. N Engl J Med，346（9）：683-693

Sequist LV，Yang CH，Yamamoto N，et al. 2013. Phase Ⅲ study of afatinib or cisplatin plus pemetrexed in patients with metastatic lung adenocarcinoma with EGFR Mutations. J Clin Oncol，31（27）：3327-3334

Tomassi S，Lategahn J，Engel J，et al. 2017. Indazole-based covalent inhibitors to target drug resistant epidermal growth factor receptor. J Med Chem，60（6）：2361-2372

Wang S，Tsui S T，Liu C，et al. 2016. EGFRC797S mutation mediates resistance to third-generation inhibitors in T790M-positive non-small cell lung cancer. J Hematol Oncol，9（1）：59

Wei L，Malhotra SV. 2010. Recent development of cyclic amide（pyridone/lactam）moiety containing heterocycles as protein kinase inhibitors. Curr Med Chem，17（3）：234-253

Wu P，Nielsen TE，Clausen MH. 2015. FDA-approved small-molecule kinase inhibitors. Trends Pharmacol Sci，36（7）：422-439

Xu X，Mao L，Xu W，et al. 2016. AC0010，an Irreversible EGFR inhibitor selectively targeting mutated EGFR and overcoming T790M-induced resistance in animal models and lung cancer patients. Mol Cancer Ther，15（11）：2586

Yang CH，Shih JY，Su WC，et al. 2012. Afatinib for patients with lung adenocarcinoma and epidermal growth factor receptor mutations（LUX-Lung 2）：a phase 2 trial. Lancet Oncol，13（5）：539

Yver A. 2016. Osimertinib（AZD9291）- a science-driven，collaborative approach to rapid drug design and development. Ann Oncol，27（6）：1165-1170

Zugazagoitia J，Ferrer I，Pazares L. 2016. Osimertinib in EGFR-mutant NSCLC：how to select patients and when to treat. Lancet Oncol，17（12）：1622

第二篇

靶向治疗药物

一、贝伐单抗

贝伐单抗［英文名：Bevacizumab，商品名：阿瓦斯汀（Avastin）］是重组的人源化单克隆抗体。2004 年 2 月 26 日获得 FDA 的批准，是美国第一个获得批准上市的抑制肿瘤血管生成的药。

（一）贝伐单抗的作用机制

VEGF 是近年来发现的一种高度特异性的促血管内皮细胞生长的因子。它是一种分子量为 34～45kDa 的糖蛋白，由两个分子量各为 17～22kDa 的不同亚单位组成的二聚体。肿瘤血管形成需要多种促血管生成因子的调控，其中 VEGF 是目前最有效、活性最强的血管形成因子之一。VEGF 及其受体（VEGFR）参与了肿瘤的发生发展。VEGF 家族有五个成员：VEGF-A、VEGF-B、VEGF-C、VEGF-D 及胎盘生长因子（PIGF）；其中 VEGF-A 主要结合在 VEGFR-1 和 VEGFR-2，VEGF-B 和 PIGF 只结合在 VEGFR-1 上，VEGF-C 和 VEGF-D 只结合在 VEGFR-3 上。不同的受体在不同的细胞上表达不一致：VEGFR-1 主要表达在造血干细胞上；VEGFR-2 主要表达在血管内皮细胞上；VEGFR-3 主要表达在淋巴内皮细胞上。VEGF 能直接作用于血管内皮细胞促进血管内皮细胞增殖，增加血管通透性，诱导肿瘤血管生成，促进肿瘤的播散、转移，因此抑制 VEGF 的表达则成为抑制肿瘤血管生成、治疗肿瘤的重要途径。

目前多项研究数据表明抗 VEGF 治疗是一种很有前途的抑制肿瘤进展的方法。在许多恶性肿瘤中，VEGF 水平检测成为一种监测肿瘤复发及预后的重要因素。贝伐单抗是一种重组的人源化、人鼠嵌合体 VEGF 单克隆抗体，通过直接阻断 VEGF 与其受体的结合与活化，发挥抗血管生成作用，起到抗肿瘤作用。

（二）FDA 批准适应证及中国上市应用情况

1. FDA 批准适应证

（1）转移性结直肠癌（mCRC）：贝伐单抗联合以氟尿嘧啶为基础的化疗用于转移性结直肠癌的治疗。

（2）非鳞非小细胞肺癌：贝伐单抗联合卡铂与紫杉醇用于不可切除的晚期、转移性或复发性非鳞非小细胞肺癌患者的一线治疗。

（3）胶质母细胞瘤：贝伐单抗单药用于初次治疗失败的进展期胶质母细胞瘤的治疗。

（4）转移性肾细胞癌（mRCC）：贝伐单抗联合干扰素用于转移性肾细胞癌的治疗。

（5）复发性或转移性宫颈癌：贝伐单抗联合紫杉醇+顺铂或紫杉醇+拓扑替康用于持续性、复发性或转移性宫颈癌的治疗。

（6）铂耐药复发性上皮性卵巢癌、输卵管癌或原发性腹膜癌：贝伐单抗联合紫杉醇脂质体多柔比星或拓扑替康用于铂耐药复发性上皮性卵巢癌、输卵管癌或原发性腹膜癌的治疗。

2. 中国上市应用情况 贝伐单抗于 2010 年 5 月在中国上市，截至目前，贝伐单抗在中国被批准用于转移性结直肠癌及非鳞非小细胞肺癌（非小细胞肺癌）的治疗，其余 FDA 批准的适应证在中国尚未被批准使用。目前，由中国的研究者发起并进行注册的关于贝伐单抗的临床试验项目共计 85 项，其中 11 项由中国学者发起并进行，详见表 2-1-1。

表 2-1-1 中国研究者发起的关于贝伐单抗的临床试验

注册号	注册题目	研究类型	注册时间
ChiCTR-OPN-16010148	吉非替尼联合贝伐珠单抗一线治疗 EGFR 敏感突变的晚期非小细胞肺癌的疗效及安全性 泰州市人民医院	观察性研究	2016/12/14
ChiCTR-OPN-16008570	贝伐珠单抗联合吉非替尼用于吉非替尼一线治疗 SD 的 EGFR 敏感突变非鳞非小细胞肺癌患者的疗效及安全性 第三军医大学第一附属医院	观察性研究	2016/05/31
ChiCTR-OPN-16008354	贝伐珠单抗联合厄洛替尼用于厄洛替尼一线治疗 SD 的 EGFR 敏感突变非鳞非小细胞肺癌患者的疗效及安全性 重庆市西南医院呼吸科	观察性研究	2016/04/24
ChiCTR-IPR-15007069	动脉灌注贝伐珠单抗联合 TACE 治疗晚期胆道肿瘤的临床观察 新疆医科大学附属肿瘤医院	干预性研究	2015/09/15
ChiCTR-OPC-15006859	经肝动脉灌注贝伐珠单抗联合肝动脉灌注化疗栓塞术（TACE）治疗 TACE 抵抗性肝癌 新疆医科大学第一附属医院	观察性研究	2015/08/02
ChiCTR-ONRC-12002397	贝伐珠单抗联合吉西他滨/铂类方案新辅助治疗IIIA 期非小细胞肺癌的研究：对照、多中心的临床研究 广州医学院第一附属医院	观察性研究	2012/06/04
ChiCTR-IOD-16009803	不同剂量贝伐单抗治疗放射性脑坏死临床研究 天津医科大学肿瘤医院	干预性研究	2016/11/09
ChiCTR-TRC-10000973	外源性内皮祖细胞促进贝伐单抗对复发卵巢癌的抗肿瘤效果的研究 第三军医大学西南医院	干预性研究	2010/08/01
ChiCTR-OOC-15006173	超小剂量贝伐单抗联合替莫唑胺治疗复发高级别胶质瘤有效性研究 河北燕达医院	观察性研究	2015/04/03
ChiCTR-OCC-14004438	贝伐单抗治疗肺癌的代谢组学研究 中国人民解放军总医院	观察性研究	2014/02/26
ChiCTR-RCS-13003158	VEGF 基因多态性预测贝伐单抗治疗进展期乳腺癌疗效的临床研究 南方医科大学珠江医院	相关因素研究	2013/03/21

（三）剂型规格

100mg（4ml）/瓶，每瓶含贝伐单抗 100mg，浓度为 25mg/ml，装量为 4ml。

400mg（16ml）/瓶，每瓶含贝伐单抗 400mg，浓度为 25mg/ml，装量为 16ml。

（四）用法用量

1. 使用方法　不能采用静脉快速注射，手术后 28 天内及伤口完全恢复之前不能使用贝伐单抗。

转移性结直肠癌：联合改良 IFL（m-IFL）化疗方案时，贝伐单抗静脉输注的推荐剂量为 5mg/kg 体重，每 2 周给药 1 次。联合 FOLFOX4 化疗方案时，贝伐单抗静脉输注的推荐剂量为 10mg/kg 体重，每 2 周给药 1 次。联合氟尿嘧啶+伊立替康或氟尿嘧啶+奥沙利铂为基础的化疗方案治疗包含贝伐单抗一线治疗方案进展后的转移性结直肠癌时，贝伐单抗静脉输注的推荐剂量为 5mg/kg 体重，每 2 周给药 1 次，或 7.5mg/kg 体重，每 3 周给药 1 次。

非鳞非小细胞肺癌（非小细胞肺癌）：联合紫杉醇+卡铂治疗非小细胞肺癌，贝伐单抗静脉输注的推荐剂量为 15mg/kg 体重，每 3 周给药 1 次。

胶质母细胞瘤：贝伐单抗静脉输注的推荐剂量为 10mg/kg 体重，每 2 周给药 1 次。

转移性肾癌：联合干扰素治疗转移性肾癌时，贝伐单抗静脉输注的推荐剂量为 10mg/kg 体重，每 2 周给药 1 次。

子宫颈的持续性、复发性或转移性癌：联合紫杉醇+顺铂或紫杉醇+拓扑替康用于持续性、复发性或转移性宫颈癌的治疗时，贝伐单抗静脉输注的推荐剂量为 15mg/kg 体重，每 3 周给药 1 次。

铂耐药复发性上皮性卵巢癌、输卵管癌或原发性腹膜癌：联合紫杉醇脂质体多柔比星或拓扑替康（单周方案）用于铂耐药复发性上皮性卵巢癌、输卵管癌或原发性腹膜癌的治疗时，贝伐单抗静脉输注的推荐剂量为 10mg/kg 体重，每 2 周给药 1 次。联合拓扑替康（3 周方案）时，贝伐单抗静脉输注的推荐剂量为 15mg/kg 体重，每 3 周给药 1 次。

2. 不良反应管理

（1）常见的不良反应：鼻出血、头痛、高血压、鼻炎、蛋白尿、味觉改变、皮肤干燥、直肠出血、流泪症、腰痛和剥脱性皮炎。

（2）停药原则

1）不推荐降低贝伐单抗的使用剂量。

2）出现以下情况，停止使用贝伐单抗：胃肠道穿孔（胃肠道瘘形成、腹腔脓肿），内脏瘘形成；需要干预治疗的伤口裂开及伤口愈合并发症；重度出血（如需要干预治疗）；重度动脉血栓事件；危及生命（4 级）的静脉血栓栓塞事件，包括肺栓塞；高血压危象或高血压脑病；可逆性后部脑病综合征；肾病综合征。

3）如果出现以下状况，需暂停使用贝伐单抗：择期手术前至少 4 周；药物控制不良的重度高血压；中度到重度的蛋白尿需要进一步评估；重度输液反应。

（五）禁忌

贝伐单抗无特定禁忌证，但使用时需参考剂量调整和不良反应。

（六）特殊人群用药

1. 妊娠期患者　研究表明血管生成对胎儿的发育至关重要。给予贝伐单抗后对血管生成产生的抑制作用可能导致不良的妊娠结局。在妊娠期妇女中还没有开展过充分的研究。已知 IgG 可以穿过胎盘屏障，而且贝伐单抗可能抑制胎儿的血管生成。在上市后的使用中，已观察到使用贝伐单抗单药或联合已知胚胎毒性化疗药物治疗的妇女出现胎儿畸形的病例。因此，在妊娠期间不应该使用贝伐单抗。育龄期妇女在采用贝伐单抗进行治疗时，应采取适当的避孕措施。出于药代动力学考虑，在最后 1 次贝伐单抗治疗后的至少 6 个月内应采取避孕措施。

2. 哺乳期患者 目前还不清楚贝伐单抗是否可以通过人乳排泄。因为母体 IgG 可以通过乳汁排泄，而且贝伐单抗可能危害婴儿的生长和发育，因此应该建议妇女在采用贝伐单抗进行治疗时停止哺乳，并且在最后 1 次贝伐单抗治疗后的至少 6 个月内不要采取母乳喂养。

3. 生育期患者 动物的重复剂量安全性研究表明贝伐单抗可能对女性生育力有不良影响。贝伐单抗对生育力的长期影响尚未明确。

4. 儿科患者 贝伐单抗用于儿童和青少年的安全性、有效性尚不明确。

（七）临床研究介绍

1. 贝伐单抗应用于转移性结直肠癌

（1）AVF2107g：伊立替康联合快速注射的氟尿嘧啶/甲酰四氢叶酸（IFL 方案），每周给药 1 次，共 4 周，每 6 周为 1 个周期。AVF2107g 研究显示，与单纯化疗（氟尿嘧啶/亚叶酸钙静脉注射联合伊立替康，IFL 方案）相比，化疗（IFL 方案）联合贝伐单抗一线治疗转移性结直肠癌患者可显著提高其客观缓解率（45%比 35%，$P<0.01$），以及显著延长 PFS 和 OS（20.3 个月比 15.6 个月，$P<0.001$）。

（2）AVF2192g：对于不适合接受伊立替康一线治疗的患者，给予快速注射的氟尿嘧啶/甲酰四氢叶酸（5-FU/LV）联合应用，每周给药 1 次，共 6 周，每 8 周为 1 个周期（Roswell Park 方案）。这是一项随机、双盲阳性对照的 II 期临床试验，目的是在那些不适合接受一线伊立替康治疗的转移性结直肠癌患者中，探讨贝伐单抗与 5-FU/LV 联合给药作为一线治疗的效果。105 名患者被随机分配到 5-FU/LV＋安慰剂组，104 名患者被随机分配到 5-FU/LV＋贝伐单抗（5mg/kg 体重，每 2 周给药 1 次）。所有治疗都将持续到出现疾病进展为止。在 5-FU/LV 方案中加入贝伐单抗（5mg/kg 体重，每 2 周给药 1 次），与单纯 5-FU/LV 化疗对照组相比较，客观缓解率提高，PFS 明显延长，而且 OS 具有延长的趋势。

（3）NO16966：贝伐单抗 7.5mg/kg 体重，每 3 周给药 1 次，同时口服卡培他滨和静脉输注奥沙利铂（XELOX），或者贝伐单抗 5mg/kg 体重，每 2 周给药 1 次，同时静脉给予奥沙利铂，甲酰四氢叶酸+氟尿嘧啶快速注射，随后给予氟尿嘧啶静脉输注（FOLFOX4）。这是一项随机、双盲（对于贝伐单抗）的III期临床试验，目的是探讨贝伐单抗 7.5mg/kg 体重，每 3 周给药联合口服卡培他滨和静脉注射奥沙利铂（XELOX）或者贝伐单抗 5mg/kg 体重，每 2 周给药联合奥沙利铂静脉输注，甲酰四氢叶酸和氟尿嘧啶快速注射，随后给予氟尿嘧啶静脉输注（FOLFOX4）的治疗效果。研究结果表明，在符合方案人群中，总体的比较结果证明 XELOX 组 PFS 期和 OS 不亚于 FOLFOX4 组；在意向治疗人群中，总体的比较结果证明了贝伐单抗组的 PFS 优于单独化疗组。

（4）E3200：在未接受过贝伐单抗治疗的患者中给予贝伐单抗 10mg/kg 体重，每 2 周给药1次，同时静脉给予奥沙利铂，甲酰四氢叶酸和氟尿嘧啶快速注射，随后给予氟尿嘧啶静脉输注（FOLFOX4）。这是一项随机对照、开放性III期研究，目的是了解在既往接受过治疗的晚期结直肠癌患者（二线治疗）中给予贝伐单抗10mg/kg体重联合奥沙利铂静脉输注，甲酰四氢叶酸和氟尿嘧啶快速注射，随后氟尿嘧啶静脉输注（FOLFOX4），每2周1次的治疗效果。其中FOLFOX4方案采用了与研究NO16966中相同的剂量和时间安排。研究结果显示接受贝伐单抗单药治疗的患者与接受FOLFOX4治疗的患者的OS没有显著性差异。而贝伐单抗单药治疗组的PFS和客观缓解率均低于FOLFOX4组。

（5）ml18147：在接受贝伐单抗一线治疗后出现疾病进展的患者中，贝伐单抗5.0mg/kg体重（每2周1次）或贝伐单抗7.5mg/kg体重（每3周1次）与氟尿嘧啶/伊立替康或氟尿嘧啶/奥沙利铂合用。如果一线治疗与奥沙利铂联合，则二线换用伊立替康治疗方案，反之亦然。这是一项随机、对照、开放性III期试验，在经含贝伐单抗的一线治疗后出现进展的转移性结直肠癌患者中，比较贝伐单抗5.0mg/kg体重（每2周1次）或7.5mg/kg体重（每3周1次）联合氟尿嘧啶为主的化疗与单用以氟尿嘧啶为主的化疗效果和安全性。在贝伐单抗一线治疗后出现疾病进展的转移性结直肠癌患者中，贝伐单抗联合以氟尿嘧啶为主的化疗能显著延长OS。

2. 贝伐单抗应用于结肠癌的辅助治疗　BO17920：这是一项3组的随机、开放性III期研究，旨在评价贝伐单抗（单剂量为每周2.5mg/kg体重，每2周1次与FOLFOX4联用，或每3周1次与XELOX4联用，以单用FOLFOX4方案作为对照）作为辅助化疗在3451例高危II期和III期结肠癌患者中的有效性和安全性。与对照组相比较，在贝伐单抗的两组中观察到更多的由于疾病进展引起的复发和死亡。在III期结肠癌患者中，任一化疗方案联合贝伐单抗未能达到延长PFS的主要目的。FOLFOX4+贝伐单抗组的PFS风险比为1.17（95%CI：0.98～1.39），而XELOX4+贝伐单抗组则为1.07（95%CI：0.90～1.28）。

3. 贝伐单抗应用于晚期非鳞非小细胞肺癌

（1）E4599：是一项开放性、随机、阳性对照、多中心临床试验，评价了贝伐单抗一线治疗局部晚期、转移性或复发性非鳞非小细胞肺癌患者的疗效和安全性。患者随机接受以铂类为基础的化疗（紫杉醇200mg/m^2和卡铂药时曲线下面积=6.0，均通过静脉输注）（CP），于每3周的第1天给药，最多6个周期，或CP与贝伐单抗15mg/kg体重剂量联合，于每3周的第1天静脉输注给药。在完成6个周期的卡铂-紫杉醇化疗或提前中止化疗后，贝伐单抗+卡铂-紫杉醇组患者继续接受贝伐单抗单药治疗，每3周1次，直到疾病出现进展。878例患者被随机分配至两组。研究期间，接受试验治疗的患者中，32.2%（136/422）的患者接受7～12次贝伐单抗给药，21.1%（89/422）的患者接受13次或以上贝伐单抗给药。

（2）BO17704：是一项随机、双盲III期临床研究，比较了贝伐单抗+顺铂和吉西他滨对比安慰剂+顺铂和吉西他滨治疗既往未接受化疗的局部晚期、转移性或复发性非鳞非小细胞肺癌患者。主要终点是PFS，次要终点包括OS。患者随机接受以铂类为基础的化疗，于每3周的第1天静脉输注顺铂80mg/m^2，第1天和第8天静脉输注吉西他滨1250mg/m^2，化疗最多给予6个周期。安慰剂或贝伐单抗按照7.5mg/kg或15mg/kg体重于每3周的第1天静脉输注。在贝伐单抗组中，患者可接受贝伐单抗单药治疗（每3周1次），直到出现疾病进展或不能耐受的毒性。研究结果显示93.6%（277/296）的患者在第7个周期时继续接受贝伐单抗单药治疗。大部分患者（约 62%）继续接受各种非研究方案规定的抗肿瘤治疗，这可能影响了 OS 的分析。

（杨 军 张洪涛）

参考文献

封宇飞，雷静，傅得兴. 2005. 血管内皮生长因子抑制剂——贝伐单抗. 中国药学杂志，40（19）：1519-1520

李洪波，彭枫. 2006. 贝伐单抗临床研究进展. 肿瘤预防与治疗，19（1）：54-56

Chinot OL，Wick W，Mason W，et al. 2014. Bevacizumab plus radiotherapy-temozolomide for newly diagnosed glioblastoma. N Engl J Med，370（8）：709

Cunningham D. 2009. Chemotherapy，bevacizumab，and cetuximab in metastatic colorectal cancer. N Engl J Med，360（6）：563

Ferrara N，Hillan KJ，Gerber HP，et al. 2004. Discovery and development of bevacizumab，an anti-VEGF antibody for treating cancer. Nat Rev Drug Discov，3（5）：391

Gilbert MR，Dignam JJ，Armstrong TS，et al. 2014. A randomized trial of bevacizumab for newly diagnosed glioblastoma. N Engl J Med，370（8）：699-708

Group TC. 2011. Ranibizumab and bevacizumab for neovascular age-related macular degeneration. N Engl J Med，364（20）：1897

Hurwitz H，Fehrenbacher L，Novotny W，et al. 2004. Bevacizumab plus Irinotecan，fluorouracil，and leucovorin for metastatic colorectal cancer，N Engl J Med，350（23）：2335-2342

Spaide RF，Fisher YL. 2006. Intravitreal bevacizumab（Avastin）treatment of proliferative diabetic retinopathy complicated by vitreous hemorrhage. Retina，26（3）：275

Willett CG，Boucher Y，di Tomaso E，et al. 2004. Direct evidence that the VEGF-specific antibody bevacizumab has antivascular effects in human rectal cancer. Nat Med，10（2）：145

Yang JC，Haworth L，Sherry RM，et al. 2003. A randomized trial of bevacizumab，an anti-vascular endothelial growth factor antibody，for metastatic renal cancer. N Engl J Med，349（5）：427

二、帕尼单抗

帕尼单抗［英文名：Panitumumab，商品名：维克替比（Vectibix）］是完全人源化的 IgG2 单克隆抗体。2005 年，帕尼单抗获得 FDA 快速通道审批资格，并被 FDA 批准用于治疗全身性多发转移的晚期结肠癌患者。2005 年底，安进公司及其合作伙伴 Abgenix 公司共同向 FDA 提交了该生物制剂许可申请，用于治疗化疗失败后转移性结直肠癌。

（一）帕尼单抗的作用机制

EGFR 是一种穿越膜糖蛋白，是 I 型受体酪氨酸激酶子家族的成员，包括 HER1、HER2、HER3 和 HER4。EGFR 是在正常表皮组织，包括皮肤和毛发囊中构成性表达。在某些癌种中 EGFR 过表达，包括结肠癌和直肠癌。EGFR 与其正常配体相互作用（如 EGF、TGF-α）导致磷酸化和激活一系列细胞内蛋白，转而调节涉及细胞生长和生存、运动和增殖基因的转录。通过 EGFR 导致激活野生型 KRAS 蛋白信号转导。但是，在有激活 KRAS 体细胞突变的细胞中，突变体 KRAS 蛋白继续活化则似乎与 EGFR 调节无关。

帕尼单抗与细胞膜上的 EGFR 特异性结合并竞争性抑制对 EGFR 配体的结合。非临床研究显示帕尼单抗与 EGFR 的结合阻止配体-诱导的受体自身磷酸化和受体-伴随激酶的激活，导致细胞生长的抑制，诱导凋亡，减少促炎性细胞因子、血管生长因子生成和 EGFR 的内化作用。体外分析和体内动物研究显示帕尼单抗抑制表达 EGFR 选择性人肿瘤细胞株的生长和生存。

（二）药代动力学

帕尼单抗单剂量给药时呈非线性动力学的特征。单剂量静脉输注 1 小时后，药时曲线下面积（AUC）的增加大于剂量比例，剂量高于 2mg/kg 体重时，其 AUC 与剂量成比例增加。当剂量从 0.75mg/kg 体重到 9mg/kg 体重时，清除率从 30.6ml/（kg • d）下降到 4.6ml/（kg • d）。按照推荐的用法 6mg/kg 体重静脉输注 1 小时，每 2 周 1 次，至少给药 3 次后，药物在体内达到稳态，药物峰谷浓度分别为（213±59）mg/L 和（39±14）mg/L，AUC 为（1306±374）（mg • d）/ml，机体的总清除率为（4.9±1.4）ml/（kg • d），消除半衰期为 7.5d（3.6～10.9d）。

特殊人群的药代动力学：群体药代动力学研究表明，15%的 21～88 岁男性非白种人，轻度到中度的肝肾功能不全及在肿瘤细胞中 EGFR 膜染色强度为 1+、2+、3+者，其药代动力学参数无明显变化。

帕尼单抗未进行对肝肾功能异常患者的药代动力学研究，也缺乏对儿童的药代动力学研究。

（三）FDA 批准适应证及中国上市应用情况

1. FDA 批准适应证 帕尼单抗是 EGFR 拮抗剂，用于治疗 KRAS 基因（外显子 2）野生型转移性结直肠癌。作为单药治疗经含氟嘧啶、奥沙利铂和伊立替康化疗方案后疾病进展的 EGFR 表达的转移结肠癌，联合 FOLFOX 化疗方案作为转移性结直肠癌的一线治疗。

限制使用：对于 RAS 基因突变型的转移性结直肠癌患者或 RAS 基因状态不明的患者不建议使用。

2. 中国上市应用情况 截至目前，帕尼单抗尚未被批准在中国上市，由安进公司发起的 2 项帕尼单抗针对转移性结直肠癌的Ⅲ期临床试验已完成，但尚无中国研究者发起的相关临床试验在中国国内开展。

（四）剂型规格

帕尼单抗均装在单次使用小瓶内，有 100mg、200mg 、400mg 三种规格。

（五）用法用量

1. 使用方法 帕尼单抗的推荐剂量是 6mg/kg 体重，历时 60 分钟静脉输注给药，每 14 天为一个疗程。剂量高于 1000mg 应 90 分钟给药。帕尼单抗输注期间应可获得治疗严重输注反应的适当医疗资源。不能采用静脉快速注射帕尼单抗。

2. 不良反应管理

（1）常见的不良反应：帕尼单抗的最常见不良事件是有不同表现的皮肤皮疹、低镁血症、甲沟炎、疲乏、腹痛和腹泻，包括腹泻导致脱水。帕尼单抗的最严重不良事件是肺纤维化、肺栓塞、严重皮肤学毒性并发感染后遗症和败血症死亡、输注反应、腹痛、低镁血症、呕吐和便秘。需要终止帕尼单抗的不良反应是输注反应、严重皮肤毒性、甲沟炎。

（2）停药原则：基于个人安全性及耐受性考虑，患者在用药过程中可能需要中断给药或降低剂量。

（3）不同不良反应剂量调整参考：发生输注反应及皮肤学毒性时的剂量调整及措施参见表 2-2-1。

表 2-2-1 对于输注反应及皮肤学毒性的建议剂量更改及措施

不良反应	严重程度	建议的剂量调整及措施
输注反应	轻或中度（1 或 2 级）	降低输注速率 50%
	重度（3 或 4 级）	立即且永久停用帕尼单抗
皮肤学毒性	3 级及以上皮肤学毒性 不能耐受的皮肤损害 2 级以下的皮肤学毒性并且在 1 个月内毒性不改善	应永久终止使用帕尼单抗
	毒性改善至小于 2 级	在原剂量 50%的基础上恢复治疗
	毒性复发	永远终止帕尼单抗
	毒性不复发	按原先剂量的 25%增量增加直至推荐剂量 6mg/kg 体重

（六）禁忌

帕尼单抗无特定禁忌证，但使用时需参考剂量调整、不良反应及特殊人群用药。

（七）特殊人群用药

1. 妊娠期患者 在妊娠期妇女中没有开展关于使用帕尼单抗的研究。

2. 哺乳期患者 尚未确定帕尼单抗是否被排泄至人乳，因为许多药物排泄至人乳，且帕尼单抗对婴儿潜在严重不良反应可能，应根据患者获益情况决定是否终止哺乳或终止药物。如哺乳被中断，根据帕尼单抗均数半衰期，不应早于在末次剂量帕尼单抗两个月前恢复哺乳。

3. 儿童患者 尚未确定帕尼单抗在患儿中的安全性和有效性。尚未在儿童患者中研究帕尼单抗药代动力学图形。

4. 老年患者 尽管在既往研究中 229 例接受帕尼单抗的转移性结直肠癌患者中 96 例（42%）是≥65 岁，但临床研究未包括足够数量老年患者以确定他们的反应是否不同于较年轻患者。因此认为老年患者和较年轻患者间帕尼单抗的安全性和有效性无明显差别。

（八）临床研究介绍

1. 单药治疗 Ⅰ期研究证实帕尼单抗良好的抗肿瘤前景，接着进行了帕尼单抗在转移性结直肠癌中有效性的研究。证实帕尼单抗单药在转移性结直肠癌中活性的关键试验是一项随机、非盲、对照III期试验，比较帕尼单抗+最佳支持治疗与最佳支持治疗。试验中包括463名耐药的转移性结直肠癌患者，均有1%以上的EGFR阳性，随机分入每2周6mg/kg体重帕尼单抗组和最佳支持治疗组，治疗直至疾病进展或出现剂量毒性。

结果显示治疗组PFS增高；治疗组反应率为10%，明显高于最佳支持治疗组的0；治疗组疾病稳定率为27%，而最佳支持治疗组为10%；两组间的OS无明显差别，这可能是大量患者由最佳支持治疗组交叉进入治疗组所致。这些结果使帕尼单抗最终在美国和欧洲获批单药治疗耐药结直肠癌。

2008年Amado等回顾性分析了这项研究，试图阐明帕尼单抗单药治疗组患者KRAS外显子2突变状态。共评估了427名肿瘤患者的KRAS外显子2突变。治疗获益仅限于KRAS野生型患者，突变组无获益。野生型KRAS患者，帕尼单抗组中位PFS 12.3周，支持治疗组7.3周。

不论治疗组还是支持治疗组，野生型与突变型KRAS患者相比OS趋向增高，但是KRAS突变的预后作用仍有争议。这些数据对于根据KRAS状态选择治疗很关键，对正在进行的研究结直肠癌分子标志的研究也很关键，最终将很快使美国与欧洲的药物说明书发生变化。

2. 联合治疗——一线治疗 KRAS作为预后标志前，II期试验中帕尼单抗与伊立替康、氟尿嘧啶和叶酸联合一线治疗转移性结直肠癌。结果表明联合治疗的耐受性不好，58%的患者出现了剂量限制性腹泻，可能是由于团注氟尿嘧啶所致，接受氟尿嘧啶静脉滴注患者，25%出现严重腹泻。主要终点反应率在两组间相似，帕尼单抗组PFS和OS倾向于增加。

在PACCE试验中，贝伐单抗+以奥沙利铂为基础的化疗或以伊立替康为基础的化疗±帕尼单抗每2周6mg/kg体重一线治疗转移性结直肠癌。中期数据分析显示帕尼单抗+贝伐单抗+以奥沙利铂为基础的化疗组，PFS缩短、治疗毒性明显增加，遂停止帕尼单抗治疗。

4级不良反应包括腹泻、感染和肺栓塞。终末分析结果显示帕尼单抗组和对照组中位PFS分别为10个月和11.4个月。在以奥沙利铂为基础的化疗中，帕尼单抗组和对照组中位PFS分别为19.4个月和24.5个月。治疗不良反应与中期分析结果相似。在此数据基础上，双靶向帕尼单抗+贝伐单抗不推荐用于治疗。

认识到单药帕尼单抗对KRAS外显子2突变人群无效后，进一步评估其在联合治疗中的有效性。III期PRIME试验，评估一线FOLFOX4±帕尼单抗化疗。KRAS野生型患者分入FOLFOX4±帕尼单抗组，主要终点中位PFS在帕尼单抗组明显改善，中位OS无明显差别。

加入帕尼单抗对KRAS突变患者无益，PFS和OS较单纯化疗组缩短。KRAS外显子2野生肿瘤30个月随访数据显示2组中位PFS分别为10个月和8.6个月，OS无差别。Post-hoc分析KRAS/NRAS野生非肝限制性转移性结直肠癌的生存数据，RAS野生型中位PFS增加，OS增加。进一步根据体力状态（performance status，PS）评分评估，PS 0～1分的患者从治疗获益，PS 2分患者无获益。

一项II期单臂试验研究帕尼单抗联合FOLFIRI（伊立替康+亚叶酸钙+5-FU）一线治疗转移性结直肠癌，根据KRAS外显子2是否突变对145名患者进行评估。野生型和突变型中客观缓解率分别为 56%和 38%，野生型患者中位 PFS 可能增加。

KRAS 外显子 2 突变状态的重要性在西妥昔单抗研究中也有显示。Ⅲ期试验 CRYSTAL 中证实，同 FOLFIRI 单纯化疗相比，KRAS 外显子 2 野生型患者中，FOLFIRI+西妥昔单抗治疗使中位 OS、中位 PFS 和客观缓解率明显改善，突变型患者无获益。此外Ⅲ期 FIRE-3 研究显示一线治疗情况下，KRAS 外显子 2 野生型，同贝伐单抗+FOLFIRI 相比，西妥昔单抗+FOLFIRI 能明显改善中位 OS。

Ⅲ期试验 CALGB/SWOG80405 研究西妥昔单抗和贝伐单抗分别与化疗结合作为一线治疗 KRAS 野生型转移性结直肠癌。患者未接受过治疗、KRAS 外显子 2 野生型，比较 FOLFIRI 或 mFOLFOX6+西妥昔单抗和 FOLFIRI 或 mFOLFOX6+贝伐单抗。结果显示两组间 OS 和 PFS 相似，中位 OS 约 30 个月，支持 EGFR 抑制治疗联合 FOLFOX 或 FOLFIRI 作为 KRAS 野生型转移性结直肠癌的一线治疗。

3. 联合化疗——一线后的治疗 帕尼单抗联合化疗也可以二线治疗转移性结直肠癌。一项Ⅲ期试验研究 FOLFIRI±帕尼单抗治疗 KRAS 外显子 2 野生型结直肠癌。总共包括 1186 名以氟尿嘧啶为基础的化疗耐药患者，评估其 PFS、OS 和客观缓解率。帕尼单抗组患者中位 PFS 明显改善，缓解率明显增加，OS 也趋向于改善。研究者同时还报道 PFS 和 OS 与严重皮肤副作用相关。

一项已完成的Ⅱ期试验 SPIRITT/20060141，比较 FOLFIRI+帕尼单抗和 FOLFIRI+贝伐单抗作为二线治疗 KRAS 野生型转移性结直肠癌。患者要求贝伐单抗+奥沙利铂为基础的治疗失败后，主要研究终点 PFS。共 182 名 KRAS 外显子 2 野生型转移性结直肠癌患者，主要数据显示两组间 PFS 和 OS 相似。

一项最近发表的Ⅰb/Ⅱ期试验研究帕尼单抗+Rilotumumab 或 Ganitumab 联合治疗曾接受过治疗的 KRAS 外显子 2 野生型转移性结直肠癌。试验第一部分评估帕尼单抗+Rilotumumab 的剂量限制性毒性，结果未显示存在剂量限制性毒性。

试验第二部分包括 142 名患者，随机分入帕尼单抗+Rilotumumab 或 Ganitumab，或安慰剂组。主要终点总缓解率，结果帕尼单抗+Rilotumumab 组获益，而帕尼单抗+Ganitumab 组与单用帕尼单抗组的结果相似。

正在进行的Ⅱ期试验 CDR0000593012 评估帕尼单抗联合化疗作为三线治疗。KRAS 外显子 2 野生型转移性结直肠癌患者在 FOLFOX、FOLFIRI、CAPIRI、XELOX±贝伐单抗治疗失败后，接受帕尼单抗+伊立替康联合治疗，客观缓解率为主要研究终点。目前试验正在进行中。

4. 治疗局部进展期结直肠癌 多个临床试验评估帕尼单抗新辅助治疗局部进展期结直肠癌的有效性。Ⅲ期研究 CDR0000590089 比较氟尿嘧啶+奥沙利铂±帕尼单抗，新辅助治疗 T4 期或是预后差无转移的结肠癌患者，比较两组复发率、疾病持续存在率和治疗后病理分期变化率。

Ⅱ期临床试验 SAKK41/07 研究新辅助放化疗±帕尼单抗用于 KRAS 外显子 2 野生型局部进展期结直肠癌患者。T3～T4 期或淋巴结阳性患者随机分入放疗+卡培他滨±帕尼单抗治疗，主要终点是病理学达到或接近完全缓解，加入帕尼单抗组病理学达到或接近完全缓解者增加。另一项正在进行的Ⅱ期试验采用新辅助放疗+卡培他滨+帕尼单抗±伊立替康治疗局部直肠癌，目的是评估毒性反应和肿瘤病理学反应。

5. 转移性癌症中用作新辅助治疗　对可切除肝转移结肠癌患者，围术期 FOLFOX 化疗同单纯手术相比 PFS 改善。现在多个试验评估帕尼单抗联合化疗可能会增加肝转移结肠癌患者获益。一项称作 MetaPan 的研究评估了卡培他滨+奥沙利铂+帕尼单抗治疗从未接受过化疗且不可切除肝转移结肠癌患者，主要研究终点为客观缓解率，次要终点为可切除转化率、OS 和 PFS。

这项研究中包括 46 名患者，客观缓解率为 54%；在 KRAS 外显子 2 野生型患者客观缓解率为 65%，15 名患者转化为可切除，中位 PFS、OS 分别为 8.4 个月和 21.9 个月，接受切除手术的患者 OS 明显优于未手术患者。

一项回顾性研究评估了 12 名结肠癌肝转移患者，接受术前 FOLFOX+帕尼单抗或是西妥昔单抗治疗，10 名患者部分缓解，2 名患者疾病稳定。其中最大肝损害平均减少 46%，这个非常有前景的结果促进了进一步研究术前 FOLFOX+帕尼单抗治疗肝转移患者，此试验正在进行中。

Ⅱ期试验 PLANET 评估 FOLFOX4+帕尼单抗和 FOLFIRI+帕尼单抗治疗不可切除结肠癌肝转移。根据尚未发表数据，共有 77 名 KRAS 外显子 2 野生型患者，前期数据显示反应率 70.1%，51.9%的患者接受平均 8 个周期帕尼单抗治疗后接受了手术治疗，在 KRAS 全野生型患者中反应率增加到 75.5%。

FOLFOX4+帕尼单抗和 FOLFIRI+帕尼单抗两组的中位 PFS 分别为 12.5 个月和 12.6 个月，前期的中位 OS 分别 32.5 个月和 42.4 个月，安全性分析显示联合治疗组安全性可靠。

一项Ⅱ期非随机对照研究评估帕尼单抗+FOLFOXIRI 作为一线治疗 KRAS 外显子 2 野生型转移结直肠癌患者，评估治疗的反应率，目前试验正中进行中。研究中有 15 名患者，其中 8 人在入组时转移灶是可切除的。早期数据分析了 12 名患者，反应率为 75%，9 名患者获得部分缓解，3 名患者疾病稳定。9 名患者接受了手术治疗，所有的患者都表现为病理学部分缓解。

未预料到的是，随机对照 New EPOC 试验，KRAS 外显子 2 野生型仅有肝脏转移的结直肠癌患者，比较西妥昔单抗+化疗与单纯化疗，结果发现加入西妥昔单抗能明显降低 PFS，原因尚不清楚。而在之前提到过的 CALGB/SWOG 80405 试验中，58%接受了手术的患者在术前接受了西妥昔单抗治疗。全 RAS 分析和其他可能的预测特征可能有助于阐明这一现象。

（杨　军　程先硕）

参 考 文 献

范少安，袁轶伟，赵新泰. 2013. 中国人结直肠癌 454 例 K-ras 基因突变状态分析. 肿瘤，33（4）：355-360

冯睿，张小田，杨升. 2016. 胃癌靶向治疗的研究现状与进展. 中华胃肠外科杂志，19（10）：1191-1196

刘建茹，刘新月，张翠莲，等. 2009. 治疗结直肠癌药——帕尼单抗. 中国药学杂志，44（4）：318-320

刘荫华，徐玲，姚宏伟. 2010. 2010 年结直肠癌诊治观点科学解读. 中国实用外科杂志，（9）：763-768

钱维，陈国昌，张永镇，等. 2014. 抗 EGFR 单抗与抗 VEGF 单抗联合治疗转移性大肠癌的 Meta 分析. 中国肿瘤生物治疗杂志，21（1）：79-85

王洁. 2009. 表皮生长因子受体酪氨酸激酶抑制剂的皮疹. 中国肺癌杂志，12（6）：623-625

王铭，张丽华. 2017. 大肠癌治疗中 EGFR 耐药相关分子. 中国肿瘤生物治疗杂志，24（3）：328-331

卫生部病理质控与评价中心. 2012. 结直肠癌 KRAS 基因突变检测专家共识. 中华病理学杂志，41（9）：635-636

杨阳，蔡全才，邹多武，等. 2013. 晚期结直肠癌分子靶向治疗的研究进展. 中国肿瘤生物治疗杂志，20（2）：247-250

张晓峰. 2014. 不同药物对 HT29 细胞及其体外肿瘤移植模型作用. 中国公共卫生，30（10）：1273-1275

Amado RG，Wolf M，Peeters M，et al. 2008. Wild-type KRAS is required for panitumumab efficacy in patients with metastatic colorectal cancer. J Clin Oncol，26（10）：1626

Bardelli A，Siena S. 2010. Molecular mechanisms of resistance to cetuximab and panitumumab in colorectal cancer. J Clin Oncol，28（7）：1254-1261

Douillard JY，Oliner KS，Siena S，et al. 2013. Panitumumab-FOLFOX4 treatment and RAS mutations in colorectal cancer. N Engl J Med，369（11）：1023

Douillard JY，Siena S，Cassidy J，et al. 2010. Randomized，phase Ⅲ trial of panitumumab with infusional fluorouracil，leucovorin，and oxaliplatin（FOLFOX4）versus FOLFOX4 alone as first-line treatment in patients with previously untreated metastatic colorectal cancer：the PRIME study. J Clin Oncol，28（31）：4697

Hecht JR，Mitchell E，Chidiac T，et al. 2009. A randomized phase ⅢB trial of chemotherapy，bevacizumab，and panitumumab compared with chemotherapy and bevacizumab alone for metastatic colorectal cancer. J Clin Oncol，27（5）：672-680

Hecht JR，Patnaik A，Berlin J，et al. 2007. Panitumumab monotherapy in patients with previously treated metastatic colorectal cancer. Cancer，110（5）：980

Jakobovits A，Amado RG，Yang X，et al. 2007. From XenoMouse technology to panitumumab，the first fully human antibody product from transgenic mice. Nat Biotechnol，25（10）：1134

Nicolantonio FD，Martini M，Molinari F，et al. 2008. Wild-Type BRAF is required for response to panitumumab or cetuximab in metastatic colorectal cancer. J Clin Oncol，26（35）：5705

Saltz L，Easley C，Kirkpatrick P. 2006. Panitumumab. Nat Rev Drug Discov，5（12）：987

Van CE，Peeters M，Siena S，et al. 2007. Open-label phase Ⅲ trial of panitumumab plus best supportive care compared with best supportive care alone in patients with chemotherapy-refractory metastatic colorectal cancer. J Clin Oncol，25（13）：1658

Waddell T，Chau I，Cunningham D，et al. 2013. Epirubicin，oxaliplatin，and capecitabine with or without panitumumab for patients with previously untreated advanced oesophagogastric cancer（REAL3）：a randomised，open-label phase 3 trial. Lancet Oncol，14（6）：481

三、帕妥珠单抗

帕妥珠单抗［英文名：Pertuzumab，商品名：贺疾妥（Perjeta^{TM}）］是第一个被称作“HER 二聚化抑制剂”的单克隆抗体。帕妥珠单抗在 2012 年 6 月 8 日通过了 FDA 的认证，用于治疗 HER2 阳性的转移性乳腺癌。

（一）帕妥珠单抗的作用机制

帕妥珠单抗是一种重组人源化单克隆抗体，是利用 DNA 重组技术在包含庆大霉素的哺乳动物细胞中培养（中国仓鼠卵巢）而成。帕妥珠单抗的分子量约为148kDa。它通过与HER2胞外受体结构域Ⅱ区结合，从而特异性地抑制HER2与其他HER家族成员的异二聚化，如EGFR、HER3和HER4。因此，帕妥珠单抗阻断了由配体启动的细胞内丝裂原激活蛋白激酶（MAPK）和磷脂酰肌醇3激酶（PI3K）两条主要的信号通路，从而阻止细胞生长，促进细胞凋亡。此外帕妥珠单抗还激活了抗体依赖细胞介导的细胞毒作用。帕妥珠单抗本身具有抑制肿瘤细胞增殖的作用。在移植瘤模型中发现帕妥珠单抗与曲妥珠单抗联用可以增强HER2过表达的抗肿瘤活性。

（二）药代动力学

剂量为2～25mg/kg体重时帕妥珠单抗显示线性药代动力学（PK）。根据一项群体PK分析，481例患者帕妥珠单抗的中位清除率（CL）为0.24L/d，中位半衰期是18天。用初始剂量840mg，随后每3周维持剂量420mg，在首次使用维持剂量后，帕妥珠单抗达到稳态浓度。

群体PK分析提示，根据年龄、性别和种族（日本人比非日本人），无PK差别。基线血清白蛋白水平和瘦体重为协变量，对PK参数只发挥次要影响。所以无须根据体重或基线白蛋白水平调整剂量。

在一项随机试验中，37例患者子研究未观察到帕妥珠单抗和曲妥珠单抗间，或帕妥珠单抗和多西他赛间有药物相互作用。

对帕妥珠单抗未曾进行专门针对肾受损的试验。根据群体药代动力学分析的结果，在患者有轻度[肌酐清除率（CLcr）60～90ml/min，n=200]和中等肾受损（CLcr 30～60ml/min，n=71）时，帕妥珠单抗暴露与正常肾功能患者（CLcr＞90ml/min，n=200）相似。

在CLcr为27～244ml/min时未观察到CLcr和帕妥珠单抗暴露间有相互关系。

（三）FDA批准适应证及中国上市应用情况

1. FDA批准适应证

（1）与曲妥珠单抗和多西他赛联用，治疗既往未曾接受抗HER2治疗或化疗的HER2（+）转移性乳腺癌患者。

（2）与曲妥珠单抗和多西他赛联用，用于HER2（+）局部晚期、炎性乳腺癌或者早期乳腺癌（肿块直径≥2cm或合并淋巴结转移）的新辅助治疗。用于早期乳腺癌的新辅助治疗仅为提高病理完全缓解（pathological complete response，pCR）率，是否能提高生存率尚无定论。

2. 中国上市应用情况 目前帕妥珠单抗在中国尚未上市，主要由国外制药公司在中国进行研究招募，尚无中国研究者发起的相关临床试验在中国国内开展。

（四）剂型规格

帕妥珠单抗规格为420mg（14ml）/瓶（30mg/ml）。

（五）用法用量

1. 使用方法 初始剂量为840mg，历时60分钟静脉输注给药，其后每3周420mg，

30～60 分钟静脉输注，一般使用不超过 6 个周期。

转移性乳腺癌：帕妥珠单抗与曲妥珠单抗和多西他赛联合使用，每 3 周 1 次。

新辅助治疗：帕妥珠单抗与曲妥珠单抗和多西他赛联合使用，术前每 3 周 1 次，共 3～6 个周期。①术前 4 个周期帕妥珠单抗、曲妥珠单抗和多西他赛联合治疗序贯术后 3 个周期氟尿嘧啶、表柔比星和环磷酰胺联合（FEC 方案）化疗；②术前 3 个周期 FEC 方案化疗序贯术前 3 个周期帕妥珠单抗、曲妥珠单抗和多西他赛联合治疗；③术前 6 个周期帕妥珠单抗、曲妥珠单抗、卡培他滨和多西他赛联合治疗。

2. 不良反应管理

（1）常见的不良反应

1）转移性乳腺癌：与曲妥珠单抗和多西他赛联用最常见的不良反应（＞30%）有脱发、腹泻、恶心和中性粒细胞减少。

2）乳腺癌的新辅助治疗：与曲妥珠单抗和多西他赛联用最常见的不良反应（＞30%）有脱发、腹泻、恶心和中性粒细胞减少；与曲妥珠单抗和多西他赛联用 3 个周期序贯 3 个周期的 FEC 方案化疗后最常见的不良反应（＞30%）有疲劳、脱发、腹泻、恶心、呕吐和中性粒细胞减少；与曲妥珠单抗、卡培他滨和多西他赛联用最常见的不良反应（＞30%）有疲劳、脱发、腹泻、恶心、呕吐、中性粒细胞减少、血小板减少和贫血。

（2）停药原则：停止使用曲妥珠单抗则应同时停止使用帕妥珠单抗，不建议减少帕妥珠单抗剂量。

出现以下情况，需停止使用帕妥珠单抗。

1）左室射血分数（LVEF）低于 45%，或 LVEF 在 45%～49%，但较治疗前下降超过绝对值的 10%，停止使用帕妥珠单抗和曲妥珠单抗至少 3 周，3 周后如 LVEF 超过 49%或者 LVEF 在 45%～49%，但较治疗前下降小于绝对值的 10%，可恢复用药，3 周后评估，如 LVEF 再次下降则停止使用帕妥珠单抗和曲妥珠单抗。

2）发生输液反应应减慢输注速度或停止使用帕妥珠单抗。

3）发生严重的过敏反应应立即停止输注。

（六）禁忌

对帕妥珠单抗过敏者禁用此药。

（七）特殊人群用药

1. 妊娠期患者 目前尚没有足够的数据说明帕妥珠单抗对妊娠期妇女的影响。现有的数据基于动物实验，发现帕妥珠单抗对胎儿有害。帕妥珠单抗能使胎儿发生羊水减少、肾发育迟缓和胚胎死亡。如果患者在最后 1 次用药的 7 个月内妊娠，应告知患者帕妥珠单抗对胎儿的毒性。

2. 哺乳期患者 帕妥珠单抗是否会通过母乳排泄尚不清楚，由于很多药物都能通过母乳排泄，并且考虑到帕妥珠单抗的副作用，建议停止哺乳或者停止使用帕妥珠单抗。

3. 育龄期患者 帕妥珠单抗有胚胎毒性，建议育龄期妇女在用药期间和最后 1 次使用曲妥珠单抗和帕妥珠单抗的 7 个月内应严格避孕。

4. 儿童患者 帕妥珠单抗用于儿童和青少年的安全性、有效性尚不明确。

5. 老年患者　帕妥珠单抗用于≥65 岁的老年患者与用于＜65 岁的患者安全性和有效性无明显差异。

（八）临床研究介绍

1. 帕妥珠单抗用于转移性乳腺癌　CLEOPATRA 研究：是随机、双盲、多中心参与的Ⅲ期临床试验，主要研究目的是确认帕妥珠单抗联合曲妥珠单抗和多西他赛对治疗 HER2 阳性转移性乳腺癌的有效性。该试验共入组了 808 例患者，为 HER2 阳性转移性乳腺癌患者。试验随机将患者分为 2 组（1∶1），一组接受帕妥珠单抗联合曲妥珠单抗和多西他赛（$n = 402$）治疗，另一组接受安慰剂、曲妥珠单抗和多西他赛（$n = 406$）治疗。帕妥珠单抗的给药方式为起始剂量 840mg，之后每 3 周给予 1 次 420mg；多西他赛剂量 75mg/m^2，之后每 3 周给予 1 次，耐受好的患者可增量至 100mg/m^2；曲妥珠单抗起始剂量 8mg/kg 体重，之后每 3 周给予 1 次 6mg/kg 体重。治疗持续到出现疾病进展、不可耐受或同意退出试验为止。试验的主要终点为无进展生存期（progression-free survival，PFS）。帕妥珠单抗对 HER2 阳性转移性乳腺癌患者有生存获益，在分组年龄＜65 岁及≥65 岁的患者中，PFS 风险比值显示帕妥珠单抗组均为显著获益；在＜75 岁的年龄组也是如此，≥75 岁年龄组由于入组患者较少（$n = 19$），故虽有获益趋势，但差异无统计学意义。相对于安慰剂组，接受帕妥珠单抗患者的客观缓解率更高一些。接受帕妥珠单抗的患者完全缓解率达 5.5%，而安慰剂组为 4.2%；部分缓解率分别为 74.6%和 65.2%，疾病进展率分别为 3.8%和 8.3%。

2. 帕妥珠单抗用于早期乳腺癌的新辅助治疗　NeoSphere 研究：是随机、多中心的Ⅱ期临床试验，帕妥珠单抗联合曲妥珠单抗和多西他赛作为新辅助治疗用于 HER2 阳性局部进展期、炎性乳腺癌、肿瘤直径＞2cm 或淋巴结阳性的早期乳腺癌。入组 417 例确诊为 HER2 阳性早期乳腺癌患者，试验主要终点为病理完全缓解（pCR）率。具体治疗方案为术前 4 个周期帕妥珠单抗联合曲妥珠单抗和多西他赛、帕妥珠单抗联合曲妥珠单抗、帕妥珠单抗联合多西他赛。帕妥珠单抗的给药方式为起始剂量 840mg，之后每 3 周给予 1 次 420mg，共 4 个周期；多西他赛剂量 75mg/m^2，之后每 3 周给予 1 次，共 4 个周期，耐受好的患者可增量至 100mg/m^2；曲妥珠单抗起始剂量 8mg/kg 体重，之后每 3 周给予 1 次 6mg/kg 体重，共 4 个周期。术后所有患者均接受 3 个周期的 FEC 方案（氟尿嘧啶 600mg/m^2+表柔比星 90mg/m^2+环磷酰胺 600mg/m^2）化疗，而后给予曲妥珠单抗每 3 周 1 次至 1 年。而帕妥珠单抗联合曲妥珠单抗组术后先给予 4 个周期多西他赛治疗后给予 3 个周期 FEC 方案化疗。研究表明，帕妥珠单抗联合曲妥珠单抗和多西他赛组与曲妥珠单抗联合多西他赛组的 pCR 率分别为 39.3%和 21.5%（P=0.0063），表明帕妥珠单抗联合曲妥珠单抗和多西他赛用于早期乳腺癌的新辅助治疗具有明显的优势。亚组分析中，激素受体阳性患者的 pCR 率要低于激素受体阴性患者。

（马　芸　杨　军）

参考文献

姜战胜，杨艳芳，潘战宇. 2016. 帕妥珠单抗在 HER-2 阳性乳腺癌治疗中的临床转化. 中国肿瘤生物治疗杂志，23（4）：545-549

李伟，刘梓良，王军，等. 2014. 帕妥珠单抗治疗癌症的皮疹发生率及其发生风险的 Meta 分析. 华南国防医学杂志，28（12）：1227-1231

汪维佳，华育晖，陆杨. 2013 . 靶向 HER-2 受体二聚化的新药——帕妥珠单抗研究进展. 实用肿瘤杂志，28（6）：666-669

王坤. 2015. 帕妥珠单抗联合曲妥珠单抗和多西紫杉醇一线治疗转移性乳腺癌提高患者的总生存期. 循证医学，15（2）：66

颜丽萍，朱佳，李德全，等. 2014. 联合使用曲妥珠单抗和帕妥珠单抗在乳腺癌患者中心脏毒性的 Meta 分析. 广西医科大学学报，31（5）：792-796

张嘉涵，张雅芳. 2016. HER2 阳性乳腺癌靶向治疗新药帕妥珠单抗的研究进展. 解剖科学进展，（4）：448-450

Al-Lazikani B，Banerji U，Workman P. 2012. Combinatorial drug therapy for cancer in the post-genomic era. Nat Biotechnol，30（7）：679

Baselga J，Cortés J，Kim SB，et al. 2012. Pertuzumab plus trastuzumab plus docetaxel for metastatic breast cancer. N Engl J Med，366（2）：109

Baselga J，Gelmon KA，Verma S，et al. 2010. Phase Ⅱ trial of pertuzumab and trastuzumab in patients with human epidermal growth factor receptor 2-positive metastatic breast cancer that progressed during prior trastuzumab therapy. J Clin Oncol，28（7）：1138

Cortés J，Fumoleau P，Bianchi G V，et al. 2012. Pertuzumab monotherapy after trastuzumab-based treatment and subsequent reintroduction of trastuzumab：activity and tolerability in patients with advanced human epidermal growth factor receptor 2-positive breast cancer. J Clin Oncol，30（14）：1594-600

Franklin MC，Carey KD，Vajdos FF，et al. 2004. Insights into ErbB signaling from the structure of the ErbB2-pertuzumab complex. Cancer Cell，5（4）：317

Gianni L，Pienkowski T，Im YH，et al. 2012 . Efficacy and safety of neoadjuvant pertuzumab and trastuzumab in women with locally advanced，inflammatory，or early HER2-positive breast cancer（NeoSphere）：a randomised multicentre，open-label，phase 2 trial. Lancet Oncol，13（1）：25

Lee-Hoeflich ST，Crocker L，Yao E，et al. 2008. A central role for HER3 in HER2-amplified breast cancer：implications for targeted therapy. Cancer Res，68（14）：5878-5887

Nahta R，Hung MC，Esteva FJ. 2004. The HER-2-targeting antibodies trastuzumab and pertuzumab synergistically inhibit the survival of breast cancer cells. Cancer Res，64（7）：2343

Nahta R，Yuan LX，Zhang B，et al. 2005. Insulin-like growth factor-I receptor/human epidermal growth factor receptor 2 heterodimerization contributes to trastuzumab resistance of breast cancer cells. Cancer Res，65（23）：11118

Revannasiddaiah S，Seam R，Gupta M. 2012. Pertuzumab plus trastuzumab in metastatic breast cancer. N Engl J Med，366（2）：109

Scheuer W，Friess T，Burtscher H，et al. 2009. Strongly enhanced antitumor activity of trastuzumab and pertuzumab combination treatment on HER2-positive human xenograft tumor models. Cancer Res，69（24）：9330

Swain SM，Kim SB，Cortés J，et al. 2013. Pertuzumab，trastuzumab，and docetaxel for HER2-positive metastatic breast cancer（CLEOPATRA study）：overall survival results from a randomised，double-blind，placebo-controlled，phase 3 study. Lancet Oncol，14（6）：461

四、纳 武 单 抗

纳武单抗［英文名：Nivolumab，商品名：普迪沃（Opdivo）］是一种针对程序性死亡因子-1（PD-1）的单克隆抗体药物，2014 年 7 月被日本 PMDA 批准用于晚期黑色素瘤治疗，为世界上首个获药品监管机构批准的 PD-1 抗体药物。2015 年 3 月，该药物又被 FDA 批准用于治疗正在或接受过铂类为基础化疗后仍进展的晚期（转移）鳞状细胞非小细胞肺癌治疗，成为世界上首个获批用于该适应证的 PD-1 抗体药物。

（一）纳武单抗的作用机制

PD-1 属于 T 细胞受体 CD28 家族，当存在长期抗原刺激时表达上调，在激活的 T 细胞、B 细胞和骨髓细胞中均存在表达。PD-1 的关键配体主要包括 PD-L1 和 PD-L2，这些配体在免疫细胞及多种组织中存在表达；PD-L1 在多种人体肿瘤细胞中存在表达，被认为与抗肿瘤免疫效应相关；PD-L2 在一些肿瘤细胞也见表达，但其作用尚不清楚。纳武单抗是一种针对 PD-1 受体的全人源免疫球蛋白 G4（IgG4）单克隆抗体，通过与 PD-1 结合，阻断其与 PD-L1 和 PD-L2 的相互作用，逆转肿瘤免疫微环境，恢复 T 细胞的抗肿瘤活性，抑制肿瘤生长。

（二）FDA 批准适应证及中国上市应用情况

1. FDA 批准适应证

（1）无法切除或转移的黑色素瘤：纳武单抗单药适用于不能切除或转移性黑色素瘤，以及经伊匹单抗和 BRAF 抑制剂（如 BRAF V600 突变阳性）治疗后疾病进展患者的治疗。

纳武单抗与伊匹单抗联合可用于治疗 BRAF V600 野生型、不可切除或转移性黑色素瘤患者。

（2）转移性非小细胞肺癌：纳武单抗可用于治疗正在或接受过铂类为基础化疗后进展的转移性非小细胞肺癌患者。EGFR 或 ALK 基因突变的患者，在接受纳武单抗治疗之前，应经 FDA 批准的针对这些突变的治疗后出现疾病进展。

2. 中国上市应用情况　目前纳武单抗在中国尚未上市，主要由国外制药公司在中国进行研究招募，尚无中国研究者发起的相关临床试验在中国国内开展。

（三）剂型规格

纳武单抗为注射液，有 40mg/4ml 和 100mg/10ml 两种规格。

（四）用法用量

1. 使用方法　按照每 2 周 3mg/kg 体重的用量历时 60 分钟静脉注射。

（1）黑色素瘤的推荐剂量：纳武单抗单药使用时推荐剂量为 3mg/kg 体重，静脉输注超过 60 分钟，每 2 周重复，直至疾病进展或出现无法耐受的毒性。

与伊匹单抗联合使用时，纳武单抗的推荐剂量为 1mg/kg 体重，在使用伊匹单抗之后，静脉输注超过 60 分钟，每 3 周给予 4 次治疗。后续纳武单抗单药治疗的推荐剂量为 3mg/kg

体重，静脉输注超过 60 分钟，每 2 周重复，至疾病进展或出现不可耐受的毒性。

（2）非小细胞肺癌的推荐剂量：纳武单抗的推荐剂量为 3mg/kg 体重，静脉输注超过 60 分钟，每 2 周重复，直至疾病进展或出现无法耐受的毒性。

2. 不良反应管理

（1）常见的不良反应：单独给药常见的不良反应为劳累、皮疹、骨骼肌疼痛、瘌疾、皮肤瘙痒、恶心；与伊匹单抗联合给药常见的不良反应为劳累、皮疹、痢疾、恶心、发热、呕吐、呼吸困难。

（2）不同不良反应剂量调整参考：对甲状腺功能减退或甲状腺功能亢进者无剂量调整建议。对有轻或中度输液反应的患者停止或减慢输液速度，有重度或威胁生命的输液反应的患者停止输注。治疗调整指南见表 2-4-1。

表 2-4-1 纳武单抗的剂量调整建议

不良反应	不良反应分级	剂量调整
结肠炎	2 级腹泻或结肠炎	保留剂量[a]
	3 级腹泻或结肠炎	
	单药纳武单抗	保留剂量[a]
	纳武单抗联合伊匹单抗	永久停服
	4 级腹泻或结肠炎	永久停服
肺炎	2 级肺炎	保留剂量[a]
	3 或 4 级肺炎	永久停服
肝炎	谷草转氨酶（AST）或谷丙转氨酶（ALT）上升至正常值上限的 3～5 倍或总胆红素上升至正常值上限的 1.5～3 倍	保留剂量[a]
	AST 或 ALT 大于正常值上限 5 倍或总胆红素大于正常值上限 3 倍	永久停服
垂体炎	2 或 3 级垂体炎	保留剂量[a]
	4 级垂体炎	永久停服
肾上腺功能不全	2 级肾上腺功能不全	保留剂量[a]
	3 或 4 级肾上腺功能不全	永久停服
肾炎和肾功能减退	血清肌酐上升至正常值上限 1.5～6 倍	保留剂量[a]
	血清肌酐大于正常值上限 6 倍	永久停服
皮疹	3 级皮疹	保留剂量[a]
	4 级皮疹	永久停服
脑炎	新发的中至重度神经方面的体征或症状	保留剂量[a]
	免疫介导性脑炎	永久停服
	其他 3 级不良反应	
其他	首次发生	保留剂量[a]
	相同的 3 级不良反应复发	永久停服
	威胁生命的或 4 级不良反应	永久停服
	要求超过 12 周每天 10mg 或更大剂量的泼尼松，或同等药物治疗	永久停服
	顽固的 2 或 3 级不良反应持续 12 周或更长	永久停服

a 当不良反应变为 0 或 1 级时恢复治疗。

当纳武单抗联合伊匹单抗时，如果纳武单抗被暂停给药，伊匹单抗也应暂停。

（五）禁忌

该药无特定禁忌证，但使用时需参考剂量调整、不良反应及特殊人群用药。

（六）特殊人群用药

1. 妊娠期患者　基于其作用机制和动物研究数据，妊娠期妇女使用纳武单抗可致胎儿毒性。在动物繁殖研究中，自器官形成开始至分娩给予猕猴纳武单抗，可致流产发生率升高和早产儿死亡。已知人 IgG4 可通过胎盘屏障，而纳武单抗为 IgG4；因此，纳武单抗有可能从母体传送至发育中的胎儿。在妊娠第二期和第三期，纳武单抗的影响可能更大。药物相关风险暂无人类可用数据。忠告妊娠期妇女此药物对胎儿的潜在风险。

2. 哺乳期患者　纳武单抗是否存在于母乳中尚未知。由于很多药物可通过人乳汁分泌，包括抗体，以及纳武单抗对哺乳婴儿的潜在严重不良反应，建议女性使用纳武单抗治疗期间停止母乳喂养。

3. 育龄期患者　基于其作用机制，妊娠期妇女使用纳武单抗可能引起胎儿损害。建议有生殖潜能的妇女在纳武单抗治疗期间采取有效避孕措施，并持续至纳武单抗最后 1 次剂量后至少 5 个月。

4. 儿科患者　关于儿童使用纳武单抗的安全性和有效性尚未被明确。

5. 老年患者　相关临床试验结果未能确定老年患者对药物的反应是否与年轻患者不同。

（七）临床研究介绍

1. 不可切除或转移性黑色素瘤

（1）纳武单抗单药治疗：一项随机、开放的临床试验中，370 例不可切除或转移性黑色素瘤患者接受每 2 周 3mg/kg 体重纳武单抗（n=268）治疗，或研究者选择的化疗（n=102）即达卡巴嗪 1000mg/m^2，每 3 周重复，或卡铂 AUC6+紫杉醇 175mg/m^2，每 3 周重复，该试验评估了纳武单抗单药治疗的安全性。纳武单抗治疗组患者中位暴露持续时间为 5.3 个月（1 天至 13.8 个月），中位给药剂量为 8 次（1～31 次），化疗患者中位治疗时间为 2 个月（1 天至 9.6$^+$个月）。在此项正在进行的试验中，24%的患者接受纳武单抗治疗时间大于 6 个月，3%的患者接受纳武单抗治疗时间大于 1 年。

在本试验中，如果患者 BRAF V600 突变阳性，记录到使用 BRAF 抑制剂伊匹单抗治疗后出现疾病进展。试验排除自身免疫性疾病患者、既往伊匹单抗治疗相关性 4 级不良反应（内分泌疾病除外）或在 12 周内未得到解决或充分控制的 3 级伊匹单抗治疗性相关不良反应、需要使用糖皮质激素（＞10mg 每日泼尼松当量）或其他免疫抑制药物的慢性系统性治疗患者、乙型或丙型病毒性肝炎阳性结果及人类免疫缺陷病毒感染史的患者。

纳武单抗治疗组和化疗组的人口学特征相似：66%为男性、中位年龄 59.5 岁、98%为白种人、ECOG 评分 0（59%）或 1 分（41%）、74%为 M1c 期、73%为皮肤黑色素瘤、11%为黏膜黑色素瘤、73%既往因晚期或转移性疾病接受两种以上的治疗、18%有脑转移。在纳武单抗组有更多患者基线乳酸脱氢酶（LDH）升高（51%比 38%）。

9%的患者因不良反应而停止纳武单抗治疗，26%患者因不良反应而存在药物延迟。接受纳武单抗的患者有 41%发生严重不良反应，42%发生 3 或 4 级不良反应，已报道的发生率在 2%至低于 5%的最常见 3 和 4 级不良反应为腹痛、低钠血症、AST 升高和脂肪酶升高。

（2）纳武单抗联合伊匹单抗治疗：另外一项随机、双盲试验中，140 例既往未经治疗的不可切除或转移性黑色素瘤患者分别接受纳武单抗 1mg/kg 体重联合伊匹单抗 3mg/kg 体重治疗，每 3 周重复，4 个周期后给予纳武单抗单药 3mg/kg 体重（n=94）治疗，每 2 周重复，或接受单药伊匹单抗 3mg/kg 体重治疗，每 3 周重复，4 个周期后给予安慰剂（n=46）治疗，每 2 周重复。该研究评估了纳武单抗联合伊匹单抗治疗的安全性。纳武单抗暴露持续中位时间为 2.2 个月（1 天至 10 个月）。接受纳武单抗联合伊匹单抗治疗的患者中，29%患者纳武单抗暴露时间至少 6 个月。

纳武单抗联合伊匹单抗治疗组患者较单药伊匹单抗组严重不良反应（62%比 39%）、导致永久停药（43%比 11%）或剂量延迟（47%比 22%）的不良反应、3 或 4 级不良反应（69%比 43%）的发生都更频繁。纳武单抗联合伊匹单抗组中，27%（25/94）患者未能完成 4 个周期的纳武单抗联合伊匹单抗治疗。56 例（60%）患者在纳武单抗联合伊匹单抗治疗期间第 1 次出现 3 或 4 级不良反应，而 9 例（10%）患者则在单药纳武单抗治疗期间第 1 次出现。

与单药伊匹单抗相比，最常见的导致停用纳武单抗的不良反应为结肠炎（16%比 2%）、无须皮质类固醇治疗的腹泻（4%比 4%）、ALT 水平升高（4%比 0）、肺炎（3%比 0）和 AST 升高（3%比 0）。而与单药伊匹单抗相比，纳武单抗联合伊匹单抗组最常见的严重不良事件为结肠炎（17%比 9%）、腹泻（9%比 7%）、发热（6%比 7%）和肺炎（5%比 0）。试验中接受纳武单抗联合伊匹单抗治疗患者最常见的不良反应（报道至少 20%的患者发生）为皮疹、瘙痒、头痛、呕吐和结肠炎。

2. 转移性非鳞非小细胞肺癌 一项随机、开放、多中心的研究中，在既往使用铂类为基础的双药联合方案化疗中或化疗后疾病进展的转移性非鳞非小细胞肺癌中开展，该试验评估了纳武单抗的安全性。患者接受纳武单抗 3mg/kg 体重（n=287），静脉注射超过 60 分钟，每 2 周重复，或多西他赛 75mg/m^2（n=268），静脉注射，每 3 周重复。纳武单抗治疗组中位治疗持续时间为 2.6 个月（0～24.0$^+$个月），多西他赛治疗组为 2.3 个月（0～15.9 个月）。在该项试验中，30%患者接受了大于 6 个月的纳武单抗治疗，20%患者接受了长于 1 年的纳武单抗治疗。

所有随机患者中位年龄为 62 岁（21～85 岁）；纳武单抗组 37%患者≥65 岁，多西他赛组 47%患者≥65 岁，55%为男性，92%为白种人。12%的患者有脑转移、ECOG 评分为 0 分（31%）或 1 分（69%）。

因不良反应 13%的患者停用纳武单抗，29%的患者有治疗延迟。严重不良反应发生于 47%接受纳武单抗治疗的患者。据报道至少 2%接受纳武单抗治疗患者发生的最常见严重不良反应为肺炎、肺栓塞、呼吸困难、胸腔积液和呼吸衰竭。在纳武单抗组，7 例死于感染的患者中，包括 1 例肺孢子虫病、4 例肺栓塞、1 例边缘脑炎。

最常见的不良反应（报道中至少 20%患者发生）为疲劳、肌肉骨骼疼痛、咳嗽、食欲下降和便秘。

（杨　军）

参 考 文 献

廖国祥，董爽.2017. 泌尿系统恶性肿瘤免疫检查点阻断治疗的进展. 肿瘤学杂志，23（2）：140-144

刘华丽. 2016. 免疫检测点阻滞剂治疗黑色素瘤的研究进展. 肿瘤学杂志，22（12）：1062-1067

苗秋丽，宋燕青，周微，等. 2017. 纳武单抗致发热 1 例. 医药导报，36（5）：585

钱新宇，潘月龙. 2016. 恶性黑色素瘤免疫治疗现状. 浙江医学，38（12）：1043-1048

Ansell SM，Lesokhin AM，Borrello I，et al. 2015. PD-1 Blockade with nivolumab in relapsed or refractory Hodgkin's lymphoma. N Engl J Med，372（4）：311

Borghaei H，Pazares L，Horn L，et al. 2015. Nivolumab versus docetaxel in advanced nonsquamous non-small-cell lung cancer. N Engl J Med，373（17）：1627

Gettinger SN，Horn L，Gandhi L，et al. 2015. Overall survival and long-term safety of nivolumab（anti-programmed death 1 antibody，BMS-936558，ONO-4538）in patients with previously treated advanced non-small-cell lung cancer. J Clin Oncol，33（18）：2004

Hamanishi J，Mandai M，Ikeda T，et al. 2015. Safety and antitumor activity of anti-PD-1 antibody，nivolumab，in patients with platinum-resistant ovarian cancer. J Clin Oncol，33（34）：4015

Johnson DB，Peng C，Sosman JA. 2015. Nivolumab in melanoma：latest evidence and clinical potential. Ther Adv Med Oncol，7（2）：97

Melero I，Crocenzi TS，Welling TH，et al. 2015. Phase Ⅰ/Ⅱ safety and antitumor activity of nivolumab in patients with advanced hepatocellular carcinoma（HCC）：CA209-040.J Clin Oncol，33（18-suppl）：LBA101

Motzer RJ，Rini BI，Mcdermott DF，et al. 2015. Nivolumab for metastatic renal cell carcinoma：results of a randomized phase Ⅱ trial. J Clin Oncol，33（13）：1430-1437

Postow MA，Chesney J，Pavlick AC，et al. 2015. Nivolumab and ipilimumab versus ipilimumab in untreated melanoma. N Engl J Med，372（21）：2006

Rizvi NA，Mazières J，Planchard D，et al. 2015. Activity and safety of nivolumab，an anti-PD-1 immune checkpoint inhibitor，for patients with advanced，refractory squamous non-small-cell lung cancer（CheckMate 063）：a phase 2，single-arm trial. Lancet Oncol，16（3）：257

Robert C，Long GV，Brady B，et al. 2015. Nivolumab in previously untreated melanoma without BRAF mutation. N Engl J Med，372（4）：320-330

Sundar R，Cho BC，Brahmer JR，et al. 2015. Nivolumab in NSCLC：latest evidence and clinical potential. Ther Adv Med Oncol，7（2）：85

Topalian SL，Sznol M，Mcdermott DF，et al. 2014. Survival，durable tumor remission，and long-term safety in patients with advanced melanoma receiving nivolumab. J Clin Oncol，32（10）：1020-1030

Valsecchi ME. 2015. Combined nivolumab and ipilimumab or monotherapy in untreated melanoma. N Engl J Med，373（1）：23

Wang C，Thudium KB，Han M，et al. 2014. In vitro characterization of the anti-PD-1 antibody nivolumab，BMS-936558，and in vivo toxicology in non-human primates. Cancer Immunol Res，2（9）：846

Weber JS，D'Angelo SP，Minor D，et al. 2015. Nivolumab versus chemotherapy in patients with advanced melanoma who progressed after anti-CTLA-4 treatment（CheckMate 037）：a randomised，controlled，open-label，phase 3 trial. Lancet Oncol，16（4）：375

Wolchok JD，Kluger H，Callahan MK，et al. 2013. Nivolumab plus ipilimumab in advanced melanoma. N Engl J Med，369（2）：122

五、曲妥珠单抗

曲妥珠单抗［英文名：Trastuzumab，商品名：赫塞汀（Herceptin）］是一种重组 DNA 衍生的人源化单克隆抗体，1998 年获得 FDA 的批准，是 HER2/neu 受体的拮抗剂，用于治疗 HER2 过表达的乳腺癌和转移性的 HER2 过表达的胃或者胃食管结合部腺癌。

（一）曲妥珠单抗的作用机制

曲妥珠单抗是一种重组 DNA 衍生的人源化单克隆抗体，特异性地作用于人表皮生长因子受体 2（HER2）的细胞外部位，此抗体含人 IgG1 框架，有高亲和性，能够与 HER2 绑定。曲妥珠单抗是以 DNA 重组技术利用哺乳动物细胞（中国仓鼠卵巢）在庆大霉素培养基中生成的。HER2（C-ErbB2）原癌基因编码一个单一的受体样跨膜蛋白，分子量 185kDa，其结构上与表皮生长因子受体相关。曲妥珠单抗在体外及动物实验中均显示可抑制 HER2 过度表达的肿瘤细胞的增殖。曲妥珠单抗是抗体依赖细胞介导的细胞毒作用（ADCC）的潜在介质。在体外实验中，曲妥珠单抗介导的 ADCC 被证明在 HER2 过度表达的癌细胞中比 HER2 非过度表达的癌细胞中更优先产生。在原发性乳腺癌患者中观察到有 25%～30% 的患者 HER2 过度表达。HER2 基因扩增的结果是这些肿瘤细胞表面 HER2 蛋白表达增加，导致 HER2 受体活化。

（二）FDA 批准适应证及中国上市应用情况

1. FDA 批准适应证

（1）乳腺癌的辅助治疗：曲妥珠单抗用于治疗有/无腋窝淋巴结转移的 HER2 过表达型乳腺癌，常与蒽环类和紫杉醇/多西他赛或多西他赛+卡铂的化疗方案联合，或者单药序贯于基于蒽环类的化疗方案后。

（2）转移性乳腺癌：联合紫杉醇作为 HER2 过表达型转移性乳腺癌的一线治疗；或者单药用于已经接受化疗后的 HER2 过表达型转移性乳腺癌的治疗。

（3）转移性胃癌或胃食管结合部腺癌：对于未治疗过的 HER2 过表达型转移性胃癌或胃食管结合部腺癌的患者可以使用曲妥珠单抗联合顺铂和卡培他滨或者氟尿嘧啶的方案治疗。

2. 中国上市应用情况 曲妥珠单抗于 2002 年在中国上市，被批准用于治疗 HER2 过表达型转移性乳腺癌，2008 年被批准用于 HER2 过表达型早期乳腺癌的辅助治疗，2012 年被批准用于 HER2 过表达型转移性胃癌的治疗。

（三）剂型规格

曲妥珠单抗为无菌冻干粉，440mg/支。

（四）用法用量

1. 使用方法　曲妥珠单抗仅使用静脉滴注，请勿使用静脉注射。请勿将曲妥珠单抗与其他药物混合使用。不能使用 T-DM1 代替曲妥珠单抗。

（1）HER2 过表达型乳腺癌的辅助治疗：与紫杉醇、多西他赛或者多西他赛/卡铂联用或者序贯使用。初始剂量为 4mg/kg 体重，静脉输注时间大于 90 分钟，之后每周 2mg/kg 体重静脉滴注 30 分钟以上，与紫杉醇或多西他赛联用 12 周或与多西他赛、卡铂联用 18 周，在最后 1 次周疗后 1 周，以 6mg/kg 体重静脉滴注 30～90 分钟，之后每 3 周 1 次。

单药用于基于蒽环类的联合化疗之后的 3 周内：初始剂量为 8mg/kg 体重，静脉输注 90 分钟以上，之后每 3 周 6mg/kg 体重静脉滴注 30～90 分钟。

不推荐使用曲妥珠单抗治疗超过 1 年以上。

（2）HER2 过表达型转移性乳腺癌：单独使用或者与紫杉醇联合使用时，初始剂量为 4mg/kg 体重，静脉输注时间大于 90 分钟，之后每周 2mg/kg 体重静脉滴注 30 分钟以上。

（3）HER2 过表达型转移性胃癌：初始剂量为 8mg/kg 体重时，静脉输注时间大于 90 分钟，之后每 3 周 6mg/kg 体重静脉滴注 30～90 分钟，至疾病进展。初始剂量为 4mg/kg 体重时，静脉输注时间大于 90 分钟，之后每周 2mg/kg 体重静脉滴注 30 分钟以上，共持续 52 周。

2. 不良反应管理

（1）常见的不良反应：最常见的不良反应是发热（6%～10.22%）、恶心（6%～9.38%）、呕吐（3.5%～6.53%）、输注反应、腹泻（7%）、感染（8%）、咳嗽加重、头痛、乏力、呼吸困难、皮疹、中性粒细胞减少、贫血和肌痛。

（2）停药原则：治疗乳腺癌和转移性乳腺癌需要中断或停止曲妥珠单抗治疗的不良反应包括充血性心力衰竭、左心室功能明显下降、严重的输注反应和肺毒性。

治疗转移性胃癌需要中断或停止曲妥珠单抗治疗的不良反应包括感染、腹泻和发热性中性粒细胞减少。

（3）不同不良反应剂量调整参考：如患者发生输注相关反应，曲妥珠单抗的输注速率应减慢或中断。对危及生命的相关输注反应永久终止用药。

出现血清氨基转移酶增加、高胆红素血症、左心室功能不全、血小板减少、肺毒性或周围神经病变时可能需要暂时中断、减低剂量或治疗终止用药，如表 2-5-1 至表 2-5-5 提供各个指导原则所示。

1）对不良反应的总体减量原则：见表 2-5-1。

表 2-5-1　对不良反应的总体减量方案

减低剂量方案	剂量水平
开始减量	3.6mg/kg 体重
第 1 次减量	3mg/kg 体重
第 2 次减量	2.4mg/kg 体重
对仍需减量的情况	终止治疗

2）肝毒性：表现为血清氨基转移酶增加和（或）高胆红素血症情况，建议减量使用，见表 2-5-2 和表 2-5-3。

表 2-5-2 对血清氨基转移酶（AST/ALT）增加的用药剂量指导原则

2 级（＞2.5×ULN 至≤5×ULN）	3 级（＞5×ULN 至≤20×ULN）	4 级（＞20×ULN）
在相同剂量水平治疗	停止给药直至 AST/ALT 恢复至≤2 级，然后降低一个剂量水平恢复用药	永久终止用药

注：ALT，谷丙转氨酶或丙氨酸转氨酶；AST，谷草转氨酶或天冬氨酸转氨酶；ULN，正常值上限。

表 2-5-3 对高胆红素血症剂量调整指导原则

2 级（＞1.5×ULN 至≤3×ULN）	3 级（＞3×ULN 至≤10×ULN）	4 级（＞10×ULN）
停止用药直至总胆红素恢复至≤1 级，然后在相同剂量水平治疗	停止用药直至总胆红素恢复至≤1 级，然后降低 1 个剂量水平恢复用药	永久终止用药

注：有血清氨基转移酶＞3×ULN 和同时总胆红素＞2×ULN 的患者中永久终止曲妥珠单抗治疗；被诊断为结节性再生性增生（NRH）患者永久终止曲妥珠单抗治疗。

3）左心室功能不全：剂量调整指导原则见表 2-5-4。

表 2-5-4 对左心室功能不全的剂量调整指导原则

症状性 CHF	LVEF＜40%	40%＜LVEF≤45%，且较基线降低≥10%	40%＜LVEF≤45%，且较基线降低＜10%	LVEF＞45%
终止用药	停止给药。3 周内重复评估，如证实 LVEF＜40%，终止用药	停止给药。3 周内重复评估 LVEF，如证实 LVEF 未恢复至基线水平的 10%以内，终止用药	继续用药，3 周内重复评估 LVEF	继续用药

注：CHF，充血性心力衰竭；LVEF，左室射血分数。

4）血小板减少：在 4 级血小板减少（血小板＜25×10^9/L）情况中建议减小剂量，见表 2-5-5。

表 2-5-5 对血小板减少的剂量调整指导原则

3 级 25×10^9/L≤血小板＜50×10^9/L	4 级血小板＜25×10^9/L
停止给药，直至血小板计数恢复至≤1 级（≥75×10^9/L），然后在相同剂量水平治疗	停止用药，直至血小板计数恢复至≤1 级（≥75×10^9/L），然后降低 1 个剂量水平恢复用药

5）肺毒性：被诊断有间质性肺病（ILD）或肺炎患者中应永久终止用药。

6）周围神经病变：经受 3 或 4 级周围神经病变直至解决至≤2 级患者应暂时终止用药。

（五）禁忌

曲妥珠单抗无特定禁忌证，但使用时需参考剂量调整、不良反应及特殊人群用药。

（六）特殊人群用药

1. 妊娠期患者 曲妥珠单抗有致畸性。妊娠期妇女使用曲妥珠单抗可致羊水过少及由羊水过少引起的胎肺发育不良、骨骼畸形和新生儿死亡。妊娠期患者使用曲妥珠单抗应严格监控，一旦出现羊水减少应对胎儿进行胎龄等的检测。

2. 哺乳期患者　目前还不知道曲妥珠单抗是否可以通过母乳排泄，由于很多药物都能通过母乳排泄，并且曲妥珠单抗可能危害婴儿的生长和发育。因此，应根据曲妥珠单抗的半衰期和对母体的重要性两方面来决定是否停止哺乳或停止曲妥珠单抗的治疗。

3. 儿童患者　曲妥珠单抗用于儿童的安全性和有效性尚不明确。

4. 老年患者　目前临床研究的数据不能判断老年患者中曲妥珠单抗的毒性是否不同于年轻患者，也不能说明在转移性乳腺癌治疗和乳腺癌辅助治疗中老年患者曲妥珠单抗的疗效是否不同于年龄小于 65 岁的患者。

5. 育龄期患者　曲妥珠单抗可致畸，建议有生育需求的妇女应在使用曲妥珠单抗期间和停药 7 个月内进行有效避孕。

（七）临床研究介绍

1. 乳腺癌辅助治疗

（1）BCIRG006 研究：比较 AC-TH、TCH 方案与 AC-T 方案辅助治疗 HER2 过表达型早期乳腺癌患者疗效和安全性的Ⅲ期临床研究。AC-TH 方案：多柔比星 60mg/m^2、环磷酰胺 600mg/m^2（每 3 周 1 次，连续 4 次）序贯多西他赛 100mg/m^2（每 3 周 1 次，连续 4 次）和 1 年曲妥珠单抗治疗；TCH 方案：多西他赛 75mg/m^2、卡铂 75mg/m^2 或 AUC6（每 3 周 1 次，连续 4 次）和 1 年曲妥珠单抗治疗；AC-T 方案：多柔比星 60mg/m^2、环磷酰胺 600mg/m^2 4 个周期（每 3 周 1 次，连续 4 次），序贯多西他赛 100mg/m^2 4 个周期（每 3 周 1 次，连续 4 次）。主要研究终点：无病生存期（DFS）；次要研究终点：总生存期（OS）、毒性反应、病理和分子标记物。结论：HER2 阳性乳腺癌患者 1 年含曲妥珠单抗的联合辅助治疗方案显著提高 DFS 和 OS，心脏不良事件的发生率极低；使用曲妥珠单抗和非蒽环类的联合化疗方案（AC-TH 和 TCH）治疗，在高、低风险人群中 DFS 和 OS 中均有显著优势，两治疗方案间获益相近；TCH 方案的急、慢性不良反应，几乎在所有测量指标都优于 AC-TH 方案；亚组分析表明高危淋巴结阴性 HER2 阳性早期乳腺癌患者，曲妥珠单抗治疗也能持续长期获益。

（2）HERA 研究：Herceptin Adjuvant（HERA）是一项多中心、随机、三臂对照研究，比较曲妥珠单抗治疗 1 年、2 年及不使用曲妥珠单抗对于已完成辅助化疗的 HER2 阳性原发性乳腺癌患者的疗效和安全性。研究收集了 2001 年 7 月 12 日至 2005 年 6 月 20 日共 5102 例早期 HER2 阳性乳腺癌患者，完成局部肿瘤切除手术和至少 4 个周期的化疗（包括既往使用 AT、ET、FEC、CMF、AC 等方案，常规辅助化疗后序贯使用曲妥珠单抗辅助治疗，前期使用的化疗方案无限制），其中包括中国 8 家中心入组的 176 例患者。入组患者随机分为 3 组：2 年曲妥珠单抗治疗组（n=1701）、1 年赫赛汀治疗组（n=1703）及观察组（n=1698）。治疗组赫赛汀均以 8mg/kg 体重为首剂量开始，维持剂量为 6mg/kg 体重（每 3 周 1 次），分别维持 1 年和 2 年。主要终点：DFS；次要终点：OS、至疾病进展时间（TTR）、至远处复发时间（TTDR）和心脏安全性等。2005 年 5 月 16 日，因 1 年中期分析显示 DFS 已有明显的统计学差异，独立数据监督委员会从伦理角度考虑将 HERA 研究设计调整，依据患者的意愿，观察组中有 885 例（占初始随机进入观察组人数的 52%）无病生存的患者交叉接受 1 年曲妥珠单抗治疗。469 例继续留在观察组，而 344 例因未出现 DFS 事件或失访被排除在接受曲妥珠单抗治疗标准之外。研究发现 1 年曲妥珠单抗组相比观察组的 DFS

持续显著获益，OS 也持续获益。2 年曲妥珠单抗组和 1 年曲妥珠单抗组的 DFS 获益相当。曲妥珠单抗治疗 1 年的耐受性良好，心脏事件总体发生率低。2 年曲妥珠单抗组并未显现出明显优势，因此 1 年的方案是所有 HER2 阳性乳腺癌患者辅助治疗的标准。

（3）NSABP-B31 和 NCCTG N9831 研究：NSABP-B31 和 NCCTG N9831 是由美国国立癌症研究所资助探讨曲妥珠单抗辅助治疗效果的两大北美多中心临床研究，均开始于 2000 年，分别为同期联合治疗研究和序贯治疗对比同期联合治疗研究。两大研究的临床方案非常相似，B31 为 AC-T、AC-TH（多柔比星 60mg/m^2，环磷酰胺 600mg/m^2，每 3 周 1 次，连续 4 次，紫杉醇 175mg/m^2，每 3 周 1 次，连续 4 次，曲妥珠单抗首剂 4mg/kg 体重，后续 51 周每周 2mg/kg 体重），N9831 为 AC-T、AC-T-H、AC-TH（多柔比星 60mg/m^2，环磷酰胺 600mg/m^2，每 3 周 1 次，连续 4 次，紫杉醇每周 80mg/m^2，连续 12 次，曲妥珠单抗首剂 4mg/kg 体重，后续 51 周每周 2mg/kg 体重）。研究终点：DFS）和 OS。B31 研究表明，中位随访 8.4 年，曲妥珠单抗均具有显著的 DFS 获益，显著降低复发风险 40%，显著降低死亡风险 37%。不同亚组中，曲妥珠单抗同期辅助化疗患者可长期持续受益，DFS 和 OS 的改善一致，且耐受性好。N9831 研究结果显示，AC-T-H 组的 DFS 显著优于 AC-T 组，显著降低复发风险 33%，AC-TH 组的 DFS 优于 AC-T-H 组，曲妥珠单抗联合治疗较序贯治疗降低复发风险 23%。曲妥珠单抗与紫杉醇同步治疗相对紫杉醇序贯曲妥珠单抗治疗能更显著降低复发风险。

2. HER2 过表达型晚期乳腺癌

（1）BCIRG007 研究：多西他赛+曲妥珠单抗（TH）对比多西他赛+卡铂+曲妥珠单抗（TCH）治疗方案在 HER2 阳性的转移性乳腺癌一线治疗的国际多中心Ⅲ期随机试验比较，共纳入患者 263 人。研究分为两个亚组，TH 方案组：多西他赛 100mg/m^2、曲妥珠单抗每周 2mg/m^2（负荷剂量 4 mg/m^2），21 天为 1 个周期，共 8 个周期，后改为曲妥珠单抗单药 6mg/m^2 三周方案用药至疾病进展；TCH 方案组：多西他赛 75mg/m^2、卡铂 AUC6，曲妥珠单抗每周 2mg/m^2（负荷剂量 4mg/m^2），21 天为 1 个周期，共 8 个周期，后改为曲妥珠单抗单药 6mg/m^2 三周方案用药至疾病进展。主要研究终点：至疾病进展时间（TTP）；次要研究终点：缓解率、缓解时间和总生存期。研究结果：TCH 和 TH 方案的疗效和安全性结果相似，均是治疗 HER2 阳性转移性乳腺癌的高活性方案；TCH 组总生存率、至疾病进展时间、客观缓解率、临床获益和缓解时间均与 TH 组相似，二者均可耐受，但 TCH 组的血小板减少发生率显著高于 TH 组，恶心和呕吐发生率较高，TH 组的运动神经异常、肌痛、皮疹/脱屑和指甲变化的发生率较高。

（2）H0648g 研究：曲妥珠单抗联合 AC 及紫杉醇方案在 HER2 阳性的转移性乳腺癌一线治疗的比较，是 2001 年一项Ⅲ期注册研究，共纳入 469 例 HER2 阳性的转移性乳腺癌患者，将其随机分为标准化疗组或联合曲妥珠单抗组。根据化疗方案不同，又分为 4 亚组：AC 方案亚组、紫杉醇亚组（辅助治疗中已用过蒽环类）、曲妥珠单抗联合 AC 方案亚组、曲妥珠单抗联合紫杉醇亚组。中位随访时间：30 个月（30～50 个月）。主要研究终点为至疾病进展时间，次要研究终点包括缓解率、缓解持续时间、治疗失败时间及截至 1999 年 10 月的生存时间。结论：在常规化疗中加用曲妥珠单抗治疗能够使 HER2 阳性的转移性乳腺癌患者临床获益，与目前所能使用的最佳标准化疗方案相比，曲妥珠单抗与一线化疗药物的联合治疗能够显著延长患者的疾病无进展生存期（PFS），提高缓解率，延长缓解持续时间，改善总生存率，降低 20%的相对死亡风险。曲妥珠单抗联合化疗的 PFS 显著改善，这些治疗效果既见于接受曲妥珠单抗联合紫杉醇的患者，也见于曲妥珠单抗联合 AC 的患者，但在联合紫杉醇组疗效更好，无进展生存改善趋势更明显。在化疗方案中加入曲妥珠单抗的心血管事件作为特殊的观察指标，年龄的增长是唯一与心功能不全发生有关系的显著危险因子。虽然蒽环类累计剂量并未认定为心功能不全的危险因素，但研究结果提示，如患者接受整个 6 个疗程的 AC 治疗，必须监测心功能。曲妥珠单抗治疗并不会增加其他化疗相关不良反应的风险。

（3）M77001 研究：是一项随机对照、多国多中心Ⅱ期临床研究，旨在评价 HER2 阳性的转移性乳腺癌患者一线使用曲妥珠单抗联合多西他赛和一线多西他赛单药治疗的疗效和安全性，共纳入 186 例未接受过化疗的 HER2 阳性转移性乳腺癌患者。94 例患者随机接受多西他赛单药治疗（$100mg/m^2$，每 3 周 1 次），92 例患者则接受同样剂量多西他赛联合曲妥珠单抗（首剂 4mg/kg 体重，随后每周 2mg/kg 体重）。对于接受多西他赛单药治疗出现疾病进展的患者，研究人员可以选择交叉接受曲妥珠单抗治疗。主要研究终点：总缓解率；次要研究终点：总生存期（OS）、至疾病进展时间（TTP）、治疗失败时间（TTF）、缓解持续时间（DOR）等。结论：曲妥珠单抗联合方案显著提高所有临床结果，且提前使用曲妥珠单抗较化疗后序贯使用曲妥珠单抗获益更多。基于此研究，2004 年欧盟批准曲妥珠单抗联合多西他赛作为 HER2 阳性转移性乳腺癌一线治疗的又一标准方案。其绝大多数不良反应事件的程度是轻到中度的。心脏安全性方面，与多西他赛单药治疗组相比，联合治疗组患者 LVEF 降低的发生率略高，但无显著差异。

3. HER2 过表达型转移性胃癌

（1）ToGA 研究：第一个治疗 HER2 阳性晚期胃癌的Ⅲ期临床研究。3803 例患者接受筛选，其中 810 例为 HER2 阳性（21.3%），584 例符合所有入组条件的 HER2 阳性晚期胃癌，分为氟尿嘧啶或卡培他滨+顺铂（*n*=290）组、氟尿嘧啶或卡培他滨+顺铂+曲妥珠单抗（*n*=294）组。主要研究终点：OS；次要研究终点：PFS、TTP、总缓解率、疾病控制率（DCR）、DOR、QOL、安全性、疼痛强度、镇痛药使用剂量、体重变化、药代动力学。研究表明：曲妥珠单抗联合化疗显著延长 HER2 阳性患者 PFS，显著提高 HER2 阳性患者缓解率。

（2）日本曲妥珠单抗临床应用的单中心回顾性研究：评估 HER2 状态及是否接受过曲妥珠单抗治疗对晚期胃癌患者预后的影响。研究纳入 364 例有 HER2 信息的接受化疗的晚期胃癌患者，其中 HER2 阳性患者 58 例，HER2 阴性患者 306 例，HER2 阳性患者分为接受曲妥珠单抗治疗组（*n*=43）和未接受曲妥珠单抗治疗组（*n*=15）。研究表明曲妥珠单抗联合化疗可将 HER2 阳性晚期胃癌患者中位总生存期延长至 24.7 个月。

4. HER2 过表达型乳腺癌的新辅助靶向治疗

（1）MDACC 研究：是曲妥珠单抗首个用于 HER2 阳性乳腺癌新辅助治疗的研究。研究目的是了解曲妥珠单抗联合化疗用于 HER2 阳性乳腺癌新辅助治疗的疗效和安全性。研究第一阶段，42 例患者随机分组到紫杉醇（4 个疗程）→FEC（4 个疗程）或相同化疗方案+曲妥珠单抗（每周）共 24 周治疗。研究第二阶段招募 22 例患者接受化疗同步曲妥珠单抗治疗。研究表明，曲妥珠单抗联合化疗用于 HER2 阳性乳腺癌的新辅助治疗能显著提高病理完全缓解（pCR）率，且耐受性良好。

（2）NOAH 研究：是曲妥珠单抗在欧洲获批新辅助治疗适应证的研究，是一项对新诊断为局部进展期或炎性乳腺癌的国际多中心的开放性Ⅲ期新辅助治疗临床试验。研究中序贯使用的新辅助化疗方案有 AT、T 及 CMF，评价 HER2 阳性局部进展期或炎性乳腺癌患者接受新辅助化疗联合或不联合曲妥珠单抗治疗的疗效比较。研究纳入了自 2002 年 6 月至 2005 年 12 月间的 334 例患者，118 例患者仅接受了化疗，117 例患者接受了化疗和曲妥珠单抗治疗，另外 99 例 HER2 阴性患者使用同样化疗方案治疗作为平行对照。主要研究终点：无病生存期（DFS）；次要研究终点：pCR 率、总缓解率、安全性和耐受性。研究表明，曲妥珠单抗联合新辅助化疗可显著延长 HER2 阳性局部进展期或炎性乳腺癌无病生存期，提高临床和 pCR 率，改善总生存，并且具有较好的耐受性。

（3）GEPARQUINTO 研究：是第一个比较拉帕替尼（L）和曲妥珠单抗（H）联合化疗治疗早期乳腺癌患者的随机Ⅲ期新辅助临床试验。研究目的是比较曲妥珠单抗或拉帕替尼联合表柔比星+环磷酰胺（EC）序贯多西他赛（T）新辅助治疗 HER2 阳性早期或局部晚期原发乳腺癌的疗效（pCR 率）及安全性。试验将入组患者按 HER2 是否阳性分类，对于 HER2 阴性患者进行血管内皮生长因子（VEGF）抑制剂贝伐单抗（Bev）联合 AT 化疗方案新辅助治疗效果分析，对于 HER2 阴性无反应的患者，给予化疗加减依维莫司。对于 HER2 阳性患者进行曲妥珠单抗与拉帕替尼分别联合蒽环、紫杉类药物新辅助治疗效果的研究比较。研究纳入了 2007 年 11 月至 2010 年 7 月间共 620 例 HER2 阳性，T3 或 T4 期；或激素受体（ER/PgR）阴性；或 ER/PgR 阳性、淋巴结阳性（T2 期）或前哨淋巴结阳性（T1 期）患者，患者随机入组进行 ECH 方案化疗，病理完全缓解后序贯 TH（n=309）和 ECL 后序贯 TL（n=311）治疗。主要研究终点：pCR；次要研究终点：其他定义的 pCR、保乳率、依从性和不良反应。研究表明，蒽环、紫杉类药物联合曲妥珠单抗新辅助治疗较联合拉帕替尼获得更高的 pCR 率（30.3%比 22.7%，$P<0.05$）。

（4）NEO ALTTO 研究（BIG1-06/SOLTI/EGF106903）：是一个国际、多中心、随机对照治疗 HER2 阳性早期乳腺癌的Ⅲ期临床试验。评价在紫杉醇的基础上加用拉帕替尼、曲妥珠单抗或两者联合用于 HER2 阳性乳腺癌患者新辅助治疗的疗效。研究将 455 例 HER2 阳性的早期乳腺癌（EBC）患者随机分为曲妥珠单抗单药组、曲妥珠单抗+拉帕替尼组和拉帕替尼单药组进行治疗。主要研究终点：pCR（定义为手术时乳腺内未发现浸润癌）；次要研究终点：客观缓解率、安全性、手术时淋巴结阴性状态、保乳率、DFS 和 OS。研究表明，两靶向药物联合组的 pCR 率显著高于单个靶向药物治疗组、单药曲妥珠单抗的疗效在数值上优于单药拉帕替尼。

（5）NEOSPHERE 研究：是曲妥珠单抗（H）联合帕妥珠单抗（P）新辅助治疗随机Ⅱ期临床试验。帕妥珠单抗是另一种抗 HER2 的单克隆抗体，与 HER2 的结合位点不同于曲妥珠单抗，两者在作用机制上互补且可更广泛地阻断 HER2 信号。该研究是探讨多西他赛联合曲妥珠单抗或帕妥珠单抗或者联合两者，与曲妥珠单抗和帕妥珠单抗未联合化疗在术前新辅助治疗的国际、多中心、开放的随机Ⅱ期临床试验。417 例 HER2 阳性乳腺癌患者（Ⅱ期或Ⅲ期，包括局部进展期）随机接受术前多西他赛+曲妥珠单抗（TH）、多西他赛+曲妥珠单抗+帕妥珠单抗（THP）、曲妥珠单抗+帕妥珠单抗（HP）或多西他赛+帕妥珠单抗（TP）4 个周期的新辅助治疗。术后所有患者接受曲妥珠单抗 1 年和 3 个周期的 FEC 治疗，HP 组术后，给予 FEC→多西他赛治疗。主要研究终点：pCR 率（TH 比 THP、TH 比 HP、THP 比 TP）；次要研究终点：临床缓解、DFS、保乳率和生物标志物评估。研究表明，两个靶向药物联合的THP方案较单个靶向药物TH和TP方案显著改善患者pCR率，严重不良反应方面无差别。

（6）TECHNO研究：是EC→紫杉醇联合曲妥珠单抗新辅助治疗的Ⅱ期临床试验。该研究的目的是观察评估表柔比星和环磷酰胺序贯紫杉醇和曲妥珠单抗新辅助治疗HER2过表达乳腺癌患者的疗效和安全性。研究纳入217例HER2过表达乳腺癌（≥2cm或炎性）的患者在术前接受了为期3周的表柔比星和环磷酰胺（90mg/m^2和600mg/m^2），然后由4个周期（3周为1个周期）的紫杉醇（175mg/m^2）和曲妥珠单抗（6mg/kg体重）组成的新辅助治疗方案。术后继续曲妥珠单抗治疗1年。主要研究终点：pCR率；次要研究终点：安全性和依从性、临床缓解率、保乳率、DFS、OS和pCR率与生存的相关性。研究表明，曲妥珠单抗（12周）联合化疗的新辅助治疗可获得39%的病理完全缓解。

（7）TBCRC 006研究：是拉帕替尼和曲妥珠单抗新辅助治疗HER2过表达乳腺癌的多中心Ⅱ期研究。64例HER2阳性肿瘤 ＞3cm或＞2cm伴有淋巴结肿大的乳腺癌患者入组，随机接受拉帕替尼 1000mg/d，曲妥珠单抗初始剂量 4mg/kg体重、维持剂量每周 2mg/kg体重治疗。研究结果表明双靶向治疗临床反应率高，获得pCR率接近53%，耐受性好。

（马 芸 杨 军 李 强）

参考文献

步宏，郑杰. 2007. 美国临床肿瘤学会/美国病理学医师学院乳腺癌HER2检测指南简介. 中华病理学杂志，36（7）：496-497

李晓玲，徐建明，易绍琼，等. 2008. 曲妥珠单抗联合氟尿嘧啶或顺铂治疗胃癌的实验研究. 临床肿瘤学杂志，13（4）：302-306

孙杰，潘赛英，陈倩琪，等. 2011. 曲妥珠单抗联合FOLFIRI治疗HER2阳性晚期胃癌的疗效观察. 南方医科大学学报，31（8）：1458-1460

孙燕，李丽庆，宋三泰，等. 2003. 注射用曲妥珠单抗治疗晚期乳腺癌临床验证结果. 中华肿瘤杂志，25（6）：581-583

姚月歌. 2007. 乳腺癌的分子靶向治疗. 日本医学介绍，28（4）：177-179

《胃癌HER2检测指南》编写组. 2011. 胃癌HER2检测指南. 中华病理学杂志，40（8）：553-557

van Cutsem E，Feyereislova A，张信华. 2010. 曲妥珠单抗联合化疗与单纯化疗治疗HER2阳性晚期胃或胃食管结合部癌的Ⅲ期、开放、随机对照临床试验（ToGA试验）. 消化肿瘤杂志：电子版，2（3）：128

Bang YJ，Cutsem EV，Feyereislova A，et al. 2010. Trastuzumab in combination with chemotherapy versus chemotherapy alone for treatment of HER2-positive advanced gastric or gastro-oesophageal junction cancer（ToGA）：a phase 3，open-label，randomised controlled trial. Lancet，376（9742）：687

Baselga J，Cortés J，Kim SB，et al. 2012. Pertuzumab plus trastuzumab plus docetaxel for metastatic breast cancer. N Engl J Med，366（2）：109

Hortobagyi GN. 2005. Trastuzumab in the treatment of breast cancer. N Engl J Med，353（16）：1734

Junttila TT，Akita RW，Parsons K，et al. 2009. Ligand-independent HER2/HER3/PI3K complex is disrupted by trastuzumab and is effectively inhibited by the PI3K inhibitor GDC-0941. Cancer Cell，15（5）：429

Marty M，Cognetti F，Maraninchi D，et al. 2005. Randomized phase Ⅱ trial of the efficacy and safety of trastuzumab combined with docetaxel in patients with human epidermal growth factor receptor 2-positive metastatic breast cancer administered as first-line treatment：the M77001 study group. J Clin Oncol，23（19）：4265

Nahta R，Esteva FJ. 2007. Trastuzumab：triumphs and tribulations. Oncogene，26（25）：3637-3643

Paik S，Kim C，Wolmark N. 2008. HER2 status and benefit from adjuvant trastuzumab in breast cancer. N Engl J Med，358（13）：1409

Pegram MD，Konecny G，Slamon DJ. 2000. The molecular and cellular biology of HER2/neu gene amplification/overexpression and the clinical development of herceptin（trastuzumab）therapy for breast cancer. Cancer Treat Res，103（103）：57

Piccartgebhart MJ，Procter M，Leylandjones B，et al. 2005. Trastuzumab after adjuvant chemotherapy in HER2-positive breast cancer. N Engl J Med，353（16）：1659

Romond EH，Perez EA，Bryant J，et al. 2005. Trastuzumab plus adjuvant chemotherapy for operable HER2-positive breast cancer. N Engl J Med，353（16）：1673-1684

Seidman A，Hudis C，Pierri MK，et al. 2002. Cardiac dysfunction in the trastuzumab clinical trials experience. J Clin Oncol，20（5）：1215

Smith I，Procter M，Gelber RD，et al. 2007. 2-year follow-up of trastuzumab after adjuvant chemotherapy in HER2-positive breast cancer：a randomized controlled trial. Lancet，369（9555）：29-36

Steinhauser IM，Langer K，Strebhardt KM，et al. 2008. Effect of trastuzumab-modified antisense oligonucleotide-loaded human serum albumin nanoparticles prepared by heat denaturation. Biomaterials，29（29）：4022-4028

Vogel CL，Cobleigh MA，Tripathy D，et al. 2002. Efficacy and safety of trastuzumab as a single agent in first-line treatment of HER2-overexpressing metastatic breast cancer. J Clin Oncol，20（3）：719

Yarden Y，Sliwkowski MX. 2001. Untangling the ErbB signalling network. Nat Rev Mol Cell Biol，2（2）：127

六、托西莫单抗

托西莫单抗［英文名：Tositumomab，商品名：百克沙（Bexxar）］为鼠源性抗 CD20 抗原 IgG2 单克隆抗体，它可选择性结合于正常细胞或恶性 B 细胞表面的 CD20 抗原。2003 年 6 月 FDA 通过了放射免疫连接剂托西莫单抗，为 ^{131}I 标记的抗 CD20 单抗，用于治疗复发性或难治性 CD20 阳性的非霍奇金淋巴瘤。

（一）托西莫单抗的作用机制

托西莫单抗是一种在正常及恶性B淋巴细胞表面发现的鼠抗CD20抗原IgG2aλ单克隆抗体，能与 CD20 抗原特异结合（人 B 淋巴细胞限制性分化抗原，Bp35 或 B1）。该抗原前 B 淋巴细胞表达的跨膜磷蛋白，在发育成熟的 B 淋巴细胞中浓度高，该抗原也在 90% 以上的非霍奇金淋巴瘤（NHL）上表达。抗原决定簇的识别在 CD20 抗原细胞外，CD20 不随抗体结合而从细胞表面脱落，也不嵌入细胞。作用机制可能包括诱导细胞凋亡，补体依赖的细胞毒性（CDC），抗体依赖细胞介导的细胞毒作用（ADCC）。托西莫单抗与 ^{131}I

的细胞毒作用具有协同效应。

（二）药代动力学

NHL 患者静脉注射 485mg 托西莫单抗后平均血浆清除率为 68.2mg/h，本品在肿瘤负荷高、脾大或骨转移的患者中具有清除率加快、消除半衰期短、表观分布容积大的特点。^{131}I 的消除经衰变，由肾脏排出。5 天后 67%注射剂量被清除，其中 78%从尿中回收。

（三）FDA 批准适应证及中国上市应用情况

1. FDA 批准适应证 用于治疗表达 CD20 抗原的复发性或难治性低分度滤泡状或已变形的 NHL 患者，包括那些对利妥昔单抗无应答的难治性 NHL 患者。

2. 中国上市应用情况 截至目前，托西莫单抗尚未被批准在中国上市，由诺华公司及葛兰素史克公司联合在中国进行了托西莫单抗相关临床试验，尚无国内研究者发起的相关临床试验在中国国内开展。

（四）剂型规格

托西莫单抗注射剂：225mg/支；35mg/支，蛋白浓度为 14mg/ml。

^{131}I-托西莫单抗注射剂：20ml/支，含 ^{131}I 0.61mCi（1mCi=37MBq），蛋白浓度 0.1mg/ml。

（五）用法用量

1. 使用方法 本品治疗分两个独立阶段：剂量测定阶段 7～14 天，随后为治疗阶段。

（1）剂量测定阶段

1）托西莫单抗 450mg 溶于 0.9%氯化钠注射液 50ml 中，静脉滴注 60 分钟以上。若出现轻、中度毒性，滴速降低 50%，若出现严重毒性应停药。

2）^{131}I-托西莫单抗（含蛋白 35mg，^{131}I 5.0mCi）溶于 0.9%氯化钠注射液 30ml 中，静脉滴注 20 分钟以上。若出现轻、中度毒性，滴速降低 50%，若出现严重毒性应停药。

（2）治疗阶段

1）托西莫单抗 450mg 溶于 0.9%氯化钠注射液 50ml 中，静脉滴注 60 分钟以上。若出现轻、中度毒性，滴速降低 50%，若出现严重毒性应停药。

2）^{131}I-托西莫单抗根据说明书所标活性浓度计算治疗所需 ^{131}I-托西莫单抗剂量。若出现轻、中度毒性，滴速降低 50%，若出现严重毒性应停药。

3）血小板计数≥150×10^9/L 者剂量：^{131}I 75cGy 全身照射，托西莫单抗 35mg 静脉滴注 20 分钟。

4）血小板计数 100×10^9/L～150×10^9/L 者剂量：^{131}I 65cGy 全身照射，托西莫单抗 35mg 静脉滴注 20 分钟。

（3）联合治疗：患者给予以下辅助治疗后方可用托西莫单抗治疗。

口服饱和碘化钾溶液，每次 4 滴，每日 3 次；口服鲁氏碘液，每次 20 滴，每日 3 次，或碘化钾片每日 130mg。甲状腺保护剂应在 ^{131}I-托西莫单抗治疗前 24 小时开始使用，持续到 ^{131}I-托西莫单抗治疗后 2 周。使用托西莫单抗治疗前 30 分钟让患者口服对乙酰氨基酚 650mg，苯海拉明 50mg。

（4）其他器官的辐射暴露：使用全身器官显像和 MIRDOSE3 软件程序对 ^{131}I-托西莫单抗治疗的辐射吸收剂量进行估计。甲状腺、胃或肠成像明显的患者被选定行器官剂量分析。分析结果如表 2-6-1 所示。

表 2-6-1　器官的预计辐射吸收剂量

器官	^{131}I-托西莫单抗治疗器官的中位辐射吸收剂量估计值（rad/mCi）	^{131}I-托西莫单抗治疗器官的辐射吸收剂量估计值（rad/mCi）
内脏器官 ROI		
甲状腺	2.71	1.4～6.2
肾脏	1.96	1.5～2.5
上段结肠	1.34	0.8～1.7
下段结肠	1.30	0.8～1.6
心脏	1.25	0.5～1.8
脾脏	1.14	0.7～5.4
睾丸	0.83	0.3～1.3
肝脏	0.82	0.6～1.3
肺	0.79	0.5～1.1
骨髓	0.65	0.5～1.1
胃	0.40	0.2～0.8
全身 ROI		
尿道膀胱壁	0.64	0.6～0.9
骨	0.41	0.4～0.6
胰腺	0.31	0.2～0.4
胆囊壁	0.29	0.2～0.3
肾上腺	0.28	0.2～0.3
卵巢	0.25	0.2～0.3
小肠	0.23	0.2～0.3
胸腺	0.22	0.1～0.3
子宫	0.20	0.2～0.2
肌肉	0.18	0.1～0.2
乳房	0.16	0.1～0.2
皮肤	0.13	0.1～0.2
脑	0.13	0.1～0.2
全身	0.24	0.2～0.3

2. 不良反应管理　接受托西莫单抗治疗的患者中最常见的不良反应（发病率大于 25%）是中性粒细胞减少、血小板减少、贫血、感染（包括肺炎、菌血症、败血病、支气管炎和皮肤感染）、输液反应、乏力、发热、恶心。

最常见的严重不良反应是严重的和长期的血细胞减少、感染（包括肺炎、菌血症、败血病、支气管炎和皮肤感染）、严重的过敏性反应（包括支气管痉挛和血管性水肿）、输液反应、继发性白血病和骨髓增生异常综合征。

（六）禁忌

托西莫单抗禁用于孕妇或对该疗法中任一成分过敏的患者。

（七）特殊人群用药

1. 妊娠期患者　在妊娠期妇女中尚未进行帕尼单抗的研究。由于 ^{131}I 可以通过胎盘，因此孕妇使用该药会引起胎儿的危害，包括严重的和可能不可逆转的新生儿甲状腺功能低下症。部分数据表明 ^{131}I 治疗一年及一年以下流产的风险增加。需告知正在使用的孕妇或使用后的孕妇该药对胎儿的潜在危害。评估新生儿在出生时和新生儿期有无甲状腺功能减退症。

2. 哺乳期患者　人乳汁分泌大量免疫球蛋白，因此 ^{131}I-托西莫单抗可能存在于人乳。母乳排泄的放射性碘的浓度与母体血浆中的浓度相近或更高。因此哺乳期妇女使用该药后哺乳的婴儿可出现严重的不良反应，影响其生长和发育。建议哺乳期妇女停止哺乳或进行替代治疗。

3. 育龄期患者　育龄期女性和男性在使用托西莫单抗治疗时及治疗后一年内，应采取适当的避孕措施。目前研究表明 ^{131}I 治疗的患者，可能会导致卵巢和睾丸的辐射暴露，可能会造成暂时性卵巢或睾丸功能障碍。辐射暴露可持续至治疗后的一年。

4. 儿科患者　尚未确定托西莫单抗在儿童和青少年中的安全性和有效性。

5. 老年患者　缺乏对托西莫单抗用于≥65 岁的老年患者的研究，因而无法确定他们的反应是否不同于较年轻患者。

6. 肝功能不全患者　尚未确定托西莫单抗在肾功能不全患者中的安全性和有效性。

（八）临床研究介绍

托西莫单抗治疗的临床获益是基于入选了 100 例低度恶性、转型低度恶性、滤泡大细胞淋巴瘤患者的 2 项临床试验。入组的患者要求 KPS 评分大于 60 分，粒细胞计数＞1.5×10^9/L，血小板计数≥100×10^9/L，淋巴瘤侵犯骨髓≤25%，治疗结束后一年内任一部位＞3500cGy 的照射量未出现疾病进展。

研究 1 入组了 40 例低度恶性、转型低度恶性、滤泡大细胞淋巴瘤患者。患者治疗无效、出现疾病进展、利妥昔单抗治疗 4 个疗程。此试验中位年龄为 57 岁（35～78 岁），从诊断到入组的中位时间为 50 个月（12～170 个月），入组前使用化疗方案数的中位数为 4 种（1～11 种）。总体而言，40 例患者中 35 名患者利妥昔单抗无效（定义为治疗无效或利妥昔单抗治疗效果维持不超过 6 个月）。

研究 2 入组了 60 例利妥昔单抗初治复发患者或化疗无效的患者。此试验中位年龄为 60 岁（38～82 岁），从诊断到入组的中位时间为 53 个月（9～334 个月），入组前使用化疗方案数为 4 种（2～13 种）。53 例患者在入组前使用的化疗方案无效，7 例患者治疗效果维持不超过 6 个月。

在研究 1 和研究 2 主要观察的终点指标为一个独立专家小组通过审查病历和影像学确定的总缓解率，见表 2-6-2。

表 2-6-2 研究结果

	研究 1（*n*=40）	研究 2（*n*=60）
总缓解率	68%	47%
95%CI	51%～81%	34%～60%
中位反应时间（月）	16	12
95%CI	10～NR	7～47
范围	1^{+}～38^{+}	1～47
完全缓解率	33%	20%
95%CI	19%～49%	11%～32%
中位完全缓解持续时间（月）	至今	47
95%CI	15～NR	47～NR
范围	4～38^{+}	9～47

注：CI，可信区间；NR，未确定；随访中位时间，研究 1=26 月，研究 2=30 月；完全缓解，临床和病理完全缓解。

这些研究结果与其他 3 个小样本量的客观研究一致。这 3 项研究共入组 130 例利妥昔单抗初治滤泡性非霍奇金淋巴瘤伴或不伴转型的患者。所有患者化疗后复发，或者对化疗无效总缓解率为 49%～64%，中位缓解持续时间为 13～16 个月。

（谢 琳）

参 考 文 献

从明华. 2006. 托西莫单抗和 ^{131} 碘-托西莫单抗治疗非霍奇金淋巴瘤后可实行后续治疗国际肿瘤学杂志，（4）：319-320

刘欣，洪小南. 2007. ^{131}I-托西莫单抗在非霍奇金淋巴瘤中的治疗进展. 世界临床药物，28（5）：278-281

孙丽霞. 2005. 免疫调节药托西莫单抗（^{131}I-tositumomab）. 世界临床药物，26（4）：252-253

魏莉，罗荣城. 2006. 放射性核素标记抗 CD20 单克隆抗体治疗 B 细胞淋巴瘤的研究进展. 国际放射医学核医学杂志，30（3）：153-157

Beers S，Chan CS，French R，et al. 2008. Type Ⅱ（tositumomab）anti-CD20 monoclonal antibody out performs type Ⅰ（rituximab-like）reagents in B-cell depletion regardless of complement activation. Blood，112（10）：4170-4177

Cardarelli PM. 2005. I-tositumomab therapy as initial treatment for follicular lymphoma. N Engl J Med，352（5）：441

Davies AJ，Rohatiner AZ，Howell S，et al. 2004. Tositumomab and iodine I 131 tositumomab for recurrent indolent and transformed B-cell non-Hodgkin's lymphoma. J Clin Oncol，22（8）：1469-1479

Fisher RI，Kaminski MS，Wahl RL，et al. 2005. Tositumomab and iodine-131 tositumomab produces durable complete remissions in a subset of heavily pretreated patients with low-grade and transformed non-Hodgkin's lymphomas. J Clin Oncol，23（30）：7565

Gopal Ak，Rajendran JG，Gooley TA. 2007. High-dose ［^{131}I］Tositumomab（anti-CD20）radioimmunotherapy and autologous hematopoietic stem-cell transplantation for adults ≥ 60 years old with relapsed or refractory B-cell lymphoma. J Clin Oncol，25（11）：1396

Horning SJ，Younes A，Jain V，et al. 2005. Efficacy and safety of tositumomab and iodine-131 tositumomab（Bexxar）in B-cell lymphoma，progressive after rituximab. J Clin Oncol，23（4）：712-719

Jacene HA，Filice R，Kasecamp W，et al. 2007. Comparison of 90Y-ibritumomab tiuxetan and ^{131}I-tositumomab in clinical practice. J Nucl Med，48（11）：1767-1776

Kaminski MS，Estes J，Zasadny KR，et al. 2000. Radioimmunotherapy with iodine ^{131}I Tositumomab for relapsed or refractory B-cell non-Hodgkin's lymphoma：updated results and long- term follow-up of the University of Michigan experience. Blood，96（4）：1259-1266

Kaminski MS，Radford JA，Gregory SA，et al. 2005. Re-treatment with I-131 tositumomab in patients with non-Hodgkin’s lymphoma who had previously responded to I-131 tositumomab. J Clin Oncol，23（31）：7985

Kaminski MS，Zelenetz AD，Press OW，et al. 2001.Pivotal study of iodine I 131 tositumomab for chemotherapy-refractory low-grade or transformed low-grade B-cell non-Hodgkin’s lymphomas. J Clin Oncol，19（19）：3918

Koral KF，Dewaraja Y，Li J，et al. 2003. Update on hybrid conjugate-view SPECT tumor dosimetry and response in ^{131}I-tositumomab therapy of previously untreated lymphoma patients. J Nucl Med，44（3）：457-464

Leonard JP，Coleman M，Kostakoglu L，et al. 2005. Abbreviated chemotherapy with fludarabine followed by tositumomab and Iodine I 131 tositumomab for untreated follicular Lymphoma. J Clin Oncol，23（24）：5696

Press OW，Eary JF，Gooley T，et al. 2000. A phase Ⅰ/Ⅱ trial of iodine-131-tositumomab（anti-CD20），etoposide，cyclophosphamide，and autologous stem cell transplantation for relapsed B-cell lymphomas. Blood，96（9）：2934-2942

Press OW，Unger JM，Braziel RM，et al. 2003. Phase Ⅱ trial of CHOP chemotherapy followed by tositumomab/iodine I-131 tositumomab for previously untreated follicular non-Hodgkin's lymphoma：five-year follow-up of Southwest Oncology Group Protocol S9911. Blood，102（5）：1606

Press OW，Unger JM，Rimsza LM，et al. 2013. Phase Ⅲ randomized intergroup trial of CHOP plus rituximab compared with CHOP chemotherapy plus（131）iodine-tositumomab for previously untreated follicular non-Hodgkin lymphoma：SWOG S0016. J Clin Oncol，31（3）：314

Vose JM，Bierman PJ，Enke C，et al. 2005. Phase Ⅰ trial of iodine-131 tositumomab with high-dose chemotherapy and autologous stem-cell transplantation for relapsed non-Hodgkin's lymphoma. J Clin Oncol，23（3）：461

Vose JM，Wahl RL，Saleh M，et al. 2000. Multicenter phase Ⅱ study of iodine-131 tositumomab for chemotherapy-relapsed/refractory low-grade and transformed low-grade B-cell non-Hodgkin’s lymphomas. J Clin Oncol，18（6）：1316-1323

七、本妥昔单抗

本妥昔单抗［英文名：Brentuximab vedotin，商品名：Adcetris］是新型靶向 ADC，能使药物直接作用于淋巴瘤细胞上的靶点 CD30，分子结构如图 2-7-1 所示。

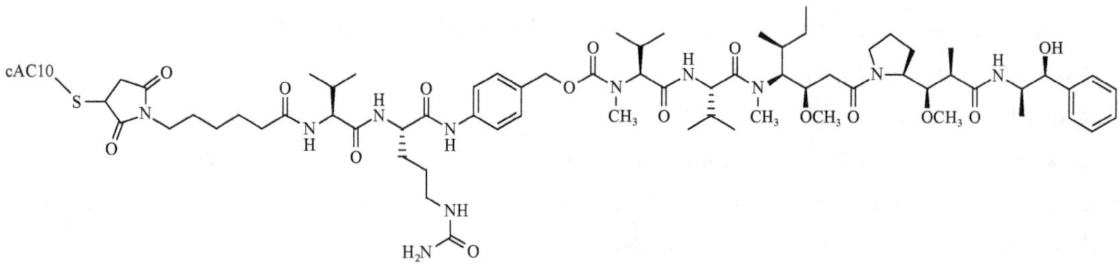

图 2-7-1　本妥昔单抗结构式

FDA 于 2011 年 8 月 19 日批准本妥昔单抗应用于霍奇金病和系统性间变性大细胞淋巴瘤（ALCL）。

（一）本妥昔单抗的作用机制

CD30 是属于肿瘤坏死因子家族的一种跨膜蛋白，其表达于活化而非静止的 B 细胞或 T 细胞上，因此肿瘤组织中如检测到 CD30 的表达，是一个有效的治疗靶点，如经典型霍奇金病的 RS 细胞、系统性间变性大细胞淋巴瘤细胞。

本妥昔单抗是专门针对 CD30 抗原的 ADC，由三个组分组成：人 CD30 的特异性嵌合 IgG1 抗体 cAC10、微管聚合抑制剂（monomethyl auristatin E，MMAE），以及将 MMAE 共价附着在 cAC10 上的蛋白酶可裂解的连接桥。该药的分子量约 153kDa。非临床资料提示本妥昔单抗的抗癌活性是由于其结合至 CD30 的表达细胞，生成 ADC-CD30 复合物，接着 ADC-CD30 复合物内化，并通过蛋白酶裂解释放 MMAE，细胞内的 MMAE 结合至微管破坏微管网络，随后引起细胞周期停止和细胞的凋亡。

（二）药代动力学

Ⅰ期试验和来自 314 例患者群体药代动力学数据分析评价了本妥昔单抗的药代动力学。

吸收：在临近输注结束时达到药物的最大浓度。药物的半衰期为 4～6 天；每 3 周给药 1 次，在 21 天内达到药物的稳态。其中 MMAE 的平均达峰时间为 1～3 天。

分布：在体外，MMAE 与血浆蛋白的结合率为 68%～82%，与其他蛋白结合药物无相互代替的效应。体外研究发现，MMAE 是 P 糖蛋白（P-gp）的底物，而不是抑制剂。人体中，药物的分布容积为 6～10L。

代谢：在动物和人体内数据提示，只有小部分 MMAE 从药物上释放出来被代谢掉。体外数据表明 MMAE 代谢主要通过 CYP3A4/5 氧化的方式代谢。用人肝微粒体在体外研究表明 MMAE 抑制 CYP3A4/5，但不影响其他 CYP 同工酶。在原代人肝细胞中的研究发现，MMAE 不诱导 CYP450 酶。

消除：MMAE 清除受到从药物中释放速率的限制。一项在接受剂量 1.8mg/kg 体重本妥昔单抗药物的患者中进行的排泄研究发现，给药 1 周后，24%的 MMAE 从尿和粪便中排出，其中的 72%通过粪便排泄。

性别、年龄和种族的影响：根据群体药代动力学分析，性别、年龄和种族对本妥昔单抗的药代动力学无影响。

（三）FDA批准适应证及中国国内上市应用情况

1. FDA批准适应证　本妥昔单抗是一种CD30导向ADC，适用于经典型霍奇金病患者自体造血干细胞移植（ASCT）失败后，或既往至少经2次多药化疗方案后失败的治疗；还适用于经典型霍奇金病患者ASCT后有较高复发和进展风险的治疗；以及系统性间变性大细胞淋巴瘤患者既往至少经1次多药化疗方案失败后的治疗。

2. 中国上市应用情况　截至目前，本妥昔单抗尚未被批准在中国上市，尚无相关临床试验在中国国内开展。

（四）剂型规格

注射剂50mg（10ml）/瓶，每瓶含本妥昔单抗50mg，浓度为5mg/ml，容量为10ml。

（五）用法用量

1. 使用方法　本妥昔单抗可用于静脉输注（不要静脉注射或丸注给药），推荐剂量是1.8mg/kg体重（最高剂量180mg/次），历时30分钟静脉输注给药，每3周1次。继续治疗直至最大16个疗程、出现疾病进展或不可接受的毒性。轻、中度肾功能损伤者无须剂量调整；轻度肝功能损伤（Child-Pugh A级）减量至1.2mg/kg体重（最高剂量120mg/次）；中重度肝功能损伤（Child-Pugh B、C级）、重度肾功能损伤（肌酐清除率＜30ml/min）应避免使用。

2. 不良反应管理

（1）常见的不良反应：最常见不良反应（发生率超过20%）是中性粒细胞减少、周边感觉神经病变、疲乏、恶心、贫血、上呼吸道感染、腹泻、发热、皮疹、血小板减少、咳嗽和呕吐。

（2）停药原则：用药期间若发生严重的甚至不耐受不良反应时，应考虑暂停用药甚至永久停药。

（3）不同不良反应剂量调整参考：不同毒副反应的剂量调整指导见表2-7-1。

表2-7-1　本妥昔单抗不同不良反应的剂量调整指导原则

不良反应	级别/症状	剂量调整指导原则
周围神经病变	新发或加重的2或3级	中止服药至神经病变改善至1级或基线，然后再从1.2mg/kg体重剂量开始用药
	4级	立即停药
中性粒细胞减少	3或4级	应中止本妥昔单抗的给药，直至恢复至基线或2级以下。在随后疗程中应考虑使用粒细胞集落刺激因子（G-CSF）
	使用了粒细胞集落刺激因子（G-CSF）仍出现4级中性粒细胞减少	可考虑终止或减小本妥昔单抗剂量至1.2mg/kg体重

（六）禁忌

本妥昔单抗联合博来霉素可导致肺毒性，如肺间质浸润和（或）炎症。

（七）特殊人群用药

1. 妊娠期患者　目前没有关于孕妇使用本妥昔单抗的充足和良好的对照研究。但是，有研究证明动物暴露在相似于霍奇金病和系统性间变性大细胞淋巴瘤患者推荐剂量的本妥昔单抗下可致胚胎、胎儿毒性。妊娠期妇女使用本妥昔单抗可能致胎儿危害，如妊娠期间试验此药，或接受此药患者发生妊娠，应告知患者该药可能对胎儿造成的潜在危害。

2. 哺乳期患者　尚不清楚本妥昔单抗是否排泄于人乳汁中。鉴于许多药物被排泄在人乳汁中及本妥昔单抗会对哺乳婴儿造成潜在的严重不良反应，应做出是否终止哺乳或终止药物的决策，但必须考虑药物对母亲的重要性。

3. 儿科患者　尚未确定本妥昔单抗在儿童人群中的安全性和有效性。本妥昔单抗的临床试验只包括 9 例儿童患者，这个数量不足以确定他们的反应是否与成年患者不同。

4. 老年患者　本妥昔单抗的临床试验未包括足够数量年龄≥65 岁患者，不能确定他们与较年轻患者反应是否不同，安全性和疗效尚未确定。

5. 肝功能不全患者　中度（Child-Pugh B 级）或严重（Child-Pugh C 级）肝受损禁用本妥昔单抗。

6. 肾功能不全患者　避免在严重肾功能损害（肌酐清除率＜30ml/min）时使用本妥昔单抗。

（八）临床研究介绍

1. 本妥昔单抗应用于经典型霍奇金病

（1）应用于复发经典型霍奇金病的临床研究：这是一项开放、单臂、多中心的临床研究，旨在评价本妥昔单抗治疗 ASCT 后复发经典型霍奇金病的有效性。共纳入 102 例患者，均接受本妥昔单抗治疗，方案为 1.8mg/kg 体重，历时 30 分钟静脉输注给药，每 3 周 1 次。研究主要终点是通过受累区域确定的总缓解率，由独立审查机构依据 2007 年修订的淋巴瘤疗效评价标准进行疗效评价。

102 例患者的中位年龄为 31 岁（15～77 岁），大多数为女性（53%）和白种人（87%）。患者接受的既往治疗次数中位数为 5，包含 ASCT。本研究结果总结于表 2-7-2 中。

表 2-7-2　复发经典型霍奇金病患者的疗效结果（*n*=102）

研究终点	百分比（95%CI）	缓解持续时间（月）	
		中位数（95%CI）	范围
CR	32（23～42）	20.5（12.0～NE）	1.4～21.9[a]
PR	40（32～49）	3.5（2.2～4.1）	1.3～18.7
总缓解率	73（65～83）	6.7（4.0～14.8）	1.3～21.9[a]

注：NE，不可估计；a 提交数据时随访仍在进行。

（2）应用于经典型霍奇金病 ASCT 后的临床研究：这是一项随机、双盲、安慰剂对照的临床研究，旨在评价本妥昔单抗治疗 ASCT 后有较高复发和进展风险的经典型霍奇金病的有效性。共纳入 329 例患者，在 ASCT 后 30～40 天，随机 1∶1 接受安慰剂或本妥昔单抗治疗，方案为 1.8mg/kg 体重，历时 30 分钟静脉输注给药，每 3 周 1 次，多达 16 个周期。安慰剂组发生疾病进展的患者可接受本妥昔单抗治疗，作为一个单独的试验部分。研究的主要终点是无进展生存期（PFS）。ASCT 的复发或进展的高风险由如下标准判断：难治的，在 12 个月内复发，复发≥12 个月伴结外病变。

329 例患者随机接受本妥昔单抗或安慰剂治疗，其中本妥昔单抗组 165 例，安慰剂组 164 例。329 例患者的中位年龄为 32 岁（18～76 岁），大部分为男性（53%）和白种人（94%）。患者接受的既往治疗次数中位数为 2 次（2～8 次），包括 ASCT。随访 PFS 的中位时间为 22 个月（0～49 个月），评效结果显示本妥昔单抗组与安慰剂组相比，显著改善无进展生存期和中位无进展生存期，而两组的临时总生存率分析显示没有统计学意义。

2. 本妥昔单抗应用于系统性间变性大细胞淋巴瘤　这是一项开放、单臂、多中心的临床研究，旨在评价本妥昔单抗治疗复发系统性间变性大细胞淋巴瘤的有效性。该研究纳入 58 例既往接受过治疗后复发的系统性间变性大细胞淋巴瘤患者，接受本妥昔单抗治疗，方案为 1.8mg/kg 体重，历时 30 分钟静脉输注给药，每 3 周 1 次。研究主要终点是通过 IFR 确定的总缓解率，由独立审查机构依据 2007 年修订的淋巴瘤疗效评价标准进行评价。

58 例患者的中位年龄 52 岁（14～76 岁），大部分为男性（57%）和白种人（83%）。患者接受的既往治疗次数中位数为 2 次，26%的患者既往曾接受 ASCT。50%的患者在最近 1 次的治疗中被评价为复发或难治，72%的患者间变性淋巴瘤激酶（ALK）阴性。

本研究结果总结于表 2-7-3 中。

表 2-7-3　系统性间变性大细胞淋巴瘤患者的疗效结果（*n*=58）

研究终点	百分比（95%CI）	缓解持续时间（月）	
		中位数（95%CI）	范围
CR	57（44～70）	13.2（10.8～NE）	0.7～15.9[a]
PR	29（18～41）	2.1（1.3～5.7）	0.1～15.8[a]
总缓解率	86（77～95）	12.6（5.7～NE）	0.1～15.9[a]

注：NE，不可估计；a 提交数据时随访仍在进行。

（谢　琳　龙庭凤）

参 考 文 献

Forero-Torres A，Fanale M，Advani R，et al. 2012. Brentuximab vedotin in transplant-naive patients with relapsed or refractory Hodgkin lymphoma：Analysis of two phase Ⅰ studies. Oncologist，17：1073-1080

Gravanis I，Tzogani K，van Hennik P，et al. 2016. The European medicines agency review of brentuximab vedotin（Adcetris）for the treatment of adult patients with relapsed or refractory CD30$^+$ Hodgkin lymphoma or systemic anaplastic large cell lymphoma：summary of the Scientific Assessment of the Committee for

Medicinal Products for Human Use. Oncologist，21：102-109
Okeley NM，Miyamoto JB，Zhang X，et al. 2010. Intracellular activation of SGN-35，a potent anti-CD30 antibody-drug conjugate. Clin Cancer Res，16：888-897
Pro B，Advani R，Brice P，et al. 2012. Brentuximab vedotin（SGN-35）in patients with relapsed or refractory systemic anaplastic large-cell lymphoma：Results of a phase Ⅱ study. J Clin Oncol，30：2190-2196

八、替伊莫单抗

替伊莫单抗［英文名：Ibritumomab tiuxetan，商品名：泽娃灵（Zevalin）］是单克隆抗体（替伊莫单抗）和连接螯合剂伊莫单抗（Tiuxetan）经硫脲共价键结合而成的放射免疫共轭物，是针对 CD20 定向放射治疗的单抗，是典型的 mAb 偶联物。采用同位素 ^{90}Y 标记进行治疗，^{111}In 标记作成像剂使用。此药是 FDA 批准的第 1 个放射免疫共轭物，由美国 ICDC 公司研制，2002 年 3 月在美国首次上市，用于那些通过化疗已经取得部分或完全缓解的滤泡性淋巴瘤患者的继续治疗。

（一）替伊莫单抗的作用机制

替伊莫单抗与 CD20 抗原（人 B 淋巴细胞限制性分化抗原，Bp35）特异性结合。替伊莫单抗对 CD20 抗原的表观亲和力（KD）为 14～18nmol/L。CD20 抗原在前 B 细胞、成熟的 B 淋巴细胞及 90%以上的 B 细胞非霍奇金淋巴瘤上表达。替伊莫单抗的作用机制是 Ibritumomab 的互补-决定区域与 B 淋巴细胞上的 CD20 抗原结合。与利妥昔单抗类似，体外 Ibritumomab 能诱导 CD20 阳性的 B 细胞凋亡。与 ^{111}In 或 ^{90}Y 结合的螯合物 Tiuxetan 可与抗体内所含的裸露赖氨酸和精氨酸共价结合。^{90}Y 的 β 射线可在靶细胞及其相邻细胞内产生自由基，从而杀伤细胞。

（二）药代动力学

药代动力学研究显示，^{90}Y 活性在血液中的平均半衰期为 30 小时，在血液中的平均注射活性量（FIA）对时间曲线下面积为 39 小时。7 天后约 7.2%的注射剂量随尿液排泄。

（三）FDA 批准适应证及中国上市应用情况

1. FDA 批准适应证 替伊莫单抗是针对 CD20 抗体的放射免疫共轭物，用于治疗复发、难治的低级别或滤泡性 B 细胞非霍奇金淋巴瘤（NHL）患者，以及既往未治疗、一线治疗部分或完全缓解的滤泡性非霍奇金淋巴瘤患者。

2. 中国上市应用情况 截至目前，替伊莫单抗尚未被批准在中国上市，尚无相关临床试验在中国国内开展。

（四）剂型规格

注射剂，2mg（2ml）/瓶，每瓶含替伊莫单抗 3.2mg，浓度为 1.6mg/ml。

（五）用法用量

1. 使用方法 使用本品治疗建议分两步进行：第一步先单独滴注利妥昔单抗 250mg/m^2，然后在10分钟内静脉注射固定剂量的 ^{111}In 5.0mCi（总抗体量1.6mg）；完成第一步7～10天后进行第二步，先再次滴注利妥昔单抗 250mg/m^2，然后在10分钟内静脉注射 ^{90}Y 0.4mCi/kg 体重。

2. 不良反应管理

（1）常见的不良反应：最常见的不良反应有血细胞减少、疲劳、鼻咽炎、恶心、腹痛、咳嗽和腹泻。可能出现长期、严重的血细胞减少症，以及严重的皮肤黏膜反应。输注利妥昔单抗可出现严重的输液反应。

（2）停药原则：血小板计数＜100×10^9/L 时，停止用药。发生长期、严重的血细胞减少症及严重的皮肤黏膜反应应停止用药。

（3）不同不良反应剂量调整参考：血小板计数 100×10^9/L～149×10^9/L 时，减量为 ^{90}Y 0.3mCi/kg 体重（11.1MBq/kg 体重）。

（六）禁忌

淋巴瘤骨髓受累和（或）骨髓储备受损≥25%的患者、血小板计数＜100×10^9/L 的患者禁止使用。

（七）特殊人群用药

1. 妊娠期患者 因为该药的放射性，妊娠期妇女使用后可能会导致胎儿的危害。该药的动物生殖毒理学研究尚未进行。

2. 哺乳期患者 因为人 IgG 从乳汁中排出，所以预计替伊莫单抗可能会出现在乳汁中。因该药对婴儿潜在的不良反应，是否中止哺乳或停止用药取决于药物治疗对母亲的重要性。

3. 儿科患者 替伊莫单抗的安全性和有效性尚未在儿童患者中有使用数据。

4. 老年患者 在老年患者和年轻患者中没有观察到整体的安全性和有效性的差异，但不能排除一些老年人更大的敏感性。

（八）临床研究介绍

1. 复发、难治性低级别或滤泡性淋巴瘤 一项临床研究是针对54例对利妥昔单抗难治的复发滤泡性淋巴瘤单臂研究。患者 WHO 的 PS 评分是0～2分，＜25%骨髓受侵犯，未接受过骨髓移植，血常规及肝肾功能耐受。对利妥昔单抗难治的定义是未能实现完全或部分缓解，或至疾病进展时间＜6个月。研究的主要有效性测定结果是使用国际研讨会疗效标准（IWRC）的总缓解率。其他的有效性测定结果包括至疾病进展时间（TTP）和缓解持续时间（DOR）。

另一项研究是一组随机（1∶1）、开放、多中心研究替伊莫单抗方案与利妥昔单抗治疗方案的比较。该试验在130例复发或难治的低级别或滤泡性非霍奇金淋巴瘤(NHL)患者中进行，之前没有患者使用过利妥昔单抗。患者为经组织学证实的需要治疗的非霍奇金淋巴瘤，WHO PS 评分为 0～2 分，＜25%的患者骨髓受侵犯，未接受过骨髓移植，血常规能耐受。替伊莫单抗治疗组有 64 例患者，66 例利妥昔单抗组的患者接受每周 4 次注射（375mg/m^2）。研究的主要有效性测定结果是使用 IWRC 的总缓解率。总缓解率是替伊莫单抗治疗组的主要上升指标（83%比 55%，$P<0.001$）。疾病进展时间在研究中并不是主要的差异。表 2-8-1 总结了上述两项研究总体有效性数据。

表 2-8-1 替伊莫单抗有效性数据总结

有效性指标	研究 1	研究 2	
	替伊莫单抗方案（*n*=54）	替伊莫单抗方案（*n*=64）	利妥昔单抗（*n*=66）
总缓解率（%）	74	83	55
完全缓解率（%）	15	38	18
中位缓解持续时间（月）	6.4 （0.5～49.9$^+$）	14.3 （1.8～47.6$^+$）	11.5 （1.2～49.7$^+$）
中位至疾病进展时间（月）	6.8 （1.1～50.9$^+$）	12.1 （2.1～49.0$^+$）	10.1 （0.7～51.3$^+$）

一项单臂研究是在 30 名血小板在 100×10^9/L～149×10^9/L 的复发或难治的低级别、滤泡性非霍奇金淋巴瘤患者中进行。排出标准包括淋巴瘤的骨髓浸润≥25%、先前受过干细胞清髓性治疗、骨髓放疗区域＞25%、中性粒细胞计数＜1.5×10^9/L。所有的患者接受 ^{90}Y 替伊莫单抗［0.3mCi/kg（11.1MBq/kg）］。观察指标为客观、持久的临床缓解效应（总缓解率 89%，可信区间：70%～97%），中位缓解持续时间为 11.6 个月（平均：1.0～42.4 个月）。

2. 一线化疗的滤泡性 B 细胞非霍奇金淋巴瘤 另一项临床研究是一个多中心的、随机、开放试验，针对完成一线化疗达到部分缓解（PR）或完全缓解（CR）的滤泡性非霍奇金淋巴瘤。随机性是由研究中心和一线治疗缓解（CR 或 PR）来分层。主要的入选标准是＜25%骨髓受侵犯、未接受过外照射或清髓性治疗、血小板恢复到正常水平。患者被随机分为接受替伊莫单抗方案治疗（*n*=208）或不接受进一步治疗（*n*=206）。^{90}Y 替伊莫单抗要求用于末次化疗后的至少 6 周但不超过 12 周。主要的有效性观察指标是根据国际研讨会针对非霍奇金淋巴瘤疗效标准评估的无进展生存期（PFS）。

414 名患者中，49%是男性，99%是高加索人，12%≥65 岁，83% WHO PS 评分为 0，并且 65%是Ⅳ期的疾病。39 名（9.5%）患者接受单药苯丁酸氮芥，22 名（5%）患者接受氟达拉滨或含有氟达拉滨的治疗方案，294 名（71%）患者接受含有环磷酰胺的联合化疗［CHOP（31%），类似 CHOP 方案的（15%），CVP/COP（26%）］及 59 名（14%）患者接受联合利妥昔单抗治疗的一线化疗。

使用替伊莫单抗治疗的患者无病进展生存期较不接受治疗的患者显著延长，［中位 PFS 38 个月比 18 个月；危害比 0.46（95% CI：0.35～0.60），$P<0.0001$］分层是依据一线

治疗效果及初始治疗方案（立即治疗比继续观察）。死亡人数太少而无法得到一个生存上的有效比较。

3. 复发/难以控制的弥漫性大 B 细胞淋巴瘤 为了评估替伊莫单抗在老年弥漫性大 B 细胞淋巴瘤患者（第 1 次复发或者初次发病但难以控制的且不适合做干细胞移植的患者）的有效性和安全性，做了一个预期的、多通道的、非随机分组的Ⅱ期临床试验。临床分为两组，A 组是在之前已经接受化疗的 76 人；B 组是接受了化疗＋利妥昔单抗治疗的 28 人。A 组再细分为 AⅠ和 AⅡ两组，AⅠ组是治疗失败，有 33 人；AⅡ组是治疗达到完全缓解后复发，有 43 人。总的反应率：AⅠ组为 52%，AⅡ组为 53%，B 组为 19%。完全缓解率：AⅠ组为 24%，AⅡ组为 39.5%，B 组为 12%。总的平均缓解时间：AⅠ组为 5.9 个月，AⅡ组为 3.5 个月，B 组 1.6 个月。平均生存期：AⅠ组为 21.4 个月，AⅡ组为 22.4 个月，B 组为 4.6 个月。每组都有 2 个人因为血小板减少脑出血死亡。非血液性事件是中度适合的。目前替伊莫单抗在治疗弥漫性大 B 细胞淋巴瘤的Ⅲ期临床试验正在进行中。

4. CHOP+替伊莫单抗用来治疗弥漫性大 B 细胞淋巴瘤 老年患者承受常规化疗的不良反应能力差，所以在治疗弥漫性大 B 细胞淋巴瘤时，最大限度地发挥一线治疗的效果更重要，目标是完全治愈。巩固治疗方案的目的是为了推进一线治疗方案的治疗效果。

为了评估替伊莫单抗在治疗老年弥漫性大 B 细胞淋巴瘤的有效性和安全性。有 20 个超过了 60 岁的人参加临床试验。这些患者先接受 6 次 CHOP 化疗，达到了部分缓解的患者会继续接受加替伊莫单抗的巩固治疗。结果表明，接受 CHOP 治疗后的完全缓解率为 100%，15 例患者（75%）达到了完全缓解，5 例（25%）达到了部分缓解。接受替伊莫单抗的巩固治疗后，5 例中的 4 例也达到了完全缓解（80%）。

另一项诊断年龄大于 18 岁的初治弥漫性大 B 细胞淋巴瘤患者的Ⅱ期临床研究也获得类似的研究结果。

（谢 琳 龙庭凤）

参考文献

Morschhauser F，Illidge T，Huglo D. 2007. Efficacy and safety of yttrium-90 ibritumomab tiuxetan in patients with relapsed or refractory diffuse large B-cell lymphoma not appropriate for autologous stem-cell transplantation. Blood，110（1）：54-58

Reem K，Melissa LL，Jamile MS，et al. 2017. Phase 2 study of CHOP-R-14 followed by ^{90}Y-ibritumomab tiuxetan in patients with previously untreated diffuse large B-cell lymphoma. Mol Clin Oncol，6（4）：627-633

九、雷莫芦单抗

雷莫芦单抗［英文名：Ramucirumab，商品名：Cyramza］是一种完全性的人源化 IgG1 单克隆抗体，通过与血管内皮生长因子受体 2（VEGFR-2）结合而抑制血管生成。2014 年 4 月 21 日获得 FDA 批准用于治疗进展期胃癌或胃食管结合部腺癌。

（一）雷莫芦单抗的作用机制

雷莫芦单抗是一种由 2 条重链和 2 条轻链组成的多肽分子，特异性与血管内皮生长因子受体-2（VEGFR-2）的胞外结构域结合，阻断 VEGFR 配体、VEGF-A、VEGF-C 和 VEGF-D 与受体的结合，抑制 VEGFR-2 的激活，从而抑制配体诱导的细胞增殖和人内皮细胞的迁移。雷莫芦单抗与 VEGFR-2 结合的能力是其与天然配体 VEGF-A 结合的 8 倍，与受体结合后可诱导分子构象改变和配体的位阻效应。

（二）药代动力学

在有晚期胃癌或胃食管结合部癌患者中用 8mg/kg 体重、每 2 周给药方案，在第 3 次剂量后的最低雷莫芦单抗浓度（C_{min}）几何均数为 50μg/ml（6～228μg/ml），在第 6 次剂量后为 74μg/ml（14～234μg/ml）。当给予雷莫芦单抗与紫杉醇时观察到相似的雷莫芦单抗 C_{min} 值。根据一项群体 PK 分析，对雷莫芦单抗稳态时分布容积的均数[%变异系数（CV%）]是 5.5L（14%），均数清除率为 0.014L/h（30%），而均数消除半衰期是 15 天（24%）。

在非小细胞肺癌患者中给药方案为 10mg/kg 体重每 21 天给药，在第 2 剂后最低雷莫芦单抗 C_{min} 的几何均数为 28μg/ml（3～108μg/ml），在第 4 剂后为 38μg/ml（3～128μg/ml）。根据在非小细胞肺癌患者中一项群体 PK 分析，对雷莫芦单抗清除率的均数（CV%）为 0.015L/h（27%），在稳态时均数分布容积（V_{ss}）为 7.1L（13%），而均数消除半衰期为 23 天（24%）。

（三）FDA 批准适应证及中国上市应用情况

1. FDA 批准适应证

（1）胃癌：雷莫芦单抗单药或联合紫杉醇可用于治疗晚期或转移性胃癌，以及在含氟尿嘧啶或铂类方案化疗后进展的胃食管结合部腺癌。

（2）非小细胞肺癌：雷莫芦单抗联合多西他赛可用于经含铂类方案化疗后进展的转移性非小细胞肺癌。

（3）结直肠癌：雷莫芦单抗联合 FOLFIRI 方案（伊立替康、亚叶酸钙、氟尿嘧啶）用于治疗经贝伐单抗、奥沙利铂、氟嘧啶化疗后进展的转移性结直肠癌。

2. 中国上市应用情况　截至目前，雷莫芦单抗尚未被批准在中国上市，由礼来公司在中国进行了雷莫芦单抗相关临床试验 3 项，尚无国内研究者发起的相关临床试验在中国国内开展。

（四）剂型规格

单剂量小瓶注射液，有 100mg/10ml（10mg/ml）和 500mg/50ml（10mg/ml）两种规格。

（五）用法用量

（1）胃癌

推荐无论单药或与每周紫杉醇联合使用均按 8mg/kg 体重的剂量静脉滴注，注射时间需 60 分钟以上，每 2 周 1 次。持续使用直至疾病进展或出现不可耐受的毒性反应。联合用药静脉滴注时，雷莫芦单抗先于紫杉醇使用。

（2）非小细胞肺癌：推荐剂量为 10mg/kg 体重，静脉滴注，注射时间需 60 分钟以上，每 21 天重复，静脉滴注时，先于多西他赛使用。持续使用直至疾病进展或出现不可耐受的毒性反应。

（3）结直肠癌：推荐剂量 8mg/kg 体重，静脉滴注，注射时间需 60 分钟以上，每 2 周 1 次，雷莫芦单抗联合 FOLFIRI 方案时，雷莫芦单抗先于 FOLFIRI 使用。持续用药至疾病进展或出现不可耐受的毒性反应。

（六）不良反应管理

1. 常见的不良反应

（1）在单药治疗和使用较高剂量安慰剂治疗患者中观察到最常见不良反应（发生率超过 10%）为高血压和腹泻。

（2）在与紫杉醇联用进行治疗患者中观察到最常见不良反应（发生率超过 30%）是疲乏、中性粒细胞减少、腹泻和鼻出血。

（3）在与多西紫杉醇联用治疗患者中观察到最常见不良反应（发生率超过 30%）是中性粒细胞减少、疲乏/无力和口炎/黏膜炎症。

2. 不同不良反应剂量调整参考

（1）输液相关反应、高血压等不良反应剂量调整方案见表 2-9-1。

表 2-9-1　雷莫芦单抗不良反应剂量调整指导原则

不良反应	级别/症状	剂量调整指导原则
输液相关反应（IRR）	1 级或 2 级	将雷莫芦单抗输液速度减慢 50%
	3 级或 4 级	永久停用
高血压	在使用期间发生高血压	建议中断雷莫芦单抗治疗，直至通过医疗处理后严重高血压得到控制。经抗高血压治疗后血压不能得到控制者永久停用雷莫芦单抗

（2）蛋白尿：使用雷莫芦单抗治疗期间，患者的尿蛋白≥2g/24h 时中断使用雷莫芦单抗。一旦尿蛋白＜2g/24h 时重新开始雷莫芦单抗减量治疗（表 2-9-2），如果再次出现尿蛋白≥2g/24h，中断雷莫芦单抗治疗直至尿蛋白＜2g/24h 时再次重新减量治疗（表 2-9-2）。当尿蛋白＞3g/24h 或患有肾病综合征时永久停用雷莫芦单抗。

表 2-9-2　蛋白尿患者雷莫芦单抗的减量方案

初始剂量	第 1 次减量至	第 2 次减量至
8mg/kg 体重	6mg/kg 体重	5mg/kg 体重
10mg/kg 体重	8mg/kg 体重	6mg/kg 体重

（3）伤口愈合并发症：在择期手术开始之前中断雷莫芦单抗治疗直至术后伤口愈合。使用雷莫芦单抗治疗期间，发生动脉血栓栓塞事件、胃肠道穿孔、3 或 4 级出血，永久终止雷莫芦单抗治疗。

（七）禁忌

雷莫芦单抗无特定禁忌证，但使用时需参考剂量调整、不良反应及特殊人群用药。

（八）特殊人群用药

1. 妊娠期患者 根据其作用机制，雷莫芦单抗会对胎儿造成伤害。目前尚无可用的数据表明孕妇使用雷莫芦单抗的药物相关风险，也没有动物实验评估雷莫芦单抗对生殖和胚胎发育的影响。

2. 哺乳期患者 雷莫芦单抗是否通过乳汁排泄、是否影响母乳喂养及乳汁分泌尚无定论。因为雷莫芦单抗存在潜在的乳儿严重不良反应风险，不建议女性在雷莫芦单抗治疗期间行母乳喂养。

3. 育龄期患者 根据其作用机制，雷莫芦单抗会对胎儿造成伤害。建议育龄期女性在雷莫芦单抗治疗期间采取有效的避孕措施直至停药后至少3个月。基于动物实验数据，警告育龄期女性雷莫芦单抗可能影响生育能力。

4. 儿科患者 雷莫芦单抗在儿科患者中的安全性和有效性尚未确立。

5. 老年患者 总体而言，使用雷莫芦单抗的这些受试者的安全性或有效性与年轻人之间无整体差异。

6. 肾损害患者 对肾损害的患者无基于群体药代动力学分析的剂量调整建议。

（九）临床研究介绍

1. 胃癌 研究1是一项多国的、随机化、双盲、多中心研究，对355例有局部晚期或转移胃癌（包括胃食管结合部腺癌），既往接受过含铂或氟嘧啶等化疗治疗的患者，随机化（2∶1）接受雷莫芦单抗加最佳支持医护（BSC）治疗，或安慰剂加BSC治疗。测量的主要疗效结局是总生存，支持疗效结局测量的是无进展生存。要求患者既往在经一线治疗的末次剂量后4个月内，或经辅助治疗末次剂量后6个月出现疾病进展或转移疾病，且ECOG体力状态（PS）为0或1。研究采用的治疗方案为在2周内，患者或接受静脉输注雷莫芦单抗8mg/kg体重（n =238），或安慰剂溶液（n =117）治疗。按较之前3个月体重减轻（≥10%比<10%），地理区域和原发肿瘤位置（胃比胃食管结合部）随机化分层。

治疗臂间人口统计和基线特征相似。中位年龄为60岁；70%患者为男性；77%为白种人，16%为亚裔；28%患者ECOG PS为0，而72%患者为1；91%患者有可测量疾病；75%患者有胃癌；25%有胃食管结合部腺癌。转移疾病一线治疗期间或之后多数患者（85%）出现疾病进展。81%的胃癌患者以前接受过包括铂/氟嘧啶联合治疗的化疗，15%接受过氟嘧啶-无铂方案治疗，4%接受过含铂方案无氟嘧啶治疗。在研究1中，患者接受雷莫芦单抗的中位数为4剂（1～34剂），安慰剂为3剂（1～30剂）。

随机化接受雷莫芦单抗治疗患者与随机化接受安慰剂治疗患者相比，总生存和无进展生存统计显著改善。在表2-9-3和图2-9-1中显示疗效结果。

表 2-9-3　在胃癌患者中雷莫芦单抗加 BSC 与安慰剂加 BSC 随机化试验结果

指标	雷莫芦单抗（n=238）	安慰剂（n=117）
总生存		
死亡数（%）	179（75%）	99（85%）
中位月数（95%CI）	5.2（4.4～5.7）	3.8（2.8～4.7）
危害比（95%CI）	0.78（0.60～0.998）	
分层对数秩 P 值	0.047	
无进展生存		
事件数（%）	199（84%）	108（92%）
中位月数（95%CI）	2.1（1.5～2.7）	1.3（1.3～1.4）
危害比（95%CI）	0.48（0.38～0.62）	
分层对数秩 P 值	＜0.001	

注：CI，可信区间。

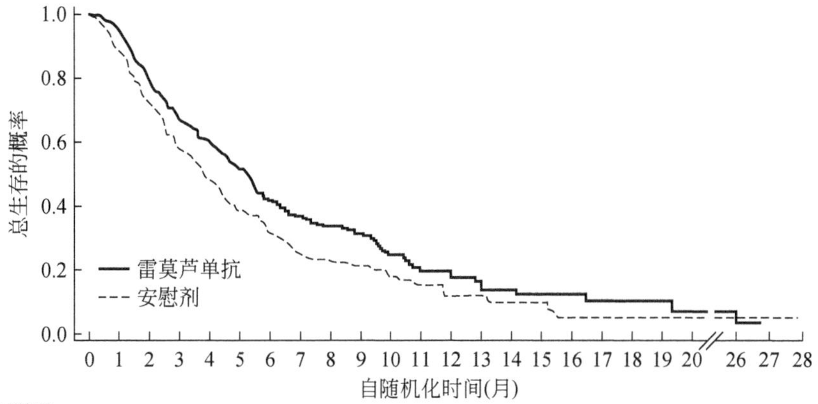

处于风险数									
雷莫芦单抗	238	154	92	49	17	7	3	0	0
安慰剂	117	66	34	20	7	4	2	1	0

图 2-9-1　在胃癌中雷莫芦单抗加 BSC 相比安慰剂加 BSC 的 Kaplan-Meier 的总生存曲线

研究 2 是一项多国、随机化、双盲试验，对 665 例有局部晚期或转移胃癌（包括胃食管结合部腺癌）的患者开展雷莫芦单抗加紫杉醇相比安慰剂加紫杉醇研究，既往均接受过含铂和氟嘧啶的化疗治疗，且在末次一线治疗期间或 4 个月内出现疾病进展。患者还被要求 ECOG PS 为 0 或 1。按地理区域，一线治疗后至进展时间（＜6 个月比≥6 个月）和疾病可测量性随机化分层。

患者在 28 天疗程内，或每 2 周（第 1 天、第 15 天）静脉输注雷莫芦单抗 8mg/kg 体重（n=330），或安慰剂（n=335）治疗。两组患者均在 28 天疗程的第 1 天、第 8 天和第 15 天通过静脉输注紫杉醇 80mg/m^2，且每次紫杉醇给药前，需对适当造血和肝功能进行检测。主要疗效结局测量的是总生存，支持疗效结局测量的是无进展生存和客观缓解率。

治疗臂间人口统计和相似基线特征包括以下：中位年龄为 61 岁；71%患者为男性；61%为白种人，35%为亚裔；39%患者 ECOG PS 为 0，61%患者为 1；78%患者有可测量疾病；79%患者有胃癌；21%患者为胃食管结合部腺癌。在一线治疗中 2/3 患者经受疾病进展（67%），25%患者接受一种蒽环类与铂/氟嘧啶联合治疗。

随机化接受雷莫芦单抗加紫杉醇治疗患者与随机化接受安慰剂加紫杉醇治疗患者比较，总生存、无进展生存和客观缓解率统计显著改善。表 2-9-4 和图 2-9-2 显示疗效结果。

表 2-9-4 在胃癌中雷莫芦单抗加紫杉醇与安慰剂加紫杉醇随机化试验结果

指标	雷莫芦单抗+紫杉醇（n=330）		安慰剂+紫杉醇（n=335）
总生存			
死亡数（%）	256（78%）		260（78%）
中位月数（95%CI）	9.6（8.5～10.8）		7.4（6.3～8.4）
危害比（95%CI）		0.81（0.68～0.96）	
分层对数秩 P 值		0.017	
无进展生存			
事件数（%）	279（85%）		296（88%）
中位月数（95%CI）	4.4（4.2～5.3）		2.9（2.8～3.0）
危害比（95%CI）		0.64（0.54～0.75）	
分层对数秩 P 值		<0.001	
客观缓解率			
（CR+PR）率（%）（95%CI）	28（23～33）		16（13～20）
分层 CMH P 值		<0.001	

注：CI，可信区间；CR，完全缓解；PR，部分缓解；CMH，Cochran-Mantel-Haenszel（Cochran-Mantel-Haenszel 统计学是用于一种分层的分类数据分析统计检验集）。

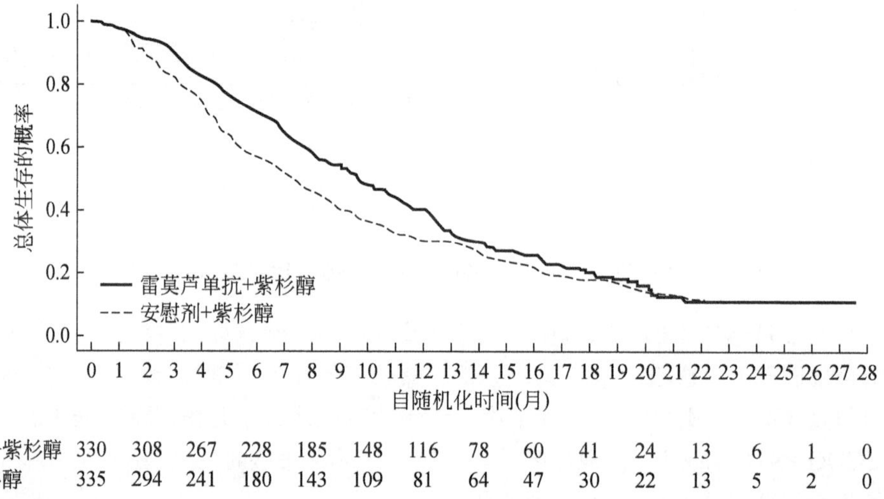

图 2-9-2 在胃癌中雷莫芦单抗加紫杉醇相比安慰剂加紫杉醇的 Kaplan-Meier 总生存曲线

2.非小细胞肺癌 研究 3 是一项多国、随机化、双盲研究，对 1253 例基于铂治疗后出现疾病进展的非小细胞肺癌（NSCLC）晚期或转移疾病患者进行研究，用药方案为雷莫芦单抗加多西紫杉醇和安慰剂加多西紫杉醇。主要疗效结局测量总生存和支持性，次要疗效结局是测量无进展生存率和客观缓解率。患者 ECOG PS 为 0 或 1。患者每 21 天接受 10mg/kg 体重雷莫芦单抗或安慰剂，且均与 75mg/m^2 多西紫杉醇联用。对东亚地区的患者每 21 天减少多西紫杉醇至 60mg/m^2，因使用雷莫芦单抗/安慰剂或多西紫杉醇产生不良反应的患者在终止联合治疗后，允许继续用其他治疗组方案治疗直至疾病进展或出现不能耐受的毒性。

治疗臂间人口统计和基线特征相似：中位年龄为 62 岁；67%患者为男性；82%为白种人，13%为亚裔；32%ECOG PS 为 0；73%有非鳞状细胞组织学和 26%有鳞状细胞组织学。除了铂化疗（99%），最常见的既往治疗是培美曲唑（38%）、吉西他滨（25%）、紫杉烷（24%）和贝伐单抗（14%）。22%的患者接受以前的维持治疗。65%患者的肿瘤 EGFR 状态未知。在肿瘤 EGFR 状态是已知的（n=445）人群中，7.5%是 EGFR 突变阳性（n=33）。关于肿瘤 ALK 重排状态没有收集数据。

随机化接受雷莫芦单抗加多西紫杉醇患者与随机化接受安慰剂加多西紫杉醇患者相比，总生存和无进展生存统计显著改善。雷莫芦单抗加多西紫杉醇客观缓解率（完全缓解+部分缓解）是 23%（95%CI：20%～26%），对安慰剂加多西紫杉醇是 14%（95%CI：11%～17%），$P<0.001$，表 2-9-5 和图 2-9-3 中显示疗效结果。

表 2-9-5　在 NSCLC 中雷莫芦单抗加多西紫杉醇与安慰剂加多西紫杉醇随机化试验结果

指标	雷莫芦单抗+多西紫杉醇（n=628）	安慰剂+多西紫杉醇（n=625）
总生存		
死亡数（%）	428（68%）	456（73%）
中位月数（95%CI）	10.5（9.5～11.2）	9.1（8.4～10.0）
危害比（95%CI）	0.86（0.75～0.98）	
分层对数秩 P 值	0.024	
无进展生存		
事件数（%）	558（89%）	583（93%）
中位月数（95%CI）	4.5（4.2～5.4）	3.0（2.8～3.9）
危害比（95%CI）	0.76（0.68～0.86）	
分层对数秩 P 值	<0.001	

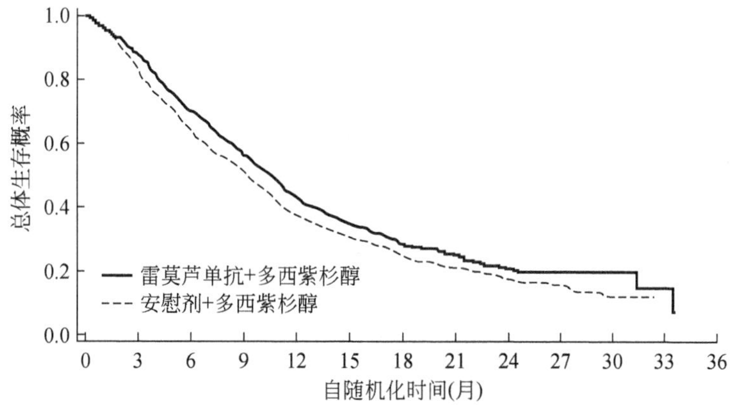

处于风险数													
雷莫芦单抗+多西紫杉醇	628	527	415	329	231	156	103	70	45	23	11	2	0
安慰剂+多西紫杉醇	625	501	386	306	197	129	86	56	36	23	9	0	0

图 2-9-3　在 NSCLC 中雷莫芦单抗加多西紫杉醇与安慰剂加多西紫杉醇随机化试验的总生存曲线

（李荣清　张燕华　杨　军）

参 考 文 献

曹园园，张文锐，张杰. 2017. 雷莫芦单抗在肿瘤分子靶向治疗中的应用进展. 中国药房，28（11）：1577-1580

冯睿，张小田，杨升. 2016. 胃癌靶向治疗的研究现状与进展. 中华胃肠外科杂志，19（10）：1191-1196

李超，艾斌. 2017. 雷莫芦单抗的药理学和临床研究进展. 药品评价，14（6）：36-39

时越. 2017. 雷莫芦单抗治疗晚期胃癌的研究现状. 现代医学，（2）：314-316

杨婷，王国俊，冯碧敏，等. 2016. 雷莫芦单抗治疗胃或胃食管结合部腺癌疗效与安全性的 Meta 分析. 中国药房，（6）：789-792

赵鹏飞，曹邦伟. 2015. 晚期胃癌分子靶向治疗研究现状. 临床与病理杂志，35（8）：1570-1578

赵文丽. 2014. FDA 批准雷莫芦单抗用于治疗晚期胃癌或胃食管结合部腺癌. 国际药学研究杂志，（3）：281

Aprile G，Bonotto M，Ongaro E，et al. 2013. Critical appraisal of ramucirumab（IMC-1121B）for cancer treatment：from benchside to clinical use. Drugs，73（18）：2003

Blanc JF，Chan SL，Park JO，et al. 2016. Ramucirumab as second-Line treatment in patients with advanced hepatocellular carcinoma：analysis of reach Patients by albumin-bilirubin（ALBI）grade. J Hepatol，64（2）：S693-S694

Chau I，Park JO，Ryoo BY，et al. 2015. 2337 Ramucirumab（RAM）as a second-line treatment in patients with advanced hepatocellular carcinoma（HCC）following first-line therapy with sorafenib in the randomized phase ⅢREACH study：analysis of alpha-fetoprotein（AFP）kinetics during treatment. Eur J Cancer，51：S446

Clarke JM，Hurwitz HI. 2013. Targeted inhibition of VEGF Receptor-2：an update on ramucirumab. Expert Opin Biol Ther，13（8）：1187

Fuchs C，Tomášek J，Cho JY，et al. 2013. REGARD：A phase Ⅲ，randomized，double-blind trial of ramucirumab and best supportive care（BSC）versus placebo and BSC in the treatment of metastatic gastric or gastroesophageal junction（GEJ）adenocarcinoma following disease progression on first-line pla. Oecologia，81（4）：551-558

Fuchs CS，Tomasek J，Yong CJ，et al. 2014. Ramucirumab monotherapy for previously treated advanced gastric or gastro-oesophageal junction adenocarcinoma（REGARD）：an international，randomised，multicentre，placebo-controlled，phase 3 trial. Lancet，383（9911）：31

Garciacarbonero R，Rivera F，Maurel J，et al. 2014. An open-label phase Ⅱ study evaluating the safety and efficacy of ramucirumab combined with mFOLFOX-6 as first-line therapy for metastatic colorectal cancer. Oncologist，19（4）：350

Garon EB，Ciuleanu TE，Arrieta O，et al. 2014. Ramucirumab plus docetaxel versus placebo plus docetaxel for second-line treatment of stage Ⅳ non-small-cell lung cancer after disease progression on platinum-based therapy（REVEL）：a multicentre，double-blind，randomised phase 3 trial. Lancet，384（9944）：665-673

Javle M，Smyth EC，Chau I. 2014. Ramucirumab：successfully targeting angiogenesis in gastric cancer. Clin Cancer Res，20（23）：5875

Krupitskaya Y，Wakelee HA. 2009. Ramucirumab，a fully human mAb to the transmembrane signaling tyrosine kinase VEGFR-2 for the potential treatment of cancer. Curr Opin Investig Drugs，10（6）：597

Poole RM，Vaidya A. 2014. Ramucirumab：first global approval. Drugs，74（9）：1047

Spratlin J. 2011. Ramucirumab（IMC-1121B）：Monoclonal antibody inhibition of vascular endothelial growth factor receptor-2. Curr Oncol Rep，13（2）：97-102

Spratlin JL，Cohen RB，Eadens M，et al. 2011. Ramucirumab，IMC-1121，VEGFR. J Clin Oncol，28（5）：780-787

Spratlin JL，Rbeadens C. 2010. Phase Ⅰ pharmacologic and biologic study of ramucirumab（IMC-1121B），a fully human immunoglobulin G1 monoclonal antibody targeting the vascular endothelial growth factor receptor-2. J Clin Oncol，28（5）：780

Tabernero J，Yoshino T，Cohn AL，et al. 2015. Ramucirumab versus placebo in combination with second-line FOLFIRI in patients with metastatic colorectal carcinoma that progressed during or after first-line therapy with bevacizumab，oxaliplatin，and a fluoropyrimidine（RAISE）：a randomised，double-blind. Lancet Oncol，16（5）：499

Wadhwa R，Taketa T，Sudo K，et al. 2013. Ramucirumab：a novel antiangiogenic agent. Future Oncol，9（6）：789-795

Wilke H，Clingan P，Ananda S，et al. 2014. O-0006RAINBOW：A global，phase 3，double-blind study of ramucirumab plus paclitaxel versus placebo plus paclitaxel in the treatment of gastric cancer following disease progression：western population subgroup. Ann Oncol，25（suppl 2）：ii106-ii107.

Wilke H，Muro K，Cutsem EV，et al. 2014. Ramucirumab plus paclitaxel versus placebo plus paclitaxel in patients with previously treated advanced gastric or gastro-oesophageal junction adenocarcinoma（RAINBOW）：a double-blind，randomised phase 3 trial. Lancet Oncol，15（11）：1224

Zhu AX，Finn RS，Mulcahy M，et al. 2013. A phase Ⅱ and biomarker study of ramucirumab，a human monoclonal antibody targeting the VEGF receptor-2，as first-line monotherapy in patients with advanced hepatocellular cancer. Clin Cancer Res，19（23）：6614

Zhu AX，Park JO，Ryoo BY，et al. 2015. Ramucirumab versus placebo as second-line treatment in patients with advanced hepatocellular carcinoma following first-line therapy with sorafenib（REACH）：a randomised，double-blind，multicentre，phase 3 trial. Lancet Oncol，16（7）：859-870

十、阿多曲妥珠单抗依酯

阿多曲妥珠单抗依酯/T-DM1［英文名：Ado-trastuzumab emtansine，商品名：Kadcyla］是一 HER2 靶向的抗体与抗微管药物 DM1 偶联的药物，用于曾接受曲妥珠单抗和紫杉类药物治疗的晚期 HER2 过表达型乳腺癌。2013 年 2 月 22 日获得 FDA 的批准上市。

（一）T-DM1 的作用机制

T-DM1 是一种 HER2 靶向的抗体与抗微管药物 DM1 偶联的药物，曲妥珠单抗是针对 HER2 的人源化 IgG1 的抗体，直接与 HER2 胞外区结合，通过稳定硫醚键［4-（*N*-马来酰亚胺甲基）-环己烷-1-吡唑甲酸乙酯］共价与抗微管药物 DM1（美坦新衍生物）连接，DM1 有很强的抑制细胞分裂的作用。T-DM1 具有与曲妥珠单抗类似的生物活性，与肿瘤细胞表面的 HER2 受体结合，特异性地将强效抗微管药物 DM1 释放至 HER2 过表达的肿瘤细胞中，从而发挥抗肿瘤作用。

（二）FDA 批准适应证及中国上市应用情况

1. FDA 批准适应证 用于曾接受曲妥珠单抗和紫杉醇类药物单独或联合治疗的晚期 HER2 过表达型乳腺癌。患者需具备其中的任一项：曾因为晚期乳腺癌而接受过治疗或完成辅助治疗半年内出现复发的进展期乳腺癌。

2. 中国上市应用情况 截至目前，阿多曲妥珠单抗依酯尚未被批准在中国上市，由霍夫曼制药公司在中国进行阿多曲妥珠单抗依酯相关临床试验 5 项，尚无国内研究者发起的相关临床试验在中国国内开展。

（三）剂型规格

阿多曲妥珠单抗依酯粉针剂有 100mg/瓶、160mg/瓶两种规格。

（四）用法用量

1. 使用方法 仅能采用静脉输注，不能使用静脉注射，不能使用 5%右旋糖酐稀释。

T-DM1 静脉输注的推荐剂量为 3.6mg/kg 体重，每 3 周给药 1 次至疾病进展或者出现不可耐受的毒性，不可使用 T-DM1 代替曲妥珠单抗，且不可超剂量使用。输注过程中要注意观察有无渗漏。初次用药需超过 90 分钟，并且输注结束后 90 分钟内需观察有无发热、寒战或其他相关的输液反应。

2. 不良反应管理

（1）常见的不良反应：最常见的不良反应（发生率超过 25%）是疲乏、恶心、肌肉骨骼痛、血小板减少、头痛、氨基转移酶升高和便秘。

（2）不同不良反应剂量调整参考：如果发生输注反应，必要时需减慢输注速度甚至停止输注；如发生危及生命的输注反应需终身停止使用 T-DM1。调整剂量见表 2-10-1。

表 2-10-1 输注反应调整剂量指导原则

减量表	剂量
起始剂量	3.6mg/kg 体重
初次减量	3mg/kg 体重
二次减量	2.4mg/kg 体重
需要进一步减量的患者	停止用药

当肝毒性表现为血清氨基转移酶增加和（或）高胆红素血症时需减量，剂量调整见表 2-10-2。

表 2-10-2 对血清氨基转移酶（AST/ALT）升高的剂量调整原则

血清氨基转移酶（AST/ALT）升高	剂量调整
2 级（>2.5×ULN 至≤5×ULN）	使用同剂量治疗
3 级（>5×ULN 至≤20×ULN）	在 AST/ALT 恢复 2 级之前暂停用药，肝功能恢复后降低一个剂量用药
4 级（>20×ULN）	终止用药

注：ALT，谷丙转氨酶；AST，谷草转氨酶；ULN，正常值上限。

对高胆红素血症的剂量调整指南见表 2-10-3。对于氨基转移酶大于 3×ULN 同时总胆红素大于 2×ULN 的患者应终止用药；结节再生性增生（NRH）患者应该终止用药。

表 2-10-3　对高胆红素血症的剂量调整指南

高胆红素血症	剂量调整
2 级（＞1.5×ULN 至≤3×ULN）	暂停用药至总胆红素恢复至≤1 级，之后继续相同剂量用药
3 级（＞3×ULN 至≤10×ULN）	暂停用药至总胆红素恢复至≤1 级，之后减量 1 级用药
4 级（＞10×ULN）	终止用药

对左室射血功能降低患者的剂量调整指南见表 2-10-4。

表 2-10-4　左室射血功能降低患者的剂量调整

左室射血功能降低	剂量调整
伴有症状的充血性心力衰竭	终止给药
LVEF＜40%	暂停用药，3 周后复查 LVEF，如果 LVEF＜40%则停药
LVEF 为 40%～45%和从基线下降≥10%	暂停用药，3 周后复查 LVEF，如果 LVEF 没有恢复至基线 10%内则停药
LVEF 为 40%～45%和从基线下降＜10%	继续用药同时每 3 周监测 LVEF
LVEF＞45%	继续使用 T-DM1

注：LVEF，左室射血分数。

关于血小板减少症的剂量调整指南见表 2-10-5。

表 2-10-5　血小板减少症的剂量调整

血小板减少症	剂量调整
3 级（PLT 25×10^9～50×10^9/L）	暂停用药至 PLT 恢复至 1 级（PLT≥75×10^9/L），继续相同剂量用药
4 级（PLT＜25×10^9/L）	暂停用药至 PLT 恢复至 1 级（PLT≥75×10^9/L），继续减量 1 级用药

注：PLT，血小板。

对于间质性肺病或肺炎的患者应终止用药。对于 3 级或 4 级周围神经病的患者在恢复至 2 级之前应暂停用药。

（五）禁忌

阿多曲妥珠单抗依酯无特定禁忌证，但使用时需参考剂量调整、不良反应及特殊人群用药。

（六）特殊人群用药

1. 妊娠期患者　T-DM1 有胚胎毒性，目前暂无充分的具有良好对照的关于妊娠期妇女使用 T-DM1 的相关研究，也无生殖和发育的毒理学研究，然而 T-DM1 的两个成分（曲妥珠单抗和 DM1）已经证实或者疑有胚胎毒性甚至可以导致胎儿死亡。如果妊娠期妇女使用

T-DM1，或者用药期间及停药 7 个月内妊娠，要告知患者潜在的风险。建议正在用药或停药 7 个月内的患者采取避孕措施。

2. 哺乳期患者　目前还不知道 T-DM1 是否可以通过人乳排泄，哺乳期妇女应综合考虑曲妥珠单抗的洗脱期和药物对母亲的重要性而慎重决定是停止哺乳还是停止 T-DM1 的治疗。

3. 育龄期患者　T-DM1 有胚胎毒性，建议患者用药期间和停药后的 7 个月内应采取避孕措施。

4. 儿科患者　T-DM1 用于儿童和青少年的安全性和有效性尚不明确。

5. 老年患者　人药代动力学分析显示年龄对于 T-DM1 的临床药代动力学没有显著的影响。

（七）临床研究介绍

EMILIA 试验：国际多中心、随机、开放Ⅲ期临床试验，分析 T-DM1 与卡培他滨/拉帕替尼（XL）联合治疗 HER2 阳性局部进展期或晚期乳腺癌的疗效。试验共纳入 991 例患者，随机分为两组，一组接受 3.6mg/kg 体重 T-DM1 静脉治疗，每 3 周为 1 个周期，另一组接受卡培他滨/拉帕替尼（XL）联合治疗，卡培他滨在第 1～14 天给药，剂量为 2000mg/m^2，每日口服 2 次，每 3 周为 1 个周期；拉帕替尼剂量为 1250mg，每日口服 1 次。研究终点为无进展生存期（PFS）及总生存期（OS），中位随访时间分别为 12.9 个月和 12.4 个月，T-DM1 组的中位无进展生存期为 9.6 个月，而 XL 组为 6.4 个月（分层风险比=0.65），总生存率分别为 84.7%和 77%。研究结果显示 T-DM1 在 HER2 阳性转移性乳腺癌患者中的耐受性较好，并可显著延长无进展生存期及总生存期。

TDM4450g 试验：评价了 T-DM1 与曲妥珠单抗/多西他赛一线治疗 HER2 阳性转移性乳腺癌患者的疗效和安全性。研究纳入了 137 位 HER2 阳性转移性或局部进展的乳腺癌患者，将患者按 1∶1 比例随机分配入组，接受一线曲妥珠单抗联合多西他赛或 T-DM1 治疗。研究的首要终点是无进展生存期（PFS）及安全性，次要终点为总生存期（OS）和客观缓解率。T-DM1 组的无进展生存期约为 14.2 个月，对照组约为 9 个月，中位随访时间为 23 个月，两组的 OS 相似。T-DM1 组的客观缓解率为 64.2%，曲妥珠单抗/多西他赛组为 58%。

（马　芸　杨　军）

参 考 文 献

范鸣. 2013. 抗癌新药 Kadcyla 获 FDA 批准用于治疗 HER2 阳性的晚期乳腺癌患者. 药学进展，(3)：F0003
李静，王彦明，钟武，等. 2016. 抗体药物偶联物阿多曲妥珠单抗依酯研究进展. 国际药学研究杂志，43（4)：665-669
王彦明，郝伯钧，李静，等. 2016. 美登素类抗体药物偶联物研究进展. 国际药学研究杂志，43(3)：410-419
吴志勇，孙胜杰，焦顺昌. 2010. 曲妥珠单抗与依托泊苷序贯联合应用对乳腺癌细胞抑制作用的研究. 中国药物应用与监测，7（2)：85-87
席宇菁，才延辉，晋毅，等. 2015. HER2 阳性乳腺癌转移患者最佳治疗方案的研究进展. 现代生物医学进展，15（35)：6984-6989

赵楠，周颖，崔一民. 2013. 抗乳腺癌新药 ado-trastuzumabemtansine 的药理作用及临床评价. 中国新药杂志，22（22）：2587

Amiri-Kordestani L，Blumenthal GM，Xu QC，et al. 2014. FDA approval：ado-trastuzumab emtansine for the treatment of patients with HER2-positive metastatic breast cancer. Clin Cancer Res，20（17）：4436-4441

Baron JM，Boster BL，Barnett CM. 2015. Ado-trastuzumab emtansine（T-DM1）：a novel antibody-drug conjugate for the treatment of HER2-positive metastatic breast cancer. J Oncol Pharm Pract，21（2）：132-142

Carrasco-Triguero M，Yi JH，Dere R，et al. 2013. Immunogenicity assays for antibody-drug conjugates：case study with ado-trastuzumab emtansine. Bioanalysis，5（9）：1007

Gonçalves A，Trédan O，Villanueva C，et al. 2012. Antibody-drug conjugates in oncology：from the concept to trastuzumab emtansine（T-DM1）. Bull Cancer，99（12）：1183

Kalsi R，Feigenberg S，Kwok Y，et al. 2015. Brain metastasis and response to ado-trastuzumab emtansine：a case report and literature review. Clin Breast Cancer，15（2）：e163-e166

Kim SB，Wildiers H，Krop IE，et al. 2016. Relationship between tumor biomarkers and efficacy in TH3RESA，a phase Ⅲ study of trastuzumab emtansine（T-DM1）vs. treatment of physician's choice in previously treated HER2-positive advanced breast cancer. Int J Cancer，139（10）：2336

Krop IE，Lin NU，Blackwell K，et al. 2015. Trastuzumab emtansine（T-DM1）versus lapatinib plus capecitabine in patients with HER2-positive metastatic breast cancer and central nervous system metastases：a retrospective，exploratory analysis in EMILIA. Ann Oncol，26（1）：113-119

Lambert JM，Chari RVJ. 2014. Ado-trastuzumab emtansine（T-DM1）：an antibody-drug conjugate（ADC）for HER2-positive breast cancer. J Med Chem，57（16）：6949

Li BT，Zauderer M，Chaft J，et al. 2015. Abstract CT225：Ado-trastuzumab emtansine for HER2 amplified or HER2 overexpressed cancers：A phase Ⅱ "basket" trial. Cancer Res，75（15 Supplement）：CT225

Lu D，Girish S，Gao Y，et al. 2014. Population pharmacokinetics of trastuzumab emtansine（T-DM1），a HER2-targeted antibody-drug conjugate，in patients with HER2-positive metastatic breast cancer：clinical implications of the effect of covariates. Cancer Chemother Pharmacol，74（2）：399-410

Manfred Welslau MD，Veronique Diéras MD，Joo-Hyuk Sohn MD，et al. 2014. Patient-reported outcomes from EMILIA，a randomized phase 3 study of trastuzumab emtansine（T-DM1）versus capecitabine and lapatinib in human epidermal growth factor receptor 2-positive locally advanced or metastatic breast cancer. Cancer，120（5）：642

Müller P，Kreuzaler M，Khan T，et al. 2015. Trastuzumab emtansine（T-DM1）renders HER2+ breast cancer highly susceptible to CTLA-4/PD-1 blockade. Sci Trans Med，7（315）：315ra188

Patel KC，Hageman K，Cooper MR. 2014. Ado-trastuzumab emtansine for the treatment of human epidermal growth factor receptor 2-positive metastatic breast cancer. Am J Health-Sys Pharm，71（7）：537

Peddi PF，Hurvitz SA. 2014. Ado-trastuzumab emtansine（T-DM1）in human epidermal growth factor receptor 2（HER2）-positive metastatic breast cancer：latest evidence and clinical potential. Ther Adv Med Oncol，6（5）：202

Poon KA，Flagella K，Beyer J，et al. 2013. Preclinical safety profile of trastuzumab emtansine（T-DM1）：mechanism of action of its cytotoxic component retained with improved tolerability. Toxicol Appl Pharmacol，273（2）：298

Sadeghi S, Olevsky O, Hurvitz SA. 2014. Profiling and targeting HER2-positive breast cancer using trastuzumab emtansine. Pharmacogenomics Pers Med，7：329

Sibaud V, Niec RE, Schindler K, et al. 2014. Ado-trastuzumab emtansine-associated telangiectasias in metastatic breast cancer：a case series. Breast Cancer Res Treat，146（2）：451-456

Traynor K. 2013. Ado-trastuzumab emtansine approved for advanced breast cancer. Am J Health-System pharm，70（7）：562

Yan H，Endo Y，Shen Y，et al. 2016. Ado-trastuzumab emtansine targets hepatocytes via human epidermal growth factor receptor 2 to induce hepatotoxicity. Mol Cancer The，15（3）：480

十一、阿仑单抗

阿仑单抗［英文名：Alemtuzumab，商品名：坎帕斯（Campath）］是人源化的单克隆抗体，能与 B 细胞和 T 细胞表面的 CD52 特异性结合，通过 ADCC 和 CDC 作用，治疗对烷化剂和氟达拉滨治疗无效或复发的晚期 B 细胞慢性淋巴细胞白血病（B-CLL）。该药于 2001 年获得 FDA 的批准上市。

（一）阿仑单抗的作用机制

阿仑单抗对治疗多发性硬化症（MS）所发挥作用的精确机制尚不明确，但被认为涉及 CD52，即 T 和 B 淋巴细胞上的细胞表面抗原，以及自然杀伤细胞（NK 细胞）、单核细胞和巨噬细胞。结合至 T 和 B 淋巴细胞表面后，阿仑单抗导致抗体依赖性细胞溶解和补体介导溶解。

（二）FDA 批准适应证及中国上市应用情况

1. FDA 批准适应证

（1）用于治疗复发型多发性硬化症。出于安全性考虑，阿仑单抗仅适用于既往经两种或多种 MS 药物治疗没有明显效果的患者。

（2）用于治疗慢性淋巴细胞白血病。

2. 中国上市应用情况　截至目前，阿仑单抗尚未被批准在中国上市，有国外制药公司在国内进行阿仑单抗治疗慢性 B 淋巴细胞瘤的临床试验研究招募，另外有福州总医院在尿毒症及肾移植术后患者中开展的关于阿仑单抗对细胞免疫功能影响的研究，对患者分别采用常规三联免疫抑制方案和阿仑单抗治疗方案，以研究阿仑单抗的安全性和有效性。尚无国内研究者发起的关于阿仑单抗用于肿瘤治疗的相关临床试验在中国国内开展。

（三）剂型规格

阿仑单抗装置在 1 次性使用小瓶中，规格为 12mg/1.2ml（10mg/ml）。

（四）用法用量

1. 使用方法

（1）治疗复发型多发性硬化症：静脉输注 4 小时以上。第一疗程共 5 天，每天 12mg，第二疗程在第一疗程结束后 12 个月开始，每天输注 12mg，连续 3 天。在每个疗程开始的前 3 天，应予以患者高剂量皮质类固醇预处理。在治疗开始的第 1 天应给予患者抗病毒制剂，预防疱疹病毒感染，并在结束阿仑单抗治疗后至少 2 个月内继续接受抗病毒治疗，或直至 $CD4^+$淋巴细胞计数超过 0.2×10^9/L。

（2）治疗 B 细胞慢性淋巴细胞白血病：推荐剂量为每天 30mg，每周 3 次，共 12 周。每次需静脉输注 2 小时以上，且使用前需口服抗组胺药和对乙酰氨基酚。

2. 常见的毒副反应 在临床试验中，使用阿仑单抗最常见不良反应是皮疹、头痛、发热、鼻咽炎、恶心、尿路感染、疲乏、失眠、上呼吸道感染、疱疹病毒感染、荨麻疹、瘙痒、甲状腺疾病、真菌感染、关节炎、肢体痛、背痛、腹泻、窦炎、口咽痛、感觉异常、眩晕、腹痛、潮红和呕吐。

（五）禁忌

感染人类免疫缺陷病毒（HIV）的患者禁用阿仑单抗，因为阿仑单抗致 $CD4^+$淋巴细胞计数减少。

（六）特殊人群用药

1. 妊娠期患者 在妊娠期妇女中没有适当且对照良好的研究。妊娠期间只有潜在获益胜过对胎儿潜在风险才应使用阿仑单抗。

2. 哺乳期患者 不知道阿仑单抗是否排泄在人乳汁中。因为许多药物排泄在乳汁中，且阿仑单抗对哺乳期婴儿潜在严重不良反应，需考虑到药物对母亲的重要性，做出决定是否继续哺乳还是终止用药。

3. 儿科患者 尚未确定在未满 17 岁患儿中阿仑单抗的安全性和有效性。

4. 老年患者 阿仑单抗的临床研究没有包括足够数量的年龄超过 65 周岁的患者，不能确定他们的反应是否不同于较年轻患者。

（七）临床研究介绍

一项在复发缓解型多发性硬化症患者中进行的为期 2 年的随机化、开放、盲态、阳性对照研究。入组患者的扩展残疾状态评分（EDSS）为 5 分或以下，且既往至少经 1 次干扰素β或醋酸格拉替雷治疗后复发（皮下给予干扰素β-1a 44μg，一周 3 次）。

患者随机化接受阿仑单抗（n=426）或干扰素β-1a（n=202）治疗。在基线时，均数年龄为 35 岁，均数疾病时间为 4.5 年，均数扩展的残疾状态评分为 2.7 分。

临床结局测量的是跨越 2 年的年复发率（ARR）和至疾病进展时间。至疾病进展的定义：扩展的残疾状态评分增加且超出基线至少 1 点（从基线扩展的残疾状态评分为 0 的患者增加 1.5 点）且持续 6 个月。MRI 结局测量为 T_2 病变体积中变化。

用阿仑单抗治疗患者比接受干扰素β-1a 患者年复发率显著降低。用阿仑单抗治疗与干扰素β-1a 比较至确证残疾进展 6 个月开始时间显著延迟。T_2 病变体积在治疗组间无显著差异。

另外，一项在有复发缓解型多发性硬化症患者 2 年随机化、开放、评价者盲态、阳性对比药（皮下给予干扰素β-1a 44μg，一周 3 次）对照研究。纳入研究 2 的患者扩展的残疾状态评分为 3 分或更低，且既往未接受过对多发性硬化症的治疗。

患者被随机化接受阿仑单抗（n=376）或干扰素β-1a（n=187）。在基线时，均数年龄为 33 岁，均数疾病时间为 2 年，均数扩展的残疾状态评分为 2 分。

临床结局测量的是跨越 2 年年复发率和在研究中被定义的至确证残疾进展时间。MRI 结局测量的是 T_2 病变体积中变化。

用阿仑单抗治疗患者比接受干扰素β-1a 患者年复发率显著降低。至确证残疾进展时间和对主要 MRI 终点（T_2 病变体积变化）治疗组间无显著差异。

（董　坚　沈丽达）

参 考 文 献

陈猛，张丽，贾永前，等. 2015. 阿仑单抗联合自体造血干细胞移植治疗 T 幼淋巴细胞白血病一例. 中华血液学杂志，36（6）：536

刘楠，邹维华，孙青刚，等. 2010. 外用氮芥联合静脉滴注阿仑单抗治疗皮肤 T 细胞淋巴瘤一例. 白血病 • 淋巴瘤，19（5）：320

王静. 2014. 阿仑单抗治疗多发性硬化的系统评价. 南宁：广西医科大学

王昭. 2012. 阿仑单抗用于治疗复发难治慢性淋巴细胞白血病. 第 5 届美国血液年会论文集. 67-68

Cohen JA，Coles AJ，Arnold DL，et al. 2012. Alemtuzumab versus interferon beta 1a as first-line treatment for patients with relapsing-remitting multiple sclerosis: a randomised controlled phase 3 trial. Lancet，380（9856）：1819

Coles AJ，Twyman CL，Arnold DL，et al. 2012. Alemtuzumab for patients with relapsing multiple sclerosis after disease-modifying therapy：a randomised controlled phase 3 trial. Lancet，380（9856）：1829

Delgado J，Thomson K，Russell N，et al. 2006. Results of alemtuzumab-based reduced-intensity allogeneic transplantation for chronic lymphocytic leukemia：a British Society of Blood and Marrow Transplantation Study. Blood，107（4）：1724

Hanaway MJ，Woodle ES，Mulgaonkar S，et al. 2011. Alemtuzumab induction in renal transplantation. N Engl J Med，364（20）：1909

Hillmen P，Skotnicki A B，Robak T，et al. 2007. Alemtuzumab compared with chlorambucil as first-line therapy for chronic lymphocytic leukemia. J Clin，25（35）：5616

Investigators CT，Coles AJ，Compston DA，et al. 2008. Alemtuzumab vs. interferon beta-1a in early multiple sclerosis. N Engl J Med，359（17）：1786

Jones JL，Phuah CL，Cox AL，et al. 2009. IL-21 drives secondary autoimmunity in patients with multiple sclerosis，following therapeutic lymphocyte depletion with alemtuzumab（Campath-1H）. J Clin Invest，119（7）：2052

Keating MJ，Flinn I，Jain V，et al. 2002. Therapeutic role of alemtuzumab（Campath-1H）in patients who have failed fludarabine：results of a large international study. Blood，99（10）：3554-3561

Lozanski G，Heerema NA，Flinn IW，et al. 2004. Alemtuzumab is an effective therapy for chronic lymphocytic leukemia with p53 mutations and deletions. Blood，103（9）：3278.

Lundin J，Kimby E，Björkholm M，et al. 2002. Phase II trial of subcutaneous anti-CD52 monoclonal antibody alemtuzumab（Campath-1H）as first-line treatment for patients with B-cell chronic lymphocytic leukemia（B-CLL）. Blood，100（3）：768

Martin SI，Marty FM，Fiumara K，et al. 2006. Infectious complications associated with alemtuzumab use for lymphoproliferative disorders. Clin Infect Dis，43（1）：16

Morris E，Thomson K，Craddock C，et al. 2004. Outcomes after alemtuzumab-containing reduced-intensity allogeneic transplantation regimen for relapsed and refractory non-Hodgkin lymphoma. Blood，104(13)：3865

十二、博纳吐单抗

博纳吐单抗［英文名：Blinatumomab，商品名：Blincyto］为双特异性 T 细胞 CD3 结合 CD19 靶向抗体药物，2014 年获得 FDA 的批准。

（一）博纳吐单抗作用机制

博纳吐单抗含有两种抗体的特异性，因而能够结合一个抗原的 2 个表位，或者结合 2 种抗原的表位。其对信号通路的阻断有多种实现方式。自然产生的抗体 Fc 域可以介导一系列的效应：ADCC、CDC、抗原呈递、FcRn-介导循环（长半衰期）等。传统的重组单抗只能结合一个表位，且不能募集 T 细胞，因其不表达 Fc 受体，因而往往不能充分利用免疫系统的效应。博纳吐单抗的开发就显得必要。博纳吐单抗的应用随着特异性增加，应用范围大为拓展，如特异性作用可以分为效应位点和靶点位点：效应位点可以通过连接药物分子、募集效应细胞（主要是 T 细胞、NK 细胞）或病毒等；靶点位点可以分为分子、细胞表面靶点（受体等）、organisms 等。通过不同的组合可以达到特定的目的。目前在研的双特异性抗体多为肿瘤细胞靶点-T 细胞募集位点（如通过 CD3 募集 T 细胞、CD16 募集 NK 细胞，靶向杀死相应的肿瘤细胞，即肿瘤免疫疗法）、双靶点位点（如 VEGF-PDGF、VEGF-Ang2，抑制 2 条信号通路，减少耐药产生的可能性）等。双特异性抗体的应用范围很广，还有更多的可能性有待发掘和拓展。

（二）FDA 批准适应证及中国上市应用情况

1. FDA 批准适应证　博纳吐单抗适用于费城染色体阴性复发的或难治性 B 细胞前体急性淋巴细胞白血病（ALL）的治疗。

2. 中国上市应用情况　截至目前，博纳吐单抗尚未被批准在中国上市，由安美健公司在台湾利用博纳吐单抗与标准治疗（SOC）化疗对比观察复发性/耐药性前体 B 细胞急性淋巴细胞白血病的治疗效果。

（三）剂型规格

博纳吐单抗注射用冰冻干燥粉，35μg 装置在 1 次性使用小瓶中。

（四）用法用量

1. 使用方法　第一个疗程的第一个 9 天和第二个疗程前 2 天建议住院。随后所有疗程开始和再开始（如治疗被中断共 4 小时或更多小时），建议由主管医生督促住院。

博纳吐单抗治疗的单个疗程由自由间隔 2 周，接着连续静脉输注治疗 4 周组成，若患者体重超过 45kg，在疗程 1 的第 1～7 天，给予博纳吐单抗 9mg/d，在第 8～28 天为 28mg/d。随后疗程的第 1～28 天给予博纳吐单抗 28mg/d。

治疗期间允许至少 2 周无治疗。首先为给予博纳吐单抗 2 个疗程为诱导治疗，接着为巩固治疗，由 3 个另加疗程组成（总计 5 个疗程）。

每个双特异性抗体疗程首次剂量前 1 小时，需预先静脉给药地塞米松 20mg。双特异性抗体输注袋应历时 24 小时或 48 小时输注。

2. 不良反应管理 最常见的不良反应（≥20%）是发热（62%）、头痛（36%）、四肢水肿（25%）、发热性中性粒细胞减少（25%）、恶心（25%）、低钾血症（23%）和便秘（20%）。

（五）禁忌

有已知对博纳吐单抗或对产品制剂的任何成分有超敏性的患者禁用本品。

（六）特殊人群用药

1. 妊娠期患者 在妊娠期妇女中没有关于博纳吐单抗适当且对照良好的研究。建议妊娠期间，只有当潜在获益胜过对胎儿潜在风险才应使用本药。

2. 哺乳期患者 尚不明确博纳吐单抗是否排泄在人乳汁中。

3. 儿科患者 在儿童患者中使用该药的经验有限。

4. 老年患者 老年患者使用该药的神经学毒性发生率较高，包括认知疾病、脑病、混乱和严重感染。

（七）临床研究介绍

急性淋巴细胞白血病 在一项开放、多中心、单臂研究中评价博纳吐单抗的安全性和疗效。入组的患者是年满 18 周岁的患有费城染色体阴性、复发的或难治性前体 B 细胞急性淋巴细胞白血病（复发有首次缓解时间≤12 个月，在首次抢救后或复发的或异基因造血干细胞移植（HSCT）的 12 个月内难治或复发和骨髓中原始细胞≥10%）。

入组患者连续静脉输注给药。在第一个疗程中，第一周初始剂量为 9mg/d，其余 3 周为 28mg/d。第二疗程和随后疗程的第一天目标剂量为 28mg/d。根据不良事件情况调整剂量。被治疗人群包括 185 例既往至少接受过 1 次博纳吐单抗治疗的患者；中位治疗疗程数为 2（1～5），中位年龄为 39 岁（18～79 岁），入组患者接受博纳吐单抗前 63/185（34.1%）曾进行 HSCT，而 32/185（17.3%）曾接受 2 次以上抢救治疗。

主要终点是用博纳吐单抗治疗 2 个疗程内完全缓解或完全缓解有部分血液学恢复（CR/CRh）率。77/185（41.6%）可评价的患者在前 2 个疗程内实现 CR/CRh，多数（81%，62/77）反应发生在第一个疗程内。实现 CR/CRh 患者中 HSCT 率为 39%（30/77）。

（董 坚 李云峰）

参考文献

高洁，吴丹，李姝，等. 2017. 双特异性抗体 blinatumomab 治疗 B 淋巴细胞肿瘤的研究进展. 实用肿瘤杂

志，32（3）：279-283

汪超，孟艳春，李博华. 2015. 淋巴瘤靶向治疗抗体研究进展. 现代免疫学，（4）：341-344

汪汀，马英，马铁鸣，等. 2015. 急性淋巴细胞白血病新型肿瘤免疫治疗药物 blinatumomab. 中国新药杂志，（22）：2521-2525

吴芃. 2013. Blinatumomab：CD19、CD3 双标抗体在 B 急性淋巴细胞白血病中的应用. 中国保健营养旬刊，（8）

萧杏贤，尹松梅. 2013. 成人急性淋巴细胞白血病单克隆抗体治疗的研究进展. 国际医药卫生导报，19（11）：1721-1722

章艳茹，邱录贵. 2012. 单克隆抗体治疗急性淋巴细胞白血病. 国际输血及血液学杂志，35（5）：424-428

赵英姿，徐冰. 2009. 抗体诱导 T 细胞治疗不能治愈的癌症. 国际生物制品学杂志，32（1）：24

D'Argouges S，Wissing S，Brandl C，et al. 2009. Combination of rituximab with blinatumomab（MT103/MEDI-538），a T cell-engaging CD19-/CD3-bispecific antibody，for highly efficient lysis of human B lymphoma cells. Leuk Res，33（3）：465

Gökbuget N，Dombret H，Bonifacio M，et al. 2015. Long-term outcomes after blinatumomab treatment：follow-up of a phase 2 study in patients（Pts）with minimal residual disease（MRD）positive B-cell precursor acute lymphoblastic leukemia（ALL）. Cornea，25（10）：1173-1177

Handgretinger R，Zugmaier G，Henze G，et al. 2011. Complete remission after blinatumomab-induced donor T-cell activation in three pediatric patients with post-transplant relapsed acute lymphoblastic leukemia. Leukemia，25（1）：181-184

Hoffman L M，Gore L. 2014. Blinatumomab，a bi-specific anti-CD19/CD3 BiTE® antibody for the treatment of acute lymphoblastic leukemia：perspectives and current pediatric applications. Front Oncol，4（4）：63

Horst H A，Reichle A，Marks R，et al. 2012. Anti-CD19 BiTE blinatumomab induces high complete remission rate and prolongs overall survival in adult patients with relapsed / refractory B-precursor acute lymphoblastic leukemia（ALL）. Aids，23（1）：141-143

Nagorsen D，Baeuerle PA. 2011. Immunomodulatory therapy of cancer with T cell-engaging BiTE antibody blinatumomab. Exp Cell Res，317（9）：1255

Nagorsen D，Bargou R，Ruttinger D，et al. 2009. Immunotherapy of lymphoma and leukemia with T-cell engaging BiTE antibody blinatumomab. Leuk Lymphoma，50（6）：886

Nagorsen D，Kufer P，Baeuerle PA，et al. 2012. Blinatumomab：a historical perspective. Pharm Ther，136（3）：334

Portell CA，Wenzell CM，Advani AS. 2013. Clinical and pharmacologic aspects of blinatumomab in the treatment of B-cell acute lymphoblastic leukemia. Clin Pharmacol Advances & Applications，5（Suppl 1）：5-11

Przepiorka D，Ko CW，Deisseroth A，et al. 2015. FDA approval：blinatumomab. Clin Cancer Res，21（18）：4035-4039

Teachey DT，Rheingold SR，Maude SL，et al. 2013. Cytokine release syndrome after blinatumomab treatment related to abnormal macrophage activation and ameliorated with cytokine-directed therapy. Blood，121（26）：5154

Topp MS，Gökbuget N，Stein AS，et al. 2015. Safety and activity of blinatumomab for adult patients with relapsed or refractory B-precursor acute lymphoblastic leukaemia：a multicentre，single-arm，phase 2 study.

Lancet Oncol，16（1）：57-66

Topp MS，Gökbuget N，Zugmaier G，et al. 2012. Long-term follow-up of hematological relapse-free survival in a phase 2 study of blinatumomab in patients with minimal residual disease（MRD）of B-precursor acute lymphoblastic leukemia（ALL）. Blood，120（26）：5185-5187

Topp MS，Gökbuget N，Zugmaier G，et al. 2014. Phase Ⅱ trial of the anti-CD19 bispecific T cell-engager blinatumomab shows hematologic and molecular remissions in patients with relapsed or refractory B-precursor acute lymphoblastic leukemia. J Clin Oncol，32（36）：4134

Topp MS，Kufer P，Gökbuget N，et al. 2011. Targeted therapy with the T-cell-engaging antibody blinatumomab of chemotherapy-refractory minimal residual disease in B-lineage acute lymphoblastic leukemia patients results in high response rate and prolonged leukemia-free survival. J Clin Oncol，29（18）：2493-2498

Wu J，Fu J，Zhang M，et al. 2015. Blinatumomab：a bispecific T cell engager（BiTE）antibody against CD19/CD3 for refractory acute lymphoid leukemia. J Hematol Oncol，8（1）：104

十三、狄诺单抗

狄诺单抗［英文名：Denosumab，商品名：Xgeva］是一种 RANK 配体（RANKL）抑制剂。分子式为 $C_{6404}H_{9908}N_{1724}O_{2004}S_{50}$。该药由安进（Amgen）公司生产，2010 年 11 月 18 日批准用于防止已扩散到骨的癌症所造成的骨相关事件，2013 年 6 月 13 日批准用于治疗成年和青少年一种罕见且非癌性肿瘤——骨巨细胞瘤（GCTB）。

（一）狄诺单抗的作用机制

狄诺单抗与现已获准的减少肿瘤骨骼并发症的药物作用机制不同。它是一种特异性靶向核因子-κB 受体活化因子配体（RANKL）的完全人源化单克隆抗体（IgG2 单抗），阻止 RANKL 和其受体物质结合，抑制破骨细胞活化和发展，减少骨吸收，增加骨密度。早前狄诺单抗被用来治疗有较高骨折风险的绝经后妇女骨质疏松症，具有较好的安全性和有效性。

（二）FDA 批准适应证及中国上市应用情况

1. FDA 批准适应证 狄诺单抗适用于实体瘤骨转移患者预防骨骼相关事件，但不适用于多发性骨髓瘤患者。

2. 中国上市应用情况 截至目前，狄诺单抗尚未被批准在中国上市，由国外制药公司在中国进行研究招募，目前尚无国内研究者发起的狄诺单抗的临床试验在国内开展。

（三）剂型规格

狄诺单抗装置在单次使用小瓶内，规格 120mg/1.7ml（70mg/ml）。

（四）用法用量

1. 使用方法 狄诺单抗的推荐剂量为 120mg，每 4 周 1 次，通过皮下注射，皮下注射部位包括上臂、上大腿或腹部。同时可口服钙和维生素 D 以预防或治疗低钙血症。

2. 常见的不良反应 接受狄诺单抗的患者中最常见不良反应（≥25%）是疲劳/虚弱，

低磷酸盐血症和恶心；最常见严重不良反应是呼吸困难。

（五）禁忌

该药无特定禁忌证。

（六）特殊人群用药

1. 妊娠期患者　在妊娠期妇女中没有关于使用该药的适当且对照良好的试验。

2. 哺乳期患者　尚不明确狄诺单抗是否被排泄至人乳中。

3. 儿科患者　尚未确定在儿童患者中狄诺单抗的安全性和有效性。用狄诺单抗治疗可能损害有“开放”生长板儿童的骨生长和抑制恒齿萌发。

4. 老年患者　在狄诺单抗的三项较大的临床试验中，65 岁或以上的患者和较年轻患者间未观察到安全性和疗效的总体差别。

（七）临床研究介绍

在三项国际、随机化（1∶1）、双盲、阳性对照的非劣效试验中，比较狄诺单抗与唑来膦酸用于有实体瘤骨转移的患者后，狄诺单抗在预防骨骼相关事件方面的安全性和有效性。在所有三项试验中，患者随机化接受狄诺单抗皮下注射 120mg，每 4 周 1 次治疗，或唑来膦酸静脉注射（IV）4mg，每 4 周 1 次（针对肾功能调整剂量）治疗。肌酐清除率低于 30ml/min 的患者被排除在试验外。在每项试验中，主要结果测量的是患者首次发生骨骼相关事件（SRE）的时间。支持性结果测量的是患者首次 SRE 时间的优越性，以及首次和随后 SRE 时间的优越性。下列任何一种定义都可判断为 SRE：病理性骨折，需要进行骨辐射治疗，需要进行骨手术，或脊髓压迫。

试验 1 纳入 2046 例晚期乳腺癌和骨转移患者。按入组前 6 周内是否接受了化疗，既往是否有 SRE 史，是否口服过双膦酸盐类及所在地域（日本或其他国家），患者被随机化分层。40%患者入组前 6 周内接受过化疗，40%患者有一种既往 SRE，5%曾口服过双膦酸盐类，7%的患者在日本。所有患者的中位年龄为 57 岁，80%患者是白种人，99%是妇女。狄诺单抗给药中位剂数为 18 剂，唑来膦酸为 17 剂。

试验 2 纳入 1776 例有实体瘤的骨转移多发性骨髓瘤成年患者。按入组时是否正接受全身抗癌治疗，既往是否有 SRE，以及肿瘤的类型（非小细胞肺癌、骨髓瘤或其他），患者被随机化分层。87%在随机化时接受全身抗癌治疗，52%有一种既往 SRE，64%患者是男性，87%是白种人，中位年龄是 60 岁。总共 40%患者有非小细胞肺癌，10%有多发性骨髓瘤，9%有肾细胞癌，6%有小细胞肺癌，其他肿瘤类型所占比例低于 5%。对狄诺单抗和唑来膦酸给药中位剂数为 7 剂。

试验 3 纳入 1901 例去睾丸耐药前列腺癌和骨转移男性患者。按既往是否有 SRE，前列腺特异性抗原（PSA）水平（低于 10ng/ml 或 10ng/ml 或更高），入组前 6 周内是否接受过化疗，患者被随机化分层。26%患者有一种既往 SRE，15%患者 PSA 低于 10ng/ml，14%入组前 6 周内接受过化疗。中位年龄为 71 岁，86%患者为白种人。狄诺单抗给药中位数为 13 剂，唑来膦酸为 11 剂。

在所有三项试验中，总生存率和无进展生存时间相似。在多发性骨髓瘤患者的一项子组分析中发现，狄诺单抗有较高死亡率［危害比（95%CI）2.26（1.13～4.50）；n=180］。

（董　坚　李云峰）

参 考 文 献

蒋昊辰. 2016. 狄诺塞麦与唑来膦酸治疗恶性肿瘤骨转移效果比较的 Meta 分析. 人人健康，（4）：58-60

李惠平，刘晓光. 2012. 乳腺癌患者骨丢失的管理. 肿瘤防治研究，39（6）：619-622

罗静，何宇，周蕾蕾，等. 2011. 狄诺塞麦在乳腺癌中的应用. 华西医学，（7）：1003-1005

乔光磊，郑水儿，祁伟祥，等. 2013. 狄诺塞麦与唑来膦酸治疗恶性实体瘤骨转移和多发性骨髓瘤骨相关事件的疗效和安全性的比较：一项 Meta 分析. 肿瘤，33（1）：48-57

孙晓亮，李鹏. 2011. 狄诺塞麦对比唑来膦酸在去势难治性前列腺癌骨转移治疗方面的随机、双盲研究. 泌尿外科杂志：电子版，（4）：61-62

许宋锋，Brock，于秀淳，等. 2013. 骨巨细胞瘤治疗新突破——狄诺塞麦. 国际骨科学杂志，34（6）：387-392

赵蔚，彭亚琪，任庆兰. 2015. 狄诺塞麦治疗恶性肿瘤骨转移研究进展. 重庆医学，（16）：2276-2279

赵蔚. 2015. 狄诺塞麦治疗恶性肿瘤骨转移机制及进展. 重庆：重庆医科大学

Body JJ，Facon T，Coleman RE，et al. 2006. A study of the biological receptor activator of nuclear factor-kappaB ligand inhibitor，denosumab，in patients with multiple myeloma or bone metastases from breast cancer. Clin Cancer Res，12（4）：1221

Bone HG，Bolognese MA，Yuen CK，et al. 2011. Effects of denosumab treatment and discontinuation on bone mineral density and bone turnover markers in postmenopausal women with low bone mass. J Clin Endocrinol Metab，96（4）：972

Brown JP，Prince RL，Deal C，et al. 2009. Comparison of the effect of denosumab and alendronate on BMD and biochemical markers of bone turnover in postmenopausal women with low bone mass：a randomized，blinded，phase 3 trial. J Bone Miner Res，24（1）：153

Cummings SR，San MJ，Mcclung MR，et al. 2009. Denosumab for prevention of fractures in postmenopausal women with osteoporosis. N Engl J Med，64（8）：756-765

Ellis GK，Bone HG，Chlebowski R，et al. 2009. Randomized trial of denosumab in patients receiving adjuvant aromatase inhibitors for nonmetastatic breast cancer. J Clin Oncol，20（2）：195-196

Fizazi K，Carducci M，Smith M，et al. 2011. Denosumab versus zoledronic acid for treatment of bone metastases in men with castration-resistant prostate cancer：a randomised，double-blind study. Lancet，377（9768）：813

Fizazi K，Lipton A，Mariette X，et al. 2009. Randomized phase Ⅱ trial of denosumab in patients with bone metastases from prostate cancer，breast cancer，or other neoplasms after intravenous bisphosphonates. J Clin Oncol，27（10）：1564-1571

Henry DH，Costa L，Goldwasser F，et al. 2011. Randomized，double-blind study of denosumab versus zoledronic acid in the treatment of bone metastases in patients with advanced cancer（excluding breast and prostate cancer）or multiple myeloma. J Clin Oncol，7（9）：1125

Kendler DL，Roux C，Benhamou CL，et al. 2010. Effects of denosumab on bone mineral density and bone turnover in postmenopausal women transitioning from alendronate therapy. J Bone Miner Res，25（1）：72-81

Lipton A，Steger GG，Figueroa J，et al. 2007. Randomized active-controlled phase Ⅱ study of denosumab efficacy and safety in patients with breast cancer-related bone metastases. J Clin Oncol，25（28）：4431

Miller PD，Bolognese MA，Lewiecki E M，et al. 2008. Effect of denosumab on bone density and turnover in postmenopausal women with low bone mass after long-term continued，discontinued，and restarting of therapy：a randomized blinded phase 2 clinical trial. Bone，43（2）：222-229

Smith MR，Egerdie B，Denosumab HALT Prostate Cancer Study Group，et al. 2009. Denosumab in men receiving androgen-deprivation therapy for prostate cancer. N Engl J Med，361（8）：745-755

Smith MR，Saad F，Coleman R，et al. 2012. Denosumab and bone-metastasis-free survival in men with castration-resistant prostate cancer：results of a phase 3，randomised，placebo-controlled trial. Lancet，379（9810）：39-46

Stopeck AT，Lipton A，Body JJ，et al. 2010. Denosumab compared with zoledronic acid for the treatment of bone metastases in patients with advanced breast cancer：a randomized，double-blind study. J Clin Oncol，28（35）：5132

Thomas D，Henshaw R，Skubitz K，et al. 2010. Denosumab in patients with giant-cell tumour of bone：an open-label，phase 2 study. Lancet Oncol，11（3）：275-280

Walsh PC. 2011. Re：Denosumab versus zoledronic acid for treatment of bone metastases in men with castration-resistant prostate cancer：a randomised，double-blind study. J Urol，186（6）：2254-2255

十四、西妥昔单抗

西妥昔单抗［英文名：Cetuximab，商品名：爱必妥（Erbitux®）］是一种以表皮生长因子受体（EGFR）为靶点的人鼠嵌合 IgG1 单克隆抗体。FDA 初次批准是在 2004 年 12 月，2006 年该药“登陆”中国。

（一）西妥昔单抗分子靶点介绍

西妥昔单抗与正常细胞和肿瘤细胞上的 EGFR 特异性结合，并竞争性抑制表皮生长因子（EGF）和其他配体（如转化生长因子）的结合。在体外分析和体内动物研究提示，西妥昔单抗与 EGFR 的结合可阻断磷酸化和受体相关激酶的激活，导致肿瘤细胞生长被抑制，诱导细胞凋亡，减少基质金属蛋白酶和血管内皮生长因子生成。通过 EGFR 信号转导导致野生型 KRAS 蛋白的激活。

在体外，西妥昔单抗可介导对某些人类肿瘤类型抗体依赖细胞介导的细胞毒作用（ADCC）。在体外实验和体内动物研究曾显示，西妥昔单抗抑制表达 EGFR 肿瘤细胞生长和生存。在缺乏 EGFR 表达的人类肿瘤移植中未观察到西妥昔单抗的抗肿瘤效应。在小鼠人类肿瘤移植模型中，西妥昔单抗与放疗或伊立替康联用，抗肿瘤效应比单独放疗或化疗明显增加。

（二）药代动力学

西妥昔单抗单剂治疗或与化疗、放疗联合治疗时的药动学呈非线性特征。当剂量从 20mg/m^2 增加至 400mg/m^2 时，药时曲线下面积（AUC）的增加程度超过剂量的增长倍数。当剂量从 20mg/m^2 增加至 200mg/m^2 时，清除率（CL）从 0.08L/（m^2 • h）下降至 0.02L/（m^2 •h），当剂量＞200mg/m^2 时，CL 不变。表观分布容积（V_d）与剂量无关，接近 2～3L/m^2。

滴注本品 400mg/m^2 2 小时后，平均最大血药浓度（C_{max}）为 184μg/ml（92～327μg/ml），

平均消除半衰期（$t_{1/2}$）为 97 小时（41～213 小时）。按 250mg/m^2 滴注 1 小时后，平均 C_{max} 为 140μg/ml（120～170μg/ml）。在推荐剂量下（初始 400mg/m^2，之后 1 周 250mg/m^2）到第 3 周时，本品达到稳态血药浓度，峰值、谷值波动分别为 168～235μg/ml、41～85μg/ml。平均 $t_{1/2}$ 为 114 小时（75～188 小时）。

（三）FDA 批准适应证及中国上市应用情况

1. FDA 批准适应证

（1）头颈部鳞状上皮癌（SCCHN）：西妥昔单抗适于与放疗联用，对局部或区域晚期头颈部鳞状细胞癌患者进行初始治疗。作为单药，西妥昔单抗适用于治疗既往基于铂类药物治疗已失败的复发或转移头颈部鳞状上皮癌患者。

（2）结直肠癌：西妥昔单抗作为单药，适用于治疗基于伊立替康和奥沙利铂两种方案失败后的表皮生长因子受体（EGFR）表达的转移性结直肠癌，也适用于治疗对基于伊立替康方案不耐受的 EGFR 表达的转移性结直肠癌患者。

西妥昔单抗与伊立替康联用，适用于治疗基于伊立替康化疗难治的 EGFR 表达的转移性结直肠癌。西妥昔单抗与伊立替康联用的有效性是根据其客观缓解率。当前，尚无资料证实西妥昔单抗与伊立替康联用可改善 EGFR 表达的转移性结直肠癌患者疾病相关症状或增加生存率。

转移或晚期结直肠癌试验的回顾性子组分析，西妥昔单抗对 KRAS 基因 12 或 13 号外显子存在突变的肿瘤患者未显示治疗效益。国内外临床指南建议，有上述突变结直肠癌的患者不使用西妥昔单抗治疗。

2. 中国上市应用情况 2006 年，西妥昔单抗获批进入中国市场，目前，有 57 项包括国内研究者发起的西妥昔单抗相关国际临床试验在中国国内开展，由我国研究者主持的关于西妥昔单抗的临床试验共计 6 项，开展情况见表 2-14-1。

表 2-14-1 西妥昔单抗在中国的临床试验情况

注册号	注册题目	研究类型	注册时间
ChiCTR1800016194	西妥昔单抗联合沙利度胺治疗晚期结直肠癌的多中心、前瞻性、随机对照临床研究 上海市第六人民医院	观察性研究	2018/05/17
ChiCTR1800015589	立体定向放疗联合西妥昔单抗治疗鼻咽癌寡转移的临床研究 四川大学华西医院	观察性研究	2018/04/10
ChiCTR-IOR-17012626	RAS 野生型肠癌肝转移中国患者西妥昔单抗联合局部治疗的有效性和安全性研究 复旦大学附属中山医院	干预性研究	2017/09/09
ChiCTR-OCC-15005888	同步螺旋断层放疗联合西妥昔单抗后辅助化疗治疗局部晚期鼻咽癌：单中心单臂 II 期临床研究 中国人民解放军总医院耳鼻咽喉头颈外科	观察性研究	2015/01/26
ChiCTR-ONC-13004323	西妥昔单抗与 FOLFIRI 联合 NK 细胞作为二线方案治疗 KRAS 野生型Ⅳ期转移性结直肠癌有效性和安全性的一项开放性单臂试验，XQZL001 研究 重庆市第三军医大学附属新桥医院	观察性研究	2013/11/08
ChiCTR-TNC-08000116	西妥昔单抗（C225）联合同期顺铂化疗+IMRT 治疗局部晚期鼻咽癌（NPC）的开放性、多中心 II 期临床研究 中山大学肿瘤防治中心	干预性研究	2008/06/20

（四）剂型规格

西妥昔单抗为100mg/20ml装置的注射剂。

（五）用法用量

1. 使用方法 西妥昔单抗单药治疗或与伊立替康联用，推荐的初始剂量均为400mg/m²，需在120分钟内静脉输注给药（最大输注速率为10mg/min）。随后每周的推荐剂量为250mg/m²，在60分钟内输注（最大输注速率10mg/min），直至疾病进展或出现不能接受的毒性。在使用前，提前给予H_1受体阻滞剂对预防输液反应有一定作用。

2. 不良反应管理

（1）常见的不良反应：本品耐受性好，不良反应大多可耐受，最常见的是痤疮样皮疹、疲劳、腹泻、恶心、呕吐、腹痛、发热和便秘等。其他不良反应还有白细胞计数下降、呼吸困难等。皮肤毒性反应（痤疮样皮疹、皮肤干燥、裂伤和感染等）多数可自然消失。少数患者可能发生严重过敏反应、输液反应、败血症、肺间质疾病、肾衰竭、肺栓塞和脱水等。在接受本品单药治疗和本品与伊立替康联合治疗的患者中，分别有5%和10%的患者因不良反应退出。

（2）不同不良反应剂量调整参考：表2-14-2为输注反应的剂量调整原则。

表2-14-2 输注反应的剂量调整原则

级别/症状	剂量调整指导方案
1. NCI CTC 1或2级 2. 非严重的NCI CTC 3或4级	减缓输注速率50%
严重的输注反应	立即且永久终止用药，并配合医疗干预和（或）住院

注：NCI CTC，美国国立癌症研究所通用毒性标准。

表2-14-3为严重（NCI CTC 3或4级）痤疮状皮疹建议的调整剂量。

表2-14-3 皮疹的剂量调整指导原则

发生频次	用药时间	结局	剂量调整
第1次发生	延迟1～2周	改善	按初始剂量250mg/m²使用
		无改善	终止用药
第2次发生	延迟1～2周	改善	降低剂量至200mg/m²使用
		无改善	终止用药
第3次发生	延迟1～2周	改善	降低剂量至150mg/m²使用
		无改善	终止用药
第4次发生	终止用药		

（六）禁忌

西妥昔单抗无特定禁忌证，但使用时需参考剂量调整、不良反应及特殊人群用药。

（七）特殊人群用药

1. 妊娠期患者 在妊娠期妇女中没有适当和对照良好的西妥昔单抗研究数据。

2. 哺乳期患者 尚不知道西妥昔单抗是否被分泌至人乳汁。

3. 儿科患者 尚未确定西妥昔单抗在儿童患者中的安全性和有效性。

4. 老年患者 在 5 项晚期结直肠癌研究中 1062 例患者接受西妥昔单抗与伊立替康或西妥昔单抗单独治疗，其中 363 例患者是 65 岁或以上。这些患者和较年轻患者间未观察到安全性或疗效总体差别。

在有头颈部癌患者中进行西妥昔单抗的临床研究未包括足够数量的年龄 65 周岁以上受试者，以确定他们的反应是否不同于较年轻受试者。

（八）临床研究介绍

1. 头颈部鳞状上皮癌（SCCHN） 研究 1 是一项纳入 424 例局部或区域晚期 SCCHN 患者的随机、多中心、对照试验。纳入患者包括既往未接受过治疗的口咽、下咽部或喉的 SCCHN 的Ⅲ/Ⅳ期患者，上述患者被随机化（1∶1）分至西妥昔单抗加放疗治疗组或单独放疗组。分层因子为卡氏体力状态（60～80 比 90～100），淋巴结状态（N0 比 N+），肿瘤分期（用美国联合委员会 1998 年对癌症的分期标准 T1～T3 比 T4），放疗剂量分次（同时加量相比每天 1 次比每天 2 次）。患者接受放疗共 6～7 周，每天 1 次或 2 次，或同时加量。放疗开始前 1 周给予西妥昔单抗 400mg/m^2，放疗期间每次接受放疗前 1 小时给予西妥昔单抗 250mg/m^2。

424 例随机化患者的中位年龄为 57 岁，80%是男性，83%为高加索人，90%基线卡氏体力状态评分≥80。其中 258 例患者来自美国（61%）。60%患者有口咽部原发肿瘤，25%有喉部原发肿瘤，15%有下咽部原发肿瘤；28%为美国癌症联合委员会（AJCC）T4 肿瘤期。54%患者接受放疗并同时加量，26%接受每天 1 次方案，18%接受每天 2 次方案。

这个试验主要测量结局是局部区域控制时间及总生存期，表 2-14-4 中展示结果。

表 2-14-4 研究 1 结果（局部区域晚期 SCCHN 中临床疗效）

测量结局	西妥昔单抗+放疗（n=211）	单独放疗（n=213）	风险比（95%CI）	分层对数秩 P 值
局部区域对照				
中位时间（月）	24.4	14.9	0.68（0.52～0.89）	0.050
总生存期				
中位时间（月）	49.0	29.3	0.74（0.57～0.97）	0.030

研究 2 是在 103 例复发或转移的 SCCHN 患者中进行的一项单组、多中心临床试验。所有患者均在接受基于铂化疗方案的 30 天内有疾病进展记录。患者在第 1 天接受 20mg 试验剂量的西妥昔单抗，接着为 400mg/m^2 的初始剂量和 250mg/m^2 的后续维持治疗剂量，治疗每周进行 1 次直至疾病进展或不能接受的毒性。

研究 2 入组患者的中位年龄是 57 岁，82%是男性，100%高加索人，62%卡氏体力状态评分≥80。研究结果提示，接受西妥昔单抗的 SCCHN 患者的客观缓解率为 13%(95%CI：7%～21%)，中位缓解时间为 5.8 个月（1.2～5.8）。

2. 结直肠癌 研究 3 是一项多中心、开放、随机化临床试验，入组患者共 572 例，均为既往接受治疗后复发的转移性 EGFR 表达结直肠癌（mCRC）患者。患者被随机（1∶1）分到接受西妥昔单抗加最佳支持医护（BSC）组或单独 BSC 组。西妥昔单抗的初始剂量均为 400mg/m^2，接着每周 250mg/m^2，直至疾病进展或不能接受的毒性。

572 例随机化患者中位年龄为 63 岁，64%是男性，89%是高加索人，77%基线 ECOG 体力状态评分为 0～1。所有患者既往均接受过包括一种含伊立替康的治疗方案和一种含奥沙利铂的治疗方案且出现疾病进展。

研究主要测量结局是总生存率，图 2-14-1 展示结果。

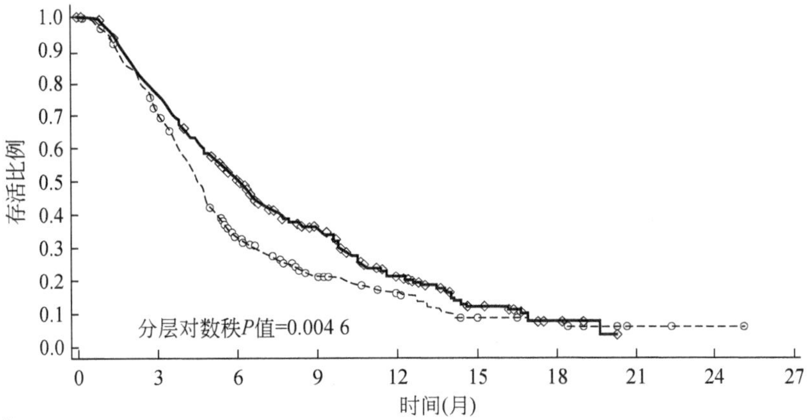

风险的受试者

	0	3	6	9	12	15	18	21	24	27
西妥昔单抗+BSC	287	217	136	78	37	14	4	0	0	0
BSC	285	197	85	44	26	12	8	2	1	0

—— 西妥昔单抗+BSC　---- BSC
◇◇◇ 截尾　○○○ 截尾

组	#死亡/#随机化	中位数(95% CI)	风险比(95% CI)
西妥昔单抗+BSC	222/287	6.14(5.36~6.70)	
BSC	234/285	4.57(4.21~4.86)	0.77(0.64~0.92)
西妥昔单抗+BSC超过BSC			

图 2-14-1　转移性结直肠癌患者总生存的 Kaplan-Meier 曲线

研究 4 是在 329 例有 EGFR 表达的复发 mCRC 患者中进行的一项多中心临床试验。患者被随机化（2∶1）分配至西妥昔单抗加伊立替康（218 例患者）治疗组或西妥昔单抗单独治疗（111 例患者）组，治疗均进行至疾病进展或出现不可耐受的毒性。在西妥昔单抗加伊立替康组，可接受的伊立替康方案为每 3 周 350mg/m^2，每 2 周 180mg/m^2，或每周 125mg/m^2（每 6 周 4 剂）。329 例患者的中位年龄为 59 岁，63%为男性，98%为高加索人，88%基线卡氏体力状态评分≥80。接近 2/3 患者既往奥沙利铂治疗失败。

研究还预先定义了子人群：伊立替康难治患者，既往接受伊立替康和奥沙利铂治疗失败患者，并对两组子人群的持久客观缓解率进行评价。接受西妥昔单抗加伊立替康治疗组的患者，客观缓解率是 23%（95%CI：18%～29%），中位缓解时间为 5.7 个月，至进展中位时间为 4.1 个月。单独接受西妥昔单抗治疗的患者中，客观缓解率为 11%（95%CI：6%～18%），中位缓解时间为 4.2 个月，至进展中位时间是 1.5 个月。在研究的联合用药组和单药治疗组预先定义子组中观察到缓解率都相似。

表 2-14-5 展示了跨越 7 项随机化临床试验的回顾性分析，分析提示抗 EGFR 单克隆抗体对含 KRAS 突变的 mCRC 患者治疗无效。在这些试验中，患者随机接受标准医护（即 BSC 或化疗）治疗，或一种抗 EGFR 抗体（西妥昔单抗或帕尼单抗）治疗，或无添加治疗。在所有研究中，密码子 12 或 13 中的 KRAS 突变被用来检测该研究性试验。在研究评估的

人群中，KRAS 的状态百分率从 23%至 92%。

表 2-14-5　纳入随机化临床试验中含 KRAS 突变的 mCRC 患者子组治疗效应的回顾性分析

人群（*n*：ITT[a]）	治疗	有 KRAS 结果患者数（%ITT）	有 KRAS 突变患者数（mAb[b] 对照）	mAb 对终点的影响：KRAS 突变[c]
一线治疗 mCRC（1198）	FOLFIRI±西妥昔单抗	540（45%）	105/87	PFS[c]：无差别 OS[c]：无差别 ORR[c]：减低
一线治疗 mCRC（337）	FOLFIRI4±西妥昔单抗	233（69%）	52/47	ORR：减低 PFS：减低 OS[c]：无差别
一线治疗 mCRC（1053）	基于奥沙利铂或伊立替康化疗，贝伐单抗±帕尼单抗	奥沙利铂 664（81%）	135/125	PFS：减低 OS：无差别 ORR：增加
		伊立替康 201（87%）	47/39	ORR：减低 PFS：减低 OS：减低
一线治疗 mCRC（736）	贝伐单抗、卡培他滨，奥沙利铂±西妥昔单抗	528（72%）	98/108	OS：减低 PFS：减低 ORR：减低
二线治疗 mCRC（1298）	伊立替康±西妥昔单抗	300（23%）	49/59	OS：减低 PFS：无差别 ORR：增加
研究[c] 三线治疗 mCRC（572）	BSC±西妥昔单抗	394（69%）	81/83	OS：无差别 PFS：无差别 ORR：增加
三线治疗 mCRC（463）	BSC±帕尼单抗	472（92%）	84/100	PFS：无差别 OS：无差别 ORR：无差别

a ITT，意向治疗；卡培他滨（Capecitabine）；贝伐单抗（Bevacizumab）。

b mAb，EGFR 单克隆抗体；PFS，无进展生存期；ORR，总缓解率；OS，总生存率。

c 主要疗效终点排在第一。mAb 组比对照组中如存在数字上较小结果，给定终点被指定为“减低”，存在数字上较高结果为“增加”。

（刘为青　杨　军　张洪涛）

参考文献

安富荣，崔岚，戈升荣. 2005. 治疗转移性结直肠癌新药——西妥昔单抗. 中国新药杂志，14（7）：927-930

毕媛，王捷. 2010. K-Ras 基因突变检测与大肠癌治疗的研究进展. 实用癌症杂志，25（4）：435-437

郭桂芳，夏良平，张蓓，等. 2009. 西妥昔单抗联合化疗对 53 例晚期结直肠癌的疗效. 癌症，28（12）：1317-1323

林榕波，郭增清，陈奕贵，等. 2008. 西妥昔单抗联合伊立替康治疗化疗耐药晚期结直肠癌. 中国癌症杂

志，18（1）：79-80
林少俊，宗井凤，廖希一，等. 2009. 西妥昔单抗联合放化疗治疗进展期鼻咽癌的临床研究. 中国癌症杂志，19（2）：133-137
刘慧龙，徐建明. 2008. EGFR 单抗治疗结直肠癌研究进展. 临床肿瘤学杂志，13（10）：948-953
骆竹媚，杨玉琼，张洪，等. 2010. 西妥昔单抗联合放化疗治疗中晚期鼻咽癌的临床观察. 临床肿瘤学杂志，15（2）：157-159
石会勇，徐忠法. 2012. 结直肠癌化疗的研究进展. 中华肿瘤防治杂志，19（24）：1915-1918
王芳，王汉渝，胡伟汉，等. 2008. 调强放疗联合西妥昔单抗及顺铂治疗晚期鼻咽癌. 中国肿瘤生物治疗杂志，15（5）：489-493
王若峥，陈志强，吾甫尔，等. 2007. 西妥昔单抗联合放化疗治疗中晚期恶性肿瘤. 中国癌症杂志，17（8）：653-656
魏阳，周行，谢华，等. 2010. 西妥昔单抗联合 FOLFOX4 与单用 FOLFOX4 方案治疗晚期结肠癌临床疗效观察. 当代医学，16（16）：6-8
许婷婷，胡超苏，应红梅，等. 2008. 西妥昔单抗联合其他治疗方法治疗头颈部鳞癌. 中国癌症杂志，18（3）：230-233
叶煌阳，张映红，陈建清，等. 2008. 西妥昔单抗联合化疗在晚期结直肠癌一线治疗中的疗效观察. 中国癌症杂志，18（9）：704-706
Bibeau F，Aparicio T. 2006. KRAS，mutation status is predictive of response to cetuximab therapy in colorectal cancer. Cancer Res，66（8）：3992
Broadbridge VT，Karapetis CS，Price TJ. 2012. Cetuximab in metastatic colorectal cancer. Expert Rev Anticancer Ther，12（5）：555
Cunningham D，Humblet Y，Siena S，et al. 2004. Cetuximab monotherapy and cetuximab plus irinotecan in irinotecan-refractory metastatic colorectal cancer. N Engl J Med，351（351）：337-345
Fiore FD，Blanchard F，Charbonnier F，et al. 2007. Clinical relevance of KRAS mutation detection in metastatic colorectal cancer treated by Cetuximab plus chemotherapy. Br J Cancer，96（8）：1166-1169
Folprecht G，Gruenberger T，Bechstein WO，et al. 2010. Tumour response and secondary resectability of colorectal liver metastases following neoadjuvant chemotherapy with cetuximab：the CELIM randomised phase 2 trial. Lancet Oncol，11（1）：38-47
Hartig F，Pechlaner C. 2006. Cetuximab plus radiotherapy for head and neck cancer. N Engl J Med，354（20）：2187
Karapetis CS，Khambata-Ford S，Jonker DJ，et al. 2008. K-ras mutations and benefit from cetuximab in advanced colorectal cancer. N Engl J Med，359（17）：1757-1765
Li S，Schmitz KR，Jeffrey PD，et al. 2005. Structural basis for inhibition of the epidermal growth factor receptor by cetuximab. Cancer Cell，7（4）：301
Lièvre A，Bachet JB，Boige V，et al. 2008. KRAS mutations as an independent prognostic factor in patients with advanced colorectal cancer treated with cetuximab. J Clin Oncol，26（26）：374-379
Pirker R，Pereira JR，Szczesna A，et al. 2009. Cetuximab plus chemotherapy in patients with advanced non-small-cell lung cancer（FLEX）：an open-label randomised phase Ⅲ trial. Lancet，373（9674）：1525-1531
Roock WD，Claes B，Bernasconi D，et al. 2010. Effects of KRAS，BRAF，NRAS，and PIK3CA mutations on

the efficacy of cetuximab plus chemotherapy in chemotherapy-refractory metastatic colorectal cancer：a retrospective consortium analysis. Lancet Oncol，11（8）：753

Saltz LB，Meropol NJ，Loehrer PJ，et al. 2004. Phase Ⅱ trial of cetuximab in patients with refractory colorectal cancer that expresses the epidermal growth factor receptor. J Clin Oncol，22（7）：1201-1208

Siena S. 2008. Mutations and benefit from cetuximab in advanced colorectal cancer. N Engl J Med，359（17）：1757

Tol J，Koopman M，Cats A，et al. 2009. Chemotherapy，bevacizumab，and cetuximab in metastatic colorectal cancer. N Engl J Med，360（6）：563

Van Cutsem E，Köhne CH，Hitre E，et al. 2009. Cetuximab and chemotherapy as initial treatment for metastatic colorectal cancer. N Engl J Med，360（14）：1408

Vincenzi B，Zoccoli A，Pantano F，et al. 2010. Cetuximab：from bench to bedside. Curr Cancer Drug Targets，10（1）：80-95

Zhu AX，Stuart K，Blaszkowsky LS，et al. 2007. Phase 2 study of cetuximab in patients with advanced hepatocellular carcinoma. Cancer，110（3）：581-589

十五、伊 匹 单 抗

伊匹单抗［英文名：Ipilimumab，商品名：Yervoy］是活化的 T 细胞和抑制调节性 T 细胞表达的抗细胞毒性 T 淋巴细胞相关抗原 4（cytotoxic T lymphocyte associated antigen-4，CTLA-4）的全人源单克隆 IgG1κ抗体，属一种新型的 T 细胞增强剂和免疫系统激活剂。FDA 于 2011 年 3 月批准伊匹单抗 3mg/kg 体重单药疗法用于不能手术切除或转移性黑色素瘤患者的治疗。

（一）伊匹单抗的作用机制

自从恶性黑色素瘤被证明是一个免疫原性的恶性肿瘤，可以启动自身免疫反应后，以抗 CTLA-4 抗体为代表的生物免疫治疗就开始成为恶性黑色素瘤治疗的研究热点。

CTLA-4 是免疫球蛋白超家族的成员，是细胞毒性 T 淋巴细胞（cytotoxic T lymphocyte，CTL）的表面受体之一，是激活诱导的 T 细胞表面分子，参与免疫反应的负调节及特异性抗肿瘤反应的重要介质，它与 CD80 和 CD86 结合，但其亲和力大于 CD28。T 细胞的活化需要双信号的刺激，第一信号为接受 MHC 呈递抗原的 T 细胞受体（T cell receptor，TCR），第二信号为与 CD28 结合的共刺激分子 B7.1 或 B7.2。在正常情况下，T 细胞的激活依赖于第一信号（抗原-抗体复合物的形成）和第二信号（B7 介导的活化信号）双活化。而 CTLA-4 可以与 CD28 竞争性结合到 B7 上，阻断 T 细胞受体信号。CTL 表面上的 CTLA-4 上调，可产生抑制性信号，引起 CTL 细胞周期的阻滞，并抑制 IL-2 基因转录和 T 细胞的活化增殖，使肿瘤细胞免疫逃逸出现增强。因此，阻断 CTLA-4 和 B7 之间的相互作用，可以抑制这样一个消极的免疫信号，消除免疫抑制作用，诱导和增强抗肿瘤免疫反应。

CTLA-4 与 CD28 结合可调节 T 细胞应答，导致 T 细胞激活提供的临床效应消失，从而使肿瘤细胞避免被免疫系统清除。反之，阻断 CTLA-4 与 CD28 的相互作用导致 T 细胞激活增强。体外多项研究表明，抗 CTLA-4 单克隆抗体可增强 T 细胞应答，而 CTLA-4 与

B7.1 和 B7.2 直接交联导致细胞周期进展被阻断，细胞因子表达减少及 T 细胞增殖下降。在体内，CTLA-4 的阻断导致肿瘤生长被显著抑制。在化疗诱导细胞死亡后抗原的释放也能提高与 CTLA-4 相似的抗肿瘤效果。伊匹单抗与 CTLA-4 结合，阻断 CTLA-4 与其配体 CD80/CD86 的相互作用，增加 T 细胞激活和增殖。伊匹单抗在黑色素瘤患者中的作用机制是间接的，可能是由 T 细胞介导的，主要的行动机制如下：①通过受体与 CTLA-4 相互作用，阻断 CTLA-4 与 B7 结合，阻止抑制信号的产生，去除 CTLA-4 的免疫抑制效应，打破免疫系统对自身组织的外周免疫耐受；②促进 T 细胞的活化，上调免疫系统针对肿瘤细胞的监控活性，增强特异性抗肿瘤免疫反应；③作为一种免疫系统激活剂，在临床观察到抗癌反应及免疫相关不良反应之前激活免疫系统，是伊匹单抗新发现的作用机制。

（二）药代动力学

在 499 例不可切除的或转移黑色素瘤患者中研究伊匹单抗的药代动力学，患者分别接受 0.3mg/kg 体重、3mg/kg 体重或 10mg/kg 体重的给药剂量，每 3 周 1 次，连续 4 次，发现在所给剂量范围内，伊匹单抗的药物峰浓度（C_{max}）、谷浓度（C_{min}）和曲线下面积（AUC）与剂量成正比例。每 3 周重复给予伊匹单抗，发现伊匹单抗药物清除率的时间不变，只有很少的全身积蓄，积蓄指数不到 1.5 倍或更小。在第三次给药时伊匹单抗达到稳态浓度。通过群体药代动力学分析生成以下平均参数（CV%）：末端半衰期 14.7 天（30.1%）；全身清除率（CL）15.3ml/h（38.5%）；稳态分布容积（V_{ss}）7.21L（10.5%）。用 3mg/kg 体重方案达到均数（±SD）伊匹单抗的 C_{min} 为 21.8μg/ml（±11.2）。

（三）FDA 批准适应证及中国上市应用情况

1. FDA 批准适应证 伊匹单抗适用于治疗不可切除的或转移性黑色素瘤，或淋巴结转移＞1mm 的黑色素瘤患者的术后辅助治疗。

2. 中国上市应用情况 目前，伊匹单抗尚未在中国上市，主要由百时美施贵宝公司在中国进行伊匹单抗研究招募，尚无国内研究者发起的伊匹单抗相关的临床试验进行。

（四）剂型规格

伊匹单抗有两种规格的注射剂：50mg/10ml（5mg/ml），200mg/40ml（5mg/ml）。

（五）用法用量

1. 使用方法 转移性黑色素瘤：伊匹单抗的推荐剂量为 3mg/kg 体重，通过静脉注射，输注时间大于 90 分钟，每 3 周重复连续 4 次。若发生毒性反应可推迟给药，但 4 次给药需要在 16 周内完成。

黑色素瘤术后辅助治疗：推荐剂量为 10mg/kg 体重，通过静脉注射，输注时间大于 90 分钟，每 3 周重复，连续 4 次；改为 10mg/kg 体重，每 12 周给药 1 次，维持治疗 3 年。

2. 不良反应管理

（1）常见的不良反应：最常见的不良反应（≥5%）是疲乏、腹泻、瘙痒、皮疹和结肠炎。

在使用伊匹单抗所产生的不良反应中，应高度重视伊匹单抗免疫相关性不良反应，包括免疫介导小肠结肠炎、免疫介导肝炎、免疫介导皮炎、免疫介导肾病、免疫介导内分泌病变，以及其他免疫介导不良反应，包括眼表现等。

（2）停药原则：出现下列任何情况应永远终止伊匹单抗的使用：①持续中度不良反应超过 6 周或每天使用 7.5mg 泼尼松或同等剂量的其他药物不能降低皮质激素剂量。②首次剂量后 16 周内不能完成完整治疗疗程。③发生严重或危及生命的不良反应，包括结肠炎有腹痛、发热、肠梗阻或腹膜征象、大便次数频（超过基线 7 次或更多）、大便失禁、需要静脉水化超过 24 小时、胃肠道出血和胃肠道穿孔；谷草转氨酶（AST）或谷丙转氨酶（ALT）超过正常值上限 5 倍或总胆红素超过正常值上限 3 倍；史-约综合征、毒性表皮坏死、皮疹合并全层厚皮肤溃疡、坏死、大疱或出血表现；严重运动和感觉神经病变、吉兰-巴雷综合征或重症肌无力；严重免疫介导反应累及任何器官系统，如肾炎、肺炎、胰腺炎、非感染心肌炎；对局部免疫抑制治疗无反应的免疫介导眼病。

（3）不同毒副反应剂量调整参考：对任何中度免疫介导不良反应或症状性内分泌病变，不用调整伊匹单抗的剂量。对完全或部分缓解的不良反应（0～1 级）和每天正在接受低于 7.5mg 泼尼松或同等剂量的其他药物的患者，不用调整剂量。

（六）禁忌

伊匹单抗无特定禁忌证，但使用时需参考不良反应管理及特殊人群用药。

（七）特殊人群用药

1. 妊娠期患者　在妊娠期妇女中无伊匹单抗的适当和对照良好的研究。

2. 哺乳期患者　尚不明确伊匹单抗是否排泄至人乳汁。

3. 儿童患者　未曾确定伊匹单抗在儿童患者中的安全性和有效性。

4. 老年患者　在 511 例用伊匹单抗剂量 3mg/kg 体重治疗的患者中，28%超过 65 周岁。报道老年患者（≥65 岁）和较年轻患者（≤65 岁）间安全性或疗效总体无差别。

（八）临床研究介绍

在一项随机化（3∶1∶1）、双盲、双模拟研究中，在 676 例患有不可切除的或转移黑色素瘤患者中进行伊匹单抗安全性和疗效的研究，这些患者既往均使用过阿地白介素、达卡巴嗪、替莫唑胺、福莫司汀或卡铂治疗（一种或多种）。患者中有 403 例接受伊匹单抗 3mg/kg 体重与 gp100 蛋白联用治疗，137 例接受伊匹单抗 3mg/kg 体重单药治疗，136 例单独接受 gp100 治疗。研究只纳入基因型为 HLA-A2*0201 的患者。

这种 HLA 基因型便于研究多肽疫苗的免疫提呈。研究排除了具有系统免疫抑制的主动自体免疫疾病或器官移植者。静脉输注 3mg/kg 体重伊匹单抗/安慰剂，每 3 周注射 4 次。深部肌内注射 2mg 多肽 gp100/安慰剂，每 3 周注射 4 次。第 12 周、第 24 周和之后每 3 个月进行肿瘤反应评估。在第 12 周或第 24 周被评估有客观缓解的患者，分别在第 16 或第 28 周确认反应的持久性。

主要疗效结局是比较伊匹单抗和 gp100 联用组与 gp100 组的 OS。次要疗效结局是比较伊匹单抗和 gp100 联用组与伊匹单抗组的 OS，伊匹单抗组与 gp100 组的 OS，在第 24 周各研究组的最佳总缓解率和反应的持久性被确认。

入组患者中，伊匹单抗+gp100、伊匹单抗和 gp100 组中分别有 61%、59%和 54%是男性。29%是患者≥65 岁，中位年龄为 57 岁，71%为 M1c 期，12%有既往脑转移治疗史，98%ECOG 体力状态评分为 0 和 1，23%曾接受阿地白介素治疗，38%出现 LDH 水平升高。61%接受伊匹单抗单药治疗的患者完整接受了 4 次注射，中位随访时间为 8.9 个月。

伊匹单抗+gp100 组的最佳总缓解率是 5.7%(95%CI: 3.7%～8.4%)，伊匹单抗组为 10.9%（95%CI：6.3%～17.4%），gp100 组为 1.5%（95%CI：0.2%～5.2%）。伊匹单抗+gp100 组的中位缓解时间为 11.5 个月，而伊匹单抗或 gp100 组都没有达到这个时间。

由于伊匹单抗单药治疗晚期黑色素瘤的有效率仅为 10.9%，并可能存在长达 3 个月的起效潜伏期，因而单药治疗晚期黑色素瘤患者的临床效益是有限的。为了进一步提高伊匹单抗治疗恶性黑色素瘤的临床有效率，延长其疗效的持续时间及降低其不良反应发生率与死亡风险，目前多项研究正在努力寻找伊匹单抗与其他药物联合治疗恶性黑色素瘤的最优组合。

烷化剂类药物达卡巴嗪（Dacarbazine，DTIC）是 FDA 批准的唯一用于治疗恶性黑色素瘤的化疗药物。因 DTIC 单药治疗的反应率仅为 10%～20%，且患者 6 年存活率不高于 2%，因而该药在治疗转移性黑色素瘤患者时主要是作为姑息治疗。一项III期随机试验中，Robert 等研究指出联合使用伊匹单抗和 DTIC 作为一线治疗，可以提高未经治疗的转移性黑色素瘤患者的 OS。该试验选择 502 例未经治疗的转移性黑色素瘤患者，以 1∶1 的比例接受伊匹单抗（10mg/kg 体重）+DTIC（850mg/m^2），或 DTIC（850mg/m^2）+安慰剂，依次在第 1 周、第 4 周、第 7 周和第 10 周给药，随后每 3 周单独给予 DTIC 1 次直到第 22 周。结果显示：伊匹单抗+DTIC 组的 OS（11.2 个月）较 DTIC+安慰剂组（9.1 个月）明显延长，而且伊匹单抗+DTIC 组的 1 年、2 年、3 年生存率（47.3%、28.5%、20.8%）均高于 DTIC+安慰剂组（36.3%、17.9%、12.2%）；两组的 PFS 相近：联合治疗组为 2.8 个月，DTIC+安慰剂组为 2.6 个月，这表明免疫治疗的起效时间晚于传统的化疗或靶向治疗，且前者可以持续更长时间。这是首次有研究显示联合化疗和生物免疫治疗对晚期黑色素瘤患者的有效性。

（龙庭凤　杨　军）

参考文献

Amaria RN，Lewis KD，Gonzalez R. 2011. Therapeutic options in cutaneous melanoma：latest developments. Ther Adv Med Oncol，3（5）：245-251

Bhatia S，Tykodi SS，Thompson JA. 2009. Treatment of metastatic melanoma：an overview. Oncology（Williston Park），23（6）：488-496

Carthon BC，Wolchok JD，Yuan J，et al. 2010. Preoperative CTLA-4 blockade：tolerability and immune monitoring in the setting of a presurgical clinical trial. Clin Cancer Res，16（10）：2861-2871

Cheng R，Cooper A，Kench J. 2015. Ipilimumab-induced toxicities and the gastroenterologist. J Gastroenterol Hepatol，30（4）：657-666

Hodi FS，O'Day SJ，McDermott DF，et al. 2010. Improved survival with ipilimumab in patients with metastatic melanoma. N Engl J Med，363（8）：711-723

Mohr PM，Ascierto PA，Shinde RS. 2017. Real world treatment patterns and outcomes among metastatic cutaneous melanoma patients treated with ipilimumab. Venereol. doi：10. 1111/jdv. 14633

Zito C，Kluger HM. 2012. Immunotherapy for metastatic melanoma. J Cell Biochem，113（3）：725-734

十六、阿妥珠单抗

阿妥珠单抗［英文名：Obinutuzumab，商品名：Gazyva］是一种针对 CD20 溶细胞的抗体，与苯丁酸氮芥联用于既往未经治疗的慢性淋巴细胞白血病（CLL）患者的治疗。

（一）阿妥珠单抗的作用机制

阿妥珠单抗是一种 IgG1 亚类的人源化抗 CD20 单克隆抗体。它可以识别在 B 细胞上发现的特异性抗原表位 CD20 分子。阿妥珠单抗结合至 CD20 后，阿妥珠单抗介导 B 细胞溶解通过参与免疫效应细胞，直接激活细胞内死亡信号通路和（或）激活补体级联反应。免疫效应细胞机制包括抗体依赖细胞介导的细胞毒作用和依赖抗体的吞噬作用。

（二）FDA 批准适应证及中国上市应用情况

1 FDA 批准适应证 阿妥珠单抗与苯丁酸氮芥联用，适用于既往未接受过治疗的 CLL 患者。

2. 中国上市应用情况 目前阿妥珠单抗在中国尚未上市，主要由国外制药公司（Hoffmann-La Roche）在中国进行研究招募，尚无中国研究者发起的相关临床试验在中国国内开展。

（三）剂型规格

阿妥珠单抗为注射剂，装置在单次使用小瓶中，规格为 1000mg/40ml（25mg/ml）。

（四）用法用量

1. 使用方法 阿妥珠单抗每次的剂量是 1000mg，通过静脉给药，第 1 疗程的首次给药方案是第 1 天 100mg，第 2 天 900mg，其推荐剂量及使用方法见表 2-16-1。

表 2-16-1 各 28 天时间的 6 个疗程期间给予阿妥珠单抗的剂量

治疗疗程及天数		阿妥珠单抗剂量（mg）	输注速率（既往输注期间无不良反应，未发生过超敏反应）
疗程 1	第 1 天	100	以 25mg/h 速度输注，不要增加输注速度
	第 2 天	900	以 50mg/h 速度输注，输注速度可以每 30 分钟递增 1 次直至最大输注速度为 400mg/h
	第 8 天	1 000	
	第 15 天	1 000	开始输注速度可为 100mg/h，通过每 30 分钟递增 1 次直至最大输注速度为 400mg/h
疗程2～6	第 1 天	1 000	

如阿妥珠单抗的 1 次计划给药被丢失，尽可能快给予丢失剂量和相应调整给药时间表，如果患者没有完成第 1 疗程第 1 天给药，可递进至第 1 疗程第 2 天剂量。

2. 不良反应管理

（1）常见的不良反应：阿妥珠单抗最常见不良事件（发生率超过 10%）是输注反应、

中性粒细胞减少、血小板减少、贫血、发热、咳嗽和肌肉骨骼疾病。

（2）不同毒副反应剂量调整参考见表 2-16-2。

表 2-16-2　不同不良反应的剂量调整指南

不良反应	级别/症状	剂量调整指导原则
输注反应	4 级（危及生命）	立即停药并永久终止
	3 级（严重）	立即中断输注并处理相应症状。若输液反应相关症状已解决，可考虑在不超过以前速率 50%的前提下再开始阿妥珠单抗输注，如患者不再出现进一步输液不良反应症状，可在治疗过程中适当增量用药，间隔递增恢复输注速率。如患者再次出现 3 级输注相关症状，则永久终止治疗
	1～2 级（轻至重度）	降低输注速率或中断输注和治疗症状。症状解决时，可恢复输注，如患者不再出现进一步输液不良反应症状，可在治疗过程中适当增量给药，间隔递增恢复输注速率
毒性	合并感染同时出现 3 或 4 级全血细胞减少；或出现≥2 级非血液学毒性	中断治疗

（五）禁忌

阿妥珠单抗无特定禁忌证，但使用时需参考剂量调整、不良反应及特殊人群用药。

（六）特殊人群用药

1. 妊娠期患者　在妊娠期妇女中没有阿妥珠单抗的适当和良好对照研究，因此，目前尚不清楚阿妥珠单抗对妊娠的潜在危害。

2. 哺乳期患者　目前不知道阿妥珠单抗是否排泄在人乳汁中。

3. 儿科患者　未曾在儿童患者中确定阿妥珠单抗的安全性和有效性。

4. 老年患者　240 例既往未治疗过的 CLL 患者接受阿妥珠单抗与苯丁酸氮芥联用，196 例患者（82%）是 65 岁以上，109 例患者（45%）是 75 岁以上，中位年龄为 74 岁。其中 109 例大于 75 岁患者中，49 例患者（45%）发生严重不良事件，另外 5 例患者（5%）因严重不良事件导致死亡。另外小于 75 岁的 131 例患者中，39 例（30%）发生严重不良事件，3 例（2%）因严重不良事件导致死亡。因此，研究结论认为，大于 75 岁患者和小于 75 岁患者间未观察到疗效有显著差别。

（七）临床研究介绍

1. 慢性淋巴细胞白血病　在三组开放、阳性对照、随机化多中心试验（研究 1）中，评估了阿妥珠单抗治疗 $CD20^+$慢性淋巴细胞白血病患者的疗效，356 例患者参与研究，这些患者包括既往未接受过治疗，且使用现有共存的医疗条件或肌酐清除率（CLcr）＜70ml/min 的患者。试验排除了 CLcr＜30ml/min、活动性感染、阳性乙型病毒性肝炎（HBsAg 或 HBc Ab 阳性患者，如果乙肝病毒 DNA 没有检测到阳性对抗的 HBc 患者可能也包括在内），以及入组 28 天内接受过丙肝血清学或接种过免疫活病毒疫苗患者。纳入研究的患者随机化接受苯丁酸氮芥对照治疗（组 1），阿妥珠单抗与苯丁酸氮芥联用治疗（组 2），或利妥昔单抗与苯丁酸氮芥联用治疗（组 3）。组 1 与组 2 比较评价了阿妥珠单抗的安全性和疗效。未能得到组 2 和组 3 的比较数据。

在第 1 疗程的第 1 天、第 8 天和第 15 天，和之后 5 个疗程中（共 6 个疗程）的第 1 天，除 45 例患者外，大多数患者接受每天 1000mg 的阿妥珠单抗。这 45 例患者实施阿妥珠单抗的首次剂量分成第 1 天 100mg 和第 2 天 900mg。在 6 个疗程的第 1 天和第 15 天，口服苯丁酸氮芥 0.5mg/kg 体重。

在研究 1 中，患者中位年龄为 73 岁，60%为男性，95%是高加索人。64%CLcr ＜70 ml/min，76%有多种并存医疗情况。22%患者为 Binet 阶段 A，42%为阶段 B 和 36%为阶段 C。CLcr 中位估算值为 61ml/min。研究 1 比较的是 81%接受阿妥珠单抗与苯丁酸氮芥联用进行 6 个疗程完整治疗的患者，与 67%单独使用苯丁酸氮芥治疗的患者。

阿妥珠单抗与苯丁酸氮芥联用组，中位无进展生存期（PFS）为 23.0 个月，单独使用苯丁酸氮芥组为 11.1 个月（中位观察时间 14.2 个月），经独立审评评估和研究者评估，两组 PFS 一致。表 2-16-3 中显示疗效结果，图 2-16-1 中显示 PFS 的 Kaplan-Meier 曲线。

表 2-16-3　研究 1 疗效结果

研究终点	阿妥珠单抗+苯丁酸氮芥	单用苯丁酸氮芥
中位无进展生存期（月）	23.0	11.1
危害比，95%CI	0.16（0.11～0.24），P＜0.000 1，分层对数秩检验	
总缓解率（%）	75.9	32.1
完全缓解率（%）	27.8	0.9
中位缓解时间（月）	1.52	3.5

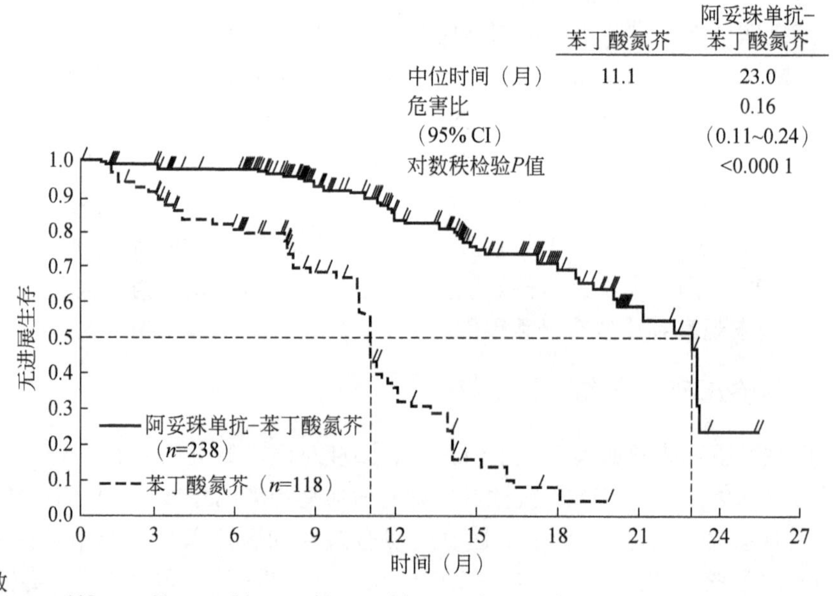

处于风险数										
苯丁酸氮芥	118	91	76	46	21	6	2	0	0	0
阿妥珠单抗-苯丁酸氮芥	238	208	201	146	111	69	39	16	2	0

图 2-16-1　研究 1 中 CLL 患者的无进展生存 Kaplan-Meier 曲线

（刘为青）

参考文献

刘熠晗，黎承平. 2015. 治疗慢性淋巴细胞白血病的新药：奥比妥珠单抗. 中国新药与临床杂志，(8)：584-588

Brown JR，O'Brien S，Kingsley CD，et al. 2015. Obinutuzumab plus fludarabine/cyclophosphamide or bendamustine in the initial therapy of CLL patients：the phase 1b GALTON trial. Blood，125(18)：2779-2785

Cameron F，Mccormack PL. 2014. Obinutuzumab：first global approval. Drugs，74（1）：147

Cartron G，De GS，Dilhuydy MS，et al. 2014. Obinutuzumab(GA101)in relapsed/refractory chronic lymphocytic leukemia：final data from the phase 1/2 GAUGUIN study. Blood，124（14）：2196

Goede V，Fischer K，Busch R，et al. 2014. Obinutuzumab plus chlorambucil in patients with CLL and coexisting conditions. N Engl J Med，370（12）：1101

Goede V，Fischer K，Engelke A，et al. 2015. Obinutuzumab as frontline treatment of chronic lymphocytic leukemia：updated results of the CLL11 study. Leukemia，29（7）：1602-1604

Golay J，Da RF，Bologna L，et al. 2013. Glycoengineered CD20 antibody obinutuzumab activates neutrophils and mediates phagocytosis through CD16B more efficiently than rituximab. Blood，122（20）：3482

Herter S，Herting F，Mundigl O，et al. 2013. Preclinical activity of the type II CD20 antibody GA101（obinutuzumab）compared with rituximab and ofatumumab in vitro and in xenograft models. Mol Cancer Ther，12（10）：2031

Herting F，Friess T，Bader S，et al. 2014. Enhanced anti-tumor activity of the glycoengineered type II CD20 antibody obinutuzumab(GA101)in combination with chemotherapy in xenograft models of human lymphoma. Leuk Lymphoma，55（9）：2151-5160

Illidge T，Cheadle EJ，Donaghy C，et al. 2014. Update on obinutuzumab in the treatment of B-cell malignancies. Expert Opin Biol Ther，14（10）：1507

Lee HZ，Miller BW，Kwitkowski VE，et al. 2014. U. S. Food and drug administration approval：obinutuzumab in combination with chlorambucil for the treatment of previously untreated chronic lymphocytic leukemia. Clin Cancer Res，20（15）：3902

Morschhauser FA，Cartron G，Thieblemont C，et al. 2013. Obinutuzumab（GA101）monotherapy in relapsed/refractory diffuse large b-cell lymphoma or mantle-cell lymphoma：results from the phase II GAUGUIN study. J Clin Oncol，31（23）：2912

Ogura M，Tobinai K，Hatake K，et al. 2013. Phase I study of obinutuzumab（GA101）in Japanese patients with relapsed or refractory B-cell non-Hodgkin lymphoma. Cancer Sci，104（1）：105-110

Owen C，Stewart DA. 2012. Obinutuzumab，for the treatment of lymphoproliferative disorders. Expert Opin Biol Ther，12（3）：343

Radford J，Davies A，Cartron G，et al. 2013. Obinutuzumab（GA101）plus CHOP or FC in relapsed/refractory follicular lymphoma：results of the GAUDI study（BO21000）. Blood，122（7）：1137

Salles G，Morschhauser F，Lamy T，et al. 2012. Phase 1 study results of the type II glycoengineered humanized anti-CD20 monoclonal antibody obinutuzumab（GA101）in B-cell lymphoma patients. Blood，119（22）：5126

Salles GA，Morschhauser F，Solalcéligny P，et al. 2013. Obinutuzumab（GA101）in patients with relapsed/

refractory indolent non-Hodgkin lymphoma：results from the phase II GAUGUIN Study. J Clin Oncol，31（23）：2920

Sehn LH，Assouline SE，Stewart DA，et al. 2012. A phase 1 study of obinutuzumab induction followed by 2 years of maintenance in patients with relapsed CD20-positive B-cell malignancies. Blood，119（22）：5118

Sehn LH，Chua N，Mayer J，et al. 2016. Obinutuzumab plus bendamustine versus bendamustine monotherapy in patients with rituximab-refractory indolent non-Hodgkin lymphoma（GADOLIN）：a randomised，controlled，open-label，multicentre，phase 3 trial. Lancet Oncol，17（8）：1081-1093

Sehn LH，Goy A，Offner FC，et al. 2015. Randomized phase II trial comparing obinutuzumab（GA101）with rituximab in patients with relapsed CD20+ indolent B-cell non-hodgkin lymphoma：final analysis of the GAUSS study. J Clin Oncol，33（30）：3467

Sehn LH，Goy A，Offner FC. 2011. Randomized phase II trial comparing GA101（obinutuzumab）with rituximab in patients with relapsed CD20 indolent B-cell non-Hodgkin lymphoma：preliminary analysis of the GAUSS study. Blood，118（21）：269

Terszowski G，Klein C，Stern M. 2014. KIR/HLA interactions negatively affect rituximab-but not GA101（obinutuzumab）-induced antibody-dependent cellular cytotoxicity. J Immunol，192（12）：5618

十七、司妥昔单抗

司妥昔单抗[英文名：Siltuximab，商品名：Sylvant]是一个与人类白细胞介素-6（IL-6）结合的人鼠嵌合单克隆抗体。司妥昔单抗用于治疗未感染人类免疫缺陷病毒-1（HIV-1）和人疱疹病毒-8（HHV-8）的多中心型巨淋巴结增生症（即多中心型 Castleman 病）患者。

（一）司妥昔单抗作用机制介绍

司妥昔单抗属 IL-6 拮抗剂。多中心型巨淋巴结增生症的病因不明，但现普遍认为活性 B 细胞的 IL-6 过度产生在其发病机制中起着关键性的作用。IL-6 是一种可由 T 细胞、B 细胞、单核细胞、成纤维细胞和内皮细胞产生的多功能细胞因子。司妥昔单抗为抗 IL-6 嵌合型单克隆抗体，能与人 IL-6 结合，由此降低 IL-6 水平，最终产生抗多中心型巨淋巴结增生症的治疗效应。

（二）FDA 批准适应证及中国上市应用情况

1. FDA 批准适应证 司妥昔单抗适用于人免疫缺陷病毒-1 阴性和人类疱疹病毒-8 的多中心型巨淋巴结增生症患者的治疗。

2. 中国上市应用情况 目前司妥昔单抗在中国尚未上市，主要由国外制药公司（Janssen Research & Development，LLC）在中国进行研究招募，尚无中国研究者发起的相关临床试验在中国国内开展。

（三）剂型规格

司妥昔单抗为冻干粉，装置在单次使用小瓶内，有 100mg、400mg 两种规格。

（四）用法用量

1. 使用方法　司妥昔单抗 11mg/kg 体重，静脉输注 1 小时，每 3 周 1 次直至治疗失败。

2. 不良反应管理

（1）常见的不良反应：同时活动性严重感染、输注相关反应和超敏性。

（2）不同不良反应剂量调整参考：司妥昔单抗治疗期间，在初始治疗的 12 个月和其后每 3 个给药疗程过程中，每次给药前需进行血常规检查。如不符合表 2-17-1 中治疗标准，考虑延迟司妥昔单抗的治疗，但不减少剂量。

对于合并严重感染患者，至感染解决前不使用司妥昔单抗。对于有严重输注相关反应、过敏性反应、严重过敏反应或细胞因子释放综合征患者终止使用司妥昔单抗。

表 2-17-1　司妥昔单抗药物调整标准

实验室参数	首次司妥昔单抗给药前要求	再治疗标准
中性粒细胞绝对计数	≥1.0×10^9/L	≥1.0×10^9/L
血小板计数	≥75×10^9/L	≥50×10^9/L
血红蛋白	＜170g/L	＜170g/L

（五）禁忌

对司妥昔单抗或司妥昔单抗中任何赋形剂严重超敏反应者禁用该药。

（六）特殊人群用药

1. 妊娠期患者　在妊娠期妇女中没有适当或对照良好的研究。妊娠期间只有潜在获益胜过对胎儿潜在风险时才应使用。忠告育儿潜能患者避免妊娠。育儿潜能妇女在治疗期间和治疗后 3 个月应避孕。

2. 哺乳期患者　司妥昔单抗是否排泄在人乳汁中或摄入后被全身吸收尚未知。

3. 儿科患者　尚未确定在儿童患者中司妥昔单抗的安全性和疗效。

4. 老年患者　在一项司妥昔单抗的临床研究中，用司妥昔单抗单药治疗 127 例年龄在 65 岁以上的患者，在这些患者和较年轻患者的安全性图形中未观察到总体差异，而报道的其他临床经验也未曾确定老年人和较年轻患者间的安全性差别，但不排除部分老年个体敏感性较大。临床研究未包括足够数量年龄 65 岁和以上患者，不能确定在轻度认知功能障碍（MCD）人群中年龄对疗效的影响。

5. 肝功能不全患者　基于临床试验患者数据的群体药代动力学分析显示，对预先存在轻度至中度肝受损的患者（分别 Child-Pugh A 级和 B 级）与正常肝功能患者进行比较，未观察到使用司妥昔单抗后肌酐清除率存在显著差别。建议对轻度至中度肝受损患者无须剂量调整。临床试验未包括基线严重肝受损（Child-Pugh C 级）患者。

6. 肾功能不全患者　基于临床试验患者数据的群体药代动力学分析显示，对预先存在轻度至中度肾受损的患者（肌酐清除率（CLcr）≥15ml/min）与基线正常肾功能（CLcr≥90ml/min）患者比较，未观察到使用司妥昔单抗后肌酐清除率存在显著差别。建议对 CLcr

≥15ml/min 患者无须调整初始剂量。目前，尚不能确定终末期肾病患者对司妥昔单抗药代动力学是否存在潜在影响。

（七）临床研究介绍

MCD 2001：一项Ⅱ期、国际性、随机、双盲、安慰剂对照临床试验，这项关键性的试验共包括 79 例人类免疫缺陷病毒和人疱疹病毒-8 阴性有症状的多中心型巨淋巴结增生症患者，他们分别接受司妥昔单抗或安慰剂（均联合最好支持疗法）治疗。研究定义淋巴结缩小和症状减轻并至少持续 18 周为治疗应答（CR+PR），结果显示司妥昔单抗和安慰剂治疗两组的应答率分别为 34%和 0（P=0.0012）、至治疗失败时间（TTF）分别为尚未达到 134 天和刚好 134 天（P<0.05）。在纳入试验时贫血的患者在第 13 周时血红蛋白增加 15g/L 或更多。结果总结见表 2-17-2。

表 2-17-2　MCD 2001 疗效终点

疗效终点	司妥昔单抗(n=53)	安慰剂(n=26)	P 值
应答率	34%	0	0.001 2
肿瘤反应	38%	4%	<0.05
至治疗失败中位时间（天）	未达到	134	<0.05
血红蛋白增加≥15g/L	61%（19/31）	0（0/11）	<0.05

（刘为青　杨　军）

参 考 文 献

郭玉琪，李莉，李保平，等. 2016. 卵巢癌细胞中司妥昔单抗对白细胞介素-6 介导的基因表达的影响. 实用妇产科杂志，32（6）：436-440

Angevin E，Tabernero J，Elez E，et al. 2014. A phase Ⅰ/Ⅱ，multiple-dose，dose-escalation study of siltuximab，an anti-interleukin-6 monoclonal antibody，in patients with advanced solid tumors. Clin Cancer Res，20（8）：2192-2204

Bagcchi S. 2014. Siltuximab in transplant-ineligible patients with myeloma. Lancet Oncol，15（8）：e309

Dorff TB，Goldman B，Pinski JK，et al. 2010. Clinical and correlative results of SWOG S0354：a phase Ⅱ trial of CNTO328（siltuximab），a monoclonal antibody against interleukin-6，in chemotherapy-pretreated patients with castration-resistant prostate cancer. Clin Cancer Res，16（11）：3028-3034

Fizazi K，De Bono JS，Flechon A，et al. 2012. Randomised phase Ⅱ study of siltuximab（CNTO 328），an anti-IL-6 monoclonal antibody，in combination with mitoxantrone/prednisone versus mitoxantrone/prednisone alone in metastatic castration-resistant prostate cancer. Eur J Cancer，48（1）：85-93

Guo Y，Nemeth J，O'Brien C，et al. 2010. Effects of siltuximab on the IL-6-induced signaling pathway in ovarian cancer. Clin Cancer Res，16（23）：5759-5769

Hudes G，Tagawa ST，Whang YE，et al. 2013. A phase 1 study of a chimeric monoclonal antibody against interleukin-6，siltuximab，combined with docetaxel in patients with metastatic castration-resistant prostate cancer. Invest New Drugs，31（3）：669-676

Hunsucker SA，Magarotto V，Kuhn DJ，et al. 2011. Blockade of interleukin-6 signalling with siltuximab enhances melphalan cytotoxicity in preclinical models of multiple myeloma. Br J Haematol，152（5）：579-592

Karkera J，Steiner H，Li W，et al. 2011. The anti-interleukin-6 antibody siltuximab down-regulates genes implicated in tumorigenesis in prostate cancer patients from a phase Ⅰ study. Prostate，71（13）：1455-1465

Kurzrock R，Voorhees PM，Casper C，et al. 2013. A phase Ⅰ，open-label study of siltuximab，an anti-IL-6 monoclonal antibody，in patients with B-cell non-Hodgkin lymphoma，multiple myeloma，or Castleman disease. Clin Cancer Res，19（13）：3659-3670

Liu YC，Stone K，van Rhee F. 2014. Siltuximab for multicentric Castleman disease. Expert Rev Hematol，7（5）：545

Orlowski RZ，Gercheva L，Williams C，et al. 2015. A phase 2，randomized，double-blind，placebo-controlled study of siltuximab（anti-IL-6 mAb）and bortezomib versus bortezomib alone in patients with relapsed or refractory multiple myeloma. Am J Hematol，90（1）：42

Puchalski T，Prabhakar U，Jiao Q，et al. 2010. Pharmacokinetic and pharmacodynamic modeling of an anti-interleukin-6 chimeric monoclonal antibody（siltuximab）in patients with metastatic renal cell carcinoma. Clin Cancer Res，16（5）：1652

Rossi JF，Négrier S，James ND，et al. 2010. A phase Ⅰ/Ⅱ study of siltuximab（CNTO 328），an anti-interleukin-6 monoclonal antibody，in metastatic renal cell cancer. Br J Cancer，103（8）：1154

Sanmiguel J，Bladé J，Shpilberg O，et al. 2014. Phase 2 randomized study of bortezomib-melphalan-prednisone with or without siltuximab（anti-IL-6）in multiple myeloma. Blood，123（26）：4136-4142

Song L，Smith MA，Doshi P，et al. 2014. Antitumor efficacy of the anti-interleukin-6（IL-6）antibody siltuximab in mouse xenograft models of lung cancer. J Thorac Oncol，9（7）：974-982

Van RF，Fayad L，Voorhees P，et al. 2010. Siltuximab，a novel anti-interleukin-6 monoclonal antibody，for Castleman's disease. J Clin Oncol，28（23）：3701-3708

Van Rhee F，Wong RS，Nikhil Munshi，et al. 2014. Siltuximab for multicentric Castleman's disease：a randomised，double-blind，placebo-controlled trial. Lancet Oncol，15（9）：966

Voorhees PM，Manges RF，Sonneveld P，et al. 2013. A phase 2 multicentre study of siltuximab，an anti-interleukin-6 monoclonal antibody，in patients with relapsed or refractory multiple myeloma. Br J Haematol，161（3）：357-366

十八、利妥昔单抗

利妥昔单抗［英文名：Rituximab，商品名：美罗华（Mabthera）］是人鼠嵌合型抗白细胞分化抗原 CD20 单克隆抗体，1997 年，FDA 批准利妥昔单抗用于临床，1998 年在欧洲获得批准，用于复发性或化疗耐药性 B 细胞非霍奇金淋巴瘤（NHL）的治疗，是世界上第一个单克隆抗体抗肿瘤药，在单独应用或联合化疗治疗 NHL 方面均取得了良好效果，被认为是肿瘤免疫治疗的典范。利妥昔单抗于 2002 年被我国国家食品药品监督管理总局（CFDA）批准上市。

（一）利妥昔单抗的作用机制

CD20 是 B 淋巴细胞表面的特异性标志分子，表达于 95%以上的正常或恶性 B 淋巴细胞表面，在造血干细胞、祖细胞和其他正常组织中无 CD20 抗原的表达。它由 297 个氨基酸组成，分子量为 33kDa，34～36kDa 属于非糖基化磷蛋白，其抗原表位为第三、第四跨膜区间的由 43 个氨基酸组成的环区。CD20 与抗体结合后不发生明显的内化现象，也不发生明显的细胞表面脱落现象，是治疗 B 淋巴细胞相关疾病的理想抗原。研究表明，CD20 具有钙离子通道的功能，通过调节细胞内钙离子的浓度影响细胞周期，调节细胞增殖与分化，甚至导致细胞凋亡的发生。导致 B 细胞凋亡的作用机制主要有补体依赖的细胞毒性反应、抗体依赖细胞介导的细胞毒作用，以及提高细胞对细胞毒作用的敏感性和免疫接种作用等。由于原始的正常 B 细胞不受抗 CD20 单抗的作用，即使在抗 CD20 单抗杀伤了大部分或所有表达 CD20 分子的淋巴瘤细胞及正常 B 细胞后，仍能够重建 B 细胞群，因此抗 CD20 单克隆抗体也越来越多地应用到 B 细胞相关疾病的治疗中。

CD20 单抗是针对 CD20 的抗体，可以与 CD20 结合，通过免疫反应破坏 CD20 阳性的 B 细胞。目前临床上的 CD20 抗体主要分为两大类：Ⅰ型和Ⅱ型，以利妥昔单抗注射液为代表的Ⅰ型主要通过补体依赖的细胞毒性和抗体依赖细胞介导的细胞毒作用过程发挥作用，而Ⅱ型主要通过直接诱导细胞死亡和抗体依赖细胞介导的细胞毒作用过程发挥作用。尽管从理论上讲，Ⅱ型抗体可能具有更强的抗肿瘤作用，但由于临床数据有限，目前的研究仍以利妥昔单抗注射液为主。利妥昔单抗是一种人鼠嵌合抗体，由人类抗 CD20 抗体的恒定区和从鼠类对应物 IDEC2B8 中分离出的可变区组成。利妥昔单抗对 CD20 抗原有很强的亲和力，其抗肿瘤的主要机制可能有以下 3 种：①抗体依赖细胞介导的细胞毒作用；②补体依赖的细胞毒性；③诱导凋亡。同时可使耐药的淋巴细胞对一些化疗药重新获得敏感性，使其可以在临床广泛应用。

（二）FDA 批准适应证及中国上市应用情况

1. FDA 批准适应证

（1）用于复发或耐药的滤泡性中央型淋巴瘤（国际工作分类 B、C 和 D 亚型的 B 细胞非霍奇金淋巴瘤）的治疗。

（2）用于先前未经治疗的 CD20 阳性Ⅲ～Ⅳ期滤泡性非霍奇金淋巴瘤，患者应与标准 CVP 化疗（环磷酰胺、长春新碱和泼尼松）8 个周期联合治疗。

（3）用于 CD20 阳性弥漫性大 B 细胞性非霍奇金淋巴瘤的治疗，患者应与标准 CHOP 化疗（环磷酰胺、多柔比星、长春新碱、泼尼松）8 个周期联合治疗。

2. 中国上市应用情况　利妥昔单抗于 2002 年被我国 CFDA 批准上市，截至目前，利妥昔单抗在中国被批准用于复发或耐药的滤泡性中央型淋巴瘤（国际工作分类 B、C 和 D 亚型的 B 细胞非霍奇金淋巴瘤）、先前未经治疗的 CD20 阳性Ⅲ～Ⅳ期滤泡性非霍奇金淋巴瘤及 CD20 阳性弥漫性大 B 细胞性非霍奇金淋巴瘤的治疗，其余 FDA 批准的适应证在中国尚未被批准使用。表 2-18-1 为中国研究者发起的关于利妥昔单抗临床试验。

表 2-18-1　中国研究者发起的关于利妥昔单抗临床试验

注册号	注册题目	研究类型	注册时间
ChiCTR-OIC-16008700	利妥昔单抗联合白蛋白结合型紫杉醇及脂质体阿霉素（RAD）治疗既往接受过≥2 线化疗的难治复发弥漫大 B 细胞淋巴瘤的单中心、单臂、II 期临床研究 中山大学肿瘤防治中心	观察性研究	2016/06/21
ChiCTR-OPC-16008628	西达本胺联合利妥昔单抗治疗复发或难治生发中心型弥漫大 B 细胞淋巴瘤 山东大学齐鲁医院	观察性研究	2016/06/12
ChiCTR-IPR-16008527	利妥昔单抗治疗难治性膜性肾病的多中心、随机、对照临床研究 上海交通大学医学院附属瑞金医院	干预性研究	2016/05/24
ChiCTR-ICR-15007177	利妥昔单抗治疗视神经脊髓炎相关视神经炎的有效性和安全性的临床试验 中国人民解放军总医院眼科	干预性研究	2014/05/30
ChiCTR-ONRC-14005106	高剂量利妥昔单抗联合自体外周血干细胞移植治疗复发、难治性 B 细胞淋巴瘤 温州医科大学附属第一医院	观察性研究	2014/08/06
ChiCTR-ONC-12002442	大剂量甲泼尼龙联合利妥昔单抗及新鲜冰冻血浆治疗超高危慢性淋巴细胞白血病临床研究 江苏省人民医院	观察性研究	2012/08/17
ChiCTR-ONC-10001125	利妥昔单抗在儿童难治性肾病中的临床应用 南京军区南京总医院	观察性研究	2010/12/04
ChiCTR-TNC-10000798	利妥昔单抗治疗系统性红斑狼疮合并脊髓炎的前瞻性、开放性临床初步研究 上海交通大学医学院附属仁济医院	观察性研究	2010/03/12

（三）剂型规格

利妥昔单抗为注射剂，装置在单次使用小瓶内，有 100mg/10ml，500mg/50ml 两种规格。

（四）用法用量

使用方法：静脉输注给药，不静脉注射或肌内注射给药。每次输注前需进行预处理，可给予镇痛药如醋胺酚和抗过敏药如盐酸苯海拉明。

（1）非霍奇金淋巴瘤（NHL）：推荐剂量是 375mg/m^2，静脉输注，按照以下时间表进行。

A. 复发或难治性、低度或滤泡、CD20 阳性 B 细胞 NHL：每周 1 次，共 4 剂或 8 剂。

B. 复发或难治性、低度或滤泡、CD20 阳性 B 细胞 NHL 再治疗：每周 1 次，共 4 剂。

C. 既往未治疗过、滤泡、CD20 阳性 B 细胞 NHL：在每个化疗疗程的第 1 天给药，共 8 剂。完全或部分缓解患者，利妥昔单抗与化疗联用完成后，单药利妥昔单抗维持治疗 8 周，共 12 剂。

D. 无进展、低度、CD20 阳性 B 细胞 NHL：一线 CVP 化疗后在第 6～8 个疗程的 CVP 化疗完成后，给予每周 1 次、共 4 剂的治疗，6 个月间隔最大剂量为 16 剂。

E. 弥漫性大 B 细胞 NHL：在每个化疗疗程的第 1 天用药，共计 8 次输注。

（2）慢性淋巴细胞白血病（CLL）：在氟达拉滨和环磷酰胺（FC）化疗开始第 1 天的推荐剂量为 375mg/m^2，然后在第 2～6 疗程的第 1 天为 500mg/m^2（每 28 天为一个疗程）。

（3）作为替伊莫单抗一个组分的推荐剂量：在给予 ^{111}In 替伊莫单抗前 4 小时内、^{90}Y 替伊莫单抗前 4 小时内输注利妥昔单抗 250mg/m^2；在给予 ^{90}Y 替伊莫单抗前 7～9 天，给予利妥昔单抗和 ^{111}In 替伊莫单抗。

（五）禁忌

利妥昔单抗无特定禁忌证。

（六）特殊人群用药

1. 妊娠期患者 在妊娠期妇女中没有利妥昔单抗的适当和对照良好的研究。上市后数据表明，可能发生婴儿在子宫中暴露于利妥昔单抗。产后婴儿血清中能检测到利妥昔单抗。妊娠期间只有当使用药物对母亲的潜在获益胜过对胎儿的潜在风险才使用利妥昔单抗。

2. 哺乳期患者 尚不明确利妥昔单抗是否分泌入人乳汁中。应权衡对婴儿从经口摄入的未知风险与对哺乳已知的获益判断是否用药。

3. 儿科患者 尚未确定利妥昔单抗在儿童患者中的安全性和有效性。

4. 老年患者 国外和国内临床研究中均纳入了老年患者，结果提示本品可用于老年患者，无特殊禁忌。

（七）临床研究介绍

1. 复发或难治性、低度恶性或滤泡、CD20 阳性 B 细胞 NHL 在一项开放、多中心的研究中，总共 322 例既往未经治疗的滤泡 NHL 患者被随机化（1∶1）接受单独 CVP 化疗，即环磷酰胺 750mg/m^2，长春新碱 1.4mg/m^2，最大 2mg，泼尼松龙第 1～5 天 40mg/（m^2 • d），3 周为 1 个疗程，共 8 个疗程；或 R-CVP 联用治疗，在第 1 天用利妥昔单抗 375mg/m^2。研究的主要结局是测量无进展生存期（PFS），即从随机化至首次进展、复发或死亡的时间。结果显示，R-CVP 组的中位 PFS 为 2.4 年，而 CVP 组为 1.4 年。根据研究者进展评估和独立审评评估，两组结果相似。

一项开放、多中心、随机化（1∶1）研究，观察了 1018 例既往未治疗过的滤泡 NHL 患者对利妥昔单抗与化疗联用治疗的缓解率（CR 或 PR）。患者被随机化至利妥昔单抗单药维持治疗组，每 8 周 375mg/m^2，共 12 剂，或在完成化疗后 8 周开始利妥昔单抗治疗组。研究的主要结局测量的是 PFS。随机化至维持治疗前，患者曾接受 R-CHOP（75%）、R-CVP（22%）或 R-FCM（3%）；71%完全或未确证完全缓解，28%部分缓解。随机化至利妥昔单抗作为单药维持治疗患者 PFS 较长（危害比：0.54；95% CI：0.42～0.70）。

在 322 例既往未治疗过的低度恶性、B 细胞 NHL 患者中，接受了 6 个或 8 个 CVP 化疗疗程后没有进展的患者被纳入一项开放、多中心、随机化试验。患者被随机化（1∶1）接受利妥昔单抗 375mg/m^2 静脉输注，每 6 个月 4 剂，每周 1 次共 16 剂，或无进一步治疗干预。研究的主要结局是测量无进展生存。与无进一步附加治疗干预组的患者比较，随机化至利妥昔单抗组的患者发生进展、复发或死亡的风险减低（危害比估算值：0.36～0.49）。

2. 弥漫性大 B 细胞 NHL　三项随机化、阳性对照、开放、多中心研究中，纳入 1854 例既往未治疗过的弥漫性大 B 细胞 NHL（DLBCL）患者评价利妥昔单抗的安全性和有效性。这些患者随机化接受利妥昔单抗与环磷酰胺、多柔比星、长春新碱和泼尼松（R-CHOP）联用，或接受其他基于蒽环类化疗方案。

研究 1：632 例年龄在 60 岁及以上的 DLBCL（包括原发性纵隔 B 细胞淋巴瘤）患者随机化以 1∶1 比例使用 CHOP 或 R-CHOP。CHOP 组患者接受 6 个疗程或 8 个疗程治疗，每个疗程持续 21 天。R-CHOP 组，在疗程 1 前的第 7 天和第 3 天，疗程 3 和疗程 5 的前 48～72 小时，所有患者接受 4 剂利妥昔单抗 375mg/m^2。接受 8 个疗程的 CHOP 患者在第 7 疗程前还接受利妥昔单抗。研究的主要结局是测量无进展生存，即至首次进展、复发或死亡的时间。反应患者进行第二次试验，随机化接受利妥昔单抗或无进一步治疗。纳入的所有患者中，62%被确证为 DLBCL，73%是Ⅲ～Ⅳ期疾病，56%国际预后指数（IPI）计分≥2，86%ECOG 体力状态评分＜2，57%乳酸脱氢酶（LDH）水平升高，30%涉及 2 个或以上结外疾病部位。表 2-18-2 展示研究的疗效结果。这些结果反映了一种统计方法，这种方法允许在归纳中评价利妥昔单抗，并排除在第二次随机化后的任何潜在影响。对研究的第二次随机化结果的分析显示，在随机化至 R-CHOP 组的患者中，在无进展生存或总生存方面没有进一步改善，这与使用额外的利妥昔单抗有关。

研究 2：399 例年龄 60 岁及以上的 DLBCL 患者，被随机化以 1∶1 的比例接受 CHOP 或 R-CHOP，所有患者接受 8 个 3 周疗程的 CHOP 诱导；R-CHOP 组患者在各疗程的第 1 天接受利妥昔单抗 375mg/m^2。研究的主要结局测量无进展生存，即从随机化至复发、进展、治疗中变化，或任何原因死亡。所有纳入的患者中，80%有Ⅲ期或Ⅳ期疾病，60%患者年龄调整 IPI≥2，80%ECOG 体力状态评分＜2，66%LDH 水平升高，52%至少涉及 2 个结外部位。表 2-18-2 展示疗效结果。

研究 3：823 例 DLBCL 患者，年龄在 18～60 岁，被随机化以 1∶1 的比例分至单独接受一种含蒽环类化疗方案治疗组或与利妥昔单抗联用治疗组。研究的主要结局测量是至治疗失败时间，即从随机化接受治疗至最早的进展疾病，实现完全缓解的失败、复发或死亡的时间。纳入的所有患者中，28%为Ⅲ～Ⅳ期疾病，100%IPI 计分≤1，99%ECOG 体力状态评分＜2，29%LDH 水平升高，49%有体积庞大疾病，34%涉及结外部位。表 2-18-2 中展示疗效结果。

表 2-18-2　弥漫性大 B 细胞 NHL 接受利妥昔单抗疗效结果

主要结果	研究 1（*n*=632）		研究 2（*n*=399）		研究 3（*n*=823）	
	R-CHOP	CHOP	R-CHOP	CHOP	R-化疗	化疗
无进展生存（年）中位数测定	3.1	1.6	2.9	1.1	无可靠估算值	无可靠估算值
危害比	0.69		0.60		0.45	
2 年总生存率（%）	74	63	69	58	95	86
危害比	0.72		0.68		0.40	

（杨　军　龙庭凤）

参考文献

李旸，刘卓刚，郝良纯，等. 2011. 中国非霍奇金淋巴瘤患者行利妥昔单抗联合 CHOP 方案化疗疗效与安全性的 Meta 分析. 循证医学，11（2）：112-116

林桐榆，张红雨，黄岩，等. 2005. R-CHOP 与 CHOP 方案治疗初治弥漫大 B 细胞型淋巴瘤在中国的多中心随机对照研究. 癌症，24（12）：1421-1426

刘辉，常乃柏，魏建平，等. 2009. 利妥昔单抗联合化疗治疗弥漫大 B 细胞淋巴瘤临床分析. 白血病：淋巴瘤，18（3）：152-154

沈志祥，周励. 2005. 复发难治性淋巴瘤的治疗进展. 西安：第 10 届全国实验血液学会议，580-582

王潇潇，黄慧强，夏忠军，等. 2010. 利妥昔单抗联合挽救化疗治疗复发或难治弥漫大 B 细胞性非霍奇金淋巴瘤的长期随访结果. 南方医科大学学报，30（4）：867-870

夏忠军，王风华，黄慧强，等. 2006. 含美罗华方案治疗 B 细胞性惰性淋巴瘤 34 例报告. 癌症，25（4）：490-494

夏忠军，王风华，黄慧强，等. 2006. 利妥昔单克隆抗体联合 CHOP 方案治疗初治弥漫大 B 细胞淋巴瘤患者的疗效观察. 中华血液学杂志，27（4）：273-275

谢彦，朱军，郑文，等. 2009. 利妥昔单抗联合化疗治疗弥漫型大 B 细胞淋巴瘤的临床观察. 肿瘤，29（1）：53-57

朱愿超，王文，周郁鸿，等. 2011. 标准剂量利妥昔单抗治疗复发难治性原发免疫性血小板减少症的临床研究. 中华血液学杂志，32（3）：163-167

Akhtar S，Maghfoor I. 2002. Rituximab plus CHOP for diffuse large-B-cell lymphoma. N Engl J Med，346（23）：1830

Amagai M. 2007. A single cycle of rituximab for the treatment of severe pemphigus. N Engl J Med，357（6）：545

Carson KR，Focosi D，Major EO，et al. 2009. Monoclonal antibody-associated progressive multifocal leucoencephalopathy in patients treated with rituximab，natalizumab，and efalizumab：a Review from the Research on Adverse Drug Events and Reports（RADAR）Project. Lancet Oncol，10（8）：816-824

Coiffier B，Lepage E，Briere J，et al. 2002. CHOP chemotherapy plus rituximab compared with CHOP alone in elderly patients with diffuse large-B-cell lymphoma. N Engl J Med，346（4）：235

Emery P，Fleischmann R，Filipowiczsosnowska A，et al. 2006. The efficacy and safety of rituximab in patients with active rheumatoid arthritis despite methotrexate treatment：results of a phase ⅡB randomized，double-blind，placebo-controlled，dose-ranging trial. Arthritis Rheum，54（5）：1390

Hallek M，Fischer K，Fingerle-Rowson G，et al. 2010. Addition of rituximab to fludarabine and cyclophosphamide in patients with chronic lymphocytic leukaemia：a randomised，open-label，phase 3 trial. Lancet，376（9747）：1164-1174

Hiddemann W，Kneba M，Dreyling M，et al. 2005. Frontline therapy with rituximab added to the combination of cyclophosphamide，doxorubicin，vincristine，and prednisone（CHOP）significantly improves the outcome for patients with advanced-stage follicular lymphoma compared with therapy with CHOP alone：results of a prospective randomized study of the German Low-Grade Lymphoma Study Group. Blood，106（12）：3725

Jones RB，Furuta S，Tervaert JWC，et al. 2015. Rituximab versus cyclophosphamide in ANCA-associated renal vasculitis：2-year results of a randomised trial. N Engl J Med，74（6）：1178

Marcus R，Imrie K，Belch A，et al. 2005. CVP chemotherapy plus rituximab compared with CVP as first-line treatment for advanced follicular lymphoma. Blood，105（4）：1417

Mclaughlin P，Grillolópez AJ，Link BK，et al. 1998. Rituximab chimeric anti-CD20 monoclonal antibody therapy for relapsed indolent lymphoma：half of patients respond to a four-dose treatment program. J Clin Oncol，16（8）：2825

Pfreundschuh M，Schubert J，Ziepert M，et al. 2008. Six versus eight cycles of bi-weekly CHOP-14 with or without rituximab in elderly patients with aggressive CD20+ B-cell lymphomas：a randomised controlled trial（RICOVER-60）. Lancet Oncol，9（2）：105-116

Pfreundschuh M，Trümper L，Osterborg A，et al. 2006. CHOP-like chemotherapy plus rituximab versus CHOP-like chemotherapy alone in young patients with good-prognosis diffuse large-B-cell lymphoma：a randomised controlled trial by the MabThera International Trial（MInT）Group. Lancet Oncol，7（5）：379

Plosker GL，Figgitt DP. 2003. Rituximab. Drugs，63（8）：803-843

Rummel MJ，Niederle N，Maschmeyer G，et al. 2013. Bendamustine plus rituximab versus CHOP plus rituximab as first-line treatment for patients with indolent and mantle-cell lymphomas：an open-label，multicentre，randomised，phase 3 non-inferiority trial. Lancet，381（9873）：1203-1210

Sadreddini S，Noshad H，Molaeefard M，et al. 2008. Treatment of retinal vasculitis in Behçet's disease with rituximab. Mod Rheumatol，18（3）：306

Smith MR. 2003. Rituximab（monoclonal anti-CD20 antibody）：mechanisms of action and resistance. Oncogene，22（47）：7359

Takemura S. 2009. Rituximab，B-lymphocyte depletion，and preservation of beta-cell function. N Engl J Med，361（22）：2143-2152

Tang C. 2010. Anti-CD47 antibody synergizes with rituximab to promote phagocytosis and eradicate non-Hodgkin lymphoma. Cell，142（5）：699

十九、伊马替尼

伊马替尼［英文名：Imatinib，商品名：格列卫（Gleevec/Glivec）］作为针对 BCR-ABL 融合基因的靶向治疗药物，是一个治疗恶性肿瘤的细胞信号转导抑制剂，临床上已应用于治疗慢性髓细胞性白血病及胃肠道间质瘤（GIST）。分子式为 $C_{29}H_{31}N_7O$，结构式如下：

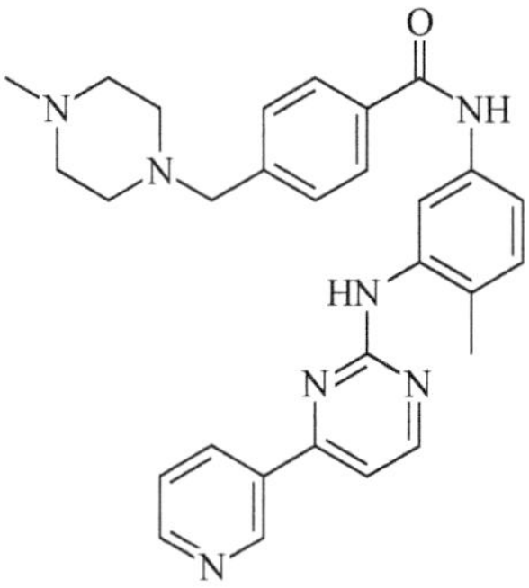

2001 年 FDA 批准伊马替尼用于治疗慢性髓细胞性白血病，2002 年批准用于 GIST 的

治疗，2012 年 2 月 1 日，诺华公司和 FDA 宣布，伊马替尼获准用于 CD117 阳性 GIST 患者的延伸治疗。

（一）伊马替尼的作用机制

伊马替尼是一种小分子蛋白酪氨酸激酶抑制剂，可有效抑制 BCR-ABL 酪氨酸激酶（TK）及下述几个 TK 受体的活性：Kit、通过 c-Kit 原癌基因编码的干细胞因子（SCF）受体、盘状结构域受体（DDR1 和 DDR2）、集落刺激因子受体（CSF-1R）和血小板衍生生长因子受体α和β（PDGFR-α和 PDGFR-β）。伊马替尼还可以抑制这些受体激酶激活后介导的细胞行为。

伊马替尼在体内外均可在细胞水平上抑制 BCR-ABL 酪氨酸激酶，能选择性抑制 BCR-ABL 阳性细胞系细胞、费城染色体阳性（Ph^+）的慢性髓细胞性白血病和急性淋巴细胞白血病患者新鲜细胞的增殖和诱导其凋亡。

此外，伊马替尼还可抑制血小板衍生生长因子受体、干细胞因子，c-Kit 受体的酪氨酸激酶，从而抑制由血小板衍生生长因子和干细胞因子介导的细胞行为。

GIST 细胞表达活性 Kit 突变，体外实验显示伊马替尼抑制 GIST 细胞的增殖并诱导其凋亡。

（二）药代动力学

伊马替尼药代动力学基于单剂量口服 25～1000mg 甲磺酸伊马替尼并达稳态后测定。

甲磺酸伊马替尼剂量在 25～1000mg 时，其平均 AUC 的增加与剂量间存在比例性关系。重复给药的药物累积量可达稳态时的 1.5～2.5 倍。成人人群药代动力学研究表明，性别对药代动力学无影响，体重的影响也可忽略不计。

（三）FDA 批准适应证及中国上市应用情况

1. FDA 批准适应证

（1）用于治疗费城染色体阳性的慢性髓细胞性白血病（Ph^+CML）的慢性期、加速期或急变期。

（2）用于治疗不能切除和（或）发生转移的恶性 GIST 的成人患者。

（3）用于治疗成人复发的或难治的费城染色体阳性的急性淋巴细胞白血病（Ph^+ALL）。

（4）用于治疗嗜酸性细胞增多综合征（HES）和（或）慢性嗜酸性粒细胞白血病（CEL）伴有 FIP1L1-PDGFR-α融合激酶的成年患者。

（5）用于治疗骨髓增生异常综合征/骨髓增生性疾病（MDS/MPD）伴有 PDGFR 基因重排的成年患者。

（6）用于治疗侵袭性系统性肥大细胞增生症（ASM），无 D816V c-Kit 基因突变或未知 c-Kit 基因突变的成人患者。

（7）用于治疗不能切除、复发或发生转移的隆凸性皮肤纤维肉瘤（DFSP）。

（8）用于 Kit（CD117）阳性 GIST 手术切除后具有明显复发风险的成人患者的辅助治疗。极低及低复发风险的患者不应该接受该辅助治疗。

用于上述（3）～（8）适应证的安全性、有效性信息主要来自国外研究资料，中国人群数据有限。

2. 中国上市应用情况　2002 年 4 月，伊马替尼在我国进口上市，商品名格列卫。正大天晴药业集团股份有限公司（简称“正大天晴”）自主研发的甲磺酸伊马替尼胶囊（商标名：格尼可）于 2013 年 6 月正式通过国家食品药品监督管理总局审批，获得了伊马替尼胶囊的药品注册批件。

（四）剂型规格

伊马替尼为胶囊，有 100mg、400mg 两种规格。

（五）用法用量

1. 使用方法

（1）Ph^+CML 患者的治疗剂量

1）成人：对 Ph^+CML 慢性期患者，甲磺酸伊马替尼的推荐剂量为 400mg/d，急变期和加速期患者为 600mg/d。对于 WBC＞50 000/μl 的 CML 患者的一线治疗，治疗经验仅限于曾接受过羟基脲治疗的患者。该治疗开始可能需要加上甲磺酸伊马替尼治疗。没有严重药物不良反应且如果血常规许可，在下列情况下剂量可考虑从 400mg/d 增加至 600mg/d，或从 600mg/d 增加至 800mg/d：任何时间出现了疾病进展、治疗至少 3 个月后未能获得满意的血液学缓解，治疗 12 个月未获得任何细胞遗传学缓解，已取得的血液学和（或）细胞遗传学缓解重新消失。

2）3 岁以上儿童及青少年：目前国内外儿童临床数据有限，需严密监测儿童患者的疗效和安全性，必要时及时调整剂量。本品用于 3 岁以上儿童及青少年的安全有效性信息主要来自国外临床研究数据。依据成人的剂量，推荐日剂量：慢性期、加速期和急变期 340mg/m^2（总剂量不超过 600mg/d）制订儿童患者的每日推荐剂量，计算所得剂量一般应上下调整至整百毫克，12 岁以下儿童的剂量一般应上下调整至整五十毫克。目前尚无 3 岁以下儿童治疗的经验。

（2）Ph^+ALL 患者的治疗剂量：对难治的或复发的成人 Ph^+ALL 患者，甲磺酸伊马替尼的推荐剂量为 600mg/d。

（3）GIST 患者的治疗剂量：对不能切除和（或）转移的恶性 GIST 患者，甲磺酸伊马替尼的推荐剂量为 400mg/d。在治疗后未能获得满意的反应，如果没有严重的药物不良反应，剂量可考虑从 400mg/d 增加至 600mg/d 或 800mg/d。对于 GIST 患者，甲磺酸伊马替尼应持续治疗（除非病情进展）。对于 GIST 完全切除术后成人患者辅助治疗的推荐剂量为 400mg/d。临床研究中伊马替尼用药时间为 3 年。建议治疗的持续时间至少为 36 个月。伊马替尼辅助治疗的最佳持续时间尚不清楚。

（4）HES/CEL 患者的用药剂量：本品用于 HES/CEL 治疗推荐剂量主要依据国外研究报道剂量。对于证明存在 FIP1L1-PDGFR-α融合激酶的 HES/CEL，推荐起始剂量为 100mg/d。如果治疗后经适当检测证实未获得足够缓解，且无不良反应发生，可以考虑将 100mg/d 剂量增至 400mg/d。

（5）ASM 患者的用药剂量：本品用于 ASM 治疗推荐剂量主要依据国外研究报道剂量。无 D816V c-Kit 突变的 ASM 成人患者甲磺酸伊马替尼治疗推荐剂量是 400mg/d。如果 ASM

患者的 c-Kit 突变情况未知或无法测得，当使用其他疗法不能获得满意缓解时，应考虑给予甲磺酸伊马替尼 400mg/d 进行治疗。伴有嗜酸性粒细胞增多（一种与 FIP1L1-PDGFR-α 融合激酶有关的克隆性血液系统疾病）的 ASM 患者，甲磺酸伊马替尼推荐起始剂量为 100mg/d。如果治疗后经适当检测证实未获得足够缓解，且无不良反应发生，可以考虑将 100mg 剂量增至 400mg。

（6）MDS/MPD 患者的用药剂量：本品用于 MDS/MPD 治疗推荐剂量主要依据国外研究报道剂量。成人高嗜酸性粒细胞综合征和 PDGFR-α（或- β）基因重排的非典型 MDS/MPD 患者推荐的甲磺酸伊马替尼用药剂量为 400mg/d。

（7）DFSP 患者的治疗剂量：本品用于 DFSP 治疗推荐剂量主要依据国外研究报道剂量。成人 DFSP 患者甲磺酸伊马替尼治疗的推荐剂量是 400mg/d。需要时剂量可升至 800mg/d。

2. 不良反应管理

（1）常见的不良反应：伊马替尼最常报道的不良事件（＞10%）为中性粒细胞减少、血小板减少、贫血、头痛、消化不良、水肿、体重增加、恶心、呕吐、肌肉痉挛、肌肉骨骼痛、腹泻、皮疹、疲劳和腹痛。这些事件的严重程度均为轻度至中度，且只有 2%～5% 的患者因发生药物相关性不良事件导致治疗永久性终止。

（2）不同不良反应剂量调整参考：如果接受甲磺酸伊马替尼治疗过程中出现严重非血液学不良反应（如严重水潴留），应停药，直至不良反应消失，然后再根据该不良反应的严重程度调整剂量。

严重肝脏毒性时剂量的调整：如胆红素升高＞正常值上限 3 倍或氨基转移酶升高＞正常值上限 5 倍，建议停止服用甲磺酸伊马替尼，直至上述指标分别降至正常值上限的 1.5～2.5 倍以下，下降以后，甲磺酸伊马替尼治疗可以减量后继续服用。成人每日剂量应该从 400mg 减少至 300mg，或从 600mg 减少至 400mg，或从 800mg 减少至 600mg；儿童和青少年从 260mg/m^2 减少至 200mg/m^2 或从 340mg/m^2 减少至 260mg/m^2。

中性粒细胞减少或血小板减少调整指南见表 2-19-1。

表 2-19-1　中性粒细胞减少或血小板减少的剂量调整指南

适应证	起始推荐剂量	中性粒细胞、血小板减少情况	调整剂量
Ph$^+$CML 加速期或急变期，Ph$^+$ ALL	成人：600mg/d 儿童和青少年：340mg/（m^2·d）	中性粒细胞＜0.5×10^9/L 和（或）血小板＜10×10^9/L	1. 应抽取骨髓或活检检测血细胞减少症是否与白血病有关 2. 如果并非由白血病引起，成人减量至 400mg/d，儿童和青少年减量至 260mg/（m^2·d）
CML 慢性期及 GIST 患者	成人：400mg/d 儿童和青少年：260mg/（m^2·d）	中性粒细胞＜1.0×10^9/L 和（或）血小板＜50×10^9/L	停药。在中性粒细胞≥1.5×10^9/L 和血小板≥75×10^9/L 后恢复起始剂量用药
		再次出现危急数值：中性粒细胞＜1.0×10^9/L 和（或）血小板＜50×10^9/L	治疗中断后的重新治疗剂量减至成人 300mg/d，儿童和青少年 200mg/（m^2·d）
HES/CEL	100mg/d	中性粒细胞绝对值（ANC）＜1.0×10^9/L 和（或）血小板＜50×10^9/L	停药。在 ANC≥1.5×10^9/L 和血小板≥75×10^9/L 时恢复起始剂量用药
ASM	100mg/d	当 ANC＜1.0×10^9/L 和（或）血小板＜50×10^9/L	停药。在 ANC≥1.5×10^9/L 和血小板≥75×10^9/L 时恢复起始剂量用药

续表

适应证	起始推荐剂量	中性粒细胞、血小板减少情况	调整剂量
HES/CEL、ASM、MDS/MPD	400mg/d	中性粒细胞＜$1.0×10^9$/L 和（或）血小板＜$50×10^9$/L	停药。在中性粒细胞≥$1.5×10^9$/L 和血小板≥$75×10^9$/L 时恢复起始剂量用药
		如果再次出现危急数值：中性粒细胞＜$1.0×10^9$/L 和（或）血小板＜$50×10^9$/L，	重新治疗剂量应减少至 300mg/d
DFSP	800mg/d	当中性粒细胞＜$1.0×10^9$/L 和（或）血小板＜$50×10^9$/L 时	停药。在中性粒细胞≥$1.5×10^9$/L 和血小板≥$75×10^9$/L 时恢复用药，重新治疗剂量 600mg/d
		如果再次出现危急数值：当中性粒细胞＜$1.0×10^9$/L 和（或）血小板＜$50×10^9$/L	重新治疗剂量应减少至 400mg

（六）禁忌

对伊马替尼活性物质或任何赋形剂成分过敏者禁用。

（七）特殊人群用药

1. 妊娠期患者　不建议妊娠期妇女服用该药品。动物研究表明伊马替尼对生殖系统有毒性作用，但目前尚缺乏孕妇使用该药的资料，对胎儿可能带来的毒性也不详。除非用药后对胎儿/婴儿的好处大于危害，否则妊娠期间不宜用药。如妊娠期间服用甲磺酸伊马替尼，必须告知孕妇其对胎儿可能带来的危害。育龄期妇女用药期间应劝其同时进行有效避孕。

2. 哺乳期患者　不建议哺乳期妇女服用该药品。在动物实验中，甲磺酸伊马替尼及其代谢产物大量从乳汁中排出，但从未进行过人体研究，故建议妇女用该药期间不应哺乳。

3. 儿科患者　不建议儿童服用该药品。个别样本中，儿童血浆浓度可升高 1.5～2 倍，但这一数据不足以作为推荐儿童药物剂量的依据。

4. 老年患者　已知肌酐清除率可随年龄增长而降低，而年龄对该药的药代动力学无明显影响。

（八）临床研究介绍

对 Ph^+ CML 急变期、加速期和经α干扰素（IFN-α）治疗失败的慢性期患者进行了三项开放、非对照性的Ⅱ期临床研究。

在一项大规模、开放、对照的Ⅲ期临床试验中，患者为新诊断的 Ph^+CML 患者。对儿童和青少年的治疗在两项Ⅰ期研究中进行。临床研究病例中，38%～40%患者的年龄≥60岁，10%～12%患者的年龄≥70 岁。

新诊断的慢性期：一项Ⅲ期临床试验比较了甲磺酸伊马替尼单药治疗与α干扰素和阿糖胞苷（Ara-C）联合治疗的疗效。治疗无效［6 个月时未达到完全血液学缓解（CHR），白细胞计数增加，24 个月时未达到主要细胞遗传学缓解（MCyR）］，疗效丧失（完全细胞遗传学缓解或主要细胞遗传学缓解丧失）或对治疗严重不能耐受的患者可以由一个治疗组交叉至另一个治疗组。甲磺酸伊马替尼治疗组的患者接受本品每天 400mg 剂量。干扰素治疗组的患者接受干扰素 5mIU/（m^2·d）皮下注射；同时合用 Ara-C 20mg/（m^2·d）皮下注射，每月 10 天。

（杨　军　李云峰）

参 考 文 献

房佰俊，宋永平，林全德，等. 2007. 慢性粒细胞性白血病干细胞抗伊马替尼机制的初步分析. 中国实用内科杂志，11（s1）：9263-9267

江倩，陈珊珊，江滨，等. 2006. 甲磺酸伊马替尼治疗慢性粒细胞白血病慢性期 100 例追踪观察. 中华血液学杂志，27（11）：721-726

李铭东，李东，吉民. 2008. 甲磺酸伊马替尼的合成. 中国药学杂志，43（3）：228-229

刘静，赵文操，徐为人，等. 2017. 甲磺酸伊马替尼片在中国健康男性受试者的生物等效性研究. 中国临床药理学杂志，33（7）：605-608

刘玺，甘思林，马杰，等. 2017. 42 例伊马替尼耐药慢性髓系白血病患者临床分析. 中国实验血液学杂志，25（2）：377-381

毛丽丽，于思帆，陈含笑，等. 2017. 伊马替尼治疗 78 例 KIT 变异的晚期黑色素瘤的疗效和安全性. 中国肿瘤生物治疗杂志，24（3）：259-263

沈琳，金懋林. 2004. 甲磺酸伊马替尼治疗复发或转移性胃肠间质瘤. 中华肿瘤杂志，26（11）：697-699

孙忠实，朱珠，韩风英. 2003. 酪氨酸激酶抑制剂——伊马替尼. 中国药学杂志，38（1）：69-71

杨弘鑫，张波，沈朝勇，等. 2017. 伊马替尼治疗晚期及高危胃肠道间质瘤的临床疗效与安全性分析. 中国普通外科杂志，26（4）：437-442

于亚平，宋萍，梅建刚，等. 2017. 伊马替尼治疗胃肠间质瘤后继发急性早幼粒细胞白血病. 中国实验血液学杂志，25（2）：358-364

曾晶，徐萍，姜志平. 2017. 伊马替尼药代动力学相关的基因多态性研究进展. 中国临床药理学杂志，33（2）：185-188

Cools J，Deangelo DJ，Gotlib J，et al. 2003. A tyrosine kinase created by fusion of the PDGFRA and FIP1L1 genes as a therapeutic target of imatinib in idiopathic hypereosinophilic syndrome. N Engl J Med，348（13）：1201

Demetri GD，van Oosterom AT，Garrett CR，et al. 2006. Efficacy and safety of sunitinib in patients with advanced gastrointestinal stromal tumour after failure of imatinib：a randomised controlled trial. Lancet，368（9544）：1329

Demetri GD，Von MM，Blanke CD，et al. 2002. Efficacy and safety of imatinib mesylate in advanced gastrointestinal stromal tumors. N Engl J Med，347（7）：472

Druker BJ，Guilhot F，O'Brien SG，et al. 2015. Five-year follow-up of patients receiving imatinib for chronic myeloid leukemia. N Engl J Med，355（23）：2408-2417

Hochhaus A，O'Brien SG，Guilhot F，et al. 2009. Six-year follow-up of patients receiving imatinib for the first-line treatment of chronic myeloid leukemia. Leukemia，23（6）：1054

Hughes TP，Kaeda J，Branford S，et al. 2003. Frequency of major molecular responses to imatinib or interferon alfa plus cytarabine in newly diagnosed chronic myeloid leukemia. N Engl J Med，349（15）：1423

O'Brien SG，Guilhot F，Larson RA，et al. 2003. Imatinib compared with interferon and low-dose cytarabine for

newly diagnosed chronic-phase chronic myeloid leukemia. N Engl J Med，348（11）：994
Talpaz M，Silver RT，Druker BJ，et al. 2002. Imatinib induces durable hematologic and cytogenetic responses in patients with accelerated phase chronic myeloid leukemia：results of a phase 2 study. Blood，99（6）：1928
Verweij J，Casali PG，Zalcberg J，et al. 2004. Progression-free survival in gastrointestinal stromal tumours with high-dose imatinib：randomised trial. Lancet，364（9440）：1127-1134

二十、拉 帕 替 尼

拉帕替尼［英文名：Lapatinib，商品名：泰立沙（Tykerb）］是一种口服的双靶点小分子表皮生长因子（EGFR：ErbB1，ErbB2）酪氨酸激酶抑制剂。分子式为 $C_{29}H_{26}ClFN_4O_4S$，结构式如下：

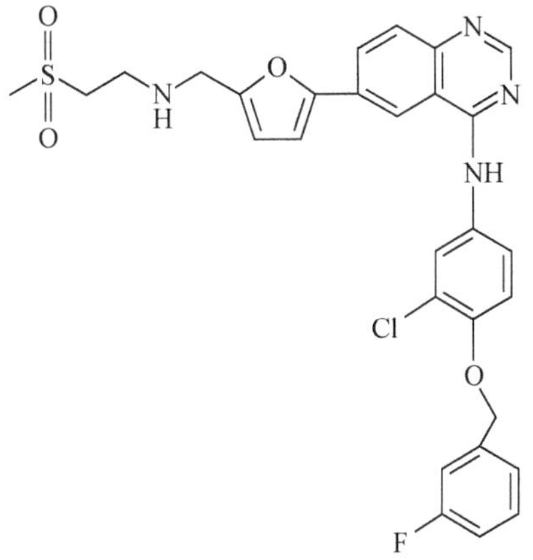

2007 年 3 月 13 日 FDA 批准拉帕替尼在美国上市。

（一）拉帕替尼的作用机制

ErbB1、ErbB2 同属表皮生长因子受体家族，该家族包括 4 种参与控制细胞生长信号转导的跨膜糖蛋白，其余两个为 HER3 和 HER4。该家族受体由一个细胞外配体结构区域、细胞内区域和跨膜区域构成。但至今还没有发现 HER2 受体的确切配体，EGFR 家族成员与配体结合后，可以与 HER2 形成同源二聚体，激活其胞内酪氨酸激酶发生磷酸化，进一步激活下游信号分子和多条信号转导通路。目前认为 HER2 下游最主要的信号转导通路为 RAS/RAF/MEK/MAPK 通路和 PI3K/AKT 通路，最终促使细胞增殖加快、细胞周期加速、恶性表型增强，抗凋亡及对化疗药耐药等。而阻断该途径可以有效阻断 HER2 的信号通路。

拉帕替尼是小分子 4-苯胺基喹唑啉类酪氨酸激酶抑制剂，抑制表皮生长因子受体（ErbB1）和人表皮因子受体 2（ErbB2）。它是小分子激酶抑制剂，分子量小，能够穿透细胞膜进入细胞内，直接作用于胞内具有酪氨酸激酶活性的分子，作用不受细胞表面受体胞外区表达强度及细胞表面抗原调变的影响。在体外实验和动物实验中显示，拉帕替尼阻断了 ErbB 驱动的肿瘤细胞的生长。在体外实验中还发现拉帕替尼联合卡培他滨对曲妥珠单抗耐药的乳腺癌有效，拉帕替尼和曲妥珠单抗之间不存在交叉耐药。

（二）药代动力学

口服吸收不完全，而且个体差异较大，约 4 小时后达到最大浓度（C_{max}），半衰期 24 小时，每日给药后 6～7 天达到稳态。

每天给药 1250mg，C_{max} 为 2.43μg/ml（1.57～3.77μg/ml），血浆 AUC 为 36.2（μg・h）/ml［23.4～56.0（μg・h）/ml］。分开服用较每日 1 次 AUC 增加一倍；与食物同服，AUC 增加 3～4 倍。拉帕替尼与白蛋白及α_1-酸性糖蛋白结合率高（＞99%），体外研究证实，拉帕替尼是乳腺癌抗癌蛋白转运及 P-糖蛋白的底物。

单剂量终末半衰期为 14.2 小时，多次给药后，有效半衰期延长至 24 小时，主要在肝脏中被 CYP3A4 和 CYP3A5 代谢，小部分由 CYP2C19 和 CYP2C8 代谢。肾脏排泄极微，粪便中回收率约为口服剂量的 27%。

（三）FDA 批准适应证及中国上市应用情况

1. FDA 批准适应证 拉帕替尼联合卡培他滨，用于治疗既往曾接受过包括蒽环类、紫杉醇、曲妥珠单抗（赫赛汀）治疗的进展期或转移性 HER2 过度表达型乳腺癌。

拉帕替尼联合来曲唑，用于治疗既往曾接受过内分泌治疗的 HER2 受体过表达的绝经后激素受体阳性转移性乳腺癌。

2. 中国上市应用情况 拉帕替尼于 2013 年 1 月在中国上市，截至目前，拉帕替尼在中国主要与卡培他滨联合使用，治疗既往曾接受过包括蒽环类、紫杉醇类、曲妥珠单抗（赫赛汀）治疗的晚期或转移性 HER2 过度表达型乳腺癌。

（四）剂型规格

拉帕替尼是椭圆形、双凸面、橙色薄膜包衣片，每片 250mg。

（五）用法用量

1. 使用方法 进展期或转移性 HER2 过度表达型乳腺癌：拉帕替尼推荐剂量为 1250mg，每日 1 次，第 1～21 天服用；卡培他滨 2000mg/d，第 1～14 天分 2 次服用，21 天重复 1 次。拉帕替尼应每日服用 1 次，餐前 1 小时或餐后 1 小时服用，不推荐分次服用。卡培他滨应与餐同食或者餐后 30 分钟服用。

HER2 受体过表达的绝经后激素受体阳性转移性乳腺癌：拉帕替尼推荐剂量为 1500mg，每日 1 次，来曲唑 2.5mg/d，每日 1 次。

2. 不良反应管理

（1）常见的不良反应：拉帕替尼联合卡培他滨治疗最常见的不良反应：腹泻、手足综合征、恶心、呕吐、皮疹和疲劳。拉帕替尼联合来曲唑治疗最常见的不良反应：腹泻、恶心、皮疹和疲劳。

（2）停药原则：如果出现以下状况，需暂停使用拉帕替尼。重度肝损伤下降，美国国立癌症研究所不良事件常用术语标准（NCI CTCAE）4 级腹泻；间质性肺炎、呼吸道症状严重；严重的危及生命的皮肤反应。

（3）不同不良反应剂量调整参考：因发生不良反应进行的剂量调整见表 2-20-1。

表 2-20-1　拉帕替尼不同不良反应的剂量调整指导原则

不良反应	症状/级别	剂量调整指导原则
心血管事件	NCI CTCAE 2 级的左室射血分数（LVEF）下降	应停止使用拉帕替尼，至患者 LVEF 恢复并且症状消失两周，之后调整剂量为拉帕替尼联合卡培他滨 1000mg/d，拉帕替尼联合来曲唑 1250mg/d
肝损伤	重度肝损伤（Child-Pugh C 级）	减量，拉帕替尼联合卡培他滨 750mg/d，拉帕替尼联合来曲唑 1000mg/d
腹泻	1. NCI CTCAE 3 级腹泻 2. NCI CTCAE 1、2 级腹泻合并严重的腹部绞痛、恶心、呕吐、一般情况差、发热、脓毒血症、中性粒细胞减少、出血或者脱水	拉帕替尼联合卡培他滨 1000mg/d，拉帕替尼联合来曲唑 1250mg/d
	NCI CTCAE 4 级腹泻	停止使用拉帕替尼
其他毒性	超过 NCI CTCAE 2 级的毒性	应当考虑减量或停药，当毒性反应减轻(NCI CTCAE 1 级）或者消失，可恢复使用拉帕替尼，如果毒性再次加重，应考虑调整拉帕替尼剂量，联合卡培他滨 1000mg/d，拉帕替尼联合来曲唑 1250mg/d

应尽量避免与 CYP3A4 抑制剂同用，如酮康唑、伊曲康唑、克拉霉素、阿扎那韦、茚地那韦、奈法唑酮、奈非那韦、利托那韦、沙奎那韦、泰利霉素、伏立康唑，以及葡萄柚类等能增加血浆中拉帕替尼浓度的水果。如果必须与 CYP3A4 抑制剂同用，则拉帕替尼减量为 500mg/d，但没有相关的临床研究数据。当停用 CYP3A4 抑制剂时，药物洗脱期大约 1 周，之后才能将拉帕替尼调整为推荐剂量。

应尽量避免与 CYP3A4 诱导剂同用，如地塞米松、苯妥英钠、卡马西平、利福平、利福布汀、利福喷丁、苯巴比妥、金丝桃。如果必须与 CYP3A4 诱导剂同用，根据药代动力学的研究，则拉帕替尼从 1250mg/d 增量为 4500mg/d（HER2 过表达型乳腺癌）或者 1500mg/d 增量为 5500mg/d（激素受体阳性、HER2 阳性乳腺癌），但没有相关的临床研究的数据。当停用 CYP3A4 诱导剂时，拉帕替尼调整为推荐剂量。

（六）禁忌

对拉帕替尼过敏的患者禁用。

（七）特殊人群用药

1. 妊娠期患者　基于动物实验的结果，拉帕替尼有胚胎毒性，用药期间应严格避孕。动物实验中，虽然发现拉帕替尼没有致畸性，但可致左侧脐动脉、颈肋、早熟骨化等异常。它可引起母亲的毒性（如胎儿体重的下降和小骨骼化）和流产。

2. 哺乳期患者　目前尚不清楚拉帕替尼是否可以通过母乳排泄。由于很多药物都能通过乳汁排泄，因此根据拉帕替尼对母亲的重要性决定是停止哺乳还是停止用药。

3. 儿科患者　拉帕替尼用于儿童安全性和有效性尚不明确。

4. 老年患者　老年乳腺癌晚期患者的临床试验并未发现老年患者使用拉帕替尼的安全性和有效性与年轻患者有不同之处，但有些敏感的患者并未能纳入试验。

5. 肾功能不全患者　目前尚未对肾功能不全或者进行血液透析的患者进行拉帕替尼详细的药代动力学研究，考虑到拉帕替尼仅有＜2%通过肾脏代谢，肾功能不全不足以对拉帕替尼的药代动力学产生巨大的影响。

6. 肝功能不全患者　重度肝功能不全的患者使用拉帕替尼应格外谨慎。用药前即存在重度肝功能不全的患者应考虑减量，用药过程中如出现严重的肝毒性应考虑停药。

（八）临床研究介绍

1. 拉帕替尼应用于 HER2 阳性转移性乳腺癌

（1）EGF100151：一项国际多中心Ⅲ期临床试验，用于评价拉帕替尼联合卡培他滨的疗效，入组为既往接受过含蒽环或紫杉类药物和曲妥珠单抗治疗失败的局部复发或转移的进展期 HER2 阳性的乳腺癌患者，将患者随机分为拉帕替尼/卡培他滨联合治疗组和卡培他滨单药治疗组，拉帕替尼 1250mg，口服，每天 1 次；第 1～14 天，卡培他滨 2000mg/（m^2 • d），21 天为 1 个周期。首要研究终点为至疾病进展时间（TTP）。研究共纳入患者 399 名，中位年龄 53 岁，其中 14%的患者＞65 岁，91%的患者为高加索人，97%的患者为乳腺癌Ⅳ期，47%患者为雌激素受体（ER）或孕激素受体（PR）阳性，95%的患者为 HER2 免疫组化 3+或者免疫组化 2+、荧光原位杂交（FISH）阳性，95%的患者既往均接受过蒽环类、紫杉类和曲妥珠单抗的治疗。结果显示，联合治疗组患者的中位 TTP 为 27.1 周，单药治疗组为 18.6 周（P＜0.001），提示拉帕替尼联合卡培他滨可以用于曲妥珠单抗治疗失败的 HER2 阳性乳腺癌。

（2）EGF103009 研究：评价拉帕替尼治疗复发或难治性的 HER2 阳性炎性乳腺癌（IBC）的治疗效果的Ⅱ期临床试验。研究纳入患者 126 例。方案：拉帕替尼 1500mg/d，活检确定病理类型，皮肤症状评价每 4 周 1 次，肿瘤病灶根据实体瘤疗效反应评价标准（RECIST）进行评价，8 周 1 次。结果：无完全缓解，49 例部分缓解（39%），无进展生存期（PFS）14.6 周，有效持续时间 20.9 周。且之前接受过曲妥珠单抗治疗与目前拉帕替尼治疗的有效性无关。45 例（36%）患者出现不良反应：腹泻（Ⅲ级，21%）和疲劳（Ⅲ级，15%）。试验结果证实了拉帕替尼是一种对于复发或者难治性 IBC 有效的治疗方式。

（3）ALTTO 试验：是一项多中心、随机临床试验，比较拉帕替尼单药、曲妥珠单抗单药、曲妥珠单抗→拉帕替尼序贯使用，和曲妥珠单抗+拉帕替尼联合使用，在辅助抗 HER2 治疗（1 年）HER2 阳性早期乳腺癌的疗效。8381 位患者被随机分配到曲妥珠单抗单药治疗组（n=2097）、拉帕替尼单药治疗组（n=2100）、曲妥珠单抗→拉帕替尼序贯治疗组（n=2091），或曲妥珠单抗+拉帕替尼治疗组（n=2093）。在完成所有化疗后（设计 1），同时应用紫杉烷、蒽环类（设计 2）或同时应用不含蒽环、含铂类的方案（设计 2B）再开始进行抗 HER2 治疗。设计 1 中，曲妥珠单抗的首次给药剂量为 8mg/kg 体重静脉注射，随后应用 6mg/kg 体重维持治疗，每 3 周 1 个疗程，治疗 52 周，或者用拉帕替尼 1500mg/d 治疗 52 周，或者首次静脉注射曲妥珠单抗 4mg/kg 体重，随后用 2mg/kg 体重维持治疗，1 周为 1 个疗程，治疗 12 周，中间停药 6 周，再用拉帕替尼 1500mg/d，总共治疗 34 周；或者首次静脉注射曲妥珠单抗 8mg/kg 体重，随后用 6mg/kg 体重维持治疗，每 3 周 1 个疗程，同时用拉帕替尼 1000mg/d，治疗 52 周。设计 2 中，每周应用紫杉醇 80mg/m^2 或 75mg/m^2，同时应每 3 周用多西他赛联合治疗。在设计 2B 中，应用多西他赛（75mg/m^2）+卡铂治疗 6 个疗程，同时联用抗 HER2 药物。曲妥珠单抗每周应用 1 次，在联合化疗时拉帕替尼要减量。主要试验终点是无病生存期（DFS）。实际随访时间的中位数为 4.5 年，与曲妥珠单抗单药治疗相比，拉帕替尼+曲妥珠单抗序贯治疗或同时治疗，患者的无病生存事件的风险较低。三个治疗组患者的 4 年无病生存率相似，其中曲妥珠单抗组 86%，拉帕替尼+曲妥珠单抗同时治疗组 88%，序贯治疗组 87%。与曲妥珠单抗单药治疗相比，联合治疗的某些不良反应的发生率更高，如腹泻、皮疹和肝病。该试验的另一个主要发现是，严重的心脏相关不良反应的发生率极低，充血性心力衰竭的发生率低于 1%，即使 95%的患者用蒽环类药物化疗。与曲妥珠单抗单药治疗相比，拉帕替尼+曲妥珠单抗序贯治疗或同时治疗 HER2 阳性早期乳腺癌没有明显的优势，治疗组患者的 4 年无病生存率相似。

（4）NEO ALTTO 研究：（BIG1-06/SOLTI/EGF106903）是一个国际、多中心、随机对照治疗 HER2 阳性早期乳腺癌的Ⅲ期临床试验。评价在紫杉醇的基础上加用拉帕替尼、曲妥珠单抗或两者联合用于 HER2 阳性乳腺癌患者新辅助治疗的疗效。研究将 455 例 HER2 阳性 EBC 患者随机分为曲妥珠单抗单药、曲妥珠单抗+拉帕替尼组和拉帕替尼单药组进行治疗。主要研究终点是 pCR（定义为手术时乳腺内未发现浸润癌），次要研究终点是客观缓解率、安全性、手术时淋巴结阴性状态、保乳率、DFS 和 OS。研究表明，两靶向药物联合组的 pCR 率显著高于单个靶向药物治疗组、单药曲妥珠单抗的疗效在数值上优于单药拉帕替尼。

2. 拉帕替尼应用于激素受体阳性、HER2 阳性转移性乳腺癌 EGF30008：一项国际多中心、双盲Ⅲ期临床试验，纳入来自全球 212 家医学中心的 1286 例初治 ER/PR 阳性绝经后转移性乳腺癌但未接受转移后治疗的患者，随机分为两组，分别给予每天 1 次来曲唑 2.5mg+拉帕替尼 1500mg，或来曲唑+安慰剂治疗。其中 219 例（17%）HER2 阳性（用 FISH 证实的 IHC3+或 IHC2+）、952 例（74%）HER2 阴性，115 例（9%）HER2 不确定。首要研究终点为 PFS，中位年龄 63 岁，45%患者超过 65 岁，84%的患者为白种人，超过 50%的 HER2 阳性患者曾接受过辅助化疗或新辅助化疗，56%的患者先前接受了内分泌治疗，仅有 2 例曾接受过曲妥珠单抗的治疗。在 HER2 阳性的亚组中，拉帕替尼联合来曲唑较来曲唑联合安慰剂组能显著提高绝经后激素受体阳性、HER2 阳性转移性乳腺癌的 PFS，而在激素受体阳性、HER2 阴性的患者中则无显著性差异。

（马 芸 杨 军）

参考文献

冯焕荣，李青，王海琳. 2012. 新型靶向治疗药物拉帕替尼的研究进展. 现代生物医学进展，12（4）：746-747

刘斯婕，胡春. 2007. 拉帕替尼（lapatinb）. 中国药物化学杂志，17（5）：333

沈建军，胡世莲，沈干，等. 2010，辅助化疗联合拉帕替尼治疗 HER-2 阳性晚期或转移性乳腺癌的 Meta 分析. 中华肿瘤防治杂志，17（24）：2038-2041

陶黎阳，符立梧. 2008. EGFR/HER-2 双受体酪氨酸激酶抑制剂拉帕替尼的研究进展. 中国药理学通报，24（12）：1541-1544

余宗艳，齐宇红，梁军. 2014. 拉帕替尼治疗晚期转移性乳腺癌的国内外研究进展. 现代肿瘤医学，22（3）：697-701

赵欣欣，唐发宝，雷秋模. 2008. 拉帕替尼治疗乳腺癌的研究进展. 中华乳腺病杂志，电子版，2（4）：38-41

Bachelot T，Romieu G，Campone M，et al. 2013. Lapatinib plus capecitabine in patients with previously untreated brain metastases from HER2-positive metastatic breast cancer（LANDSCAPE）：a single-group phase 2 study. Lancet Oncol，14（1）：64

Baselga J，Bradbury I，Eidtmann H，et al. 2012. Lapatinib with trastuzumab for HER2-positive early breast cancer（NeoALTTO）：a randomised，open-label，multicentre，phase 3 trial. Lancet，379（9816）：633

Blackwell KL，Burstein HJ，Storniolo AM，et al. 2010. Randomized study of lapatinib alone or in combination with trastuzumab in women with ErbB2-positive，trastuzumab-refractory metastatic breast cancer. J Clin Oncol，28（7）：1124

Burris HA，Hurwitz HI，Dees EC，et al. 2005. Phase Ⅰ safety，pharmacokinetics，and clinical activity study of lapatinib（GW572016），a reversible dual inhibitor of epidermal growth factor receptor tyrosine kinases，in heavily pretreated patients with metastatic carcinomas. J Clin Oncol，23（23）：5305

Cameron D，Casey M，Oliva C，et al. 2010. Lapatinib plus capecitabine in women with HER-2-positive advanced breast cancer：final survival analysis of a phase Ⅲ randomized trial. Oncologist，15（9）：924

Cameron D，Casey M，Press M，et al. 2008. A phase Ⅲ randomized comparison of lapatinib plus capecitabine versus capecitabine alone in women with advanced breast cancer that has progressed on trastuzumab：updated efficacy and biomarker analyses. Breast Cancer Res Treat，112（3）：533-543

Geyer CE，Forster J，Lindquist D，et al. 2006. Lapatinib plus capecitabine for HER2-positive advanced breast cancer. N Engl J Med，355（26）：2733

Johnston S，Pippen J Jr，Pivot X，et al. 2009. Lapatinib combined with letrozole versus letrozole and placebo as first-line therapy for postmenopausal hormone receptor-positive metastatic breast cancer. J Clin Oncol，27（33）：5538-5546

Konecny GE，Pegram MD，Venkatesan N，et al. 2006. Activity of the dual kinase inhibitor lapatinib（GW572016）against HER-2-overexpressing and trastuzumab-treated breast cancer cells. Cancer Res，66（3）：1630-1639

Moy B，Goss PE. 2006. Lapatinib：current status and future directions in breast cancer. Oncologist，11（10）：1047-1057

Perez EA，Koehler M，Byrne J，et al. 2008. Cardiac safety of lapatinib：pooled analysis of 3689 patients enrolled in clinical trials. Mayo Clin Proc，83（6）：679

Press MF，Finn RS，Cameron D，et al. 2008. HER-2 gene amplification，HER-2 and epidermal growth factor receptor mRNA and protein expression，and lapatinib efficacy in women with metastatic breast cancer. Clin Cancer Res，14（23）：7861-7870

Qin R，Ibrahim A，Cohen MH，et al. 2008. FDA drug approval summary：lapatinib in combination with capecitabine for previously treated metastatic breast cancer that overexpresses HER-2. Oncologist，13（10）：1114

Scaltriti M，Verma C，Guzman M，et al. 2009. Lapatinib，a HER2 tyrosine kinase inhibitor，induces stabilization and accumulation of HER2 and potentiates trastuzumab-dependent cell cytotoxicity. Oncogene，28（6）：803

Spector NL，Xia W，Hurwitz H，et al. 2005. Study of the biologic effects of lapatinib，a reversible inhibitor of ErbB1 and ErbB2 tyrosine kinases，on tumor growth and survival pathways in patients with advanced malignancies. J Clin Oncol，23（11）：2502

Untch M，Loibl S，Bischoff J，et al. 2012. Lapatinib versus trastuzumab in combination with neoadjuvant anthracycline-taxane-based chemotherapy(GeparQuinto,GBG 44): a randomised phase 3 trial. Lancet Oncol, 13（2）：135

Wood ER, Truesdale AT, Mcdonald OB, et al. 2004. A unique structure for epidermal growth factor receptor bound to GW572016（lapatinib）relationships among protein conformation, inhibitor off-rate, and receptor activity in tumor cells. Cancer Res, 64（18）：6652

二十一、帕 博 西 尼

帕博西尼［英文名：Palbociclib，商品名：爱搏新（Ibrance）］是全球首个 CD4/6 抑制剂，其分子式是 $C_{24}H_{29}N_7O_2$，结构式如下：

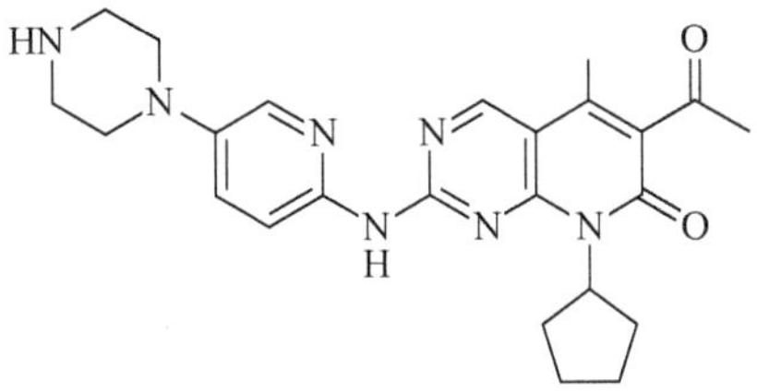

帕博西尼与来曲唑联合用于初始内分泌治疗后的绝经后雌激素受体（ER）阳性、人表皮生长因子受体 2（HER2）阴性的晚期乳腺癌的转移灶治疗。2015 年 2 月 3 日获 FDA 批准在美国上市。

（一）帕博西尼的作用机制

帕博西尼是一种细胞周期蛋白依赖性激酶（cyclin dependent kinase，CDK）4 和 6 的抑制剂。细胞周期蛋白依赖性激酶在调控纺锤体聚合检查点中起重要作用，调控细胞周期的各个环节的起始与进程，启动、促进和完成细胞周期事件，进而控制细胞的增殖和凋亡。细胞周期蛋白依赖性激酶（CDK）不同成员（CDK1～13）与不同细胞周期蛋白（cyclin）结合，形成活性复合物，促进细胞周期转变，调控细胞转录，启动 DNA 合成。CDK4/6 与 cyclin D 形成的复合物磷酸化视网膜母细胞瘤蛋白（Rb），促进细胞增殖，使细胞周期由 G_1 期向 S 期转变。CDK4/6 抑制剂将细胞周期阻滞于 G_1 期，从而起到抑制肿瘤增殖的作用。在体外，帕博西尼 ER 阳性乳腺癌细胞株通过阻断细胞从细胞周期 G_1 进入 S 期的进展，减少细胞增殖。用帕博西尼和抗雌激素的联合处理与单独各个药物处理比较，乳腺癌细胞株导致 Rb 磷酸化的减少，从而减少 E2F 表达和信号转导来抑制肿瘤生长。

在体外用帕博西尼和抗雌激素联合处理 ER 阳性乳腺癌细胞株导致细胞衰老加速，在药物去除后持续至第 6 天。体内研究用一种患者衍生的 ER 阳性乳腺癌异种移植到动物模型，结果显示帕博西尼和来曲唑组合与各个药物单独使用比较，可增加 Rb 磷酸化、下游信号转导和抑制肿瘤生长。

（二）药代动力学

吸收：帕博西尼一般在口服 6～12 小时达到 C_{max}，口服 125mg 的帕博西尼的绝对生物利用度是 46%，剂量在 25～225mg 时，AUC 和 C_{max} 一般随着剂量的增加而成比例增加。

每日重复 1 次给药后，8 天可以达到稳态。

食物的影响：空腹状态下，在约 13%人群中，帕博西尼吸收和暴露量非常低，在临床相关范围内，食物的摄取可增加这一小部分人群的帕博西尼暴露量，但不改变其他人群的暴露量，因此，食物的摄入可以降低受试者之间帕博西尼暴露量的差异，故支持帕博西尼与食物同时服用。在口服帕博西尼前 1 小时和后 2 小时给予高脂肪、高热量食物（800～1000cal，从蛋白质、碳水化合物和脂肪分别获得的 150cal、250cal 和 500～600cal），帕博西尼的吸收和暴露量分别增加 12%和 27%。当给予低脂肪、低热量食物（400～500cal，从蛋白质、碳水化合物和脂肪分别获得的 120cal、250cal 和 28～35cal），药物的吸收和暴露分别增加 13%和 24%。中等脂肪，标准热量食物（500～700cal，从蛋白质、碳水化合物和脂肪分别获得的 105cal、250cal 和 175～245cal），与禁食过夜后给予帕博西尼相比，帕博西尼人群平均 AUC_{inf} 和 C_{max} 分别增加了 21%和 38%。

分布：体外帕博西尼与人血浆蛋白结合率大约为 85%，浓度为 500～5000ng/ml，无浓度依赖性。几何平均表观分布容积是 2583L。

代谢：体内和体外研究表明帕博西尼在人体内经肝脏代谢。人口服单剂量帕博西尼 125mg 后，主要代谢途径为氧化反应和磺化反应，其次是乙酰化和醛酸化反应。帕博西尼是血浆中主要的循环药物衍生实体（23%）。主要的循环代谢物是帕博西尼的葡萄糖醛酸结合物，虽然在排泄物中仅占给药剂量的 1.5%。原形药物分别占粪便和尿中的 2.3%和 6.9%。在粪便中，帕博西尼氨基磺酸结合物是主要药物相关产物，占给药剂量的 26%。在人肝细胞体外研究中，肝胞液、S9 和重组磺基转移酶（SULT）表明在帕博西尼代谢中主要涉及 CYP3A 和 SULT2A1。

清除：晚期乳腺癌患者帕博西尼几何平均表观口服清除率为 63.1L/h，血浆清除半衰期为 29 小时。6 名健康男性受试者给予单次口服剂量帕博西尼，平均 91.6%的总给药剂量在 15 天内清除。粪便是主要排泄途径，排泄量占 74.1%，尿液排泄占 17.5%，大部分以代谢物的形式排出。

（三）FDA 批准适应证及中国国内上市应用情况

1. FDA 批准适应证 2015 年 2 月 3 日 FDA 批准帕博西尼与来曲唑联合治疗绝经后 ER 阳性、HER2 阴性的进展期乳腺癌。

2. 中国国内上市情况 目前在中国尚未上市。

（四）剂型规格

帕博西尼为胶囊剂，有 125mg、100mg、75mg 三种规格。

（五）用法用量

1. 使用方法 口服每天 1 次，初始剂量为 125mg/次，服药 21 天停 7 天。与来曲唑一起和食物口服。帕博西尼胶囊需要整粒吞服，不能咀嚼、压碎或剥去胶囊外壳后服药。如果胶囊碎裂，禁止吞服。

建议患者在每天的相同时间服药。如果患者呕吐或者漏服 1 次，当天无须再服额外剂量的药物，次日按正常剂量服药即可。

2. 不良反应管理

（1）常见的不良反应：最常见的不良反应（发生率超过 10%）是中性粒细胞减少、白细胞减少、疲劳、贫血、上呼吸道感染、恶心、胃炎、脱发、腹泻、血小板减少、食欲下降、呕吐、周围神经病和鼻出血。少见的不良反应有肺栓塞。

（2）剂量调整：在使用帕博西尼过程中发生一般不良反应时需要进行剂量调整，见表 2-21-1。

表 2-21-1 发生不良反应时的剂量调整

减量表	剂量（mg/d）
推荐的初始剂量	125
第 1 次剂量调整	100
第 2 次剂量调整	75

血液毒性剂量调整原则见表 2-21-2。

表 2-21-2 血液毒性剂量调整和处理原则

CTCAE 分级	剂量调整
1 级或 2 级	不需要调整剂量
3 级	不需要调整剂量，持续监测血常规超过 1 周直至恢复≤2 级再恢复用药
3 级 ANC（＜500～1000/mm³）并且出现发热≥38.5℃和（或）感染	暂停用药，直至恢复≤2 级（＞1000/mm³）再恢复用药，但须减量一级用药
4 级	暂停用药，直至恢复≤2 级（＞1000/mm³）再恢复用药，但须减量一级用药

注：分级根据 CTCAE 分级第 4 版。ANC，中性粒细胞绝对值。

非血液毒性剂量调整原则见表 2-21-3。

表 2-21-3 非血液毒性剂量调整和处理

CTCAE 分级	剂量调整
1 级和 2 级	不需要进行剂量调整
≥3 级（尽管采取医疗措施但仍然存在）	暂停用药，直至症状恢复≤1 级
≤2 级（考虑对患者不存在安全隐患）	减量一级用药

应当避免和强 CYP3A 抑制剂同用；如果必须同时使用，则将帕博西尼减量为 75mg/d。如果停用 CYP3A 抑制剂，则在抑制剂的 3～5 个半衰期后增加帕博西尼的剂量至起始剂量。

（六）禁忌

帕博西尼无特定禁忌证，但使用时需参考剂量调整、不良反应及特殊人群用药。

（七）特殊人群应用

1. 妊娠期患者　基于动物实验的结果显示，帕博西尼对妊娠期妇女有致畸性和胚胎毒性。在美国的临床试验中发现，使用帕博西尼治疗的妊娠期妇女，婴儿严重出生缺陷的发生率为 2%～4%，流产的发生率为 15%～20%。建议使用帕博西尼治疗的患者应该采取有效避孕措施。

2. 哺乳期患者　目前还不知道帕博西尼是否可以通过人乳排泄，或者乳汁中的帕博西尼对哺乳期婴儿的影响。由于很多药物均能通过乳汁排泄并且具有严重的副作用，因此应该建议妇女在使用帕博西尼进行治疗时停止哺乳。

3. 育龄期患者　建议女性患者在最后 1 次服用帕博西尼的 2 周内采取有效的避孕措施；基于动物实验的结果，男性的生育能力同样受帕博西尼的影响。

4. 儿科患者　帕博西尼用于儿童和青少年的安全性、有效性尚不明确。

5. 老年患者　老年患者的用药安全性和年轻患者相同，但对于较敏感的老年患者暂时缺乏相关数据。

（八）临床研究介绍

PALOMA-1/TRIO-18：一项前瞻性、非盲、多中心的Ⅱ期随机对照临床试验，对比探索帕博西尼联合来曲唑与单药来曲唑一线治疗 ER 阳性、HER2 阴性进展期乳腺癌的有效性。研究共纳入 165 例患者，分为两个队列。队列 1 入组 66 例 ER 阳性、HER2 阴性的进展期乳腺癌患者，队列 2 入组 99 例，均是 ER 阳性、HER2 阴性伴有 cyclin D1（CCND1）扩增和（或）p16（也称 INK4A 或 CDKN2A）缺失的进展期乳腺癌患者。按 1∶1 的比例随机分组，一组口服单药来曲唑治疗 2.5mg/d，另一组口服来曲唑 2.5mg/d，联合帕博西尼 125mg/d，两组均连服 3 周，停药 1 周，28 天为一个治疗周期。治疗进行至出现疾病进展、严重不良反应或研究取消、患者死亡时停止。首要研究终点是无进展生存期，次要研究终点是客观疗效（RECIST 1.0 标准）、临床获益、治疗有效持续时间及总生存期。该研究结果显示，与单用来曲唑治疗相比，来曲唑联合帕博西尼治疗可大幅度延长激素受体阳性晚期乳腺癌的 PFS。

PALOMA-3 研究：一项双盲、多中心的Ⅲ期随机对照临床研究，对比探索帕博西尼联合氟维司群与单药氟维司群治疗 ER 阳性、HER2 阴性晚期乳腺癌的疗效。按 2∶1 分为两组，氟维司群的给药周期为 28 天，在第 1 周期的第 1 天、第 15 天肌内注射 500g 氟维司群，其后在每个周期的第 1 天注射，帕博西尼的给药周期也是 28 天，每天口服 125mg，连服 3 周，停药 1 周治疗。首要研究终点是无进展生存期。该研究结果显示不论内分泌治疗抵抗程度、激素受体表达水平和 PIK3CA 基因突变的情况如何，氟维司群联合帕博西尼相较于氟维司群联合安慰剂可大幅度延长激素受体阳性、HER2 阴性晚期乳腺癌的 PFS。

（马　芸　赵明利）

参考文献

包美荣，王海波，顾金萍. 2017. RB-E2F 信号通路与乳腺癌及其治疗. 中国生物化学与分子生物学报，

33（6）：572-578

孙慧娟，张菊红，王丽丽. 2016. 首个 CDK4/6 抑制剂帕博西尼的药理和临床综述. 中国药物评价，33（5）：426-430

徐敬朴. 2016. 新型乳腺癌靶向治疗药物帕博西尼的研究进展. 中国新药与临床杂志，35（5）：326-329

JAMA Oncol. 2016. 乳腺癌药物对其他癌症也有效. 现代生物医学进展，16（3）

Beaver JA，Amiri-Kordestani L，Charlab R，et al. 2015. FDA Approval：Palbociclib for the Treatment of Postmenopausal Patients with Estrogen Receptor-Positive，HER2-Negative Metastatic Breast Cancer. Clin Cancer Res，21（21）：4760-4766

Bell T，Crowm JP，Lang I，et al. 2016. Impact of palbociclib plus letrozole on pain severity and pain interference with daily activities in patients with estrogen receptor-positive/human epidermal growth factor receptor 2-negative advanced breast cancer as first-line treatment. Curr Med Res Opin，19（3）：1-7

Cadoo KA，Gucalp A，Traina TA. 2014. Palbociclib：an evidence-based review of its potential in the treatment of breast cancer. Breast Cancer（Dove Med Press），6：123-133

Clark AS，Karasic TB，DeMichele A，et al. 2015. Palbociclib（PD0332991）-a selective and potent cyclin-dependent kinase inhibitor：a review of pharmacodynamics and clinical development. JAMA Oncol，3：1-8

Dean JL，Thangavel C，McClendon AK，et al. 2010. Therapeutic CDK4/6 inhibition in breast cancer：key mechanisms of response and failure. Oncogene，29（28）：4018-4032

Dhillon S. 2015. Palbociclib：first global approval. Drugs，75（5）：543-551

Finn RS，Crown JP，Lang I，et al. 2015. The cyclin-dependent kinase 4/6 inhibitor palbociclib in combination with letrozole versus letrozole alone as first-line treatment of oestrogen receptor-positive，HER2-negative，advanced breast cancer（PALOMA-1/TRIO-18）：a randomised phase 2 study. Lancet Oncol，16（1）：25-35

Flaherty KT，Lorusso PM，Demichele A，et al. 2012. Phase Ⅰ，dose-escalation trial of the oral cyclin-dependent kinase 4/6 inhibitor PD 0332991，administered using a 21-day schedule in patients with advanced cancer. Clin Cancer Res，18（2）：568-576

Garber K. 2014. The cancer drug that almost wasn't. Science，345（6199）：865-867

Gooijer de MC，Zhang P，Thota N，et al. 2015. P-glycoprotein and breast cancerresistance protein restrict the brain penetration of the CDK4/6 inhibitor palbociclib. Invest New Drugs，33（5）：1012-1019

L'Allemain G. 2015. Doubling time of progression-free survival by palbociclib in metastatic breast cancer. Bull Cancer，102（4）：300

Mayer EL. 2015. Targeting breast cancer with CDK inhibitors. Curr Oncol Rep，17（5）：443

McCain J. 2015. First-in-class CDK4/6 inhibitor palbociclib could usher in a new wave of combination therapies for HR +，HER2-breast cancer. P&T，40（8）：511-520

Morikawa A，Henry NL. 2015. Palbociclib for the treatment of estrogen receptor positive，HER2-negative metastatic breast cancer. Clin Cancer Res，21（16）：3591-3596

Rocca A，Farolfi A，Bravaccini S，et al. 2014. Palbociclib（PD 0332991）：targeting the cell cycle machinery in breast cancer. Expert Opin Pharmacother，15（3）：407-420

二十二、舒 尼 替 尼

舒尼替尼［英文名：Sunitinib，商品名：索坦®（Sutent®）］是一种口服小分子多靶点酪氨酸激酶抑制剂，其分子式为 $C_{22}H_{27}FN_4O_2$，结构式如下：

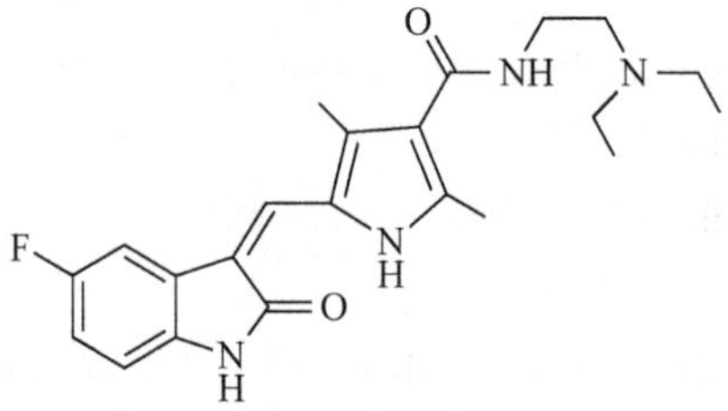

舒尼替尼与索拉非尼有相似的作用靶点，通过抑制 VEGFR、PDGFR、c-Kit、FLT-3 和 RET 等酪氨酸激酶阻断信号转导通路，最终影响肿瘤的生长和转移。2006 年 FDA 和 2007 年欧洲药品管理局（EMA）先后批准舒尼替尼作为一线治疗转移性肾细胞癌的靶向药物。

（一）舒尼替尼的作用机制

舒尼替尼是一种小分子多靶点受体酪氨酸激酶抑制剂（recepter tyrosine kinase inhibitor，RTKI），具有抑制肿瘤血管生成和抗肿瘤生长的多重作用。体内酪氨酸激酶参与了恶性肿瘤生长、病理性血管的形成及肿瘤转移扩散的过程。受体酪氨酸激酶（RTK）在一系列细胞生长周期，如细胞生长、分化和死亡的信号转导途径中起重要的作用。很多类型的肿瘤因为 RTK 功能紊乱，而诱导肿瘤细胞生长、增殖及分化。血管内皮生长因子受体 1、2、3（VEGFR-1，2，3）具有酪氨酸激酶活性，能激活细胞内信号通路，最终引起肿瘤血管生成。血小板衍生生长因子受体α和β（PDGFR-α，β）在很多肿瘤中均有过度表达。在肿瘤增殖过程中，PDGFR 表达过度，刺激内皮细胞周围的间质细胞合成纤维细胞的生长和增殖。舒尼替尼可以同时阻断血管内皮生长因子受体和血小板衍生生长因子受体信号转导通路，达到更强的抗血管生成作用，从而最终导致肿瘤细胞缺血缺氧坏死及远处转移。

此外，舒尼替尼还可以抑制其他 RTK，如碱性成纤维细胞因子（bFGF）、FMS 样酪氨酸激酶（FLT-3）和干细胞因子受体（c-Kit）、集落刺激因子受体（Kit）和胶质细胞源性神经营养因子受体（RET）等。通过实验性肿瘤模型证实，舒尼替尼有抑制肿瘤细胞生长、退化、转移的作用。对于酪氨酸激酶调控失灵的肿瘤细胞，舒尼替尼能够抑制其生长。

（二）药代动力学

吸收：舒尼替尼在口服后 6～12 小时后达到最大血浆浓度。进食对其生物利用度无影响。与食物同服或不同服均可。

分布：体外实验表明舒尼替尼及其主要活性代谢物的人血浆蛋白结合率分别为 95%和 90%，在 100～4000ng/ml 时无浓度依赖。舒尼替尼的表观分布容积为 2230L，在 25～100mg

的剂量时，血浆药时曲线下面积（AUC）和最大血浆浓度随剂量成比例增加。

代谢：舒尼替尼主要由细胞色素 P450（CYP3A4）代谢，产生的主要活性代谢物被 CYP3A4 进一步代谢。其主要活性代谢物占总暴露量的 23%～37%。

排泄：舒尼替尼主要通过粪便排泄。在一项 ^{14}C 标记的舒尼替尼质量平衡的人体试验中，61%通过粪便排出，而肾脏排泄的药物和代谢物约占 16%。其和主要的活性代谢物在血浆、尿和粪便中发现的主要药物相关成分，分别代表了合并标本中的 91.5%、86.4%和 73.8%的放射活性。尿和粪便中能检测到次要代谢物，但在血浆中一般未能发现。总的口服清除率为 34～62L/h，受试者间的变异系数为 40%。

健康志愿者口服单剂量舒尼替尼后，舒尼替尼和主要代谢物的终末半衰期分别为 40～60 小时、80～110 小时。每日重复给药后舒尼替尼蓄积 3～4 倍，而主要代谢产物蓄积 7～10 倍，在 10～14 天舒尼替尼和主要活性代谢产物达稳态浓度。第 14 天血浆舒尼替尼和主要活性代谢产物的总浓度为 62.9～101ng/ml。每日重复给药或按治疗方案重复周期给药，舒尼替尼及其主要活性代谢产物的药代动力学无明显变化。

（三）FDA 批准适应证及中国国内上市应用情况

1. FDA 批准适应证　舒尼替尼用于甲磺酸伊马替尼治疗失败或不能耐受的胃肠道间质瘤（GIST）、不能手术的晚期肾细胞癌（RCC），以及不可切除的转移性高分化进展期胰腺神经内分泌瘤（PNET）成年患者。本品作为一线治疗的经验有限。

2. 中国国内上市情况　2007 年 10 月该药由辉瑞公司在我国进口上市，商品名索坦。用于治疗不能手术的晚期肾细胞癌。甲磺酸伊马替尼治疗失败或不能耐受的胃肠道间质瘤。表 2-22-1 为中国研究者发起的关于舒尼替尼的临床试验。

表 2-22-1　中国研究者发起的关于舒尼替尼临床试验

注册号	注册题目	研究类型	注册时间
ChiCTR-IIR-16009460	苹果酸舒尼替尼胶囊人体生物等效性试验 吉林大学第一医院	干预性研究	2016/10/18
ChiCTR-OPC-16008840	中国肾癌患者服用舒尼替尼后 PK、AEs 和 SNPs 的相关性及相关机制的研究 中国人民解放军军事医学科学院附属医院临床药理学研究室	观察性研究	2016/07/14
ChiCTR-ONC-11001681	索拉芬尼或舒尼替尼联合吉西他滨顺铂化疗治疗转移性肾集合管癌的临床研究 北京大学肿瘤医院	观察性研究	2011/11/06

（四）剂型规格

舒尼替尼为胶囊，有 12.5mg、25mg、37.5mg、50mg 四种规格。

（五）用法用量

1. 使用方法　口服，与食物同服或不同服均可。

胃肠道间质瘤和晚期肾细胞癌：50mg，口服，每日 1 次，服药 4 周，停药 2 周（4/2 给药方案）。

胰腺神经内分泌瘤：37.5mg，口服，每日 1 次，连续服药，无停药期。

2. 不良反应管理

（1）常见不良反应：胃肠道间质瘤、晚期肾细胞癌和胰腺神经内分泌瘤患者最常见的不良反应（发生率超过 20%）是疲劳、乏力、发热、腹泻、恶心、黏膜炎/口腔炎、呕吐、消化不良、腹痛、便秘、高血压、外周水肿、皮疹、手足综合征、皮肤褪色、皮肤干燥、毛发颜色改变、味觉改变、头痛、背痛、关节疼痛、肢端疼痛、咳嗽、呼吸困难、厌食和出血。

舒尼替尼也存在潜在的严重不良反应，包括静脉血栓栓塞、出血、左心室功能障碍、QT 间期延长、胰腺和肝衰竭、免疫系统异常、骨骼肌肉和结缔组织异常、内分泌及神经系统异常等。

（2）不同不良反应剂量调整参考

1）胃肠道间质瘤和转移性肾细胞癌：根据患者个体的安全性和耐受性，以 12.5mg 为梯度单位逐步调整剂量。最低剂量为 25mg/d，每日最高剂量不超过 75mg。

2）胰腺神经内分泌瘤：根据患者个体的安全性和耐受性，以 12.5mg 为梯度单位逐步调整剂量。在Ⅲ期临床试验中使用的最大剂量为每日 50mg。根据患者个体的安全性和耐受性情况可能需要中断治疗。

3）CYP3A4 强抑制剂：CYP3A4 强抑制剂（如酮康唑）可增加本品的血浆浓度。建议合并用药时选择对此类酶没有抑制作用或抑制作用最小的药物。如果必须与 CYP3A4 强抑制剂合并使用，应考虑降低本品的剂量，胃肠道间质瘤和肾细胞癌最小剂量可降至 37.5mg/次，每日 1 次，胰腺神经内分泌瘤最小剂量可降至 25mg/次，每日 1 次。

4）CYP3A4 诱导剂：CYP3A4 诱导剂（如利福平）可降低本品的血浆浓度。建议合并用药时选择对此类酶没有或诱导作用最小的药物。如果必须与 CYP3A4 诱导剂合并使用，应考虑增加本品的剂量，胃肠道间质瘤和肾细胞癌最大剂量不应超过 87.5mg/次，每日 1 次；胰腺神经内分泌瘤每次最大剂量不超过 62.5mg，每日 1 次。如果增加本品剂量，应仔细监测患者的毒性反应。

（六）禁忌

对舒尼替尼或药物的非活性成分严重过敏者禁用。

（七）特殊人群用药

1. 妊娠期患者　由于血管形成是胚胎和胎儿发育的关键，舒尼替尼抑制血管形成，可能对妊娠产生不良作用。在对大鼠和家兔进行的动物生殖研究中，舒尼替尼表现出致畸性、胚胎毒性和胎儿毒性。未在孕妇中对本品进行充分的、严格对照的研究。如果患者妊娠期间使用本品或接受本品治疗期间妊娠，应告知患者药物对胎儿的潜在危害。育龄期妇女接受本品治疗时应避孕。

2. 哺乳期患者　舒尼替尼和（或）其代谢物能从大鼠乳汁中泌出。给予泌乳的雌性大鼠 15mg/kg 体重舒尼替尼，舒尼替尼及其代谢物大量地从乳汁中泌出，其在乳汁中的浓度是在血浆中浓度的 12 倍。但尚不知舒尼替尼及其主要活性代谢物是否从人乳汁中泌出。由于药物通常可从人乳汁中泌出，并且药物对乳儿有潜在严重不良反应，哺乳期妇女接受药物治疗时，在考虑药物对母亲重要性的同时，应权衡并决定是否停止哺乳或停止治疗。

3. 儿科患者　本品用于儿童患者的安全性和有效性尚未明确。

4. 老年患者　接受本品治疗的 825 例胃肠道间质瘤和晚期肾细胞癌患者中有 277 例（34%）年龄在 65 岁及以上。在胰腺神经内分泌瘤III期研究中，22 例（27%）接受舒尼替尼治疗的患者为 65 岁及以上。未发现年轻患者与老年患者在安全性或有效性方面存在差异。

（八）临床研究介绍

1. 晚期肾细胞癌

（1）欧美支持本品上市的既往未经治疗的晚期肾细胞癌患者的关键临床研究疗效数据：一项国际多中心、随机临床研究比较了单药舒尼替尼和 IFN-α对既往未经治疗的晚期肾细胞癌患者的疗效和安全性。主要研究目的是比较舒尼替尼组和 IFN-α组治疗患者的无进展生存期（PFS）。其他研究终点包括客观缓解率、总生存期（OS）和安全性。按照 1∶1 比例随机接受舒尼替尼 50mg，每日 1 次，4/2 方案治疗，或者是 IFN 皮下注射 9mIU，每周 3 次的治疗，直到疾病进展或其他原因退出研究。结果显示舒尼替尼组具有更长的无进展生存期（11 个月比 5 个月，$P<0.0001$）和更高的客观缓解率（31%比 6%）。舒尼替尼比 IFN-α治疗延长了研究终点 PFS。在每个预先规定的分层因素包括 LDH（＞1.5ULV 与≤1.5ULV），ECOG PS 评分（0 与 1 分）和既往肾切除术（有与无）的分析中，风险比均有利于舒尼替尼组。舒尼替尼组的客观缓解率更高。

（2）欧美支持本品上市的细胞因子治疗失败的晚期肾细胞癌关键临床研究疗效数据：在细胞因子治疗失败的晚期肾细胞癌患者中进行了舒尼替尼单药治疗的两项单组、多中心的临床研究。进入研究的患者均为细胞因子作为基础治疗失败的患者。研究 1 中对细胞因子治疗失败的定义是在一种细胞因子治疗方案治疗中或治疗完成后 9 个月内（IFN-α、IL-2 或 IFN-α+IL-2；IFN-α单药治疗的患者至少治疗 28 天），依据 RECIST 或 WHO 标准，有疾病进展的影像学证据。研究 2 中细胞因子治疗失败指疾病进展或无法耐受治疗相关性毒性。两项研究的主要研究终点是客观缓解率，也评价了缓解持续时间（DOR）。按 4/2 给药方案，50mg/d 舒尼替尼的治疗。治疗持续至患者符合退出标准或出现疾病进展。研究 1 中客观缓解率为 34.0%(95%CI:25.0%～43.8%)。研究 2 客观缓解率为 36.5%(95%CI:24.7%～49.6%)。观察到大部分（＞90%）客观疾病缓解出现在前 4 个治疗周期内，最晚出现在第 10 周期。研究 1 中至数据截止日，25%出现疾病进展或死亡，目前还无法准确地评价缓解持续时间。

（3）中国晚期/转移性肾细胞癌 A6181132 临床研究疗效数据：该临床研究报告日期为 2012 年 4 月 28 日，研究的主要疗效终点为无进展生存期（PFS）。至数据分析时，共分析 105 例患者，其中 54 例（安全性分析集中的 51.4%）出现客观进展（51 例，48.6%）或者无进展的死亡（3 例，2.9%）。中位 PFS 时间为 61.7 周（95%CI：45.1～106.3）。次要疗效终点包括客观缓解率、临床获益率、总生存期和生存率。中位 OS 时间为 133.4 周（95%CI：94.1～NC）。1 年生存率为 72.0%（95%CI：62.3%～79.7%）。总缓解率由研究者判定。103 例患者包括在符合方案（PP）人群中。其中 31 例（30.1%）获得 PR，1 例（＜1%）获得 CR。因此，客观缓解率为 31.1%（95%CI：22.3%～40.9%）。临床获益率（CBR）在符合方案分析集中分析。CBR（确认的 CR、确认的 PR 或最佳的疗效为疾病稳定，从治疗开始稳定时间持续≥24 周）为 60.2%（95%CI：50.1%～69.7%）。

2. 胃肠道间质瘤　欧美支持本品上市的胃肠道间质瘤关键临床研究疗效数据如下。

研究A：是一项舒尼替尼治疗甲磺酸伊马替尼治疗失败或不能耐受的胃肠道间质瘤患者的随机、双盲、安慰剂对照的国际多中心III期临床研究。研究目的是比较舒尼替尼+最佳支持治疗组，与安慰剂+最佳支持治疗组的至疾病进展时间（TTP）。其他目的包括无进展生存期（PFS）、客观缓解率和总生存期（OS）。该研究中患者以 2∶1 比例随机分配到每日 1 次口服 50mg 舒尼替尼组或安慰剂组，服药 4 周停药 2 周，6 周为一个治疗周期（4/2 给药方案），直至疾病进展或因其他原因退出研究为止。患者出现疾病进展时揭盲，安慰剂组的患者随后可进入开放的舒尼替尼组，而舒尼替尼组患者则根据研究者的判断继续接受治疗。在该研究最初设定的 OS 最终分析中，舒尼替尼组患者的中位 OS 为 72.7 周，安慰剂组的中位 OS 为 64.9 周（危害比为 0.876，95%CI：0.679～1.129）。

研究B：是一项在伊马替尼治疗失败或不能耐受的胃肠道间质瘤患者中进行的开放性、多中心、单组的剂量递增研究。在确定了II期推荐给药方案（4/2 给药方案，50mg，每日 1 次）后，该研究中 55 例患者按 4/2 方案，50mg/d 剂量接受本品治疗，其中 5 例患者获得部分缓解，部分缓解率为 9.1%，95%CI：3.0～20.0。

3. 胰腺神经内分泌瘤

（1）欧美支持胰腺神经内分泌瘤适应证的III期研究：该临床研究是一项舒尼替尼单药治疗不可切除的胰腺神经内分泌瘤患者的国际多中心、随机、双盲、安慰剂对照的III期临床研究。患者须在之前 12 个月内发生有记录的、按照 RECIST 定义的疾病进展，患者随机（1∶1）分配至安慰剂组（85 例）或者舒尼替尼组（86 例）接受每天 37.5mg 药物治疗，连续给药，无停药期。主要研究目的为对比舒尼替尼组患者和安慰剂组患者的无进展生存期。其他研究终点包括总生存期，客观缓解率，患者报告的结果及安全性。此研究中允许使用生长抑素类似物。舒尼替尼较安慰剂在研究终点无进展生存期具有显著的有临床意义的优势。在所评估的所有基线水平特征亚组中均观察到舒尼替尼的风险比更佳。至分析时，总生存期数据尚不成熟。舒尼替尼组有 9 例患者死亡，而安慰剂组有 21 例患者死亡。舒尼替尼的客观缓解率也显著优于安慰剂，且具有统计学意义。

（2）欧美支持胰腺神经内分泌瘤适应证的II期研究：一项开放的、多中心、II期临床研究评估了舒尼替尼单药治疗进展期不可切除的神经内分泌瘤患者的疗效和安全性 50mg，每日 1 次，给药 4 周，停药 2 周（4/2 方案）。在 66 例胰岛细胞癌亚组患者中观察到 17%的客观缓解率。目前尚缺乏中国胰腺神经内分泌瘤患者使用本品的安全有效性数据。

（王剑松　詹　辉　赵明利）

参 考 文 献

曹珮，姜学军，席志军. 2016. 舒尼替尼通过抑制 Akt/mTOR 信号通路诱导肾癌细胞自噬. 北京大学学报（医学版），48（4）：584-589

陈川，俞德超，滕理送. 2007. 以 VEGF/VEGFR 为靶点的抗肿瘤药物的研究进展. 中国肿瘤生物治疗杂志，14（03）：291-295

高鹤丽，应红艳，程月鹏，等. 2016. 舒尼替尼治疗晚期进展胰腺神经内分泌瘤临床疗效. 中国医学科学院学报，38（3）：300-304

黄宇贤，陈心彤，蔡宋浩，等. 2015. 舒尼替尼促进人肝癌细胞 HepG2 的凋亡及其分子机制. 中国肿瘤生物治疗杂志，22（6）：684-689
贾卡，李进. 2008. 抗血管形成靶向药物的研究进展. 癌症，27（4）：442-446
李青，孙燕. 2010. 肝癌靶向治疗的临床研究进展. 中国新药杂志，（17）：1547-1550
刘秀峰，秦叔逵. 2010. 舒尼替尼治疗晚期胃肠间质瘤的研究进展. 中国处方药，（12）：42-45
王锋，刘秀峰，秦叔逵，等. 2016. 原发性肝脏神经内分泌肿瘤 13 例临床病理分析. 中华肿瘤防治杂志，23（16）：1115-1119
吴翔，于楠，高莹，等. 2011. 舒尼替尼致转移性肾细胞癌患者甲状腺功能异常的临床分析. 中华临床医师杂志（电子版），5（3）：659-662
许建民，田湘萍，王慎田. 胰腺神经内分泌肿瘤. 2013. 中华内分泌外科杂志，7（4）：333-335
中华医学会肿瘤学分会胰腺癌学组. 2014. 胰腺神经内分泌肿瘤诊治专家共识. 中华肿瘤杂志，36（9）：717-720
周莉，崔传亮，郭军. 2016. 转移性肾癌免疫治疗临床研究新进展. 中国肿瘤临床，43（22）：973-976
Boninsegna L，Panzuto F，Partelli S，et al. 2012. Malignant pancreatic neuroendocrine tumour：lymph node ratio and Ki67 arepredictors of recurrence after curative resections. Eur J Cancer，48（11）：1608-1615
Casanovas O，Hicklin DJ，Bergers G，et al. 2005. Drug resistance by evasion of antiangiogenic targeting of VEGF signaling in late-stage pancreatic islet tumors. Cancer Cell，8（4）：299-309
Fjallskog ML，Lejonklou MH，Oberg KE，et al. 2003. Expression of molecular targets for tyrosine kinase receptor antagonists in malignant endocrine pancreatic tumors. Clin Cancer Res，9（4）：1469-1473
Ito T，Okusaka T，Nishida T，et al. 2013. Phase II study of sunitinib in Japanese patients with unresectable or metastatic，well-differentiated pancreatic neuroendocrine tumor. Invest New Drugs，31（5）：1265-1274
Jann H，Denecke T，Koch M，et al. 2013. Impact of octreotide long-acting release on tumour growth control as a first-line treatment in neuroendocrine tumours of pancreatic origin. Neuroendocrinology，98（2）：137-143
Kulke MH，Lenz HJ，Meropol NJ，et al. 2008. Activity of sunitinib in patients with advanced neuroendocrine tumors. J Clin Oncol，26（20）：3403-3410
Lee JL，Kim MK，Park I，et al. 2015. Randomized phase II trial of sunitinib four weeks on and two weeks off versus two weeks on and one week off in metastatic clear-cell type renal cell carcinoma：RESTORE trial. Ann Oncol，26（11）：2300-2305
Raymond E，Dahan L，Raoul JL，et al. 2011. Sunitinib malate for the treatment of pancreatic neuroendocrine tumors. N Engl J Med，364（6）：501-513
Reichardt P，Kang YK，Rutkowski P，et al. 2015. Clinical outcomes of patients with advanced gastrointestinal stromal tumors：safety and efficacy in a worldwide treatment-use trial of sunitinib. Cancer，121（9）：1405-1413
Thian Y，Gutzeit A，Koh D M，R. et al. 2014. Revised Choi imaging criteria correlate with clinical outcomes in patients with metastatic renal cell carcinoma treated with sunitinib. Radiology，273（2）：452-461
Vazquez S，Leon L，Fernandez O，et al. 2012. Sunitinib：the first to arrive at first-line metastatic renal cell carcinoma. Adv Ther，29（3）：202-217
Yao JC，Hassan M，Phan A，et al. 2008. One hundred years after “carcinoid”：epidemiology of and prognostic factors for neuroendocrine tumors in 35，825 cases in the United States. J Clin Oncol，26（18）：3063-3072

二十三、阿 昔 替 尼

阿昔替尼［英文名：Axitinib，商品名：英立达®（Inlyta®）］是小分子吲哚类衍生物，是一种有效、选择性的二代血管内皮生长因子受体（VEGFR-1、VEGFR-2、VEGFR-3）、血小板衍生生长因子受体（PDGFR）、c-Kit 的抑制剂，能够高效、特异地结合 VEGFR，具有高效性和更好的耐受性。分子式为 $C_{22}H_{18}N_4OS$，结构式如下：

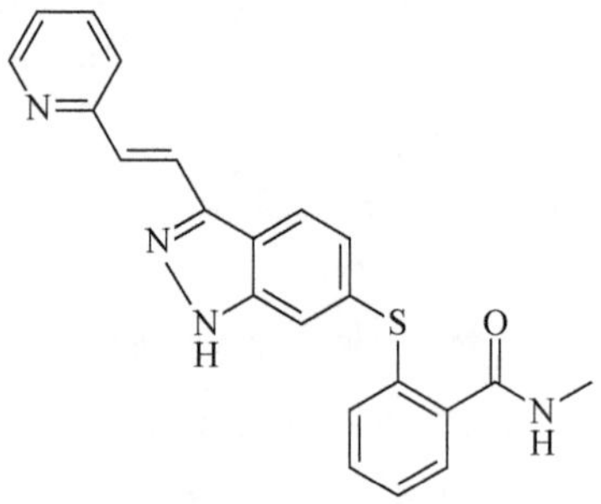

2012 年 FDA 和欧洲 EMA 批准阿昔替尼用于治疗其他药物治疗无效的晚期肾癌（肾细胞癌）。

（一）阿昔替尼的作用机制

肿瘤的生长和侵袭转移依赖新生血管的形成。血管内皮生长因子（VEGF）是肿瘤新生血管形成中的关键性促血管生长因子，它与特异性高表达在新生血管内皮细胞表面的受体酪氨酸激酶结合而发挥生物学功能。血管内皮生长因子受体（VEGFR）酪氨酸激酶有 VEGFR-1、VEGFR-2 和 VEGFR-3 三种，其中 VEGFR-1、VEGFR-2 主要表达于内皮细胞，而 VEGFR-1 还表达于非内皮细胞（单核细胞、树突状细胞、平滑肌细胞），它们是介导 VEGF 发挥促进有丝分裂、趋化性和血管浸润作用的主要激酶受体。而 VEGFR-3 表达于成人淋巴内皮细胞，促进淋巴管的生成。c-Kit 基因编码蛋白，即 CD-117 或者干细胞因子（SCF）受体，该受体属于Ⅲ型跨膜酪氨酸激酶受体，具有自身磷酸化的活性，当受体与配体结合后，可诱导酪氨酸激酶活性，诱导细胞分化、增殖、趋化及凋亡等。

阿昔替尼在治疗剂量下可以抑制酪氨酸激酶受体，包括 VEGFR（VEGFR-1、VEGFR-2 和 VEGFR-3）、PDGFR 和 c-Kit。这些受体与病理性血管生成、肿瘤生长和癌症进展相关。体外实验与小鼠体内模型实验显示，阿昔替尼可抑制 VEGF-介导的内皮细胞增殖与存活，抑制肿瘤细胞的增殖及血管生成，从而抑制肿瘤的生长和转移。在荷瘤小鼠模型中，阿昔替尼可抑制肿瘤生长及 VEGFR-2 的磷酸化。

（二）药代动力学

吸收：阿昔替尼以 5mg 剂量单次口服给药后，中位 T_{max} 为 2.5～4.1 小时。据血浆半衰期，预计给药后 2～3 天可以达到稳态。与单次给药相比，阿昔替尼以 5mg、每日 2 次，可导致药物 1.4 倍蓄积。达到稳态时，阿昔替尼在 1～20mg 剂量时表现出线性药代动力学。口服 5mg 剂量后，阿昔替尼的平均绝对生物利用度为 58%。与空腹过夜服用相比，阿昔替尼与中等脂肪膳食同服，导致 AUC 下降 10%，与高支付、高热量膳食一同给药，导致 AUC 升高 19%。故阿昔替尼可与食物同服或空腹服用。

分布：阿昔替尼与人血浆蛋白结合（>99%），优先与白蛋白结合，与α_1-酸性蛋白的结合率适中。在晚期 RCC 患者中，进食状态下 5mg，每日 2 次后，C_{max}和 $AUC_{0\sim24}$的几何平均值（CV%）分别为 27.8ng/ml（79%）、265（ng·h）/ml（77%）。清除率和表观分布容积的几何平均值（CV%）分别为 38L/h（80%）、160L（105%）。

代谢：阿昔替尼的血浆半衰期为 2.5～6.1 小时。阿昔替尼主要经肝脏 CYP3A4/5 代谢，少量经 CYP1A2、CYP2C19、UGT1A1 代谢。当阿昔替尼以 5mg 放射活性剂量口服给药后，约 41%放射活性从粪便中重吸收，有 23%放射活性从尿液中重吸收。

排泄：阿昔替尼原形药物（占给药剂量的 12%）是粪便中排泄的主要成分，羧酸代谢产物和亚砜代谢产物占尿液中放射活性的绝大多数。在血浆中，*N*-葡萄糖醛酸代谢产物代表主要放射活性成分（占循环放射活性的 50%），阿昔替尼原形药物和亚砜代谢产物各占循环放射活性的 20%。与阿昔替尼相比，亚砜代谢产物和 *N*-葡萄糖醛酸代谢产物作用于 VEGFR-2 的体外效价降低 400 倍或 400 倍以上。

（三）FDA 批准适应证及中国国内上市应用情况

1. FDA 批准适应证 2012 年 1 月 27 日 FDA 批准阿昔替尼用于既往接受过一种酪氨酸激酶抑制剂或细胞因子治疗失败的进展期肾细胞癌的成人患者。

2. 中国国内上市情况 2015 年 4 月 29 日阿昔替尼在中国上市用于既往接受过一种酪氨酸激酶抑制剂或细胞因子治疗失败的进展期肾细胞癌的成人患者。

（四）剂型规格

阿昔替尼为片剂，有 1mg 和 5mg 两种规格。

（五）用法用量

1. 使用方法 阿昔替尼推荐的起始口服剂量为 5mg/次，每日 2 次。可与食物同服或在空腹条件下给药，每日 2 次的给药时间间隔约为 12 小时。应用一杯水送服阿昔替尼。服用阿昔替尼期间禁吃西柚及葡萄，禁止喝绿茶，禁止同时服用连翘。如果患者呕吐或漏服 1 次剂量，不应另外服用 1 次剂量。应按常规服用下 1 次处方剂量。

只要观察到了临床获益，就应继续治疗，或直至发生不能接受的毒性，该毒性不能通过合并用药或剂量调整进行控制。有肿瘤治疗经验的医生才可使用阿昔替尼治疗。

2. 不良反应管理

（1）常见的不良反应：阿昔替尼治疗最常见（发生率超过 20%）的不良反应为腹泻、高血压、疲乏、食欲减退、恶心、发声困难、掌跖红肿疼痛（手足）综合征、体重减轻、呕吐、乏力和便秘。

阿昔替尼治疗还有可能出现少见的不良反应：高血压和高血压危象、动脉血栓栓塞、静脉血栓栓塞、血红蛋白或血细胞比容升高、出血、心力衰竭、胃肠穿孔和瘘管形成、甲状腺功能不全、伤口愈合并发症、可逆性后部白质脑病综合征、蛋白尿、肝酶升高等。

（2）剂量调整：阿昔替尼药物过量的不良反应包括高血压、与高血压相关的癫痫发作及致死性咯血。在怀疑用药过量的情况下，应停用阿昔替尼，同时给予支持性治疗。

在治疗过程中，满足下述标准的患者可增加剂量：能耐受阿昔替尼至少两周连续治疗、未出现 NCI CTCAE 2 级以上不良反应、血压正常、未接受降压药物治疗。若起始用量为 5mg，每日 2 次，可增量至 7mg，每日 2 次，然后采用相同标准，进一步将剂量增加至 10mg，每日 2 次。

在治疗过程中，一些药物不良反应的治疗可能需要暂停或永久终止阿昔替尼给药，或降低阿昔替尼剂量。若起始剂量为 5mg，每日 2 次，则减量至 3mg，每日 2 次。如果需要再次减量，则减量为 2mg，每日 2 次。

应尽量避免与 CYP3A4/5 强效抑制剂同时使用，如酮康唑、伊曲康唑、克拉霉素、阿扎那韦、茚地那韦、奈法唑酮、奈非那韦、利托那韦、沙奎那韦、泰利霉素、伏立康唑。若必须同时用药，则尽量选择没有或 CYP3A4/5 抑制潜能微弱的抑制剂，建议将阿昔替尼的剂量减半，因为预计降低剂量后，阿昔替尼 AUC 将调整至不与抑制剂合用的 AUC 范围内。可根据患者安全性和耐受性的个体差异增加或降低随后剂量。如果停止与强效抑制剂合用，应将阿昔替尼剂量恢复至（当经过 3～5 个抑制剂半衰期后）开始使用 CYP3A4/5 强效抑制剂前的给药剂量。

阿昔替尼与强效 CYP3A4/5 诱导剂合用可能降低阿昔替尼的血浆浓度。应尽量避免与强效 CYP3A4/5 诱导剂同时使用。若必须同时用药，建议选择没有或抑制程度最低的 CYP3A4/5 诱导药物作为替代的合用药物。

尽管尚未在接受强效 CYP3A4/5 诱导剂的患者中研究阿昔替尼剂量调整，但如果必须与强效 CYP3A4/5 诱导剂合用，建议逐渐增加阿昔替尼的剂量。据报道，大剂量强效 CYP3A4/5 诱导剂的最大诱导作用在合用该诱导剂治疗一周内出现。如果阿昔替尼的剂量增加，应仔细监测患者的毒性。用药过程中若出现一些不良反应，可能需要暂停或永久中止阿昔替尼治疗和（或）降低阿昔替尼的剂量。如果停止与强效诱导剂合用，应立即将阿昔替尼的剂量恢复至开始强效 CYP3A4/5 诱导剂给药前使用的剂量。

体外研究显示，阿昔替尼可能抑制 CYP1A2 和 CYP2C8。但是，阿昔替尼和紫杉醇（是一种 CYP2C8 底物）合用并不升高患者的紫杉醇血浆浓度。阿昔替尼在治疗血浆浓度下并不抑制 CYP2A6、CYP2C9、CYP2C19、CYP2D6、CYP2E1、CYP3A4/5 或 UGT1A1。人肝细胞体外研究显示，阿昔替尼也不诱导 CYP1A1、CYP1A2 或 CYP3A4/5。

（六）禁忌

对阿昔替尼或任何辅料过敏者禁用。

（七）特殊人群用药

1. 妊娠期患者 目前尚无在孕妇中服用阿昔替尼的充分和对照良好的研究。根据其作用机制，当孕妇服用阿昔替尼时，可能导致对胎儿的伤害。在小鼠发育毒性研究中，当母体暴露量低于临床推荐剂量的人体暴露量时，观察到阿昔替尼有致畸性、胚胎毒性和胎儿毒性。因此，当拟接受阿昔替尼治疗时，应建议患者避孕。如果本品在妊娠期间使用，或当患者接受本品治疗时妊娠，应告知患者药物对胎儿的潜在危害。

2. 哺乳期患者 目前尚不明确阿昔替尼是否经人乳汁排泄。由于大多数药物经乳汁排泄，且哺乳婴儿存在发生阿昔替尼严重不良反应的可能，因此应考虑药物对母体的重要性，决定是否终止哺乳或停用药物。

3. 老年患者　老年患者无须调整剂量。在接受阿昔替尼治疗的 RCC 患者对照临床研究中，接受阿昔替尼治疗的 123/359 例患者（34%）在 65 岁及以上。尽管不能排除某些年长患者的敏感性较高，但在 65 岁及以上与 65 岁以下患者间，总体上未观察到阿昔替尼的安全性和有效性存在差异。

4. 肾损害患者　目前尚未进行阿昔替尼在肾损害患者中的试验。根据群体药代动力学分析结果，观察到阿昔替尼在轻度至重度肾损害患者中的清除率无显著差异（15ml/min≤CLcr＜89ml/min）。轻度至重度肾损害患者无须调整阿昔替尼起始剂量。终末期肾病患者（CLcr＜15ml/min）应慎用本品。

5. 肝损害患者　根据药代动力学数据，当基线肝功能中度肝损害患者服用阿昔替尼时，起始剂量应减半（Child-Pugh B 级）。可根据患者安全性和耐受性的个体差异增加或降低随后剂量。当轻度肝损害患者服用阿昔替尼时，无须调整起始剂量（Child-Pugh A 级）。在阿昔替尼临床研究中，中度肝损害（Child-Pugh B 级）受试者中阿昔替尼的全身暴露量大约比正常肝功能受试者高 2 倍。中度肝损害患者（Child-Pugh B 级）接受阿昔替尼治疗时，建议降低剂量。尚未在重度肝损害（Child-Pugh C 级）的患者中研究，不应在这类患者中使用阿昔替尼。

6. 儿科患者　尚未在儿童患者中研究阿昔替尼的安全性和有效性。在阿昔替尼（每日 2 次）经口给药 1 个月或更长时间的未成熟小鼠及犬中观察到骨和牙齿的毒性。在≥15mg/kg 体重剂量［约为推荐起始剂量给予患者所得系统暴露量（AUC）的 6～15 倍］，观察到小鼠和犬的包括生长板增厚的骨骼影响。在以≥5mg/kg 体重剂量（约为推荐起始剂量给予患者所得 AUC 的 1.5 倍）每日 2 次给药的小鼠中，观察到生长中的门牙出现异常［包括龋齿、牙齿咬合不正、破损和（或）缺失］。尚未在年幼动物中进行有关儿科患者的其他潜在毒性的评估。

7. 乳糖不耐受患者　本品含有乳糖。患有罕见遗传疾病包括半乳糖不耐受、Lapp 乳糖酶缺乏或葡萄糖-半乳糖吸收不良的患者不应服用本品。

（八）临床研究介绍

A406032 研究：为一项随机、开放、全球范围的多中心III期研究，评价了阿昔替尼的安全性和有效性。将既往接受一种全身治疗方案（包括含舒尼替尼、贝伐单抗、替西罗莫司或细胞因子的方案）治疗过程中或治疗后疾病进展的晚期 RCC 患者随机分组（1∶1）接受阿昔替尼或索拉非尼。评估主要终点为无进展生存期（PFS）。次要终点包括客观缓解率和总生存期（OS）。对于主要终点 PFS，阿昔替尼在统计学上显著优于索拉非尼（6.8 个月比 4.7 个月，危害比为 0.67）。组间 OS 的差异无统计学意义（20.1 个月比 19.2 个月，危害比为 0.97）。

A4061051 研究：在亚洲区域开展的随机、对照、开放、多中心研究。在既往一线全身治疗（含舒尼替尼、细胞因子或两种药物）后出现疾病进展的 mRCC 患者中，对比研究了阿昔替尼与索拉非尼的有效性和安全性。共 204 例既往接受过治疗的亚洲患者按 2∶1 的比例随机分配接受阿昔替尼或索拉非尼治疗。主要终点为 PFS，次要终点包括总 OS 和客观缓解率。入组的患者中，49.5%的患者既往接受过一种含舒尼替尼方案治疗，50.5%的患者既往接受过一种含细胞因子方案治疗。两组的人口统计学和基线特征相似，包括年龄、性别、种族、ECOG PS、地理区域和既往接受过的治疗。对于 PFS 阿昔替尼在统计学上优于索拉非尼（6.5 个月比 4.8 个月，危害比为 0.731），OS 无统计学意义（17.2 个月比 18.1 个月，危害比为 0.959）。客观缓解率则阿昔替尼组优于索拉非尼组（23.7%比 10.1%）。

（王剑松　詹　辉　赵明利）

参考文献

德文德拉·凯沙欧劳·希瓦瑟，蒂莫西·彼得·休斯，吉诺·路易吉·瓦伊罗. 2012. 费城染色体阳性白血病的治疗方法. CN102665756A

丁小英，吴剑秋，张晓梅，等. 2016. 小分子 VEGFR-TKI 治疗晚期肾透明细胞癌致甲状腺功能减低研究. 中华疾病控制杂志，20（6）：595-599

李晓蕊，郭青龙，卢娜. 2016. VEGFA/VEGFR2 作用于血管内皮细胞途径及其抑制剂研究进展. 药物生物技术，23（3）：274-278

盛锡楠，郭军. 2012. 2012 版 NCCN 肾癌指南更新要点解读. 中国全科医学：医生读者版，(9)：12-13

许振胜，符芳姿，王美清，等. 2016. 阿昔替尼联合 DC-CIK 细胞治疗晚期难治性肾癌的疗效. 国际肿瘤学杂志，43（10）：797-799

杨柳青，陈映霞，秦叔逵，等. 2014. 肿瘤抗血管生成药物致高血压的临床观察. 临床肿瘤学杂志，19（7）：603-607

Abrams TJ. 2003. Preclinical evaluation of the tyrosine kinase inhibitor SUL1248 as a single agent and in combination with standard of care therapeutic agents for the treatment of breast cancer. Mol Cancer Ther，2（10）：1011-1021

Ferrara N. 2002. VEGF and the quest for tumour angiogenesis factors. Nature Rev，2：795-803

Gille H，Kowalski J，Li B，et al. 2001. Analysis of biological effects and signaling properties of Flt-1（VEGF-R1）and KDR（VEGF-R2）. J Biol Chem，276：3222-3230

Grünwald V，Merseburger AS. 2012. Axitinib for the treatment of patients with advanced metastatic renal cell carcinoma after failure of prior systemic treatment. Onco Targets Ther，5：111-117

Hartman GD，Fraley ME，Bilodeau MT. 2002. Kinase insert domain-containing receptor kinase inhibitors as anti-angiogenic agents. Expert Opin Investig Drugs，11（6）：737-745

Larochelle P，Kollmannsberger C，Feldman R，et al. 2012. Hypertension management in patients with renal cell cancer treated with anti-angiogenic agents. Curr Oncol，19（4）：202-208

Mariette H，Joep H，Stefan S，et al. 2009. Cardiovascular and renal toxicity during angiogenesis inhibition：clinical and mechanistic aspects. J Hypertens，27（12）：2297-2309

Mukohara T，Nakajima H，Mukai H，et al. 2010. Effect of axitinib（AG-013736）on fatigue，thyroid-stimulating hormone，and biomarkers：A phase Ⅰ study in Japanese patients. Cancer Sci，101（4）：963-968

Nahim N，Dayanir V，Lashkari K. 2000. Receptor chimeras indicate that the vascular endothelial growth factor receptor-1 modulates mitogenic activity of VEGF-R2 in endothelial cells. J Biol Chem，275：16986-16992

Neufeld G，Cohen T，Gengrinovtch S，et al. 1999. Vascular endothelial growth factor（VEGF）and its receptors.

FASEB J，13：9-22
Seppa N. 2002. Smart drugs. Sci News，161，371
Sun L，Tran N，Liang C，et al. 1999. Design，synthesis，and evaluations of substituted 3-［（3-or 4-carboxyethylpyrrol 2-yl）methylidenyl］indolin-2-ones as inhibitors of VEGF，FGF，and PDGF receptor tyrosine kinases. J Med Chem. 42：5120-5130
Ueda T，Uemura H，Tomita Y，et al. 2013. Efficacy and safety of axitinib versus sorafenib in metastatic renal cell carcinoma：subgroup analysis of Japanese patients from the global randomized Phase 3 AXIS trial. Jpn J Clin Oncol，43（6）：616-628

二十四、吉 非 替 尼

吉非替尼［英文名：Gefitinib，商品名：易瑞沙（Iressa）］是一种小分子表皮生长因子受体（EGFR）酪氨酸激酶选择性抑制剂。分子式为 $C_{22}H_{24}ClFN_4O_3$，结构式如下：

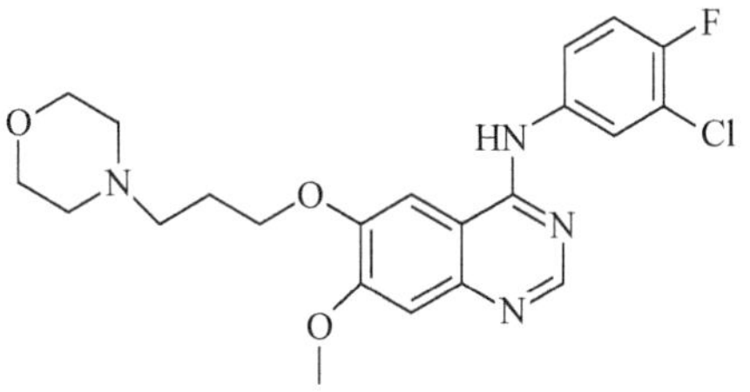

2002 年 8 月，该药作为非小细胞肺癌一线治疗药物率先在日本上市，2003 年 5 月 FDA 批准吉非替尼作为晚期非小细胞肺癌的三线单药治疗，特别是经铂类和多西紫杉醇化疗后无显著疗效的患者。2009 年 7 月 1 日，欧盟正式批准吉非替尼作为 EGFR 突变的成人局部晚期或转移性非小细胞肺癌患者的一线、二线和三线治疗用药。2005 年，吉非替尼进入中国抗癌药物市场，获得 CFDA 批准用于经过化疗的局部晚期或转移性非小细胞肺癌的治疗。

（一）吉非替尼的作用机制

吉非替尼是针对 EGFR 的特异性分子靶向药物。EGFR 是细胞表面 ErbB 受体家族的一员，主要参与细胞的增殖、生长、迁移、浸润与存活。作为一种跨膜受体，它和其他家族成员具有类似的结构，即胞外配体结合区、跨膜结构域及胞内酪氨酸激酶活性区。当 EGFR 与配体结合后，受体发生磷酸化，引起细胞内一些适配器分子与之结合，或与其他受体分子形成各种同源或异源二聚体，从而引起下游一系列信号通路的活化，这些通路的激活最终会导致细胞的增殖、躲避凋亡及细胞侵入和转移。在人类多种上皮细胞源性的肿瘤组织中，都存在 EGFR 的异常激活使其正常功能失控，从而引起细胞异常增生和转移。此外，EGFR 的过度激活也与疾病的进程及患者较差的预后有关。吉非替尼特异性地结合于细胞表面的 EGFR-TK 催化区域 Mg-ATP 结合位点上，截断 EGFR 生成信号传递至细胞内，从而遏止细胞的异常增生和转移，起到抗肿瘤作用。

（二）药代动力学

静脉给药后，吉非替尼迅速清除，分布广泛，平均清除半衰期为 48 小时。恶性肿瘤患者口服给药后，吸收较慢，平均终末半衰期为 41 小时。吉非替尼每天给药 1 次，经 7～10 剂给药后达到稳态，出现 2～8 倍蓄积。达到稳态后，24 小时间隔用药，血浆药物浓度最高和最低值之比一般维持在 2～3 倍。

吸收：口服给药后，吉非替尼的血浆峰浓度在给药后的 3～7 小时达到。恶性肿瘤患者的平均绝对生物利用度为 59%。进食对吉非替尼吸收的影响不明显。

分布：在稳态时吉非替尼在组织内分布广泛，平均分布容积为 1400L。血浆蛋白结合率约为 90%。吉非替尼与血清白蛋白及α_1-酸性糖蛋白结合。

代谢：体外研究数据表明参与吉非替尼氧化代谢的 P450 同工酶主要是 CYP3A4，且吉非替尼可有限地抑制 CYP2D6。

消除：吉非替尼总的血浆总清除率约为 500ml/min。主要通过粪便排泄，不足 4%通过肾脏以原形和代谢物的形式清除。

（三）FDA 批准适应证及中国上市应用情况

1. FDA 批准适应证　吉非替尼单药适用于由 FDA 批准的检测方法检测出的 EGFR 外显子 19 缺失或外显子 21（L858R）替代突变的转移性非小细胞肺癌的一线治疗。

2. 中国国内上市情况　2005 年 2 月 25 日，吉非替尼获得 CFDA 批准用于经过化疗的局部晚期或转移性非小细胞肺癌。2011 年 3 月吉非替尼被 CFDA 批准用于表皮生长因子受体基因具有敏感突变的局部晚期或转移性非小细胞肺癌患者的一线治疗。表 2-24-1 为中国研究者发起的关于吉非替尼临床试验。

表 2-24-1　中国研究者发起的关于吉非替尼临床试验

注册号	注册题目	研究类型	注册时间
ChiCTR-IPR-17010776	阿帕替尼联合吉非替尼一线治疗晚期 EGFR 突变型非鳞非小细胞肺癌患者的探索性临床研究 第三军医大学第一附属医院	干预性研究	2017/03/03
ChiCTR-OPN-16010148	吉非替尼联合贝伐珠单抗一线治疗 EGFR 敏感突变的晚期非小细胞肺癌的疗效及安全性 泰州市人民医院	观察性研究	2016/12/14
ChiCTR-IIR-16009492	吉非替尼片 250mg 随机、开放、两周期、两交叉健康人体空腹及餐后状态下 吉林大学第一医院	干预性研究	2016/10/19
ChiCTR-IOR-16008905	吉非替尼片人体空腹状态下生物等效性试验 吉林大学第一医院	干预性研究	2016/07/25
ChiCTR-IOR-16008903	吉非替尼片人体餐后状态下生物等效性试验 吉林大学第一医院	干预性研究	2016/07/25
ChiCTR-OPN-16008570	贝伐单抗联合吉非替尼用于吉非替尼一线治疗 SD 的 EGFR 敏感突变非鳞非小细胞肺癌患者的疗效及安全性 第三军医大学第一附属医院	观察性研究	2016/05/31

续表

注册号	注册题目	研究类型	注册时间
ChiCTR-IIR-16007908	唑来膦酸联合吉非替尼治疗进展期EGFR突变的非小细胞肺癌：一项多中心随机对照II期研究 恩施土家族苗族自治州中心医院	干预性研究	2016/02/06
ChiCTR-OCH-11001856	评价吉非替尼和标准化疗对晚期非小细胞肺癌所致恶性胸腔积液的临床疗效和免疫学影响的临床研究 华中科技大学同济医学院附属协和医院呼吸科	观察性研究	2011/12/31
ChiCTR-TRC-09000506	随机、双盲双模拟、平行对照、多中心评价埃克替尼和吉非替尼治疗既往接受过一个或两个化疗的局部晚期或转移的非小细胞肺癌患者的疗效和安全性II/III期临床试验 浙江贝达药业有限公司	干预性研究	2009/08/24
ChiCTR-IOR-14005679	扶正抗癌方联合吉非替尼治疗EGFR基因突变晚期非小细胞肺癌的多中心、随机、双盲、安慰剂对照研究 广东省中医院	干预性研究	2014/12/01

（四）剂型规格

吉非替尼（易瑞沙）为250mg片剂，圆形、双凸面、棕色包衣片，一面有凹入的“IRESSA 250”标识，另一面空白。30片瓶装。

（五）用法用量

1. 使用方法　吉非替尼的推荐剂量为250mg/d，口服，空腹或与食物同服。持续用药直到疾病进展或出现不能耐受的毒性反应。在下次用药前12小时内不能给予漏服剂量。

当不能整个片剂给药时，将吉非替尼片剂浸入水中（非碳酸饮料），应分散于半杯饮用水中，无须压碎，晃动搅拌约15分钟后立即饮入此液态物或经鼻饲管喂入。并用半杯水冲洗容器后将冲洗液立即饮入或直接通过鼻饲管给药。

不需因下述情况不同调整给药剂量：年龄、体重、性别、种族、肾功能、因肝转移而引起的中至重度肝功能损害。

2. 不良反应管理

（1）常见的不良反应：吉非替尼最常见（发生率超过20%）的不良反应为腹泻、皮肤反应（包括皮疹、痤疮、皮肤干燥和瘙痒）、间质性肺疾病、肝功能损伤、胃肠道穿孔、眼部异常，一般见于服药后的第一个月内，通常是可逆性的。

吉非替尼罕见的不良反应包括外周性水肿、血管性水肿、荨麻疹、胰腺炎、肝炎、多形性红斑/大疱性皮炎、出血性膀胱炎等。

（2）因药物不良反应和药物相互作用需要进行剂量调整，剂量调整指南见表2-24-2。

表 2-24-2　吉非替尼的剂量调整指南

调整前提	剂量调整指南
因药物不良反应进行剂量调整	1. 以下情况暂停使用吉非替尼（至 14 天）： 1）急性出现或恶化的肺部症状（呼吸困难、咳嗽、发热） 2）NCI CTCAE 2 级及以上 ALT 和（或）AST 升高 3）NCI CTCAE 3 级及以上腹泻 4）有严重或恶化眼部疾病的征象或症状，包括角膜炎 5）NCI CTCAE 3 级或以上皮肤反应 6）不良反应完全缓解或改善至 NCI CTCAE 1 级时可继续使用吉非替尼 2. 以下情况永久停用吉非替尼： 1）确诊的间质性肺疾病（ILD）：对出现呼吸道症状加重的患者如呼吸困难、咳嗽、发热，应暂停使用吉非替尼，及时检查排除 ILD。若证实为 ILD 则永久停用吉非替尼 2）严重的肝损害：定期检查肝功能，出现肝功能恶化时应暂停用药，出现严重肝损害时应停用吉非替尼 3）胃肠穿孔：胃肠穿孔者永久停用吉非替尼 4）持续的溃疡性角膜炎：严重或持续性腹泻应暂停用药至第 14 天
因药物相互作用进行剂量调整	1. CYP3A4 强诱导剂 接受 CYP3A4 强诱导剂治疗，如利福平、苯妥英钠、三环类抗抑郁药的患者，在未出现药物不良反应时吉非替尼增量至 500mg/d，在停用 CYP3A4 强诱导剂 7 天后将吉非替尼恢复至 250mg/d 2. CYP3A4 抑制剂 CYP3A4 的强抑制剂，如酮康唑和伊曲康唑，可降低吉非替尼的代谢，并升高其血药浓度。CYP3A4 强抑制剂与吉非替尼同时使用时需监测不良反应 3. 影响胃 pH 的药物 引起胃 pH 升高的药物，如质子泵抑制剂、组胺 H_2 受体拮抗剂、抑酸药，可降低吉非替尼血药浓度。应尽可能避免质子泵抑制剂与吉非替尼同时使用，若必须使用，应在使用质子泵抑制剂 12 小时后或下次给药前 12 小时服用吉非替尼，在使用 H_2 受体拮抗剂或抑酸药 6 小时前或 6 小时后使用吉非替尼 4. 华法林 已报道在吉非替尼治疗期间，服用华法林可出现国际标准化比值（INR）升高和（或）出血事件。使用华法林患者应规律监测凝血酶原时间及 INR 变化

（六）禁忌

对该活性物质或该产品任一赋形剂有严重过敏反应者禁用该药。

（七）特殊人群用药

1. 妊娠期患者　目前尚无吉非替尼用于妊娠期妇女的资料，但其作用机制及动物实验数据显示，妊娠期妇女使用吉非替尼可致胎儿毒性。动物生殖研究中，从器官形成期至断奶间口服低于人体推荐剂量的吉非替尼，可导致胎儿毒性及新生儿死亡，提示妊娠期妇女服用吉非替尼对胎儿有潜在风险或有潜在流产风险。故在接受本品治疗期间，要告知育龄期女性避免妊娠。

2. 哺乳期患者　尚不清楚人乳汁中是否分泌有吉非替尼。但动物实验中，给予哺乳期大鼠 5mg/kg 体重剂量吉非替尼口服，其乳汁中吉非替尼及其代谢物水平为血中的 11～19 倍。因动物实验数据中大鼠乳汁中吉非替尼及其代谢物浓度高于其在母体血浆中浓度，考虑吉非替尼对婴儿潜在严重不良影响，建议哺乳期妇女使用本品期间停止哺乳。

3. 育龄期患者　基于其作用机制及动物实验数据，妊娠期妇女使用吉非替尼有潜在胎儿毒性，建议育龄期妇女在使用吉非替尼治疗期间采取有效避孕措施，并至少持续至治疗结束后 2 周。吉非替尼可能导致育龄期妇女生育能力下降。

4. 儿科患者　目前尚无儿童患者使用吉非替尼的安全性及有效性资料。

5. 老年用药　尚无足够数据评价老年患者与年轻患者间的疗效差异。在两项随机、阳性对照临床试验入组的 823 例患者中，374 例（45%）年龄在 65 岁及以上，93 例（11%）为 75 岁及以上。未观察到 65 岁及以上与 65 岁以下患者间的总体安全性差异。

6. 肝损害患者　有研究比较了肝硬化（根据 Child-Pugh 分级）引起的轻、中或重度肝功能损害患者与肝功能正常的健康志愿者，吉非替尼系统暴露量间的差异。在轻、中、重度肝损害患者中，吉非替尼系统暴露（$AUC_{0\sim\infty}$）分别增加了 40%、263%、166%。

7. CYP2D6 弱代谢者　在体外，吉非替尼通过 CYP2D6 代谢为 *O*-去甲基吉非替尼。在健康的 CYP2D6 弱代谢者中，*O*-去甲基吉非替尼浓度测量不到，并且吉非替尼平均暴露量为泛代谢者的 2 倍。由于很多药物不良反应与吉非替尼的高暴露量相关，因此在 CYP2D6 弱代谢者中，这种暴露量的增加可能具有非常重要的临床意义。针对已知有 CYP2D6 弱代谢基因型的患者，尚无推荐的剂量调整方案，但这些患者在用药期间应严密监测不良反应。CYP2D6 抑制剂对吉非替尼药代动力学的影响尚无评估数据，然而，由于其可能增加吉非替尼暴露量，在与吉非替尼同时使用 CYP2D6 抑制剂时，同样应采取预防措施。一项探索性暴露反应分析显示，吉非替尼暴露量增加 2 倍以上时，间质性肺疾病（ILD）发生率升高。

（八）临床研究介绍

1. IPASS 研究　一项在亚洲包括中国、印度尼西亚、日本、马来西亚、菲律宾、新加坡、泰国等 9 个国家和地区、87 个中心进行的Ⅲ期临床试验，共入组了 1217 例ⅢB 或Ⅳ期的非小细胞肺癌患者。入选患者按 1∶1 比例随机分组接受口服吉非替尼 250mg、每日 1 次，或最多 6 个周期卡铂/紫杉醇（卡铂 AUC5.0 或 6.0/紫杉醇 $200mg/m^2$）的化疗。入选患者符合以下条件：肿瘤组织学为腺癌，既往轻度吸烟（戒烟＞15 年，吸烟＜10 包/年）或从未吸烟，既往没有接受过化疗。疗效指标包括无进展生存期（PFS）和客观缓解率，试验结果：客观缓解率分别为 43.0%、32.2%，PFS 为 5.7 个月、5.8 个月；总生存期为 18.6 个月、17.3 个月。亚组分析表示在 EGFR 突变阳性的患者中，吉非替尼组的客观缓解率及 PFS 显著优于化疗组，其客观缓解率分别为 71.2%、47.3%，PFS 为 9.5 个月、6.3 个月；而在 EGFR 突变阴性的患者中，吉非替尼组的客观缓解率及 PFS 明显低于化疗组，其客观缓解率为 1.1%、23.5%，而 PFS 分别为 1.5 个月、5.5 个月。

2. INTEREST 研究　一项纳入 24 个国家、149 个中心的Ⅲ期临床试验，入组局部晚期或转移性非小细胞肺癌患者既往接受过铂类为基础的化疗，并适合进行进一步化疗。对比吉非替尼及多西他赛的非劣效性，试验结果证实吉非替尼治疗组的总生存期（7.6 个月比 8.0 个月）、无进展生存期（2.2 个月比 2.7 个月）及客观缓解率（9.1%比 7.6%）与多西他赛相似。

3. 非小细胞肺癌　研究 1：一项多中心、单臂、开放的临床研究，证实了吉非替尼治疗外显子 19 缺失或 L858R 替代突变的转移性非小细胞肺癌的有效性及安全性。入选患者肿瘤标本需有外显子 19 缺失或 L858R、L861Q、G719X 替代突变，而无 T790M 或 S768I

突变或外显子 20 插入。主要疗效指标为客观缓解率，另一疗效指标是缓解持续时间。外显子 19 缺失患者与外显子 21 L858R 替代突变患者的缓解率相似。G719X 替代突变的 2 例患者达到部分缓解，缓解持续时间至少分别为 2.8 个月及 5.6 个月。L861Q 替代突变 2 例患者中的 1 例同样达到部分缓解，缓解持续时间大于 2.8 个月。

（赵明利）

参 考 文 献

边劲，王琳，寻琛，等. 2014. 培美曲塞和吉非替尼不同时序应用对人肺腺癌细胞的作用和机制. 肿瘤防治研究，41（12）：1266-1270

管忠震，张力，李龙芸，等. 2005. 吉非替尼治疗局部晚期或转移性非小细胞肺癌在中国的临床研究. 癌症，24（8）：980-984

陆舜，李子明. 2007. 肺癌靶向治疗——来自亚洲的数据. 中国癌症杂志，17（01）：8-13

潘振奎，张力，张星，等. 2005. 中国非小细胞肺癌患者表皮生长因子受体突变的研究. 癌症，24（8）：919-923

石远凯，孙燕，于金明，等. 2016. 中国晚期原发性肺癌诊治专家共识（2016 年版）. 中国肺癌杂志，19（1）：1-15

王彬，张昕，林琳，等. 2013. 吉非替尼治疗晚期非小细胞肺癌耐药后的进展模式分析. 中国肺癌杂志，16（10）：510-513

王思愚，区伟，洪文善，等. 2004. Iressa 治疗非小细胞肺癌脑转移. 中国肺癌杂志，7（4）：329-330

王燕，王颖，王彬，等. 2006. 吉非替尼治疗非小细胞肺癌脑转移的初步结果. 中国肺癌杂志，9（5）：447-451

吴洪斌. 2006. 吉非替尼不良反应的临床表现及其处理. 药物不良反应杂志，8（1）：28-30

吴一龙，杨衿记，林嘉颖，等. 2007. 吉非替尼靶向治疗非小细胞肺癌的临床研究. 中华结核和呼吸杂志，30（2）：98-102

许建萍，张湘茹. 2009. 吉非替尼治疗晚期肺腺癌的疗效和毒副作用. 肿瘤防治研究，36（1）：60-62

Cufer T，Vrdoljak E，Gaafar R，et al. 2006. On behalf of the SIGN study group. Phase Ⅱ，openlabel，randomized study（SIGN）of singleagent gefitinib（IRESSA）or docetaxel as secondline therapy in patients with advanced（stage Ⅲb or Ⅳ）nonsmallcell lung cancer. Anticancer Drugs，17（4）：401-409

Federico C，Andrea A，Hector S，et al. 2003. Epidermal growth factor receptor targeted therapy by ZD 1839（Iressa）in patients with brain metastases from non-small cell lung cancer. Lung Cancer，41（2）：227-231

Hotta K，Kiura K，Ueoka H，et al. 2004. Effect of gefitinib（'Iressa'，ZD1839）on brain metastases in patients with advanced nonsmallcell lung cancer. Lung Cancer，46（2）：255-261

Kashima J，Okuma Y，Miwa M，et al. 2016. Survival of patients with brain metastases from non-smalll cell lung cancer harboring EGFR mutations treated with epidermal growth factor receptor tyrosine kinase inhibitors. Med Oncol，33（11）：129-132

Komisdis P. 2002. Chemotherapy in NSCLC：histrocial review. Lung Cancer，38（suppl 3）：S19-S22

Kris MG，Natale RB，Herbst RS，et al. 2003. Efficacy of gefitinib，an inhibitor of the epidermal growth facter receptor tyrosine kinase，in symptomatic patients with non-small cell lung cancer. JAMA，290（16）：2149-2158

Lynch T，Bell DW，Sordella R，et al. 2004. Activating mutations in the epidermal growth factor receptor underlying resensiveness of non-small-cell lung cancer to gefitinib. N Engl J Med，350（21）：2129-2139

Paez JG，Janne PA，Lee JC，et al. 2004. EGFR mutations in lung cancer：correlation with clinical response to gefitinib therapy. Science，304（5676）：1497-1500

Ren Jiansong，Chen Wanqing，Shin Hairim，et al. 2011. A comparaion of two methods to estimate the cancer incidence and mortality burden in China in 2005. Asian Pac J Cancer Prev，11（6）：1587-1594

Shepherd FA，Dancey J，Ramlau R，et al . 2000. Prospective randmomized trail of docetaxel verus best supportive care in patients with non-small-cell lung cancer previously treated with platinum-based chemotherapy. J Clin Oncol，18（10）：2095-2103

Thatcher N，Chang A，Parikh P，et al. 2005. Gefitinib plus best supportive care in previously treated patients with refractory advanced nonsmallcell lung cancer：results from a randomised，placebocontrolled，multicentre study（Iressa Survival Evaluation in Lung Cancer）. Lancet，366（9496）：1527-1537

Therasse P，Arbuck SG，Eisenhauer EA，et al . 2000. New guidelines to evaluate the response to treatment in solid tumors. J Natl Cancer Inst，92（3）：205-216

Yang L，Parkin DM，Li LD，et al. 2004. Estimation and projection of the national profile of cancer mortality in China：1991-2005. Br J Cancer，90（11）：2157-2166

二十五、厄 洛 替 尼

厄洛替尼［英文名：Erlotinib，商品名：特罗凯（Tarceva）］是一种小分子表皮生长因子受体（EGFR）酪氨酸激酶抑制剂。其分子式为 $C_{22}H_{23}N_3O_4$，结构式如下：

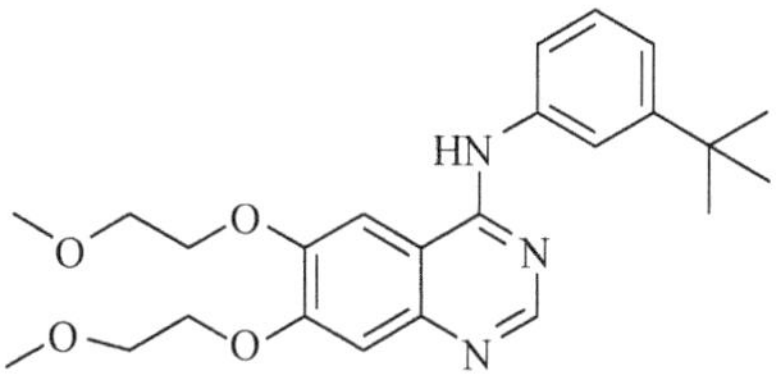

2004 年 1 月 FDA 批准厄洛替尼上市，厄洛替尼 2005 年 9 月在欧盟获准率先用于胰腺癌和非小细胞肺癌的二线或三线治疗，2007 年在中国上市，用于晚期局限性、转移性非细胞肺癌患者的二线或三线治疗。

（一）厄洛替尼的作用机制

厄洛替尼是一种激酶抑制剂，为氨基喹唑啉类药物，以 EGFR 信号转导通路为靶点。EGFR 是酪氨酸激酶Ⅰ型受体亚家族的一个成员，该家族的其他成员包括 HER2/neu、HER3 和 HER4。它们的受体均由三部分组成：胞外的配体结合区、由单链构成的跨膜区及胞内的酪氨酸激酶区。活化的 EGFR 主要与以下信号转导通路有关：丝裂原活化蛋白激酶/胞外信号调节激酶（MAPK/ERK）途径，启动 DNA 复制，引起细胞增殖与分化，并介导 CLE 调节细胞周期；PI3K/AKT 途径，抑制细胞凋亡；活化下游 VEGF，促进微血管网生成；EGFR 与转录激活因子 3（EGFR/STAT3）信号转导途径，使 STAT3 在许多肿瘤中活化，调节多种基因的活性，从而参与肿瘤的发生、发展和细胞凋亡。EGFR 信号转导途径在肿瘤细胞的增殖、损伤修复、侵袭及新生血管形成等方面起重要作用。厄洛替尼作用靶点及机制同吉非替尼类似，都属于喹唑啉类药物，是一种高选择性的 EGFR 酪氨酸激酶抑制剂（EGFR-TKI）。

（二）药代动力学

吸收：口服 150mg 剂量的厄洛替尼时生物利用度约 60%，用药后 4 小时达到峰浓度。食物可显著提高生物利用度，达到几乎 100%。

分布：体内吸收后约 93%的厄洛替尼与白蛋白和α_1-酸性糖蛋白（AAG）结合。厄洛替尼的表观分布容积为 232L。血浆蛋白结合近 95%，与血清肌酐和α_1-酸性糖蛋白结合。

代谢：厄洛替尼在体外主要通过 CYP3A4 代谢，少量通过 CYP1A2 和肝外同工酶 CYP1A1 代谢。肝外代谢包括小肠内 CYP3A4 代谢、肺内 CYP1A1 代谢及肿瘤组织内 CYP 1B1 代谢，可能对厄洛替尼的代谢清除有一定作用。厄洛替尼经肝脏代谢和胆道分泌。

清除：口服 100mg 剂量后，可以回收到 91%的药物，其中粪便中为 83%（原形药占 1%），尿液中为 8%（原形药占 0.3%）。

（三）FDA 批准适应证及中国国内上市应用情况

1. FDA 批准适应证

（1）非小细胞肺癌（NSCLC）：用于由 FDA 批准的检测方法检测出的 EGFR 外显子 19 缺失或外显子 21（L858R）替代突变的转移性非小细胞肺癌患者的一线治疗。

用于在四周期含铂方案一线化疗后疾病未进展的局部进展期或转移性非小细胞肺癌患者的维持治疗。

用于既往至少经一种化疗方案治疗失败的局部进展期或转移性非小细胞肺癌患者的治疗。

（2）胰腺癌：厄洛替尼联合吉西他滨用于局部进展期、手术无法切除或转移性胰腺癌患者的一线治疗。

2. 中国国内上市情况　2006 年 4 月 6 日厄洛替尼在中国上市，获批用于既往经两个或两个以上化疗方案治疗失败的局部晚期或转移的非小细胞肺癌的三线治疗。

2017 年 3 月批准厄洛替尼单药适用于表皮生长因子受体基因敏感突变的局部晚期或转移性非小细胞肺癌患者的治疗，包括一线治疗、维持治疗，或既往接受过至少 1 次化疗进展后的二线及以上治疗。

中国研究者发起的关于厄洛替尼的临床试验见表 2-25-1。

表 2-25-1　中国研究者发起的关于厄洛替尼临床试验

注册号	注册题目	研究类型	注册时间
ChiCTR-OPN-16008354	贝伐珠单抗联合厄洛替尼用于厄洛替尼一线治疗 SD 的 EGFR 敏感突变非鳞非小细胞肺癌患者的疗效及安全性 重庆市西南医院呼吸科	观察性研究	2016/04/24
ChiCTR-ONC-14004362	厄洛替尼联合化疗一线治疗非小细胞肺癌的单臂研究 山东大学齐鲁医院	观察性研究	2014/03/08

续表

注册号	注册题目	研究类型	注册时间
ChiCTR-ONRC-13003416	消积饮联合厄洛替尼提高晚期非小细胞肺癌无法耐受化疗患者生存质量和延长生存期的临床研究 广东省中医院	观察性研究	2013/05/28
ChiCTR-TRC-12002466	一项前瞻性、开放、随机对照、多中心Ⅱ期临床研究评估厄洛替尼对比顺铂联合长春瑞滨（NP）方案用于伴有表皮生长因子受体19或21外显子活化突变的ⅢA期非小细胞肺癌（NSCLC）完全切除术后辅助治疗的疗效及安全性 天津市肿瘤医院（天津医科大学附属肿瘤医院）	干预性研究	2012/08/28

（四）剂型规格

厄洛替尼为圆形白色包衣片剂，有 25mg、100mg、150mg 三种规格。

（五）用法用量

1. 使用方法　厄洛替尼用于非小细胞肺癌的推荐剂量为 150mg/d，空腹服用，或至少在进食前 1 小时或进食 2 小时后服用。持续用药直至疾病进展或出现不能耐受的毒性反应。临床上不推荐厄洛替尼与含铂方案化疗联合使用。

厄洛替尼用于胰腺癌的推荐剂量为 100mg/d，联合吉西他滨使用。患者可空腹或至少在进食前 1 小时或进食后 2 小时服用。持续用药直至疾病进展或出现不能耐受的毒性反应。

2. 不良反应管理

（1）常见的不良反应：厄洛替尼治疗患者的最常见不良反应（≥30%）为腹泻、乏力、皮疹、咳嗽、呼吸困难及食欲减退，其中皮疹发生的中位时间为 15 天，腹泻发生的中位时间为 32 天。发生率在 10%及以上的不良反应有皮肤干燥、胸痛、关节肌肉痛、黏膜炎等。

罕见的不良反应有严重肝功能检测异常（包括 ALT 升高）、间质性肺病（ILD）、肾衰竭、胃肠道穿孔、心肌梗死/心肌缺血、脑血管意外、血小板减少引起的微血管溶血性贫血。

每天使用超过 150mg 的推荐剂量时，可能发生不能接受的严重不良反应，如腹泻、皮疹和肝脏氨基转移酶升高。怀疑用药过量时应停止厄洛替尼并对症治疗。

（2）剂量调整：在用药过程中若出现不同不良反应，需要进行剂量调整，调整原则见表 2-25-2。

表 2-25-2　厄洛替尼剂量调整指导原则

剂量调整前提	调整指导原则
1. 确诊的间质性肺病（ILD） 2. 3 周内未能明显改善或好转的严重肝毒性 3. 胃肠穿孔 4. 皮肤重度大疱性、起疱性或剥落性皮疹 5. 角膜穿孔或严重溃疡	终止用药
1. 对可能的 ILD 诊断评估期间 2. 严重的肾毒性（CTCAE 3～4 级），考虑终止使用厄洛替尼者 3. 既往未出现过肝损害的患者，总胆红素升高超过正常值上限 3 倍或氨基转移酶升高超过正常值上限 5 倍，并考虑终止使用厄洛替尼者 4. 既往出现过肝损害或胆道梗阻的患者，胆红素升高 2 倍或氨基转移酶升高 3 倍于正常基线值，并考虑终止厄洛替尼治疗 5. 对治疗（如盐酸洛派丁胺）无效的持续性严重腹泻 6. 3～4 级（NCI CTC 4.0 版）或持续超过 2 周的 2 级角膜炎 7. 急性/恶化性的眼部疾病，如眼部疼痛，考虑终止使用厄洛替尼的患者	暂停用药

续表

剂量调整前提	调整指导原则
1. 同时使用 CYP3A4 强抑制剂，如阿扎那韦、克拉霉素、茚地那韦、伊曲康唑、酮康唑、奈法唑酮、奈非那韦、利托那韦、沙奎那韦、泰利霉素、醋竹桃霉素（TAO）、伏立康唑，或食用西柚、西柚汁，出现严重反应，应减量用药。厄洛替尼经主要通过 CYP3A4 代谢，同时使用潜在 CYP3A4 抑制剂如酮康唑可使厄洛替尼的暴露量增加，因此应避免同时使用 2. 同时使用 CYP3A4 与 CYP1A2 抑制剂，如环丙沙星，厄洛替尼应减量 50mg。厄洛替尼与 CYP3A4 和 CYP1A2 抑制剂环丙沙星联合使用时，厄洛替尼的暴露量（AUC）及最大血药浓度（C_{max}）分别增加 39%和 17% 3. 因毒性而进行剂量限制暂停用药后，恢复至基线值或 1 级以下，重新开始用药	减量 50mg
1. 同时使用 CYP3A4 诱导剂，如利福平、利福布汀、利福喷丁、苯妥英、卡马西平、苯巴比妥或圣约翰草，每间隔 2 周递增 50mg，最大剂量可至 450mg。尽可能避免同时使用 2. 服药同时吸烟者，每间隔 2 周递增 50mg，最大剂量可至 300mg。吸烟会导致厄洛替尼 AUC 降低，若停止吸烟则应立即将厄洛替尼减量至推荐剂量 150mg/d 或 100mg/d	增量 50mg

应尽可能避免同时使用厄洛替尼与质子泵抑制剂。由于质子泵抑制剂对上消化道 pH 的影响较持久，分开用药可能不能消除药物的相互作用。

若需使用 H_2 受体拮抗剂如雷尼替丁，厄洛替尼应在使用 H_2 受体拮抗剂 10 小时后使用，并且至少与下一次 H_2 受体拮抗剂给药间隔 2 小时。

尽管抑酸药对厄洛替尼药代动力学的影响尚不清楚，若必须使用抑酸药，应与厄洛替尼间隔几小时使用。

（六）禁忌

厄洛替尼无特定禁忌证，但使用时需参考剂量调整和不良反应。

（七）特殊人群用药

1. 妊娠期患者 基于其作用机制，妊娠期妇女使用厄洛替尼可致胎儿毒性。在妊娠兔的器官形成期，使用超过临床推荐使用剂量（150mg）3 倍的厄洛替尼，可导致胚胎/胎儿死亡和流产。若在妊娠期间使用厄洛替尼，或患者在使用厄洛替尼期间妊娠，应告知患者厄洛替尼对胎儿的潜在毒性。

2. 哺乳期患者 尚不清楚人乳汁中是否分泌有厄洛替尼。因为许多药物可分泌到人乳汁中，而且厄洛替尼对婴儿的影响尚未研究，建议哺乳期妇女使用厄洛替尼期间停止哺乳。

3. 育龄期患者 建议有潜在生育能力的妇女在厄洛替尼治疗期间采取高效避孕措施，并至少持续至停药后 2 周。建议在使用厄洛替尼治疗期间妊娠或怀疑妊娠的患者联系其医疗服务提供者。应给予计划妊娠的患者咨询并干预。

4. 儿科患者 目前尚无儿童患者使用厄洛替尼的安全性及有效性资料。

5. 老年患者 尚无足够数据评价老年患者与年轻患者间的疗效差异。在两项随机、阳性对照临床试验入组的 823 例患者中，374 例（45%）年龄在 65 岁及以上，93 例（11%）为 75 岁及以上。未观察到 65 岁及以上与 65 岁以下患者间的总体安全性差异。

6. 肝损害患者 肝损害患者［总胆红素＞正常值上限（ULN）或 Child-Pugh A、B、C 级］使用厄洛替尼治疗期间需密切监测肝功能变化，总胆红素＞3×ULN 患者应谨慎使用厄洛替尼。体内外研究结果提示，厄洛替尼主要通过肝脏清除，然而，中度肝功能不全患者（Child-Pugh B 级）与肝功能正常患者的厄洛替尼暴露量类似，包括原发性肝癌和肝转移患者。当总胆红素＞3×ULN 的患者应慎用厄洛替尼。在厄洛替尼治疗期间对肝损伤（总胆红素＞ULN 或 Child-Pugh A、B 和 C 级）患者进行密切监测，治疗前检查异常的情况下，若肝功能出现重度变化，总胆红素翻倍和（或）氨基转移酶升高 3 倍，则应中断或停止厄洛替尼治疗。

7. 肾损害患者　单剂给药后尿中分泌少于 9%。在肾功能异常的患者中未进行临床试验。

8. 吸烟患者　吸烟可使厄洛替尼暴露减少。一项III期非小细胞肺癌临床试验中，正在吸烟者的厄洛替尼稳态血浆谷浓度约为既往吸烟者或从不吸烟者的 1/2，此效应还伴随着厄洛替尼表观血浆清除率增加 24%。一项在健康志愿者中进行的单次剂量厄洛替尼药代动力学研究中，正在吸烟者药物清除同样快于既往吸烟或从不吸烟的志愿者。吸烟者的平均曲线下总面积约为既往吸烟/从不吸烟者的 1/3～1/2。另一项非小细胞肺癌正在吸烟患者（n=35）的研究中，稳态药代动力学分析显示厄洛替尼从 150mg 增加到 300mg，厄洛替尼暴露量随剂量成比例增加。然而，正在吸烟者推荐增加的额外剂量尚不清楚。

（八）临床研究介绍

1. 非小细胞肺癌

（1）非小细胞肺癌-EGFR 患者的一线治疗：在欧洲开展的一项随机、开放的临床试验，证实了厄洛替尼单药一线治疗 EGFR 外显子 19 缺失或外显子 21（L858R）替代突变的转移性非小细胞肺癌患者的安全性及有效性。174 例白种人患者按 1∶1 随机分配至厄洛替尼组，每天使用 150mg 剂量至疾病进展（n=86），或分配至四周期标准的含铂两药化疗组（n=88）；标准化疗药为顺铂+吉西他滨、顺铂+多西他赛、卡铂+吉西他滨或卡铂+多西他赛。主要疗效指标为研究者评估的无进展生存期（PFS）。按 EGFR 突变情况即外显子 19 缺失或外显子 21（L858R）替代突变，和 ECOG PS 评分（≤2 分）进行随机分层分析。由临床试验分析决定 EGFR 突变状态筛选标准及入组患者。

经研究者判定，随机至厄洛替尼组患者的 PFS 较化疗组患者有明显统计学改善，厄洛替尼治疗组与化疗组 OS 无显著统计学差异。基于 EGFR 突变亚型的探索性亚组分析中，外显子 19 缺失亚组中的 PFS 为 0.27（95%CI：0.17～0.43），在外显子 21（L858R）替代突变亚组中为 0.52（95%CI：0.29～0.95）。外显子 19 缺失亚组中 OS 为 0.94（95%CI：0.57～1.54），在外显子 21（L858R）替代突变亚组中为 0.99（95%CI：0.56～1.76）。

（2）非小细胞肺癌-维持治疗：一项随机、双盲、安慰剂对照研究评价了厄洛替尼用于非小细胞肺癌维持治疗的有效性和安全性，本研究在 26 个国家开展，共入组 889 例接受一线含铂化疗后未发生疾病进展的局部晚期或转移性非小细胞肺癌患者，按 1∶1 随机分组至每日 1 次厄洛替尼 150mg 组或安慰剂组（厄洛替尼组 438 例，安慰剂组 451 例），用药直至疾病进展或出现不可耐受毒性。研究主要目的是确定所有患者或 EGFR 免疫组化（IHC）阳性肿瘤患者接受标准含铂化疗后再给予厄洛替尼治疗时，与安慰剂相比 PFS 是否有所改善。

EGFR IHC 阳性患者的 PFS 和 OS 风险比分别为 0.69（95%CI：0.58～0.82）和 0.77（95%CI：0.64～0.93），IHC 阴性患者的 PFS 和 OS 风险比分别为 0.77（95%CI：0.51～1.14）和 0.91（95%CI：0.59～1.38）。

腺癌和鳞癌患者的 OS 风险比分别为 0.77（95%CI：0.61～0.97）和 0.86（95%CI：0.68～1.10）。

（3）非小细胞肺癌二线/三线治疗：在既往至少一个化疗方案失败的局部晚期或转移性非小细胞肺癌患者中，进行了随机、双盲、安慰剂对照的研究，评价厄洛替尼单药治疗的有效性和安全性，731 例患者按 2∶1 的比例随机接受每日 1 次厄洛替尼 150mg（n=488），或安慰剂治疗（n=243），直至疾病进展或有不能接受的毒性反应。试验的疗效指标包括总生存期、缓解率和疾病无进展生存期。也评价缓解持续时间。主要研究终点为生存期。

非小细胞肺癌-厄洛替尼同步化疗疗效差：两个多中心、安慰剂对照随机试验纳入了 1000 多例局部晚期或转移性非小细胞肺癌一线治疗的患者，结果显示厄洛替尼与铂类为基础的化疗（卡铂+紫杉醇，厄洛替尼，n=526；吉西他滨+顺铂，厄洛替尼，n=580）同时服用无临床获益。

2. 胰腺癌 胰腺癌-厄洛替尼联合吉西他滨：多中心、随机、安慰剂对照研究评估了厄洛替尼联合吉西他滨作为一线治疗方案治疗 569 例局部晚期、不可切除或转移性胰腺癌患者的安全性和疗效。符合条件的患者按 1∶1 的比例随机分组，分为厄洛替尼治疗组（100mg 或 150mg）或安慰剂组（每日 1 次）联合持续静脉注射吉西他滨（1000mg/m^2），第 1 周期第 1、8、15、22、29、36、43 天使用，8 周循环；第 2 周期及后续治疗：第 1、8、15 天使用，4 周循环治疗。厄洛替尼或安慰剂每天口服 1 次直至疾病进展或不能耐受的毒副作用。主要研究终点为生存期，次要研究终点包括缓解率、PFS。同样也评估缓解持续时间。PFS 和 OS 风险比分别为 0.76（95% CI：0.64～0.92）和 0.81（95%CI：0.68～0.97）。但生存期、缓解率、PFS 无差异。

（李荣清　张燕华　赵明利）

参 考 文 献

黄逸生，杨衿记，黄玉娟，等. 2009. 厄洛替尼二、三线治疗晚期非小细胞肺癌的临床研究. 中国肺癌杂志，12（5）：412-416

隆艳艳，王飞，石燕，等. 2011. 厄洛替尼在晚期胰腺癌综合治疗中的作用. 临床肿瘤学杂志，16（12）：1108-1111

陆舜，李子明，成柏君，等. 2007. 厄洛替尼治疗复治晚期非小细胞肺癌的临床分析. 中国癌症杂志，17（9）：711-715

马宇翔，黄岩，赵洪云，等. 2013. 晚期 EGFR 突变型非小细胞肺癌患者接受吉非替尼或厄洛替尼治疗的成本效益分析. 中国肺癌杂志，16（4）：203-210

孙蕾娜，栾焕玲，臧凤琳，等. 2010. 中国人非小细胞肺癌 EGFR 和 K-ras 基因突变与临床病理特征及厄洛替尼治疗效果的关系. 中华肿瘤杂志，32（9）：667-670

吴羽华，陶虹，唐俊舫，等. 2009. 厄洛替尼治疗 70 例非小细胞肺癌的回顾性评价. 中国肺癌杂志，12（12）：1309-1311

许阳，陈良安，田庆，等. 2010. 表皮生长因子受体酪氨酸激酶抑制剂在晚期非小细胞肺癌一线治疗中的应用. 中国肺癌杂志，13（1）：48-53

张力. 2008. 晚期非小细胞肺癌的二线治疗进展. 中国肺癌杂志，11（1）：4-9

朱利娜，杨振君，王士勇，等. 2009. 厄洛替尼治疗晚期非小细胞肺癌的系统评价. 中国肺癌杂志，12（12）：1229-1236

Cohen MH，Johnson JR，Chen YF，et al. 2005. FDA drug approval summary：Erlotinib（Tarceva）tablets. Oncologist，10（7）：461

Fontanini G，De Laurentiis M，Vignati S，et al. 1998. Evaluation of epidermal grow the factor related growth factors and receptors and of neoangiogenesis in completely resected stage Ⅰ-IIIA non-small-cell lung cancer：am phiregulin and microvessel count are independent prognostic indicators of survival. Clin Cancer Res，4：241-249

Gatzemeier U，Pluzanska A，Szczesna A，et al. 2007. Phase Ⅲ study of erlotinib in combination with cisplatin and gemcitabine in advanced non-small-cell lung cancer：The Tarceva lung cancer investigation trial. J Clin Oncol，25（12）：1545-1552

Lilenbaum R，Axelrod R，Thomas S，et al. 2008. Randomized phase Ⅱ trial of erlotinib or standard chemotherapy in patients with advanced non-smallcell lung cancer and a performance status of 2. J Clin Oncol，26（6）：863-869

Rafael R，Enric C，Radi G，et al. 2012. Erlotinib versus standard chemotherapy as first-line treatment for European patients with advanced EGFR mutation-positive non-small-cell lung cancer（EURTAC）：a multicentre，open-label，randomized phase 3 trial. Lancet Oncol，13（3）：239-246

Shepherd FA，Rodrigues Pereira J，Ciuleanu T，et al. 2005. Erlotinib in previously treated non-small-cell lung cancer. N Engl J Med，353（2）：123-132

Smith J. 2005. Erlotinib：small molecule targeted therapy in the treatment of non-small-cell lung cancer. Clin Ther，27（10）：1513-1534

Sridhar SS，Seymour L，Shepherd FA . 2003 . Inhibitors of epidermal grow the factor receptors：a review of clinical research with a focus on non-small-cell lung cancer. Lancet Oncol，4：397-406

Tsao MS，Sakurada A，Cutz JC，et al. 2005. Erlotinib in lung cancer molecular and clinical predictors of outcome. N Engl J Med，353：133-144

Zhou CC，Wu YL，Chen GY，et al. 2011. Erlotinib versus chemotherapy as first-line treatment for patients with advanced EGFR mutation positive non-small-cell lung cancer（OPTIMAL，CTONG-0802）：a multicentre，open-label，randomized，phase 3 study. Lancet Oncol，12（3）：735-742

二十六、克 唑 替 尼

克唑替尼［英文名：Crizotinib，商品名：赛可瑞（Xalkori）］是一种小分子酪氨酸激酶受体抑制剂，在 ALK、ROS 和 MET 激酶活性异常的肿瘤患者中证实有显著临床疗效。克唑替尼的分子式：$C_{21}H_{22}Cl_2FN_5O$，结构式如下：

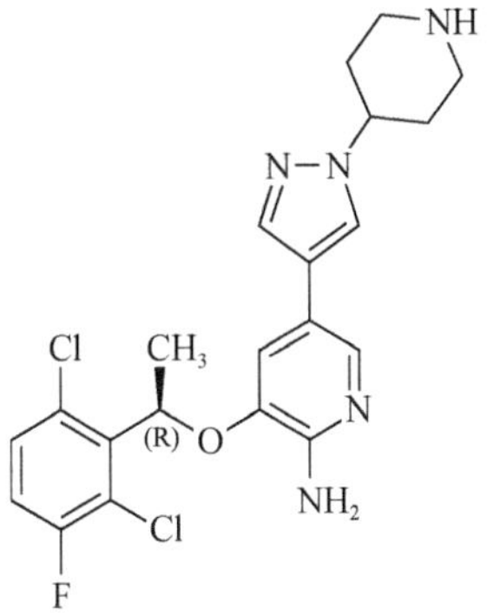

2011 年 8 月 FDA 批准克唑替尼在美国上市用于治疗 EML4-ALK 融合基因阳性晚期或转移性 NSCLC 患者，随后克唑替尼在日本、欧盟上市，2013 年 1 月获 CFDA 批准在中国上市。

（一）克唑替尼的作用机制

克唑替尼能以间变性淋巴瘤激酶（ALK）、肝细胞生长因子受体（c-Met、HGFR）和酪氨酸激酶受体（ROS1）等为靶点，阻断肿瘤细胞生长和存活。

1. 间变性淋巴瘤激酶 棘皮动物微管结合蛋白 4（echinoderm microtubu-leassociated protein-like 4，EML4）与间变性淋巴瘤激酶融合基因（EML4-ALK）由 2 号染色体短臂插入，使相隔 12 个碱基的序列片段 EML4 和倒置 ALK 相融合而成。EML4-ALK 融合基因有多种亚型，这些融合基因可以形成非配体依赖性二聚体，这一过程将产生 ALK 激活细胞信号通路使细胞转化为恶性。相反，通过阻断这些 ALK 信号通路能促进肿瘤细胞凋亡、抑制肿瘤细胞生长。EML4-ALK 融合出现在 3%～5%的非小细胞肺癌中，具体因研究人群和使用的 ALK 检测方法不同而有所差异。目前 ALK 抑制剂主要通过抑制细胞通路中 ALK、AKT、STAT3、ERK 磷酸化，从而发挥阻滞细胞周期和促进细胞凋亡的作用。克唑替尼对非小细胞肺癌 EML4-ALK 阳性细胞株有抑制作用，对表达 EML4-ALK 的异种移植荷瘤小鼠具有抗肿瘤活性。

2. HGF/c-Met 信号通路 肝细胞生长因子（hepatocyte growth factor，HGF）是由 728 个氨基酸组成的肝素结合糖蛋白，当 HGF 通过一定修饰后，具有活化 c-Met 的功能。HGF 与 c-Met 结合，引起 c-Met 细胞质内酪氨酸残基自身磷酸化酪氨酸激酶，引起 c-Met 羧基端 Tyr1349 和 Tyr1356 自磷酸化。细胞基质中 GAB1、GRB2、磷脂酶 C 及 SRC 等效应蛋白被募集到磷酸化羧基端磷酸化，同时吸引 Src 癌基因家族同源区-2、CRK、SHP2、PI3K 等。这些分子和酶的共同作用，激活下游通路 RAS-MAPK 和 PI3K-AKT 通路，再通过其介导的转录因子 ETS 家族和 NF-κB 影响基因的表达和调控细胞周期。大部分肿瘤细胞中 c-Met 为过表达状态，呈现高水平自体磷酸化，在正常细胞能减少 c-Met 表达控制其对 HGF 的反应而产生异常信号通路激活。c-Met 与多种癌发生和转移密切相关，研究表明许多肿瘤患者在肿瘤发生和转移过程中均存在 c-Met 过度表达和基因扩增。Met 抑制剂克唑替尼能诱导细胞凋亡，减少细胞增殖及抑制血管生成，体外实验克唑替尼能抑制细胞株生长及肿瘤细胞转移及侵袭。克唑替尼还可以抑制肿瘤血管生成，当克唑替尼作用于 c-Met 依赖的移植瘤小鼠能起有效抗肿瘤的疗效。

3. 原癌基因蛋白酪氨酸激酶 原癌基因 1 蛋白酪氨酸激酶（c-ros oncogene 1 receptor tyrosine kinase，ROS1）是单体型受体酪氨酸激酶，在非小细胞肺癌、卵巢癌、胆管癌、胃腺癌等广泛表达，研究显示约 1.4%非小细胞肺癌存在 ROS1 基因重排。麻省总医院肿瘤中心研究显示，克唑替尼对 ROS1 基因阳性肿瘤患者有显著疗效。ROS1 受体酪氨酸激酶包含一个胞外结构域、一个疏水性跨膜区和一个胞内激酶结构域。通过激活 ROS1 环节发现可激活众多下游信号通路，包括信号转导和转录激活因子、PI3K/AKT 和 RAS/MAPK/MEK 通路。ROS1 激酶与 ALK 具有高度序列同源性，在 ATP 结合位点中具有 77%的氨基酸序列同源性。研究发现 ALK 激酶抑制剂能对含有 ROS1 融合基因阳性细胞产生抑制作用。

（二）药代动力学

吸收：口服单剂量克唑替尼，平均 4～6 小时克唑替尼的吸收达到峰值。每日服用 250mg 克唑替尼 2 次，15 天内可达到并保持稳态血药浓度，平均累积率为 4.8。当剂量超出每日 2 次、每次 200～300mg 的剂量，稳态系统药物暴露（C_{min}和 AUC）的增加略高于剂量的增加比例。单剂量口服给药 250mg 后，克唑替尼的平均绝对生物利用度为 43%（32%～66%）。高脂膳食可使克唑替尼的 AUC_{inf}和 C_{max}降低约 14%。克唑替尼与食物同服或不同服均可。

分布：静脉注射 50mg 克唑替尼，药物几何平均分布容积（V_{ss}）为 1772L，说明药物自血浆广泛分布至组织内。在体外克唑替尼与人体血浆蛋白结合率为 91%，与药物浓度无关。体外研究表明克唑替尼为 P-糖蛋白（P-gp）的底物。血液-血浆浓度比约为 1。

代谢：参与克唑替尼代谢消除的主要酶是 CYP3A4/5。克唑替尼在人体的主要代谢途径是哌啶环氧化得到克唑替尼酰胺和 *O*-脱羟产物，并在随后的第二步中 *O*-脱羟产物形成共轭。

清除：克唑替尼单剂量给药后，表观终末半衰期为 42 小时。健康志愿者在服用单剂量 250mg 放射物标记的克唑替尼后，在其粪便和尿液中分别发现给药剂量 63%和 22%的放射物标记的克唑替尼。粪便与尿液中克唑替尼原形药物分别约占给药剂量 53%和 2.3%。

克唑替尼 250mg/次、每日 2 次给药后在稳态时的平均表观清除率（60L/h）低于单剂量 250mg 口服给药后的（100L/h），可能归因于克唑替尼多次给药后 CYP3A 的自动抑制。

（三）FDA 批准适应证及中国国内上市应用情况

1. FDA 批准适应证　2011 年 8 月克唑替尼获批用于经 FDA 批准的检测方法确定的间变性淋巴瘤激酶（ALK）阳性和 ROS1 阳性的局部晚期或转移性非小细胞肺癌患者的治疗。

2. 中国国内上市情况　2013 年 1 月 22 日克唑替尼在中国获批上市，用于 ALK 阳性的局部晚期或转移性非小细胞肺癌患者的一线治疗。

（四）剂型规格

克唑替尼为粉红色硬明胶胶囊，有 250mg、200mg 两种规格。

（五）用法用量

1. 使用方法　口服 250mg/次，每日 2 次，直至疾病进展或患者无法耐受。克唑替尼与食物同服或不同服均可，胶囊应整粒吞服。

选择克唑替尼治疗的转移性非小细胞肺癌的患者，必须获得经充分验证的检测方法证实的 ALK 阳性评估结果。

对于严重肾损害（肌酐清除率小于 30ml/min）患者，克唑替尼的推荐剂量为 250mg 口服，每日 1 次。

若漏服一剂克唑替尼胶囊，且距下次服药时间短于 6 小时，则补服漏服剂量的药物。如果在服药后呕吐，则在正常时间服用下一剂药物。

2. 不良反应管理

（1）常见不良反应：克唑替尼最常见的不良反应（≥25%）为视觉异常、腹泻、恶心、呕吐、疲乏、便秘、水肿、氨基转移酶升高、上呼吸道感染、食欲减退及味觉障碍、神经疾病（包括步态障碍、感觉减退、肌无力、神经痛、周围神经病变、感觉异常、外周感觉神经病变、多神经病变、知觉障碍）。克唑替尼最常见严重不良反应为呼吸困难、肺栓塞、感染性休克、急性呼吸衰竭、糖尿病酮症酸中毒。

克唑替尼的特殊药物不良反应有视觉异常，包括视觉障碍、闪光感、视物模糊、玻璃体漂浮物等。

（2）剂量调整：如果患者出现 NCI CTCAE 规定的严重程度为 3 级或 4 级的不良事件，需 1 次或多次减少剂量，减量方法见表 2-26-1。

表 2-26-1 克唑替尼不良事件减量表

	克唑替尼剂量
第 1 次减少剂量	口服，200mg，每日 2 次
第 2 次减少剂量	口服，250mg，每日 1 次

如果每日 1 次口服 250mg 克唑替尼仍无法耐受，则永久停服。

肝毒性：在开始治疗的前 2 个月内，需每 2 周监测 1 次肝功能（包括 ALT、AST 和总胆红素），此后至少每月监测 1 次。对出现氨基转移酶水平升高的患者，应根据临床症状更频繁地重复检测氨基转移酶、碱性磷酸酶或总胆红素水平。在出现不良反应时应按照表 2-26-1 所示对克唑替尼进行减量、暂停给药或永久停用。

间质性肺病（非感染性肺炎）：应密切监测可能提示出现间质性肺病/非感染性肺炎的肺部症状，并排除其他潜在引起间质性肺病/非感染性肺炎的原因。一旦患者出现治疗相关的间质性肺病/非感染性肺炎，应永久停止克唑替尼的治疗。

QT 间期延长：先天性长 QT 综合征患者应避免服用克唑替尼。对于充血性心力衰竭、缓慢性心律失常和电解质异常患者，以及正在服用已知可致 QT 间期延长药物的患者，使用克唑替尼治疗时应定期监测其心电图和电解质。QTc 大于 500 毫秒或者超过基线值大于或等于 60 毫秒并伴有尖端扭转型室性心动过速、多形性室性心动过速或严重心律失常症状/体征的患者应永久停用克唑替尼。在至少 2 个单独的心电活动周期上 QTc 大于 500 毫秒的患者应暂停使用克唑替尼，直至恢复至 QTc 小于或等于 480 毫秒，然后按表 2-26-1 中描述减少剂量继续服药。

心动过缓：尽量避免与克唑替尼同时使用其他已知可导致心动过缓的药物（如β受体阻滞剂、非双氢吡啶类钙通道阻滞剂、可乐定及地高辛），并定期监测心率及血压变化。若发生了非致命性、有症状的心动过缓，暂停克唑替尼至恢复至无症状性心动过缓或心率升至 60 次/分或以上，并重新评估合并用药，调整克唑替尼剂量。致命性心动过缓需永久停用克唑替尼，但若致命性心动过缓与已知可能导致心动过缓或低血压的合并用药相关，则暂停克唑替尼至恢复至无症状心动过缓或心率升至 60 次/分或以上，若合并用药可调整剂量或停用，在密切监测下，可继续服用克唑替尼 250mg，每日 1 次。

严重的视力丧失：对于新发的严重视力丧失（单眼或双眼最佳矫正视力低于 20/200）

患者，应中断克唑替尼治疗，并进行包括最佳矫正视力、视网膜成像、视野、光学相干断层成像及其他评估在内的眼科检查。目前，对出现严重视力丧失的患者尚缺乏评估继续使用克唑替尼危险性的充足数据，需谨慎评估药物对患者的潜在获益后才能决定是否继续用药。

血液学和非血液学毒性：血液学和非血液学的减量指南详见表 2-26-2 和表 2-26-3。

表 2-26-2 克唑替尼血液学毒性剂量调整指南[a]

CTCAE 级别	克唑替尼剂量
3 级	暂停给药直至恢复至≤2 级，继续服用同一剂量
4 级	暂停给药直至恢复至≤2 级，继续用药，减量至低一级别剂量

a 淋巴细胞减少除外（除非伴随临床事件，如机会性感染）。

表 2-26-3 克唑替尼非血液学毒性的剂量调整指南

指标标准	克唑替尼剂量
谷丙转氨酶（ALT）或谷草转氨酶（AST）升高至 5×ULN 以上且总胆红素升高≤1.5×ULN	暂停给药至恢复至≤3×ULN 或基线水平，继续用药，减量至低一级别剂量
ALT 或 AST 升高至 3×ULN 以上且总胆红素升高至 1.5×ULN 以上（未出现胆汁淤积或溶血）	永久停用本药
任何级别的间质性肺病/肺炎	永久停用本药
至少两个心电活动周期上 QT 间期延长超过 500 毫秒	暂停给药直至恢复至 QT 间期延长＜481 毫秒或基线水平，继续用药，减量至低一级别剂量
QT 间期超过 500 毫秒或≥正常基线值 60 毫秒并有尖端扭转型或多形性室性心动过速或出现恶性心律失常的症状/体征	永久停用本药
心动过缓[a]（有症状的，较严重或有临床意义，有临床干预指证）	1. 暂停给药直至恢复至无症状的心动过缓或心率至 60 次/分或以上 2. 评估已知的可能导致心动过缓的合并用药，包括降压药 3. 若确定是合并用药导致的心动过缓并停止用药或调整剂量后，在恢复至无症状的心动过缓或心率至 60 次/分或以上者可继续按原剂量用药 4. 若未确定是合并用药导致的心动过缓，或导致心动过缓的合并用药不能停止或调整剂量，在恢复至无症状的心动过缓或心率至 60 次/分或以上者可继续用药，减量至低一级别用量
心动过缓[b]（危及生命，需要紧急处理）	1. 若未确定是合并用药导致，永久停用本药 2. 若确定是合并用药导致的心动过缓并停止用药或调整剂量后，恢复至无症状的心动过缓或心率至 60 次/分或以上者，在密切监测下，可继续用药 250mg，每日 1 次
视力丧失（视觉功能紊乱 4 级）	在评估为严重视力丧失时停止用药

a 心率低于 60 次/分。

b 若为复发则永久停用本药。

应在每月和出现临床症状时监测包括白细胞分类计数的全血细胞计数，如果出现 3 或 4 级异常或发热或感染时，应增加监测频度。

与 CYP3A 强抑制剂合用：克唑替尼与 CYP3A 强抑制剂合用可能会导致克唑替尼血药浓度升高。应避免合并使用下列 CYP3A 强抑制剂（包括但不仅限于）：阿扎那韦、克拉霉素、茚地那韦、伊曲康唑、酮康唑、奈法唑酮、奈非那韦、利托那韦、沙奎那韦、泰利霉素、醋竹桃霉素和伏立康唑。而西柚或西柚汁也可能会增加克唑替尼的血药浓度，应避免同时食用。与中度 CYP3A 抑制剂合并用药时应谨慎。

与 CYP3A 强诱导剂合用：克唑替尼与 CYP3A 强诱导剂合用可能会导致克唑替尼血药浓度降低。应避免合并使用下列 CYP3A 强诱导剂（包括但不仅限于）：卡马西平、苯巴比妥、苯妥英钠、利福平、利福布汀和圣约翰草。

与 CYP3A 底物合用：克唑替尼在体内或体外均可抑制 CYP3A。服用克唑替尼的患者应避免与治疗指数较窄的 CYP3A 底物（包括但不限于阿芬太尼、环孢素、双氢麦角胺、麦角胺、芬太尼、匹莫齐特、奎尼丁、西罗莫司和他克莫司）合并使用。如果服用克唑替尼的患者需要合并使用这些治疗指数较窄的 CYP3A 底物，可能需要减少 CYP3A 底物的剂量，因为药物合用可产生不良反应。

（六）禁忌

克唑替尼无特定禁忌证，但对克唑替尼任一成分过敏者禁用。使用时需参考剂量调整和不良反应。

（七）特殊人群用药

1. 妊娠期患者　基于克唑替尼的作用机制，妊娠期妇女服用可能会给胎儿带来伤害。目前尚无妊娠期妇女服用克唑替尼的可用数据。在动物繁殖研究中，在器官形成期间的大鼠暴露于近似于人体最大推荐剂量的情况下具有胚胎毒性和胎儿毒性，出现着床后流产增加，且胚胎体重有降低，但未出现致畸作用。提示妊娠期妇女服用克唑替尼对胎儿有潜在风险。因而建议育龄期妇女在服用克唑替尼治疗期间及治疗结束 90 天内尽量避免妊娠。

2. 哺乳期患者　目前，克唑替尼及其代谢物是否存在人乳中、其对母乳喂养婴儿的影响，以及是否会从乳汁中分泌尚不明确。由于对母乳喂养婴儿存在的潜在不良反应，在克唑替尼治疗期间及完成治疗后的 45 天内均不能母乳喂养。

3. 育龄期患者

（1）女性：妊娠期妇女使用克唑替尼可引起胎儿毒性。使用克唑替尼治疗的育龄期妇女，在治疗过程中及完成治疗至少 45 天内应采取有效的避孕措施。

（2）男性：由于潜在的遗传毒性，建议男性在其育龄期女性伴侣使用克唑替尼治疗期间及完成治疗后至少 90 天内使用避孕套进行避孕。

（3）不育：基于在动物生殖器官中的发现，克唑替尼可能导致育龄期女性及男性生育能力下降，这种对生育能力的影响是否可逆目前尚不清楚。

4. 儿童患者　目前尚无儿科患者使用克唑替尼的有效性和安全性数据。动物实验数据研究发现，给予幼鼠克唑替尼 150mg（kg · d），每日 1 次，连续 28 天后（根据曲线下面积，大约为 5.4 倍的推荐人体临床剂量），其长骨生长过程中骨形成减少。关于儿科患者的其他潜在毒性，尚未在幼年动物中进行评价。

5. 老年患者　在临床研究中，共 1669 例患者接受克唑替尼治疗，16%患者年龄为 65 岁及以上，3.7%患者年龄在 75 岁及以上，未见这些患者与年轻患者在安全性或有效性方面存在总体差异。

6. 肝损害患者　目前尚未对肝损害的患者使用克唑替尼的情况进行研究。由于克唑替尼主要在肝脏代谢，肝损害很可能升高克唑替尼的血浆浓度。临床试验中将 AST 或 ALT 升高超过正常值上限 2.5 倍，或由于肿瘤肝转移而超过正常值上限 5 倍，以及总胆红素升高超过 1.5 倍患者均排除研究，群体药代动力学分析表明，近 1200 例患者基线总胆红素（0.1～2.1mg/dl）或 AST 水平（7～124U/L）不会对克唑替尼暴露量产生临床相关影响。但肝损害的患者使用克唑替尼进行治疗时应谨慎。

7. 肾损害患者　根据群体药代动力学分析，对轻度（CLcr 为 60～89ml/min）和中度（CLcr 为 30～59ml/min）肾损害的患者不需要进行起始剂量调整。在无须透析的严重肾损伤（CLcr＜30ml/min）患者中，克唑替尼的暴露量增加，推荐克唑替尼起始剂量为口服 250mg，每日 1 次。

（八）临床研究介绍

既往未经治疗的 ALK 阳性转移性非小细胞肺癌研究 1：一项随机、多中心、开放、阳性药物对照研究，证明了克唑替尼治疗既往未经系统治疗的 ALK 阳性的转移性非小细胞肺癌患者的疗效和安全性。克唑替尼治疗组患者口服克唑替尼 250mg，每日 2 次，直至疾病进展、无法耐受治疗或研究人员确定患者不再获得临床效益为止。化疗组给予培美曲塞 500mg/m^2 联合顺铂 75mg/m^2 或卡铂 AUC 为 5 或 6，静脉输注给药，每 3 周 1 次，共 6 个周期，结束后不行维持化疗。在出现经独立影像学评价为疾病进展时，化疗组患者给予克唑替尼治疗。主要疗效评价指标为经独立影像学评价（IRR）确定的无进展生存期（PFS），次要疗效评价指标包括经独立影像学评价的客观缓解率、缓解时间和总生存期（OS），并在基线水平和周期性治疗中评价患者对于肺癌症状的描述。结果证实了接受克唑替尼治疗的患者 PFS 得到改善，并具有统计学差异。在进行 PFS 分析的时间点对两组患者 OS 进行分析，未发现有差异。在基线及治疗后对呼吸困难、咳嗽、胸痛等患者描述症状进行评估，发现与化疗组相比，克唑替尼治疗组患者呼吸困难出现延迟发展或恶化，咳嗽及胸痛则无差异。但由于该研究患者为非盲态治疗分组，患者描述的呼吸困难发作或恶化出现延迟很可能为过度评价。

既往治疗过的 ALK 阳性转移性非小细胞肺癌研究 2：一项随机、多中心、开放、阳性药物对照研究，证明了克唑替尼单药治疗 347 例 ALK 阳性的转移性非小细胞肺癌患者的疗效和安全性。在该研究中，患者之前接受过一种含铂化疗方案的治疗。主要疗效指标为经 IRR 确定的 PFS。其他疗效指标包括经 IRR 评价的客观缓解率、OS。随机分组按 ECOG PS 评分（0～1，2 分）、脑部转移（存在，不存在）和先前 EGFR 酪氨酸激酶抑制剂治疗（是，否）进行分层。在随机分组之前，患者需诊断确认为 ALK 阳性的非小细胞肺癌，使用经 FDA 批准的检测探针试剂盒 Vysis ALK Break-Apart FISH（荧光原位杂交）鉴定。共有 112 例（64%）化疗组患者在化疗进展后使用了克唑替尼治疗。结果证明，接受克唑替尼胶囊治疗的患者，其无进展生存期显著改善，且具有统计学意义。

PROFILE 1001 研究：旨在探索克唑替尼的疗效及耐受性。研究分为两个阶段，第一阶段采用剂量递增法测定最大耐受剂量（MTD）（n=37），从最低剂量 50mg，每日 4 次开始，将 MTD 确定为 250mg，每日 4 次。重点是第二阶段，于 2008 年增加了 ALK 阳性非小细胞肺癌队列，共纳入 149 例患者（以腺癌和不吸烟的患者为主，平均年龄 52 岁），其中 125/149 例患者接受过 1 个以上的方案治疗。143 例可评估的 ALK 阳性患者的客观缓解率为 60.80%（与年龄、性别、功能状态或治疗线数无关），临床获益率（CR+PR+SD）为 82.5%（8 周）和 70.6%（16 周），疾病缓解迅速，中位至缓解时间为 7.9 周（2.1～39.6 周）。疗效持久中位缓解持续时间可达 49 周，中位无进展生存期（mPFS）达到 9.7 个月。初步估计 6 个月的生存率为 87.9%，12 个月的生存率为 74.8%，但中位总生存期（mOS）没有达到。PROFILE 1001 还就亚洲患者（n=30）和非亚洲患者（n=63）进行分类分析了克唑替尼的药代动力学。结果表明克唑替尼治疗在两类人群中都获得显著的缓解，在校正体重和体表面积后，亚洲患者的稳态平均 AUC 仍高出非亚洲患者。而亚洲患者发生的低级别不良事件更多，严重不良事件较少。PROFILE 1001 的研究结果表明克唑替尼的耐受性良好并且获得快速且持久的缓解，初步确定了药物的疗效和安全性，并表明疾病进展后继续服用可能受益，但需进一步的研究验证。

PROFILE 1005 研究：Ⅱ期单臂多中心研究，其目的是进一步确认克唑替尼的安全性和有效性，同时对疾病进展后服用的效果做评估。患者入选的主要标准：FISH 法测定的 ALK 阳性的非小细胞肺癌患者，既往至少接受过一种化疗，并且允许病情稳定/已控制的脑转移患者入组。每天口服克唑替尼 250mg，每日 2 次，连续给药，主要终点是疾病控制率和安全性/耐受性。入选患者的特征与 PROFILE 1001 相似，中位年龄 50 岁，多为不吸烟患者，组织学类型主要为腺癌。PROFILE 1005 中超过 1/3 的受试者是亚洲人，故此也对亚洲人群做了亚组分析，结果显示客观缓解率、缓解持续时间、无进展生存期在亚洲及非亚洲患者中相当，治疗相关不良事件方面也仅有轻微差别。研究得出结论：从初期克唑替尼治疗或疾病进展时间算起，疾病进展后继续克唑替尼治疗的患者较之不继续使用者的总体生存率显著增长，大部分患者都通过初次疾病进展后继续使用克唑替尼抑制 ALK 而获益。研究还将 PROFILE 1001（扩展队列）153 例患者和 PROFILE 1005 的 261 例患者合并，对 194 例服用克唑替尼后疾病进展的患者进行分析，分析未纳入最初服用克唑替尼即 PD 的患者，其中 120 例进展后继续服用克唑替尼 250mg，每日 2 次超过 3 周，简称为 CBPD 患者（疾病进展后继续克唑替尼治疗），74 例进展后不继续服用。研究结果显示：CBPD 患者的客观缓解率为 74%，未 CBPD 者为 55%，尽管没有达到显著性水平，但是数值上还是有很大差距的。前者 PD 后的 mOS 为 16.4 个月，远高于后者 3.9 个月（危害比为 0.27，95%CI：0.17～0.42，P＜0.0001），CBPD 组患者从初始使用克唑替尼治疗后算起的 mOS 也显著延长（29.6 个月比 10.8 个月，危害比为 0.30，95%CI：0.19～0.46，P＜0.0001）。

（李荣清　张燕华　赵明利）

参考文献

高峨嵋，赵军，卓明磊，等. 2016. 克唑替尼治疗晚期 NSCLC 患者单中心回顾性分析. 中国肺癌杂志，19（3）：161-168

何雅億，周彩存，牛飞玉. 2014. 克唑替尼和化疗在进展期 ALK 阳性肺癌患者中的疗效比较. 循证医学，14（1）：45-47

黄伟，王琳，秦叔逵，等. 2015. 克唑替尼治疗 ALK 阳性非小细胞肺癌脑转移的疗效观察. 中国癌症杂志，（6）：467-471

蒋涛，周彩存. 2015. ALK 阳性非小细胞肺癌患者克唑替尼耐药的机制和治疗措施. 中国肺癌杂志，18(2)：69-74

马丽，张树才. 2014. ALK 阳性非小细胞肺癌靶向治疗研究进展. 中国肺癌杂志，17（12）：850-854

石远凯，郑博，孙燕. 2013. 克唑替尼——晚期非小细胞肺癌治疗的新选择. 中华医学杂志，93（16）：1272-1275

徐陆亭，赵瑞景，董增军，等. 2013. 非小细胞肺癌中 ROS1 基因重排及临床意义. 中国肺癌杂志，16(12)：663-670

郑明英，张力. 2015. 克唑替尼治疗 ALK 融合基因阳性的晚期非小细胞肺癌患者的疗效分析. 癌症进展，13（1）：83-86

Davare MA，Vellore NA，Wagner JP，et al . 2015. Structuarl insight into selectivity and resistance profiles of ROS1 tyrosine kinase inhibitors. Proc Natl Acad Sci U S A，112（39）：E5381-5390

David F，Heigener，Martin R . Crizotinib. 2014. Recent results cancer Res，（201）：197-205

Girard N，Audigier-Valette C，Cortot AB，et al . 2015. ALK-rearranged non-small cell lung cancers：how best to optimize the safety of crizotinib in clinical practice? Expert Rev Anticancer Ther，15（2）：225-233

Hatcher JM，Bahcall M，Choi HG，et al. 2015. Discovery of inhibitors that overcome the G1202R anaplastic lymphoma kinase resistance mutation . J med chem，58（23）：9296-9308

Jared M，Thomas ES. 2013. Second-line therapy for advanced NSCLC. Oncologist，18（8）：947-953

Liu SV，Subramaniam D，Cyriac GC，et al . 2014. Emerging protein kinase inhibitors for non-small cell lung cancer. Expert Opin Emerg Drugs，19（1）：51-65

Lu S，Azada MC，Ou SH，et al. 2015. Choroidal metastasis response to crizotinib in a ROS1-rearranged NSCLC patient. Lung Cancer，87（2）：207-209

Mark M，Alice T. 2014. ALK inhibitors in non-small-cell lung cancer：crizotinib and beyond. Clin adv hematol oncol，12（7）：429-439

Niu F Y，Wu Y L. 2015. Personalized treatment strategies for non-small-cell lung cancer in Chinese patients：the role of crizotinib. Onco Targets Ther，8（1）：999-1007

Pailler E，Auge N，Lindsay CR，et al . 2015. High level of chromosomal instability in circulating tumor cells of ROS1-rearranged non-small-cell lung cancer. Ann oncol，26（7）：1408-1415

Puig de la Bellacasa R，Karachaliou N，Estrada-Tejedor R，et al. 2013. ALK and ROS1 as a joint target for the treatment of lung cancer：a review. Transl Lung Cancer Res，2（2）：72-86

Schwab R，Petak I，Kollar M，et al . 2014. Major partial response to crizotinib，a dual MET/ALK inhibitor，in a squamous cell lung carcinoma patient with de novo c-MET amplification in the absence of ALK rearrangement. Lung cancer，83（1）：109-111

Shaw A T，Ou S H I，Bang Y J，et al . 2014. Crizotinib in ROS1-rearranged non-small-cell lung cancer. N Engl J Med，371（21）：1963-1967

Song A，Kim TM，Kim DW，et al. 2015. Molecular changes associated with acquired resistance to crizotinib in ROS1-rearranged non-small cell lung cancer. Clin Cancer Res，21（10）：2379-2387

二十七、色瑞替尼

色瑞替尼［英文名：Ceritinib，商品名：Zykadia］是一种口服的选择性间变性淋巴激酶（anaplastic lymphoma kinase，ALK）抑制剂，是第 2 代酪氨酸激酶抑制剂。色瑞替尼的分子式为 $C_{28}H_{36}ClN_5O_3S$，结构式如下：

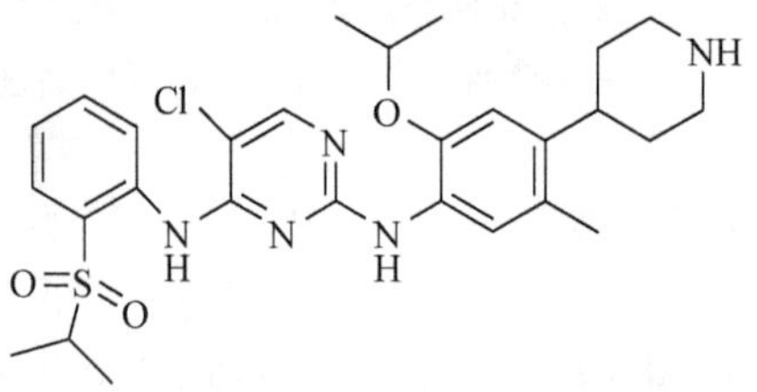

2014 年 4 月 29 日 FDA 批准色瑞替尼上市，用于治疗 ALK（+）、经克唑替尼治疗后疾病进展或不能耐受的转移性非小细胞肺癌患者。

（一）色瑞替尼的作用机制

色瑞替尼是一种口服的小分子酪氨酸激酶抑制剂，可靶向抑制间变性淋巴瘤激酶、胰岛素样生长因子-1R、胰岛素受体和 ROS1，其中对 ALK 的作用具有高度选择性。ALK 是一种受体酪氨酸激酶，属于胰岛素受体超家族。ALK 基因能够与其他基因融合，表达异常的融合蛋白，促进癌细胞的生长。而通过阻断这些 ALK 信号通路能促进肿瘤细胞凋亡、抑制肿瘤细胞生长。ALK 基因重排可导致致癌融合蛋白的表达，与非小细胞肺癌的发生有关。因此，ALK 是肺癌治疗中的重要靶点。色瑞替尼的主要作用机制是抑制 ALK 自身及 ALK 介导的下游信号蛋白的磷酸化，继而抑制 ALK 阳性肿瘤细胞的增殖。

体内外实验中，色瑞替尼对 ALK 的抑制作用表现出剂量依赖性，并在能表达 EML4-ALK 或核仁磷蛋白-ALK 融合蛋白的鼠肿瘤异种移植实验中表现出抗癌活性。

（二）药代动力学

吸收：色瑞替尼的口服生物利用度尚未测定。单次口服给药后达峰时间为 4～6 小时。在 50～750mg 的剂量时，色瑞替尼呈一级线性动力学特征，AUC 和 C_{max} 与给药剂量成正比。一项在健康受试者进行的研究表明，在高脂饮食后予色瑞替尼 500mg，其 AUC 和 C_{max} 比禁食状态下服药的分别增加了 73%和 41%甚至更高，而低脂肪饮食后给药的 AUC 和 C_{max} 与禁食状态相比增加了 58%和 43%，因此与食物同时服用 600mg 可能比空腹服用 750mg 的抗肿瘤效果更佳，但是不良反应也大大增加。

分布：色瑞替尼的血浆蛋白结合率是 97%，单次口服给药 750mg 后的分布容积是 4230L，单剂给药后平均血浆半衰期约为 40 小时，口服 750mg，每日 4 次后约 15 天达到稳态。

代谢：色瑞替尼主要经肝细胞色素 P450 代谢酶（CYP3A）代谢，在血浆中主要是以原形药物的形式存在。中度至重度肝功能损害可能会干扰药物的清除。

排泄：健康受试者单剂量服用色瑞替尼 750mg 后，92.3%经粪便排泄，1.3%经尿液排泄。

（三）FDA 批准适应证及中国国内上市应用情况

1. FDA 批准适应证 色瑞替尼于 2014 年 4 月经 FDA 批准上市，用于治疗对克唑替尼治疗后已进展或不能耐受的间变性淋巴瘤激酶阳性转移性非小细胞肺癌患者。

2. 中国国内上市情况　目前中国未上市。

（四）剂型规格

色瑞替尼为 150mg 硬明胶胶囊，不透明蓝帽和不透明药体，内含白至灰白色粉末状药物。

（五）用法用量

1. 使用方法　口服，750mg/次，每日 1 次，口服直至疾病进展或不可耐受的毒性，空腹使用，即不要在进餐前的 2 小时内服用。

若漏服 1 次色瑞替尼，可补服漏服剂量，除非距下次服药时间不到 12 小时。若服药期间发生呕吐，则不需补充服用本次剂量，可继续按计划执行下次剂量。

2. 不良反应管理

（1）常见的不良反应：色瑞替尼的常见不良反应为 ALT 升高、恶心、AST 升高、腹泻、呕吐。少见的不良反应有神经病变（包括感觉异常、肌肉无力、步态障碍、周围神经病变、感觉迟钝、周围感觉神经病变、感觉障碍、神经痛、周围运动神经病变、肌张力低下或多发性神经病变）、视物障碍（包括视力受损、视物模糊、闪光幻觉、适应性障碍、老视或视力下降）、QT 间期延长。

严重不良药物反应为抽搐、肺炎、ILD/肺炎、呼吸困难、脱水、高血糖和恶心。

（2）剂量调整：表 2-27-1 中列出了因不良反应而对色瑞替尼进行剂量调整的推荐方案。

在按推荐剂量开始治疗后，约 58%患者的至少需要进行 1 次药物减量，至第 1 次减量的中位时间为 7 周。当患者不能耐受每天 300mg 的剂量时，则停用色瑞替尼。

表 2-27-1　色瑞替尼给药中断、减量或停药建议

评价标准	色瑞替尼剂量
ALT 或 AST 升高＞5×ULN 并且总胆红素升高≤2×ULN	暂停给药至恢复至基线水平或≤3×ULN，然后恢复使用色瑞替尼，减量 150mg
ALT 或 AST 升高＞3×ULN 并且总胆红素升高＞2×ULN，无胆汁淤积或溶血	永久停用色瑞替尼
任何级别治疗相关性 ILD/肺炎	永久停用色瑞替尼
QTc 间期在至少 2 个 ECG 上大于 500 毫秒	暂停用药至 QTc 间期＜481 毫秒或恢复至基线（若 QTc 间期≥483 毫秒），然后恢复用药，减量 150mg
QTc 间期延长与尖端扭转或多形性室性心动过速或严重心律失常体征/症状并存	永久停用色瑞替尼
使用了优化止吐或止泻治疗后仍存在严重或不可耐受的恶心、呕吐或腹泻	暂停给药直至症状改善，然后恢复给药，减量 150mg
使用了优化抗高血糖治疗后仍存在持续血糖高于 250mg/dl	暂停给药直至高血糖被适当控制，然后恢复用药，减量 150mg 如用优化药物处理仍不能充分控制高血糖，停止使用色瑞替尼

续表

评价标准	色瑞替尼剂量
不危及生命、有症状的心动过缓	暂停给药直至恢复至无症状心动过缓或心率至 60 次/分或以上，评价同时使用的已知致心动过缓的药物，并调整色瑞替尼剂量
需要干预的临床明显心动过缓或危及生命的心动过缓，患者同时使用已知可致心动过缓或低血压的药物	暂停给药直至恢复至无症状心动过缓或心率至 60 次/分或以上，如可停止合并用药或调整剂量，在严密监视下可恢复使用色瑞替尼，减量 150mg
危及生命的心动过缓，患者未同时服用已知致心动过缓或低血压的药物	永久停用色瑞替尼
脂肪酶或淀粉酶升高＞2×ULN	暂停给药并监测血脂肪酶和淀粉酶，在降至＜1.5×ULN 时可减量 150mg 恢复使用色瑞替尼

注：ALT，谷丙转氨酶；AST，谷草转氨酶；ULN，正常值上限；ILD，间质性肺病；ECG，心电图。

色瑞替尼应尽量避免与 CYP3A4 强诱导剂、强 CYP3A 诱导剂、CYP3A 和 CYP2C9 同时使用，当出现药物反应时应进行剂量调整。

CYP3A4 强抑制剂：酮康唑（一种强 CYP3A4/P-gp 抑制剂）可增加色瑞替尼的全身暴露。用色瑞替尼治疗期间应避免同时使用强 CYP3A 抑制剂。若不可避免需要同时使用强 CYP3A 抑制剂，包括某些抗病毒药物（如利托那韦）、大环内酯类抗生素（如泰利霉素）、抗真菌药物（如酮康唑）和奈法唑酮，减少约 1/3 的色瑞替尼剂量，取整至最接近 150mg 的剂量强度。在停止使用强 CYP3A 抑制剂后，将色瑞替尼用药剂量恢复至用强 CYP3A4 抑制剂前。服用色瑞替尼期间不要食用西柚和西柚汁，因它们可能抑制 CYP3A。

强 CYP3A 诱导剂：利福平（一种强 CYP3A4/P-gp 诱导剂）可降低色瑞替尼的全身暴露。用色瑞替尼治疗期间应避免同时使用强 CYP3A 诱导剂（如卡马西平、苯妥英、利福平和圣约翰草）。

其他药物：根据体外研究数据，色瑞替尼可能会抑制 CYP3A 和 CYP2C9。用色瑞替尼治疗期间避免同时使用已知治疗指数狭窄，或底物主要经 CYP3A 和 CYP2C9 代谢的 CYP3A 和 CYP2C9 底物。如不可避免需要使用这些药物，需考虑降低治疗指数狭窄的 CYP3A 底物剂量（如阿芬太尼、环孢素、双氢麦角胺、麦角胺、芬太尼、匹莫齐特、奎尼丁、西罗莫司、他克莫司）和治疗指数狭窄的 CYP2C9 底物（如苯妥英、华法林）。

（六）禁忌

色瑞替尼无特定禁忌证，但使用时需参考剂量调整和不良反应。

（七）特殊人群用药

1. 妊娠期患者 基于色瑞替尼的作用机制分析，妊娠期妇女使用色瑞替尼对胎儿有危害性。动物研究中，在器官形成期给予大鼠和兔色瑞替尼，使其在母体血浆暴露量低于人体推荐剂量，可致大鼠和兔骨骼异常发生率升高。如在妊娠期间使用本药，或在用药期间妊娠，忠告患者药物对胎儿的潜在危害。

2. 哺乳期患者 色瑞替尼或其代谢物是否存在人乳汁中尚未知。因为许多药物可分泌到人乳汁中，而色瑞替尼对婴儿有潜在严重不良影响，建议哺乳期妇女停止哺乳。

3. 儿童患者　尚未确定色瑞替尼在儿童患者中使用的安全性和有效性。

4. 老年患者　由于色瑞替尼的临床研究中没有包括足够数量年龄在65岁和以上受试者，不能确定他们对药物的反应是否与较年轻受试者不同。在一项研究中，接受推荐剂量ZYKADIA的255例患者，40例（16%）为65岁及以上。

5. 育龄期患者　根据其作用机制，给予妊娠期妇女色瑞替尼可能对胎儿有毒性。建议有生殖能力女性在使用色瑞替尼治疗期间和完成治疗后至少2周内采取有效避孕措施。

6. 肝损害患者　由于色瑞替尼主要通过肝脏清除，肝损害患者暴露量可能增加。根据群体药代动力学分析，轻度肝损害患者［总胆红素≤ULN、AST＞ULN或总胆红素大于（1.0～1.5）×ULN、任何 AST］不建议剂量调整。对中至重度肝损害患者的推荐剂量尚未确定。

（八）临床研究介绍

一项由Shaw等开展的Ⅰ期临床试验确定了色瑞替尼对ALK阳性的晚期非小细胞肺癌患者的最大耐受性、安全性、不良反应、药代动力学及抗肿瘤活性。该试验分为两个阶段：由50mg/d增至750mg/d的剂量递增阶段，以及随后的750mg扩展阶段。在每天接受色瑞替尼剂量≥400mg的114例患者中，1%完全缓解，57%部分缓解，22%稳定，11%病情进展，10%因无早期的研究数据撤出试验。试验结果是客观缓解率58%（95% CI：48%～67%）。剂量为750mg/d的患者的客观缓解率为59%（95% CI：47%～70%）；接受过克唑替尼治疗的患者客观缓解率为56%（95% CI：41%～70%），初治患者客观缓解率为64%（95% CI：44%～81%），所有患者实现完全缓解或部分缓解的反应中位时间是8.2个月，64%患者的响应期≥6个月。中位无进展生存期为7个月（95% CI：5.6～9.6）。

Kim开展的一项单臂Ⅰ期临床试验中，124例ALK阳性的初次脑转移的非小细胞肺癌患者接受750mg/d的色瑞替尼治疗。客观缓解率为54%（95% CI：44.9%～63.0%），中位生存期是6.9个月（95% CI：5.4%～8.4%），脑肿瘤缩小50%（95% CI：39.7%～60.3%）。

一项多中心、单臂、开放的临床试验确立了色瑞替尼的疗效。共纳入研究163例患者，为ALK阳性转移性非小细胞肺癌，既往接受克唑替尼治疗并进展或不耐受克唑替尼。所有患者均接受色瑞替尼治疗，750mg每天口服1次。按RECIST 1.0标准由研究者和盲态独立中心评审委员会两方面评价，主要疗效指标为客观缓解率，次要评价指标为缓解持续时间。研究结果表明色瑞替尼的缓解率为54.6%，中位缓解持续时间为7.4个月。

（李荣清　张燕华　赵明利）

参考文献

杜萍，刘丽宏. 2015. EML4-ALK融合基因阳性分子靶向药物研究进展. 中国新药杂志，24（16）：1856-1861
李文瀚，杜小莉. 2015. 新一代抗非小细胞肺癌药物色瑞替尼. 中国新药杂志，24（23）：2641-2644
马丽，张树才. 2014. ALK 阳性非小细胞肺癌靶向治疗研究进展. 中国肺癌杂志，17（12）：850-854
王以富，穆帅，张晓军. 2016. ALK阳性非小细胞肺癌靶向治疗药物研究进展. 现代药物与临床，31（7）：1118-1124
Chen J，Jiang C，Wang S. 2013. LDK378：a promising anaplastic lymphoma kinase（ALK）inhibitor. J Med

Chem，56（14）：5673-5674

Dhillon S，Clark M. 2014. Ceritinib：first global approval. Drugs，74（11）：1285-1291

Felip E，Orlov S，Park K，et al. 2015. ASCEND-3：a single-arm，open-label，multicenter phase Ⅱ study of ceritinib in ALKi-naive adult patients(pts)with ALK-rearranged(ALK+)non-small cell lung cancer(NSCLC). J Clin Oncol，33（15 Suppl）：8060

Friboulet L，Lin，Katayama R，et al. 2014. The ALK inhibitor ceritinib overcomes crizotinib resistance in non-small-cell-lung cancer. Cancer Discov，4（12）：1-12

Kerner GS，Koole MJ，Bongaerts AH，et al. 2016. Total body metabolic tumor response in ALK positive non-small cell lung cancer patients treated with ALK inhibition. PLoS One，11（5）：149955

Kim DW，Mehra R，Tan DS，et al. 2014. Ceritinib in advanced anaplastic lymphoma kinase(ALK)-rearranged (ALK +) nonsmall cell lung cancer (NSCLC)：results of the ASCEND-1 trial. J Clin Oncol，32 (Suppl 5)：abstract 8003

Marsilje TH，Pei W，Chen B，et al. 2013. Synthesis，structureactivity relationships，and in vivo efficacy of the novel potent and selective anaplastic lymphoma kinase（ALK）inhibitor 5-chloro-N2-（2-isopropoxy-5-methyl-4（piperidin-4-yl）phenyl）-N4（2（isopropylsulfonyl）phenyl）pyrimidine-2，4-diamine（LDK378）currently in phase 1 and phase 2 clinical trials. J Med Chem，56（14）：5675-5690

Massrelli E，Papadimitrakopolor V. 2015. Ceritinib for the treatment oflate-stage(metastatic)non-small cell lung cancer. Clin Cancer Res，21（4）：670-674

Menichincheri M，Ardini E，Magnaghi P，et al. 2016. Discovery of entrectinib：a new 3-aminoindazole as a potent anaplastic lymphoma kinase（ALK），c-ros oncogene 1 kinase（ROS1），and pan-tropomyosin receptor kinases（Pan-TRKs）inhibitor. J Med Chem，59（7）：3392-3408

Novartis Pharmaceuticals. 2015. LDK378 versus chemotherapy in ALK rearranged（ALK positive）patients previously treated with chemotherapy(platinum doublet)and crizotinib. Bethesda，Maryland：ClinicalTrials. gov.［2015-06-10］

Novartis Pharmaceuticals. 2015. LDK378 versus chemotherapy in previously untreated patients with ALK rearranged non-small cell lung cancer. Bethesda，Maryland：ClinicalTrials. gov.［2015-06-10］

Shaw AT，Kim DW，Mehra R，et al. 2014. Ceritinib in ALK-rearranged non-small-cell lung cancer. N Engl J Med，370（13）：1189-1197

Shaw AT，Yeap BY，Mino-Kenudson M，et al. 2009. Clinical features and outcome of patients with no-small-cell-lung cancer who harbor EML4-ALK. J Clin Oncol，27（26）：4247-253

Tan DS-W，Shaw AT，Mehra R，et al. 2014. Ceritinib in Asian versus Caucasian patients(Pts)with advanced anaplastic lymphoma kinase(ALK)-rearranged(ALK +)NSCLC：subgroup analysis of the ASCEND-1 trial. J Clin Oncol，32（Suppl 5）：abstract 8078

Wu J，Savooji J，Liu D. 2016. Second-and third-generation ALK inhibitors for non-small cell lung cancer. J Hematol Oncol，9：19

Xu J，Jin B，Chu T，et al. 2016. EGFR tyrosine kinase inhibitor（TKI）in patients with advanced non-small cell lung cancer（NSCLC）harboring uncommon EGFR mutations：a real-world study in China. Lung Cancer，96：87-92

二十八、阿 法 替 尼

阿法替尼［英文名：Afatinib，商品名：Gilotrif®］是一种表皮生长因子受体（EGFR）、人表皮生长因子受体 2（HER2）及人表皮生长因子受体 4（HER4）酪氨酸激酶的不可逆抑制剂，其分子式为 $C_{24}H_{25}ClFN_5O_3$，结构式如下：

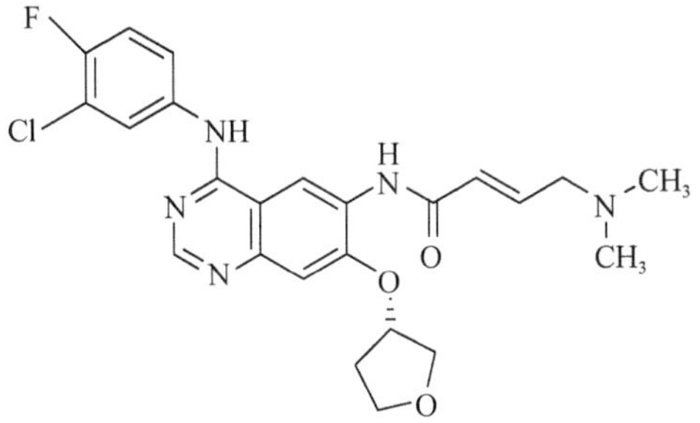

2013 年 7 月 12 日 FDA 批准阿法替尼在美国上市，用于治疗表皮生长因子受体外显子 19 缺失或外显子 21（L858R）替代突变的转移性非小细胞肺癌，该药对 HER2 阳性的晚期乳腺癌患者也有效。

（一）阿法替尼的作用机制

酪氨酸激酶受体 EGFR 家族也称为人表皮生长因子受体（human epidermal growth factor receptor，HER）或者 ErbB 家族，由 HER1/ErbB1、HER2/ErbB2、HER3/ErbB3、HER4/ErbB4 组成。EGFR 是一种细胞膜表面的糖蛋白受体，其结构分为胞外配体结合区、跨膜结构域及具有酪氨酸激酶活性的胞内区域。当配体与受体胞外结合后 EGFR 被活化，EGFR 单体之间或 EGFR 与 ErbB 家族其他成员之间形成同源或异源二聚体，而后 EGFR 胞内的酪氨酸激酶区域被活化，发生酪氨酸的自身磷酸化，从而引起下游信号通路如 PI3K/AKT 和 RAS/RAF/MAPK 通路等的活化，最终导致癌细胞异常增殖和转移。EGFR 在激酶部分包括了激活突变位点（外显子 18～21），这些突变位点最初对吉非替尼治疗有明显反应。EGFR 包含了外显子 19 的缺失突变（Del19）和外显子 21 的替换突变（L858R），还有少见突变，如 G719S、L861Q 等，这些突变能在缺乏配体的状态下增强激酶的结构活性，进而能打破激酶激活和非激活的平衡状态，使平衡向激活状态倾斜。受体与配体通过竞争性结合降低 ATP 与 EGFR 结合亲和力。

阿法替尼为苯胺喹那唑啉化合物，是一种不可逆的 EGFR、HER2 双重酪氨酸激酶受体抑制剂，它能不可逆地与 EGFR-HER2 酪氨酸激酶结合，抑制酪氨酸激酶的活化，进而阻断 EGFR-HER2 介导的肿瘤细胞信号转导，抑制肿瘤细胞的增殖与转移，促进肿瘤细胞的凋亡。其活性的丙烯酰胺能不可逆地与 EGFR 和 HER2 的半胱氨酸残基（分别为组成 Cys773 和 Cys805）激酶结构域共价结合。阿法替尼对厄洛替尼和吉非替尼耐药的 T790M 突变仍然具有活性。

（二）FDA 批准适应证及中国上市应用情况

1. FDA 批准适应证 阿法替尼适用于由 FDA 批准的检测方法检测出的 EGFR 外显子 19 缺失或外显子 21（L858R）替代突变的转移性非小细胞肺癌患者的一线治疗。

2. 中国上市应用情况 2017 年 2 月批准用于具有 EGFR 基因敏感突变的局部晚期或转移性非小细胞肺癌，既往未接受过 EGFR 酪氨酸激酶抑制剂治疗；含铂化疗期间或化疗后疾病进展的局部晚期或转移性鳞状组织学类型的非小细胞肺癌。

（三）剂型规格

阿法替尼为薄膜包衣圆形片剂，有 40mg、30mg、20mg 三种规格。

（四）用法用量

1. 使用方法 口服 40mg/次，每天 1 次，直至疾病进展或患者不能耐受。至少在餐前 1 小时或餐后 2 小时用药。距下次给药 12 小时不可服用漏服剂量。如果漏服 1 次，应在当天记起时尽快服用。但是如果距下次服药的时间不足 8 小时，则不需要额外补充漏服的剂量。

2. 不良反应管理

（1）常见的不良反应：阿法替尼最常见的严重不良反应为腹泻、呕吐、皮疹/痤疮、甲沟炎、口腔炎；心脏舒张功能障碍、左室功能障碍或心室扩张；呼吸困难、疲乏、低钾血症。致命性不良反应包括肺毒性/ILD 样不良反应、脓血症和肺炎。

（2）不同不良反应剂量调整参考：不同不良反应的用药指导原则见表 2-28-1，因药物相互作用进行的剂量调整见表 2-28-2。

表 2-28-1 不同不良反应的用药指导原则

不良反应	用药指导原则
1. NCI CTCAE 3 级或更高级别的不良反应 2. 在服用止泻药时，仍有持续 2 天或连续更多天的 2 级或更高级别腹泻 3. 持续很久（持续长于 7 天）或不能耐受的 2 级皮肤反应 4. 2 级或更高级别肾功能不全	应保留阿法替尼剂量，当不良反应完全缓解、恢复至基线水平或改善至 1 级时可恢复治疗。降低剂量重新使用阿法替尼，即比发生不良反应的剂量每天减少 10mg 使用
1. 威胁生命的大疱性、起疱性或剥脱性皮肤病变 2. 确诊的间质性肺病（ILD） 3. 重度药物性肝损伤 4. 持续溃疡性角膜炎 5. 有症状的左心室功能障碍 6. 在每天 20mg 剂量时发生重度或不能耐受的不良反应	永久停用阿法替尼

表 2-28-2　药物相互作用进行的剂量调整指导原则

同时服用药物	剂量指导原则
P-gp 抑制剂 包括但不限于利托那韦、环孢素 A、酮康唑、伊曲康唑、红霉素、维拉帕米、奎尼丁、他克莫司、奈非那韦、沙奎那韦和胺碘酮	与阿法替尼同时使用 P-gp 抑制剂，可能增加阿法替尼的暴露量。对需要使用 P-gp 抑制剂治疗的患者，如不能耐受则每天减少阿法替尼 10mg，当能耐受停止 P-gp 抑制剂治疗时，恢复之前的治疗剂量
P-gp 诱导剂 包括但不限于利福平、卡马西平、苯妥英、苯巴比妥和圣约翰草	与阿法替尼同时使用 P-gp 诱导剂，可能降低阿法替尼的暴露量。对需要使用 P-gp 诱导剂慢性治疗的患者，如能耐受则每天增加阿法替尼 10mg，停止 P-gp 诱导剂 2～3 天后恢复之前的治疗剂量

（五）禁忌

阿法替尼无特定禁忌证，但使用时需参考剂量调整和不良反应。

（六）特殊人群用药

1. 妊娠期患者　根据其作用机制，妊娠期妇女使用阿法替尼可致胎儿损害。阿法替尼有胚胎毒性，在动物中有母体毒性，在兔中剂量 5mg/kg 体重（按 AUC 约为人推荐剂量每天 40mg 时暴露量的 0.2 倍）或更高剂量时，可导致妊娠晚期流产。如妊娠时使用此药，或当服用此药时患者妊娠，应忠告患者药物对胎儿的潜在危害。

2. 哺乳期患者　阿法替尼是否存在在人乳汁中尚未知。在给药 1～6 小时后，发现阿法替尼存在于哺乳大鼠乳汁中，浓度较血浆浓度高出 80～150 倍。由于许多药物存在于人乳汁中，以及阿法替尼对哺乳婴儿存在潜在严重不良反应，应考虑到药物对母亲的重要性后决定是否终止哺乳或终止用药。

3. 儿科患者　儿童患者使用阿法替尼的安全性和有效性尚未确定。

4. 老年患者　在 3865 例阿法替尼临床研究的患者中，32%患者为 65 岁及以上，而 7%为 75 岁及以上。未观察到 65 岁及以上患者较年轻患者的安全性存在总体差异。研究 1 中，345 例患者中 39%为 65 岁或以上，4%为 75 岁或以上，未观察到 65 岁及以上患者较年轻患者的有效性存在总体差异。

5. 育龄期患者　建议有生殖潜力的女性在阿法替尼治疗期间和末次给药后至少 2 周内采取高效避孕措施。建议服用阿法替尼期间发生妊娠或怀疑妊娠的妇女，联系专业人士咨询意见。

6. 肝功能不全患者　尚未在严重（Child-Pugh C 级）肝功能不全患者中进行阿法替尼的研究。

7. 肾功能不全患者　尚未在重度肾功能不全（CLcr＜30ml/min）患者中进行阿法替尼的研究。

（七）临床研究介绍

非小细胞肺癌（NSCLC）：研究 1（lUX-Lung 3）。在一项随机、多中心、开放试验中，对 EGFR 突变阳性、转移性的 NSCLC 患者的一线治疗评估了阿法替尼的疗效和安全性。

患者随机化（2∶1）接受阿法替尼 40mg 口服，每天 1 次或 6 个疗程的培美曲塞/顺铂治疗。按照 EGFR 突变状态（外显子 19 缺失、外显子 21 L858R、其他突变）和种族（亚裔比非亚裔）随机化分层。主要疗效指标是无进展生存期（PFS），次要疗效指标包括客观缓解率和总生存期（OS）。

与随机至化疗组患者相比，由IRC确定的PFS经证实在阿法替尼组有显著的统计改善，见表 2-28-3。对最终计划分析的 84%事件进行中期分析时，未发现总生存期在组间有显著统计学差异。

亚组分析是根据分层因素进行：EGFR 突变状态（Del19、L858R、其他）和突变分类[常见（Del19、L858R），不常见（其他）]。

有 26 例接受阿法替尼治疗的患者为“其他”（不常见）EGFR 突变亚组，并有 9 种独特突变形式。这 26 例患者无一例达到完全缓解，4 例达到部分缓解。阿法替尼治疗的以下突变患者未观察到疾病缓解：单 T790M 突变（n=2）、外显子 19 缺失和 T790M 突变（n=3）、G719X 和 T790M 突变（n=1）、外显子 20 插入（n=6）、单 L861Q 突变（n=3）。在“其他”不常见 EGFR 突变亚组有 11 例患者接受化疗；其中，4 例（36%）达到部分缓解（表 2-28-3）。

表 2-28-3　由研究者评估的接受阿法替尼治疗“其他”（不常见）EGFR 突变亚组患者中肿瘤客观缓解率

EGFR 突变	阿法替尼治疗患者数	部分缓解患者数	缓解持续时间（月）
L858R 和 T790M	5	1	6.9
L858R 和 S768I	2	1	12.4[a]
S768I	1	1	16.5[a]
G719X	3	1	9.6

a 删失观察值。

（李荣清　张燕华　赵明利）

参 考 文 献

李静，武新虎，刘志冰，等. 2013. 阿法替尼联合西妥昔单抗治疗非小细胞肺癌 EGFR T790M 突变所致的吉非替尼耐药. 肿瘤，33（7）：619-623

王允芬，宋勇. 2012. Afatinib（阿法替尼）治疗非小细胞肺癌的研究进展. 中华肺部疾病杂志：电子版，05（4）：364-370

Chen X，Zhu Q，Zhu L，et al. 2013. Clinical perspective afatinib in nonsmall cell lung cancer. Lung Cancer，81（2）：155161

Dienstmann R，Dosso SD，Felio E，et al. 2012. Drug development to overcome resistance to EGFR inhibitors in lung and colorectal cancer. Mol Oncol，6（1）：1526

Dungo RT，Keating GM. 2013. Afatinib：first global approval. Drugs，73（13）：1503-1515

Giroux S. 2013. Overcoming acquired resistance to kinase inhibition：The cases EGFR，ALK and BRAF. Bioorg

Med Chem Lett，23（2）：394-401

Hirsh V，Cadranel J，Cong XJ，et al. 2013. Symptom and quality of life benefit of afatinib in advanced non-small-cell lung cancer patients previously treated with erlotinib or gefitinib：Results of a randomized phase Ⅱb /Ⅲ trial（LUX-Lung 1）. J Thorac Oncol，8（2）：229-237

Jackman D，Pao W，Riely GJ，et al. 2010. Clinical definition of acquired resistance to epidermal growth factor receptor tyrosine kinase inhibitors in non-small-cell lung cancer. J Clin Oncol，28（2）：357-360

Katakami N，Atagi S，Goto K，et al. 2013. LUX-Lung 4：A phase Ⅱ trial of afatinib in patients with advanced non-small-cell lung cancer who progressed during prior treatment with erlotinib，gefitinib，or both. J Clin Oncol，31（27）：3335-3341

Lee CK，Brown C，Gralla RJ，et al. 2013. Impact of EGFR inhibitor in non-small-cell lung cancer on progression-free and overall survival：a Meta-analysis. J Natl Cancer Inst，105（9）：595-605

Li J，Wu XH，Liu ZB，et al. 2013. Overcoming acquired resistance to gefitinib in NSCLC with EGFR T790M mutation using combination afatinib and cetuximab. Tumor，33（7）：619-623

Miller VA，Hirsh V，Cadranel J，et al. 2012. Afatinib versus placebo for patients with advanced，metastatic non-small-cell lung cancer after failure of erlotinib，gefitinib，or both，and one or two lines of chemotherapy（LUX-Lung 1）：A phase 2b/3 randomised trial. Lancet Oncol，13（5）：528-538

Park K，Tan EH，O'Byrne K，et al. 2016. Afatinib versus gefitinib as first-line treatment of patients with EGFR mutation-positive non-small-cell lung cancer（LUX-Lung 7）：A phase 2B，open-label，randomised controlled trial. Lancet Oncol，17（5）：577-589

Schuler M，Yang JC，Park K，et al. 2016. Afatinib beyond progression in patients with non-small-cell lung cancer following chemotherapy，erlotinib/gefitinib and afatinib：Phase Ⅲ randomized LUX-Lung 5 trial. Ann Oncol，27（3）：417-423

Schuler MH，Yang JC，Park K，et al. 2014. Continuation of afatinib beyond progression：results of a randomized，open-label，phase Ⅲ trial of afatanib plus paclitaxel（P）versus investigator's choice chemotherapy（CT）in patients（pts）with metastatic non-small cell lung cancer（NSCLC）progressed on erlotinib/gefitinib（E/G）and afatanib-LUX-Lung5（LL5）. J Clin Oncol，32（Suppl）：abstract 8019

Sequist LV，Yang JC，Yamamoto N，et al. 2013. Phase Ⅲ study of afatinib or cisplatin plus pemetrexed in patients with metastatic lung adenocarcinoma with EGFR mutations. J Clin Oncol，31（27）：3327-3334

Solca F，Dahl G，Zoephel A，et al. 2012. Target binding properties and cellular activity afatinib（BIBW 2992），an irreversible ErbB family blocker. J Pharmacol Exp Ther，343（2）：342-350

Soria JC，Felip E，Cobo M，et al. 2015. Afatinib versus erlotinib as second-line treatment of patients with advanced squamous cell carcinoma of the lung（LUX-Lung 8）：an open-label randomised controlled phase 3 trial. Lancet Oncol，16（8）：897-907

Wu YL，Zhou C，Hu CP，et al. 2014. Afatinib versus cisplatin plus gemcitabine for first-line treatment of Asian patients with advanced non-small-cell lung cancer harbouring EGFR mutations（LUX-Lung6）：an open-label，randomised phase 3 trial. Lancet Oncol，15（2）：213-222

Yang JC，Sequist LV，Schuler MH，et al. 2014. Overall survival（OS）in patients（pts）with advanced non-small cell lung cancer（NSCLC）harboring common（Del19/L858R）epidermal growth factor receptor mutations（EGFR mut）：Pooled analysis of two large open-label phase Ⅲ studies（LUX-Lung3［LL3］and LUX-Lung6［LL6］）comparing afatinib with chemotherapy（CT）. J Clin Oncol，32（Suppl）：8046

Yang JC，Wu YL，Schuler M，et al. 2015. Afatinib versus cisplatin-based chemotherapy for EGFR mutation-positive lung adenocarcinoma（LUX-Lung 3 and LUX-Lung 6）：Analysis of overall survival data from two randomised，phase 3 trials. Lancet Oncol，16（2）：141-151

二十九、索 拉 非 尼

索拉非尼［英文名：Sorafenib，商品名：多吉美®（Nexavar®）］，是由美国拜耳和 Onyx 公司研制的一种口服的多靶点、多激酶抑制剂，分子式为 $C_{21}H_{16}ClF_3N_4O_3$，结构如下：

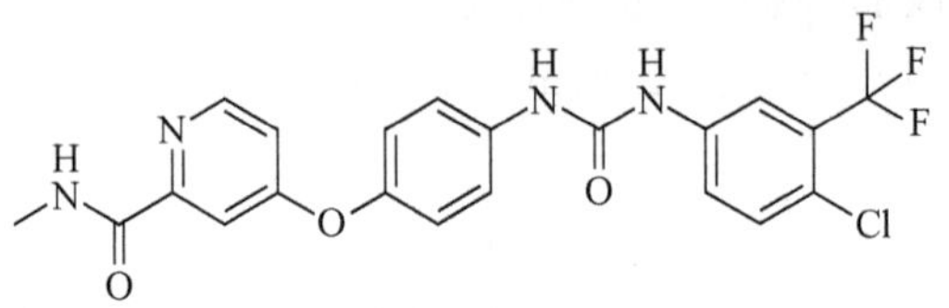

2005 年 12 月 20 日 FDA 批准索拉非尼成为美国首个获准上市的多靶点靶向治疗药物，2006 年 9 月 12 日 CFDA 批准在中国上市，用于治疗不能手术切除和远处转移的肝细胞癌（HCC）。

（一）索拉非尼的作用机制

肝癌的生长依赖多种因素的作用，包括细胞增殖、存活和新生血管的形成。其中多种活化受体酪氨酸激酶（RTK）的信号分子，如转染期间的重新排列（RET）、快速增生的纤维肉瘤激酶（RAF），FMS 样酪氨酸激酶（FLT-3）和 CD117 细胞因子受体（Kit）等可刺激肿瘤细胞增殖；多种促血管生成因子如血管内皮生长因子（VEGFR-2）、淋巴内皮细胞中 VEGFR-3 和平滑肌细胞中 PDGFR-β的过表达是肿瘤新生血管生成所必需的。肿瘤细胞系和肿瘤异种移植模型研究表明索拉非尼同时通过两种途径抑制肝癌生长：一是抑制 VEGFR 和 PDGF 刺激产生的新生血管生成，二是抑制 RAF/分裂素细胞外激酶（MEK）/胞外信号调节激酶（ERK）通路诱导的肿瘤细胞增殖。索拉非尼的特异性抗增殖作用取决于特定的肿瘤细胞是通过何种生长因子来刺激肿瘤增殖，其除了发挥直接的抗肿瘤细胞作用外，还能高效抑制肿瘤的新血管形成。

（二）药代动力学

索拉非尼片剂平均相对 AUC 为 38%～49%。索拉非尼清除半衰期为 25～48 小时，7 天后达到稳态血药浓度。口服后 3 小时达到最高血药浓度，高脂饮食降低其 AUC。索拉非尼主要在肝脏内通过 CYP3A4 介导的氧化作用代谢，还有 UTG1A9 介导的糖苷酸代谢，无人种差异。

（三）FDA批准适应证及中国上市应用情况

1. FDA批准适应证　用于治疗不能手术切除的HCC；进展期肾细胞癌；放射性碘治疗抵抗的进展期、复发、转移的分化型甲状腺癌。

2. 中国国内上市情况　索拉非尼于2006年9月12日以通用名"甲苯磺酸索拉非尼片"和商品名"多吉美"注册在国内上市，截至目前，索拉非尼在中国被批准用于治疗无法手术或远处转移的HCC；不能手术的晚期肾细胞癌。目前缺乏在晚期HCC患者中索拉非尼与介入治疗如肝动脉栓塞化疗（TACE）比较的随机对照临床研究数据，因此尚不能明确本品相对介入治疗的优劣，也不能明确对既往接受过介入治疗后患者使用索拉非尼是否有益，建议医生根据患者具体情况综合考虑，选择适宜治疗手段。

（四）剂型规格

索拉非尼为红色圆形片，每片200mg，60片一盒。

（五）用法用量

1. 使用方法　空腹时口服（进食前1小时或进食后2小时以上），以50ml温开水吞服，服药期间避免高脂餐。

推荐服用索拉非尼的剂量为0.4g/次，每日2次，应持续治疗至患者不能获得临床受益或出现不可耐受的毒性反应。

使用前无须特殊准备，但建议肝功能Child-Pugh A和B级患者使用，不建议Child-Pugh C级和血小板＜50×10^9/L的患者使用。

2. 不良反应管理

（1）常见的不良反应：索拉非尼最常见不良反应是腹泻、皮疹、脱发、乏力、脂肪酶升高和手足皮肤反应。

（2）不同不良反应剂量调整参考：需永久停用或暂停用药的情况见表2-29-1。

表2-29-1　需永久停用或暂停用药的情况

不良反应	用药指导原则
1. 出血（有可能用药后会增加出血机会）	永久停用
2. 心肌缺血，心肌梗死	
3. 胃肠道穿孔	
1. 伤口愈合并发症	暂停用药
2. 需做大手术的患者建议停用	
3. 胃肠道穿孔	

对疑似不良反应的处理包括暂停或减少索拉非尼用量，如需减少剂量，通常减为单剂量，即每日1次，每次0.4g（2×0.2g），或根据皮肤毒性反应做相应调整，具体见表2-29-2。

表 2-29-2　皮肤毒性剂量调整原则

皮肤不良反应分级	不良反应发生频率	建议剂量调整
1 级：麻痹，感觉迟钝，感觉异常，麻木感，无痛肿胀，手足红斑或不适但不影响日常活动	任何时间出现	继续使用本品，同时给予局部治疗（如尿素软膏/芦荟软膏等）以消除症状
2 级：伴疼痛的手足红斑和肿胀和（或）影响日常生活的手足不适	首次出现	继续使用本品，同时给予局部治疗以消除症状。7 天之内如果症状没有改善，见下
	7 天之内症状没有改善或第 2 次、第 3 次出现	中断本品治疗直至毒性缓解至 0～1 级。重新开始本品治疗时，减少至单剂量（每日 0.4g）
	第 4 次出现	终止本品治疗
3 级：湿性脱皮，溃疡，手足起疱、疼痛或导致患者不能工作和正常生活的严重手足不适	第 1 次出现或第 2 次出现	中断本品治疗直至毒性缓解至 0～1 级 当重新开始本品治疗时，减少至单剂量（每日 0.4g）
	第 3 次出现	终止本品治疗

（六）禁忌

索拉非尼无特定禁忌证，但使用时需参考剂量调整、不良反应及特殊人群用药。

（七）特殊人群应用

1. 妊娠期患者　妊娠期避免使用索拉非尼。

2. 儿科患者　尚无儿童患者应用索拉非尼的安全性及有效性资料。

3. 老年患者　老年人无须调整剂量。

4. 肝功能不全患者　轻度到中度肝损害患者（Child-Pugh A 级和 B 级）无须调整剂量。尚未进行重度肝损害患者（Child-Pugh C 级）应用索拉非尼的研究。

5. 肾功能不全患者　轻中度或不需透析的重度肾功能损害患者无须调整剂量。

（八）临床研究介绍

索拉非尼是当前唯一批准的针对晚期 HCC 全身治疗的靶向药物。两个随机、安慰剂对照、双盲、Ⅲ期研究（SHARP 和亚太地区研究）显示，索拉非尼能够延长不可手术的或远处转移的 HCC 患者的总生存期（OS），并具有可接受的安全特性。

1. SHARP Ⅲ期试验　一项多中心、安慰剂对照、双盲的索拉非尼治疗 HCC 随机化评估方案（SHARP），602 例晚期转移性 HCC 患者（ECOG PS 0～2，Child-Pugh A 级，既往没有接受 HCC 全身治疗，预期存活时间≥12 周）随机（1∶1）接受索拉非尼（400mg，每日 2 次，口服给药）或安慰剂。主要研究目的为比较两组的 OS 和至症状进展时间（TTSP）。结果显示：索拉非尼组和安慰剂组患者中位 OS 分别为 10.7 个月和 7.9 个月（危害比为 0.69，95% CI：0.55～0.87；P＜0.001），提示与安慰剂相比，单一药物索拉非尼能够显著延长患者的总生存期。基于 321 例（索拉非尼组 n=143，安慰剂组 n=178）死亡分析，索拉非尼组危害比为 0.69（95%CI：0.55～0.87，P<0.000 58），索拉非尼组和安慰剂组患者 1 年后的存活率分别为 44%和 33%。生存获益显著，死亡风险减少 31%。索拉非尼组和安慰剂组的 TTSP 无显著差异(分别为 4.1 个月和 4.9 个月,索拉非尼组危害比为 1.08,95%CI:0.88～1.31，P<0.77)。治疗相关不良反应和基础疾病症状都可能影响调查问卷（部分用于测量症状进展）中的患者应答。基于患者对 HCC 特异性生活质量评估的应答，索拉非尼显示能够维持患者生理功能。SHARP 研究的次要结果包括影像学疾病进展时间和安全性。基于对影像学数据的独立性评估，索拉非尼组和安慰剂组的中位影像学疾病进展时间分别为 5.5 个月和 2.8 个月（索拉非尼组危害比为 0.58，95%CI：0.45～0.74，P<0.0001）。多数不良反应均与在 HCC 或 RCC 患者的既往研究结果一致。索拉非尼组和安慰剂组治疗相关不良反应总发生率分别为 80%和 52%。索拉非尼组中，多数不良反应为 1～2 级，主要与胃肠道、体质或皮肤病相关。三种最常见不良反应是疲劳、腹泻和手足皮肤反应。3 级药物相关性不良反应包括疲劳、体重减轻、手足皮肤反应、皮疹或脱皮、腹泻、呕吐、高血压、腹痛和出血。除疲劳外，研究中未出现 4 级药物相关不良反应（表 2-29-3）。除了 3 级低磷血症和 3～4 级血小板减少出现于索拉非尼组外，其余 3～4 级实验室指标异常在两组的发生率类似。

表 2-29-3　SHARP 研究中药物相关不良反应发生率

不良反应	索拉非尼（n=297）			安慰剂（n=302）			P 值	
	任一等级（%）	3 级（%）	4 级（%）	任一等级（%）	3 级（%）	4 级（%）	任一等级	3 级或 4 级
总发生率	80			52				
疲劳	22	3	1	16	3	<1	0.07	1.00
体重减轻	9	2	0	1	0	0	<0.001	0.03
脱发	14	0	0	2	0	0	<0.001	
皮肤干燥	8	0	0	4	0	0	0.04	不适用
手足皮肤反应	21	8	0	3	<1	0	<0.001	<0.001
瘙痒	8	0	0	7	<1	0	0.65	1.0
皮疹或脱皮	16	1	0	1	0	0	<0.001	0.12
其他皮肤病	5	1	0	1	0	0	<0.001	0.12
厌食	14	<1	0	3	1	0	<0.001	1.00
腹泻	39	8	0	11	2	0	<0.001	<0.001
恶心	11	<1	0	8	1	0	0.16	0.62
呕吐	5	1	0	3	1	0	0.14	0.68
声音变化	6	0	0	1	0	0	<0.001	不适用
高血压	5	2	0	2	1	0	0.05	0.28
肝功能障碍	<1	<1	0	0	0	0	0.50	0.50
腹痛	8	2	0	3	1	0	0.007	0.17
出血	7	1	0	4	1	<1	0.07	1.00

由于SHARP研究无法评估不同亚组患者治疗效果的差异，因此没有进行校正用于多重比较。研究人员对SHARP研究进行了若干预先计划的探索性亚组分析，通过不同的人口统计学、基线和预后特征来评估索拉非尼治疗HCC患者的有效性和安全性。对丙型病毒性肝炎（丙肝）性HCC和酒精性HCC的亚组分析显示，索拉非尼对这类患者的安全性和有效性与整个研究人群具有可比性。在SHARP研究纳入的602例患者中，178例为丙肝病毒阳性（索拉非尼组，*n*=93；安慰剂组，*n*=85）。索拉非尼组和安慰剂组基线特征类似。索拉非尼组和安慰剂组的中位OS分别为14个月和7.9个月（索拉非尼组危害比为0.58，95% CI：0.37～0.91）。索拉非尼组和安慰剂组的中位影像学进展时间（基于独立评审和RECIST标准）分别为7.6个月和2.8个月（索拉非尼组危害比为0.44，95%CI：0.25～0.76），两治疗组的TTSP类似（表2-29-4）。

表2-29-4　SHARP研究中索拉非尼对丙肝性HCC患者的疗效

研究终点	索拉非尼（*n*=93）	安慰剂（*n*=85）	危害比
中位OS（月）	14	7.9	0.58
TTSP（月）	NR	NR	—
中位至放射学进展时间（月）	7.6	2.8	0.44
疾病控制率（%）	44	31	—

注：NR，未报道，但是研究者声明两治疗组数值类似。

亚组分析的安全性数据与SHARP研究全人群的结果类似，多数不良反应为1～2级（按常见毒性反应标准），具有可预测性且可管理。

另一项SHARP研究后续亚组分析评估了索拉非尼治疗酒精性HCC（*n*=159，索拉非尼组*n*=79，安慰剂组*n*=80）的安全性和有效性（表2-29-5）。

表2-29-5　SHARP研究中索拉非尼治疗酒精性肝病的安全性和有效性

研究终点	索拉非尼（*n*=79）	安慰剂（*n*=80）	危害比
中位OS（月）	10.3	8.0	0.76（95% CI：0.50～1.16）
中位TTP（月）	5.5	3.9	0.64（95% CI：0.40～1.03）

索拉非尼组最常见的药物相关不良反应为腹泻（47%）、疲劳（21%）和手足皮肤反应（21%）；在安慰剂组中，以上不良反应发生率分别为10%、13%和6%。索拉非尼组和安慰剂组药物相关不良反应比例分别为81%和54%。其他预后亚组分析也显示索拉非尼的一致性获益（与安慰剂相比）。按照“肿瘤负荷”[存在大血管浸润和（或）肝外扩散]和ECOG PS进行随机分层，采用BCLC分期以区分具有不同预后的患者（早期至晚期）。基线ECOG PS 0分325例患者的危害比为0.68（95%CI：0.5～0.95），索拉非尼组具有优势；基线ECOG PS 1～2分277例患者的危害比为0.71（95% CI：0.52～0.96），索拉非尼组具有优势。BCLC C期患者（索拉非尼危害比为0.70，95% CI：0.55～0.88）和BCLC B期患者（索拉非尼危害比为0.72，95% CI：0.38～1.38）均有索拉非尼治疗获益（与安慰剂相比）。应当注意到，BCLC B期患者亚组少数事件（38例死亡）解释了较大的可信区间。因此，与安慰剂

相比，在不同预后亚组间均可以观察到索拉非尼治疗获益。370 例年龄较大患者（≥65 岁）亚组也能观察到索拉非尼治疗获益（与安慰剂相比），索拉非尼组危害比为 0.58（95% CI：0.43～0.77）。在 232 例年龄较小患者（＜65 岁）亚组中，索拉非尼组危害比同样具有优势（危害比为 0.92，95% CI：0.65～1.32）。

2. 亚太地区Ⅲ期试验　亚洲国家的 HCC 发病率要高于西方国家。部分原因可能是亚洲地区乙型病毒性肝炎（乙肝）病毒感染率（一种主要的 HCC 风险因素）更高。在亚太地区Ⅲ期随机试验中，使用索拉非尼和安慰剂来治疗 226 例既往未接受治疗的晚期 HCC（ECOG PS 0～2，Child-Pugh A 级）患者（按 2∶1 随机接受索拉非尼和安慰剂治疗），结果显示，接受索拉非尼治疗的患者中位 OS 和影像学进展时间均显著增加。索拉非尼组和安慰剂组患者中位 OS 分别为 6.5 个月和 4.2 个月。索拉非尼组危害比为 0.68（95%CI：0.50～0.93，*P*=0.014）。索拉非尼组和安慰剂组中位 TTP 分别为 2.8 个月和 1.4 个月（危害比为 0.57，95%CI：0.42～0.79；*P*＜0.0005）。与 SHARP 研究相似，两治疗组 TTP 没有差异（安慰剂组和索拉非尼组分别为 103 天和 105 天，*P*=0.35）。根据基线肝功能状态，亚太地区研究亚组分析说明索拉非尼对于晚期 HCC 患者而言是一种有效的治疗药物，且与基线氨基转移酶或甲胎蛋白水平无关。索拉非尼在先前接受手术（部分肝切除术比未接受手术）HCC 患者中的疗效和安全性不存在统计学上的显著性差异。

尽管在亚太地区研究中有更高比例患者具有更晚期肿瘤（基于 ECOG PS 评分、肝外疾病、肿瘤部位数目和肺转移数目），但是研究中患者总生存期和疾病进展时间风险比与 SHARP 研究（患者主要来自西方国家）结果类似。因此，索拉非尼对晚期 HCC 患者的疗效不受病因学、风险因素、地理区域或疾病程度的影响。同时 SHARP 和亚太地区研究亚组分析显示，无论基线期 ECOG PS 评分、肝外扩散和大血管侵犯状态，索拉非尼治疗都是安全有效的。

此项研究的安全性结果表明，不良反应总体发生率与 SHARP 研究相似，且索拉非尼组与安慰剂组严重不良反应发生率也类似。索拉非尼组最常见的不良反应与胃肠道、肝胆/胰腺、代谢/实验室检查、疼痛和肺部/上呼吸道相关。尽管不良反应发生率较高，但是索拉非尼组患者不良反应均可控制，索拉非尼组和安慰剂组中永久停药患者分别有 33 例（22%）和 15 例（20%）。表 2-29-6 为因药物不良反应减量和中断治疗的情况。

表 2-29-6　亚太研究中的药物相关不良反应的减量和中断治疗［*n*（%）[a]］

药物相关	索拉非尼（*n*=149）		安慰剂（*n*=75）	
	所有患者	3/4 级	所有患者	3/4 级
手足皮肤反应	67（45.0）	16（10.7）	2（2.7）	0（0）
腹泻	38（25.5）	9（6.0）	4（5.3）	0（0）
脱发	37（24.8）	—	9.7	2.4
疲劳	30（20.1）	5（3.4）	6（8.0）	1（1.3）
皮疹脱皮	30（20.1）	1（0.7）	5（6.7）	0（0）
高血压	28（18.8）	3（2.0）	2（2.7）	0（0）
厌食	19（12.8）	0（0）	2（2.7）	0（0）
恶心	17（11.4）	1（0.7）	8（10.7）	1（1.3）
减量[b]	46（30.9）		2（2.7）	

续表

药物相关	索拉非尼（n=149）		安慰剂（n=75）	
	所有患者	3/4 级	所有患者	3/4 级
手足皮肤反应	17（11.4）	—	0（0）	—
腹泻	11（7.4）	—	0（0）	—
中止治疗[c]	29（19.5）		10（13.3）	
上消化道出血	4（2.7）	—	3（4.0）	
腹水	4（2.7）	—	2（2.7）	—
疲劳	4（2.7）		0（0）	
肝功能障碍	1（0.7）	—	2（2.7）	

a 在任一研究组中超过 10%患者出现的药物相关性不良反应。

b 导致任一研究组中减量≥5%的不良反应。

c 导致任一研究组中≥2.5%患者中止给药的不良反应。

针对主要疗效变量（如 OS、TTSP、TTP 和 PFS）的预定义探索分析主要基于以下基线变量：性别、年龄（<65 岁，≥65 岁）、肿瘤负荷、ECOG PS（0 比 1 和 2）、肝炎状态、TNM 分期、确诊时间、BCLC 分期和既往手术史。预后亚组分析显示了索拉非尼治疗获益的一致性（与安慰剂相比）。按肿瘤负荷和 ECOG PS 进行随机分层，两者促成 BCLC 分期。基线 ECOG PS 0 分的 59 例患者危害比为 0.95（95%CI：0.47～1.93），索拉非尼组具有优势；基线 ECOG PS 1 或 2 级的 167 例患者危害比为 0.60（95%CI：0.40～0.91），索拉非尼组具有优势。217 例 BCLC C 期患者（危害比为 0.67，95% CI：0.47～0.96）中观察到索拉非尼治疗获益（与安慰剂相比）；然而，BCLC B 期患者的危害比为 1.54（95% CI：0.16～14.9），但是这仅基于 9 例患者（4 例出现不良反应）。其他已建立预后亚组均可观察到索拉非尼的治疗获益（与安慰剂相比）。

3. 舒尼替尼比索拉非尼的Ⅲ期试验 本项开放性、Ⅲ期舒尼替尼研究（SUN 1170 HCC 研究）比较舒尼替尼与索拉非尼治疗晚期 HCC 的有效性和安全性。按 1∶1 的比例将患者随机分组。入选标准包括晚期组织学确认 HCC，既往未接受全身化疗，ECOG PS 0～1 分，Child-Pugh A 级。主要研究终点为 OS。次要研究终点包括 PFS、TTP 和安全性。独立数据审查委员会在第 1 次中期分析时进行安全审查后（事件：457 例死亡），OS 的危害比与无效边界交叉，因缺乏有效性和安全性而终止试验且停止招募工作。从 2008 年 7 月至 2010 年 5 月，本研究共纳入 1074 例患者，此后停止招募。

对于主要研究终点 OS，索拉非尼组中位 OS 明显高于舒尼替尼组（危害比为 1.30，95% CI：1.13～1.50）。舒尼替尼组为 7.9 个月（95% CI：7.4～9.2），索拉非尼组为 10.2 个月（95% CI：8.9～11.4）。

舒尼替尼组最常见不良反应为血小板减少和腹泻，索拉非尼组为手足皮肤反应和腹泻（表 2-29-7）。多数不良反应为 1～2 级。舒尼替尼组 432（82.1%）例和索拉非尼组 402（74.3%）例出现 3～4 级不良反应；舒尼替尼组最常见的为血小板减少症（29.7%）和中性粒细胞减少症（25.7%），索拉非尼组为手足皮肤反应（21.2%）。任一原因导致的 5 级不良反应在舒尼替尼组和索拉非尼组的发生率分别为 18.8%和 16.8%，且构成最初的疾病进展（分别为

12.0%和 11.6%)，在索拉非尼组 3 级或更高级别的不良事件（AE）发生率≤5%。

表 2-29-7　治疗时最常见的不良反应（3 级或 4 级，发生率＞5%）

不良反应	舒尼替尼（*n*=526）		索拉非尼（*n*=541）	
血液学不良反应	3 级	4 级	3 级	4 级
血小板减少	24	6	4	1
中性粒细胞减少	23	2	2	＜1
白细胞减少	12	1	＜1	0
贫血	6	3	3	1
非血液学不良反应				
手足综合征	13	0	21	＜1
谷草转氨酶升高	8	＜1	9	＜1
腹泻	7	＜1	9	0
疲劳	6	＜1	4	＜1
无力	6	＜1	4	0
食欲下降	6	0	4	0

注：参考美国国立癌症研究所不良事件常用术语标准（NCI-CTCAE）3.0。

在此项研究中，舒尼替尼 OS 没有优于或等效于索拉非尼，反而劣于索拉非尼。OS 在亚洲人群和乙肝病毒感染性患者中具有可比性。丙肝病毒感染性患者接受索拉非尼治疗的 OS 更长。舒尼替尼组患者具有更频繁和严重的毒性反应。

4. BRISK-FL Ⅲ期研究（HCC 一线治疗：Brivanib 比索拉非尼）　本项国际、随机、双盲、Ⅲ期试验纳入不可切除性、晚期 HCC，既往未接受全身治疗患者。按 ECOG-PS 评分（0 比 1），肝外扩散和（或）血管浸润（是比否）和研究地点，按照 1∶1 比例将患者随机分配至 Brivanib（800mg，每日 1 次，口服给药）+安慰剂治疗组，或者索拉非尼（400mg，每日 2 次，口服给药）+安慰剂治疗组。主要终点为总生存期（OS），次要终点包括疾病进展时间（TTP）、客观缓解率、疾病控制率（DCR）和安全性（表 2-29-8）。总计 1155 例患者（亚洲 62%，欧洲 23%，美洲 13%）接受随机分配。两治疗组基线特征均衡。研究没有达到主要研究终点，因为危害比的 95%CI 上限超过了非劣效性边界值 1.08。两治疗组 TTP 和 DCR 结果相似，Brivanib 治疗组的客观缓解率在数值上高于索拉非尼组。Brivanib 治疗组和索拉非尼治疗组最常见（≥5%）3～5 级不良反应（任何原因）有低钠血症（分别为 24%和 10%）、疲劳（15%和 7%）、高血压（14%和 5%）、食欲下降（8%和 3%）、蛋白尿（5%和 1%）和手足皮肤反应（2%和 15%）。Brivanib 治疗组和索拉非尼治疗组因为不良反应而中止治疗的患者比例分别为 43%和 33%；剂量减低的患者比例分别为 49%和 50%。此研究在晚期 HCC 一线治疗没有达到非劣效性统计设计的主要终点（总生存期）。Brivanib 具有可接受的安全性，但是其耐受性要低于索拉非尼。

表 2-29-8 BRISK-FL Ⅲ期研究：主要研究终点 OS 概要

参数	索拉非尼（n=578）	Brivanib（n=577）	Brivanib 比索拉非尼		
			危害比（95%CI）	OR（95%CI）	P 值
中位 OS[a]（月）	9.9	9.5	1.06（0.93～1.22）	—	0.373 0[c]
中位 TTP[b]（月）	4.1	4.2	1.01（0.88～1.16）	—	0.853 2[c]
客观缓解率[b]（%）	9	12	—	1.45（0.99～2.13）	0.056 9[d]

注：OR，优势比。a 根据协议群体，每个治疗组内 575 例患者；b 研究者利用 mRECIST 标准评估 HCC；c 分层对数秩检验；d Cochran-Mantel-Haenszel 检验。

5. BRISK-PS Ⅲ期研究（在索拉非尼治疗中/之后进展或对索拉非尼不耐受的 HCC 患者中 Brivanib 与索拉非尼的比较） 一项多国家、双盲、随机、安慰剂对照Ⅲ期试验，入选患者按 2∶1 随机分组接受 Brivanib 800mg/次、每日 1 次联合最佳支持治疗或匹配安慰剂联合最佳支持治疗。按索拉非尼中断原因（进展比不耐受），ECOG-PS 评分（0、1 或 2 分），肝外扩散和（或）侵犯血管（是比否）及研究中心随机分层。主要研究终点为 OS。次要研究终点包括基于 mRECIST 的 TTP、客观缓解率和 DCR 及安全性。在筛出的 565 例患者中，来自 18 个国家 107 个中心的 395 例患者随机分组接受 Brivanib（n=263）或安慰剂（n=132）。Brivanib 的中位 OS 为 9.4 个月，安慰剂为 8.2 个月（危害比为 0.89，95%CI：0.69～1.15；P=0.3307）。依据基线预后因素校正治疗后 OS 的危害比为（95%CI：0.63～1.04；P=0.1044）。探索性分析显示，Brivanib 中位 TTP 为 4.2 个月，安慰剂为 2.7 个月（危害比为 0.56，95%CI：0.42～0.76；P<0.001），Brivanib 按 mRECIST 的客观缓解率为 10%、安慰剂为 2%（优势比为 5.72）。61 例（23%）Brivanib 患者和 9 例（7%）安慰剂患者出现了治疗相关 AE，导致研究中断。Brivanib 最常见 3/4 级 AE 包括高血压（16%），疲劳（13%），低钠血症（11%）和食欲下降（10%）。既往接受索拉非尼治疗的 HCC 患者中，Brivanib 没有显著改善 OS。研究者认为，次要研究终点 TTP 和客观缓解率的获益仍需进一步研究。

6. 晚期 HCC 患者中 Linifanib 与索拉非尼比较的Ⅲ期试验 一项在 28 个国家 207 个中心实施的多国家、多中心、随机、开放、Ⅲ期试验比较了 Linifanib 和索拉非尼治疗晚期 HCC 患者。入选标准包括确诊为不可切除或转移性 HCC，既往未接受放疗患者按 RECIST 1.1 经 CT 扫描至少一处病灶出现可测定病变，ECOG PS 0～1 分。患者随机接受 Linifanib 17.5mg/次、每日 4 次或索拉非尼 400mg/次、每日 2 次，按地理区域、ECOG PS、血管侵犯或肝外播散和 HBV 感染进行分层。Linifanib 和索拉非尼在晚期 HCC 中具有相似 OS［分别为 9.1 个月和 9.8 个月，中位危害比为 1.046（95%CI：0.896～1.221）］。此外，Linifanib 没有达到预定义的优效性和非劣性 OS 界限。Linifanib 的 TTP 具有优势（5.4 个月比 4.0 个月；危害比为 0.759，95%CI：0.643～0.895；P<0.001），客观缓解率同样如此（13.0 个月比 6.9 个月）。索拉非尼的安全性结果也很有利，具有更少的 3 级 AE（75.0%比 85.3%）和导致中断的 AE（25.4%比 36.3%）。当甲胎蛋白（AFP）第 6 周相比于基线水平变化作为唯一协变量（危害比为 1.34；95%CI：1.215～1.533；P<0.001）或治疗和 AFP 第 6 周相比于基线水平变化同时作为协变量（危害比为 1.39；95%CI：1.223～2.748；P<0.001）来拟合模型时，基于 AFP 第 6 周相比于基线水平变化与 OS 具有显著差异。结果显示，第 6

周 AFP 增高，患者的死亡风险增高。

7. GIDEON 非干预性研究 2013ASCO 年会报道了一项国际非干预性 GIDEON（肝细胞癌治疗决策和索拉非尼治疗的全球性调查）研究的最终分析数据，提供了现实生活中的患者数据。安全性人群包括 3202 例患者；Child-Pugh A 级，1968（61.5%）；Child-Pugh B 级，666（20.8%）；Child-Pugh C 级，74（2.3%）。最终分析结果显示，不考虑肝功能情况，无法切除 HCC 患者应用索拉非尼的安全性数据保持一致。各 Child-Pugh 亚组不良事件（AE）发生率相似。Child-Pugh B 级患者的严重不良事件（SAE）比 Child-Pugh A 级患者更常见，但 Child-Pugh A 级和 Child-Pugh B 级患者 3/4 级 AE 发生率相似。Child-Pugh B 级患者（40.1%）比 Child-Pugh A 级患者（28.9%）因 AE 中断治疗数目更多。

总体及各 Child-Pugh 亚组最常见的药物相关 AE 为腹泻、手足皮肤反应，疲劳和皮疹/脱屑。肝功能障碍患者中未发现任何预期之外的 AE。Child-Pugh A 级和 Child-Pugh B 级患者 AE 发生时间相似，两组大部分 AE 均发生于治疗前 30 天。总体及各 Child-Pugh 亚组中多数患者接受 800mg 的推荐起始剂量。各 Child-Pugh 亚组的中位日剂量相似。Child-Pugh A 级患者治疗时间长于 Child-Pugh B 级患者（表 2-29-9）。总之，多数患者接受索拉非尼治疗时间＜8 周（29.5%）或≥24 周（35.9%），31.2%患者接受索拉非尼治疗时间≥28 周（表 2-29-10）。

表 2-29-9 GIDEON 研究按 Child-Pugh 状态分类出现的相关 AE（%）

相关 AE	Child-Pugh A 级（*n*=1968）	Child-Pugh B 级（*n*=666）	Child-Pugh C 级（*n*=74）	总计[a]（*n*=3 202）
AE（所有分级）	84.0	88.6	91.9	85.3
药物相关 AE（所有分级）	68.5	64.4	39.2	66.0
SAE[b]（所有分级）	36.0	60.4	70.3	43.3
药物相关 SAE（所有分级）	8.8	14.1	2.7	9.3
3/4 级 AE	32.5	31.6	17.6	31.8
药物相关 3/4 级 AE	25.5	22.0	10.8	23.6
导致永久停用索拉非尼的 AE	28.9	40.1	43.2	31.4
死亡[c]	17.7	35.9	51.4	23.7

注：接受＞1 次索拉非尼和接受＞1 次随访评估的患者纳入安全性分析。

a 包括 493 例不可评估患者。

b 在任何剂量下发生的导致任何下列结局的 AE：死亡、威胁生命、住院或现有住院时间延长、持续或严重的残疾/失能、先天性畸形/出生缺陷、医学上重要的事件。

c 在末次给予索拉非尼后最长 30 天发生的治疗中死亡。

表 2-29-10 GIDEON 研究索拉非尼给药剂量和治疗时间按 Child-Pugh 状态分类总结

给药剂量和治疗时间	Child-Pugh A 级（*n*=1 968）	Child-Pugh B 级（*n*=666）	Child-Pugh C 级（*n*=74）	总计（*n*=3 202）[a]
800mg 起始剂量（%）	71.9	69.7	62.2	70.3
400mg 起始剂量（%）	24.5	26.0	28.4	2.6

续表

给药剂量和治疗时间	Child-Pugh A 级（n=1 968）	Child-Pugh B 级（n=666）	Child-Pugh C 级（n=74）	总计（n=3 202）[a]
中位日剂量（mg）	677.0	741.5	603.5	688.0
中位治疗时间（周）	17.6	9.9	5.6	15.0

a 包括 493 名功能不可评估的患者。

意向治疗人群包括 3213 例患者。Child-Pugh A 级患者中位 OS 长于 Child-Pugh B 级和 Child-Pugh C 级患者（分别为 13.6 月、5.2 月与 2.6 月，图 2-29-1）。

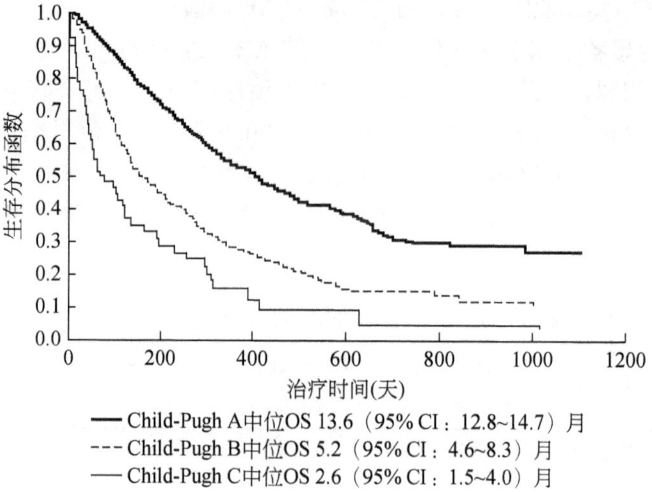

图 2-29-1 GIDEON：按 Child-Pugh 状态分类的 OS

与既往研究结果一致，GIDEON 研究最终分析证实，所有 Child-Pugh 亚组不可切除 HCC 患者均在临床实践中接受索拉非尼治疗。不考虑肝功能状态情况下，HCC 患者索拉非尼的安全性数据一致。各 Child-Pugh 亚组观察到的 AE 与索拉非尼已知 AE 数据一致。尽管 Child-Pugh B 级患者治疗持续时间短于 Child-Pugh A 级患者，但是 Child-Pugh 状态不影响索拉非尼给药方法。

8. 关于肝细胞癌患者使用的安全性研究 两个研究索拉非尼对比安慰剂治疗晚期 HCC 的前瞻性、随机、双盲、Ⅲ期研究（SHARP 和亚太地区研究）及 GIDEON 非干预性研究显示，最常见药物相关性 AE 是手足皮肤反应、腹泻、脱发、疲劳、皮疹或脱皮、高血压和厌食。但是，索拉非尼治疗组和安慰剂治疗组 SAE 总发生率类似，因为 AE 而中止治疗的比例也类似。

皮肤毒性：手足皮肤反应和皮疹是索拉非尼治疗最常见的药物不良反应。脱发和瘙痒也是常见的 AE。根据 NCI CTC，皮疹和手足皮肤反应通常为 1 级和 2 级，并且一般在治疗前 6 周内出现。至今还没有前瞻性、随机试验来探索手足皮肤反应的最佳治疗方案。专家推荐皮肤毒性的治疗方法包括预防措施［如足部皮肤护理，穿戴厚的棉手套和（或）袜子，避免接触热水、鞋子过紧和过度摩擦］和局部治疗（如保湿霜、去角质药物、局部类固醇或局部镇痛药），以缓解 1 级和 2 级手足皮肤反应的症状。为了治疗手足皮肤反应，有可能需要临时中断治疗和（或）修改索拉非尼的给药剂量，或者对于严重或持久性皮肤反应的病例，需要永久性停止索拉非尼给药。

高血压：研究中观测到接受索拉非尼治疗的患者高血压的发病率增高。高血压通常为轻度至中度，发生于疗程早期，并且可以通过标准抗高血压药治疗来加以控制。研究中需要对血压进行定期监测，如果需要的话，使用常规药物治疗。对于存在严重或持续高血压或者高血压危象的病例，则应当考虑永久性停止索拉非尼给药。

心肌缺血（包括心绞痛）：在 SHARP 研究中，索拉非尼治疗组中 8 例（2.7%）患者和安慰剂治疗组中 4 例（1.3%）患者报告出现心肌缺血/心肌梗死 AE。所有这些事件都报告为 SAE。大部分为 3 级或 4 级 AE：安慰剂治疗组中 3 例（1.0%）受试者，索拉非尼治疗组中 6 例（2.0%）受试者。在索拉非尼治疗组中发生的事件中，1 例 3 级事件和 1 例 4 级事件被评估为与研究药物相关。在索拉非尼治疗组中，3 例（1%）受试者因为心肌缺血事件而永久性中止研究治疗。索拉非尼治疗组中心肌缺血事件都是发生于男性患者中，大多数都是老年人并且具有心血管风险因素（糖尿病、动脉性高血压、吸烟史）。安慰剂治疗组中 1 例（0.3%）受试者和索拉非尼治疗组中 2 例（0.6%）受试者因为心肌缺血而死亡。索拉非尼治疗组中发生的 2 例心肌梗死被评估为与研究药物不相关。

出血：索拉非尼给药后可能会导致出血风险增加。HCC 患者经常会出现出血事件，并且主要是由于基础疾病造成的，即门静脉压力增大和凝血受损。严重出血事件发生率很低。如果存在任何需要治疗的出血事件，则建议考虑永久性停止索拉非尼给药。

可逆性后部白质脑病：高血压快速发展和血管通透性增高的一种严重潜在并发症，这种 AE 在索拉非尼治疗患者中罕有报道。

疲劳：在索拉非尼临床研究中，疲劳是一种常见的 AE。在 SHARP 研究中，索拉非尼治疗组和安慰剂治疗组中发生率是类似的，分别为 135 例（45.5%）和 137 例（45.4%），安慰剂治疗组患者 3 级和 4 级疲劳发生率（44%，14.6%）要高于索拉非尼治疗组（30%，10.1%），这进一步说明了疲劳更可能是由于基础疾病造成的，而不是索拉非尼的影响。

胃肠道毒性：腹泻是索拉非尼治疗相关的最常见肠道 AE。在 SHARP 研究中，索拉非尼治疗组和安慰剂治疗组中恶心、呕吐和便秘发生率是类似的。胃肠道穿孔是罕见 AE，在接受索拉非尼治疗的患者中，只有不足 1%的患者报道出现此种 AE。在某些情况下，这些 AE 与现有腹内肿瘤并不具有相关性。如果出现胃肠道穿孔，则应当中断索拉非尼给药。

肝损伤：对于具有肝功能 Child-Pugh A 级和 B 级肝损伤的患者，不需要进行剂量调整。没有索拉非尼治疗 Child-Pugh C 级患者的研究。对于具有肝损伤的非 HCC 患者，还没有确定索拉非尼的最佳给药剂量，但是初步数据表明可能需要降低给药剂量。

药物相互作用：连续联合给药索拉非尼和利福平会导致索拉非尼 AUC 下降 37%。其他 CYP3A4 活性诱导物［如贯叶连翘（也被称为圣约翰草）、苯妥英、卡马西平、苯巴比妥和地塞米松］也可能会提高索拉非尼的代谢，因此会降低索拉非尼的浓度。酮康唑是一种强力的 CYP3A4 抑制剂，对健康男性志愿者每日给药 1 次酮康唑，持续给药 7 天，结果发现 50mg 单剂量索拉非尼的曲线下面积平均值没有发生改变。因此，索拉非尼与 CYP3A4 抑制剂之间不太可能存在临床药代动力学相互作用。通过比较索拉非尼治疗和安慰剂治疗患者的差异，来评估索拉非尼对华法林（CYP2C9 的一种底物）可能存在的影响。与安慰剂相比，索拉非尼和华法林联合治疗并不会导致凝血酶原时间-国际标准化比值（PT-INR）平均值的改变。但是，服用华法林的患者应当定期检查 INR。索拉非尼既不是细胞色素 P450 同工酶的抑制剂，也不是这种酶的诱导剂。在一个Ⅱ期研究中，肝功能分级 B 级肝硬化患者与肝功能分级 A 级肝硬化患者具有类似的药代动力学数据。肝功能分级 B 级患者胆红素浓度有所上升，这可能与索拉非尼抑制 UGT1A1 活性有关。

（李　江）

参 考 文 献

史蕤，李然，张艳华. 2015. 索拉菲尼血药浓度与疗效和不良反应的关系以及在肝细胞癌治疗应用. 中国临床药理学杂志，31（17）：1793-1795

张岚，任正刚. 2013. 索拉非尼治疗肝癌常见不良反应及处理的研究进展. 中国肿瘤临床，40（20）：1268-1271

Blanchet B，Billemont B，Cramard J，et al. 2009. Validation of an HPLC-UV method for sorafenib determination in human plasma and application to cancer patients in routine clinical practice. J Pharm Biomed Anal，49（4）：1109-1114

Bruix J，Raoul JL，Sherman M，et al. 2012. Efficacy and safety of sorafenib in patients with advanced hepatocellular carcinoma：Subanalyses of a phase Ⅲ trial. J Hepatol，57（4）：821-829

Cho JY，Paik YH，Lim HY，et al. 2013. Clinical parameters predictive of outcomes in sorafenib-treated patients with advanced hepatocellular carcinoma. Liver Int，33：950-957

Escudero-Ortiz V，Pérez-Ruixo JJ，Valenzuela B. 2014. Development and validation of an HPLC-UV method for sorafenib quantification in human plasma and application to patients with cancer in routine clinical practice. Ther Drug Monit，36：317-325

Estfan B，Byrne M，Kim R. 2013. Sorafenib in advanced hepatocellular carcinoma：hypertension as a potential surrogate marker for efficacy. Am J Clin Oncol，36：319-324

Fukudo M，Ito T，Mizuno T，et al. 2014. Exposure-toxicity relationship of sorafenib in Japanese patients with renal cell carcinoma and hepatocellular carcinoma. Clin Pharmacokinet，53：185-196

Ghassabian S，Rawling T，Zhou F，et al. 2012. Role of human CYP3A4 in the biotransformation of sorafenib to its major oxidized metabolites. Biochem Pharmacol，84：215-223

Jain L，Woo S，Gardner ER，et al. 2011. Population pharmacokinetic analysis of sorafenib in patients with solid tumours. Br J Clin Pharmacol，72：294-305

Liu Li，Cao Yichen，Chen Charles，et al. 2006. Sorafenib blocks the RAF/MEK/ERK pathway，inhibits tumor angiogenesis，and induces tumor cell apoptosis in hepatocellular carcinoma model PLC/PRF/5. Cancer Res，66（24）：1851-1858

Llovet JM，Ricci S，Mazzaferro V，et al. 2008. Sorafenib in advanced hepatocellular carcinoma. N Engl J Med，359：378-390

Otsuka T，Eguchi Y，Kawazoe S，et al. 2012. Skin toxicities and survival in advanced hepatocellular carcinoma patients treated with sorafenib. Hepatol Res，42：879-886

Shimada M，Okawa H，Maejima T，et al. 2014. A quantitative HPLC-UV method for determination of serum sorafenib and sorafenib N-oxide and its application in hepatocarcinoma patients. Tohoku J Exp Med，233（2）：103-112

Shimada M，Okawa H，Maejima T，et al. 2014. A quantitative HPLC-UV method for determination of serum sorafenib and sorafenib N-oxide and its application in hepatocarcinoma patients. Tohoku J Exp Med，233：103-112

van Erp NP，Gelderblom H，Guchelaar HJ. 2009. Clinical pharmacokinetics of tyrosine kinase inhibitors. Cancer Treat Rev，35：692-706

Vincenzi B，Santini D，Russo A，et al. 2010. Early skin toxicity as a predictive factor for tumor control in hepatocellular carcinoma patients treated with sorafenib. Oncologist，15：85-92

Yada M，Masumoto A，Motomura K，et al. 2014. Indicators of sorafenib efficacy in patients with advanced hepatocellular carcinoma. World J Gastroenterol，20：12581-12587

Yang CH，Lin WC，Chuang CK，et al. 2008. Hand-foot skin reaction in patients treated with sorafenib：a clinicopathological study of cutaneous manifestations due to multitargeted kinase inhibitor therapy. Br J Dermatol，158：592-596

三十、卡博替尼

卡博替尼（英文名：Cabozantinib，商品名：Cometriq™）是一个新型的多靶点酪氨酸激酶抑制剂，分子式为 $C_{28}H_{24}FN_3O_5$，分子结构式如下：

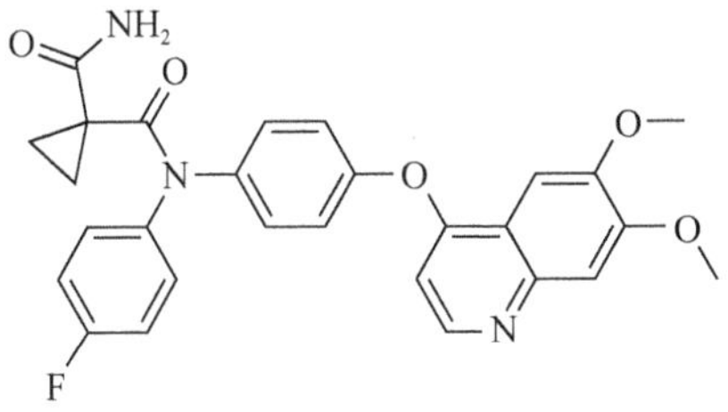

卡博替尼由美国 Exelixis 生物制药公司研发。作为一种能抑制 MET、VEGFR2 和 RET 的酪氨酸激酶抑制剂，可阻断肿瘤细胞发生和发展，2012 年 11 月 29 日美国 FDA 批准卡博替尼用于不可手术切除的恶性局部晚期或转移性甲状腺髓样癌的治疗。

（一）卡博替尼的作用机制

卡博替尼抑制 RET、肝细胞生长因子受体（human hepatocyte growth factor receptor，HGFR/c-Met）、VEGFR-1、VEGFR-2、VEGFR-3、干细胞生长因子受体（Kit）、酪氨酸激酶受体、FMS 样酪氨酸激酶 3（FMS-like tyrosine kinase-3，FLT-3）、AXL 及表皮生长因子样域酪氨酸激酶 2（human tyrosine kinase with immunoglobulin like and EGF-like domains 2，TIE2）的酪氨酸激酶活性，以上激酶受体在正常细胞和肿瘤细胞生长过程中均起着重要作用，上述受体异常表达在多种肿瘤的发生、发展过程中发挥重要作用，包括抑制肿瘤细胞凋亡和参与肿瘤血管生成及侵袭等病理过程。卡博替尼通过抑制上述激酶活性而发挥抗肿瘤作用，杀死肿瘤细胞，减少转移并抑制肿瘤血管新生。

（二）药代动力学

卡博替尼的半衰期为 100 小时（59～136 小时，与剂量和疗程无关），血药浓度与抗 VEGFR 活性显著相关，最大耐受剂量是 175mg，每天口服 1 次，标准剂量为 125mg，每天口服 1 次。

（三）FDA 批准适应证及中国上市应用情况

1. FDA 批准适应证 2012 年 11 月 29 日 FDA 批准卡博替尼用于不可手术切除的恶性局部晚期或转移性甲状腺髓样癌（MTC）的治疗。

2016 年 4 月 25 日 FDA 批准卡博替尼用于经抗血管生成治疗的晚期肾细胞癌患者的治疗。

2. 中国国内上市情况 该药目前在中国尚未上市。

（四）剂型规格

卡博替尼为薄膜包衣片，80mg 为黄色三角形，20mg 为灰色圆形。

（五）用法用量

1. 使用方法 口服整吞，不可压碎。每天推荐剂量是 140mg，每天 1 次。可持续治疗直至患者无临床获益或出现无法耐受的毒性。若漏服，在距下一剂量 12 小时内不要服用缺失剂量。

卡博替尼治疗期间不要摄取能抑制细胞色素 P450 的食物（如柚子、柚子汁）或营养补充剂。进食食物时勿服用卡博替尼。服用卡博替尼前至少 2 小时和服用后至少 1 小时不要进食。

2. 不良反应管理

（1）常见的不良反应：卡博替尼所致常见不良反应包括腹泻、口腔炎、掌跖红肿疼痛综合征、体重减轻、食欲缺乏、恶心、疲乏、口腔痛、发色变化、味觉障碍、高血压、可逆性后部白质脑病综合征、腹痛及便秘。

最常见实验室指标异常（＞25%）为谷草转氨酶、谷丙转氨酶增加及淋巴细胞减少、碱性磷酸酶增加、低钙血症、中性粒细胞减少、血小板减少、低磷血症及高胆红素血症、促甲状腺激素水平升高。

卡博替尼所致严重不良反应有出血、胃肠道穿孔和瘘管、血栓性事件、高血压和高血压危象。

（2）停药原则：正在进行手术患者或择期手术至少 28 天前应停止服用卡博替尼，包括牙科手术。

因以下任何情况永久地终止使用卡博替尼：发生不能处理的瘘管或胃肠道穿孔，严重出血，动脉血栓栓塞事件（如心肌梗死、脑梗死），高血压危象或严重高血压（尽管得到最佳医学处理），肾病综合征，颌骨坏死，可逆性后部白质脑病综合征。

（3）不同不良反应剂量调整参考：NCI CTCAE 4 级不良反应和对 3 级或不能耐受的 2 级不良反应，当不能通过降低剂量或不支持医护处理时，不建议使用卡博替尼。

但是当不良反应解决或改善时（即返回至基线或解决至 1 级），减低剂量如下。

如之前每天接受剂量为 140mg，恢复治疗采用剂量为每天 100mg。

如之前每天接受剂量为 100mg，恢复治疗采用剂量为每天 60mg。

如之前每天接受剂量为 60mg，除非在恢复治疗时采用每天 60mg 的剂量发生耐受，否则需终止使用卡博替尼。

（六）禁忌

卡博替尼无特定禁忌证，但使用时需参考剂量调整、不良反应及特殊人群用药。

（七）特殊人群用药

1. 妊娠期患者 在妊娠期妇女中没有可得到药物关联风险的相关数据。给予妊娠期妇女卡博替尼可能致胎儿危害。必须告知具有生殖潜能的女性使用卡博替尼治疗期间及停药后 4 个月内需有效避孕。

2. 哺乳期患者 没有关于卡博替尼或其代谢物是否在人乳汁中存在，或它们是否影响喂养婴儿或乳汁生产的研究资料。

3. 育龄期患者 没有数据报道卡博替尼是否对人体生殖能力存在影响，但是动物实验结果证实卡博替尼能损害雄性和雌性生殖能力。

4. 儿童患者 尚未在儿童患者中研究卡博替尼的安全性和有效性。

5. 老年患者 老年人和年轻患者间未观察到药物安全性和疗效的差别。

6. 肝功能不全患者 建议在轻度或中度肝受损患者中减小卡博替尼使用剂量。建议有严重肝受损患者不使用卡博替尼。

7. 肾功能不全患者 在有轻度或中度肾受损患者中无须剂量调整，但是目前没有在有严重肾受损患者中使用卡博替尼的经验报道。

8. 药物过量患者 在卡博替尼临床治疗中有过 1 例药物过量报道。该患者不慎服用 2 倍剂量（每天 200mg）卡博替尼共 9 天，遭受 3 级记忆损伤，3 级心理状态变化，3 级认知障碍，2 级体重减轻和 1 级血尿素氮增高。但是治疗后的恢复程度没有得到记录。

（八）临床研究介绍

一项随机化（1∶1）、开放、多中心临床研究，针对既往接受过至少 1 个抗血管生成治疗的晚期肾细胞癌患者开展。患者均经过 KPS 评分≥70%入组。患者按 VEGFR 酪氨酸激酶抑制剂和 Sloan Kettering 癌症中心纪念馆（MSKCC）风险组分层。患者（n=658）随机化接受每天口服卡博替尼 60mg（n=330），或每天口服依维莫司 10mg（n=328）。主要疗效结局为随机化受试者的无进展生存期（PFS）。其他疗效终点为在意向治疗人群中客观缓解率和总生存期（OS）。治疗的前 12 个月每 8 周进行肿瘤评估，之后每 12 周进行 1 次。患者接受治疗直至疾病进展或经受不能接受的毒性。在研究者的判断下患者有疾病进展均可继续治疗。统计显示卡博替尼与依维莫司相比，PFS、OS 和客观缓解率都显著改善。卡博替尼与依维莫司的 PFS 分别为 7.4 个月和 3.8 个月；OS 分别为 21.4 个月及 16.5 个月；客观缓解率分别为 17%及 3%。

（蒋鸿超）

参 考 文 献

郑希元，姜汉杰，蒲小平. 2013. 抗甲状腺髓样癌新药卡博替尼. 中国新药杂志，22（17）：1990-1993

Capp C，Wajner SM，Siqueirad R，et al. 2010. Increased expression of vascular endothelial growth factor and its receptors，VEGFR1 and VEGFR2，in medullary thyroid carcinoma. Thyroid，20（8）：863-871

Kurzrock R，Sheraman S，Hong D，et al. 2008. A phase Ⅰ study of XL184，a MET，VEGFR-2，and RET kinase inhibitor，administered orally to patients（pts）with advanced malignancies，including a subgroup of pts with medullary thyroid cancer（MTC）. Geneva：20th EOTC-NCI-AACR Symposium on Molecular Targets and Cancer Theurapeutics

Papotti M，Olivero M，Volante M，et al. 2000. Expression of hepatocyte growth factor（HGF）and its receptor（MET）in medullary carcinoma of the thyroid. Endocr Pathol，11（1）：19-30

Salgia R，Sheraman S，Hong D，et al. 2008. Phase Ⅰ study of XL184，a RET，VEGF R2，and MET kinase inhibitor，in patients（pts）with advanced malignancies，including pts with medullary thyroid cancer（MTC）. J Clin Oncol，26（15S）：3522

Schlumeger M，Carlomagno F，Baudin E，et al. 2008. New therapeutic approaches to treat medullary thyroid carcinoma. Nat Clin Pract Endocrinol Metab，4（1）：22-32

Yakes FM，Chen J，Tan J，et al. 2011. Cabozantinib（XL184），a novel MET and VEGFR2 inhibitor，simultaneously suppresses metastasis，angiogenesis，and tumor growth. Mol Cancer Ther，10（12）：2298-2308

三十一、达 沙 替 尼

达沙替尼（英文名：Dasatinib，商品名：Sprycel）是一种多酪氨酸激酶抑制剂。其分子式为 $C_{22}H_{26}ClN_7O_2S$，分子结构式如下：

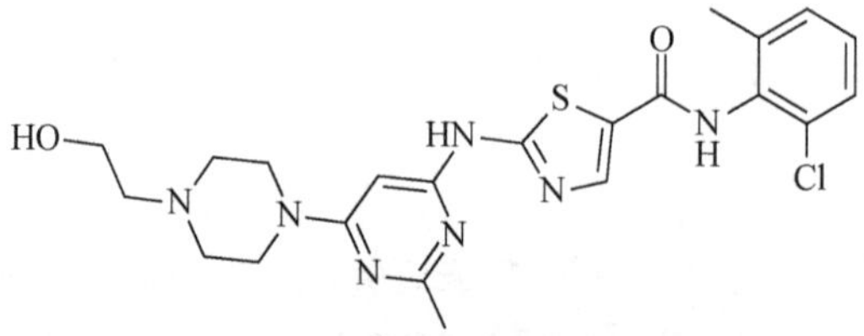

达沙替尼用于经甲磺酸伊马替尼治疗后，耐药或不耐受的慢性髓细胞性白血病（ML）所有病期（慢性期、加速期、淋巴系细胞急变期和髓细胞急变期）的成人患者。同时，FDA也经正常程序批准达沙替尼治疗对其他疗法耐药或不耐受的 Ph^+的急性淋巴细胞白血病（ALL）成人患者。

（一）达沙替尼的作用机制

达沙替尼是一种激酶抑制剂。在纳克分子浓度抑制下列激酶：BCR-ABL，SRC 家族（SRC、LCK、YES、FYN）、c-Kit、EPHA2 和 PDGFR-β等，通过抑制上述激酶的作用，达沙替尼可抑制 CML 和 Ph^+ALL 骨髓中白血病细胞的增殖，但正常红细胞、白细胞和血小板仍可继续增殖。根据相关研究，发现达沙替尼能与 ABL 激酶的多种构象结合。在体外，达沙替尼在甲磺酸伊马替尼耐药的白血病细胞株代表变种有活性。另外，研究发现达沙替尼能抑制过表达 BCR-ABL 的 CML 和 ALL 细胞株的生长。总之，达沙替尼能克服来自 BCR-ABL 激酶结构区突变导致伊马替尼耐药性，从而激活 SRC 家族激酶（LYN、HCK）涉及的信号通路，导致多药抗药基因过表达发挥疗效。

（二）药代动力学

达沙替尼经口服后可被快速吸收，在 0.5～3 小时达到峰值浓度。口服后，在 25～120mg、每日 2 次的剂量时，平均暴露的增加大约与剂量的增加成正比。达沙替尼的总体平均终末半衰期为 5～6 小时。

（三）FDA 批准适应证及中国上市应用情况

1. FDA 批准适应证　2006 年 6 月，FDA 批达沙替尼用于以下疾病成年患者的治疗：新诊断的 Ph^+CML；经既往治疗发现对包括伊马替尼耐药或对不耐受的慢性期、加速期或髓性或淋巴原始细胞期的 Ph^+CML；对既往治疗耐药或不耐受的 Ph^+ALL。

2. 中国上市应用情况　2011 年 9 月 CFDA 的批准达沙替尼用于治疗对甲磺酸伊马替尼治疗耐药或不耐受的 Ph^+CML 慢性期、加速期和急变期（急粒变和急淋变）的成人患者。

（四）剂型规格

达沙替尼为片剂，有 20mg、50mg、70mg、80mg、100mg、140mg 等规格。

（五）用法用量

1. 使用方法　应整片吞服，不要弄碎或切片，可与或不与进餐服用，或在早晨或傍晚。

对慢性期 CML 的推荐起始剂量是 100mg，口服给药，每天 1 次。

对加速期 CML，粒性或淋巴原始细胞期 CML，或 Ph^+ALL 的推荐起始剂量是 140mg，口服给药，每天 1 次。

2. 不良反应管理

（1）常见的不良反应：最常见的不良反应包括体液潴留（包括胸腔积液）、腹泻、头痛、恶心、皮疹、呼吸困难、出血、疲劳、肌肉骨骼疼痛、感染、呕吐、咳嗽、腹痛和发热。少见的不良反应有骨髓抑制、QT 间期延长、充血性心力衰竭，左心室功能不全和心肌梗死。

（2）停药原则：如使用达沙替尼发生一种严重非血液学不良反应，必须停止治疗直至不良反应已解决或改善。此后，适当时可减低剂量以继续治疗，但是这取决于不良反应的严重性和复发情况。

剂量递增：在成年 CML 和 Ph^+ALL 患者的临床研究中，剂量递增至 140mg，每天 1 次（慢性期 CML），或在推荐剂量未达到血液学或细胞遗传学缓解患者中，允许给予 180mg，每天 1 次（晚期 CML 和 Ph^+ALL）。

（3）剂量调整参考：达沙替尼的剂量调整指导见表 2-31-1。

表 2-31-1　达沙替尼的剂量调整指导原则

需调整剂量的情况	用药原则	剂量调整指导
同时用强 CYP3A4 抑制剂	应避免同时使用 CYP3A4 抑制剂（如酮康唑、伊曲康唑、克拉霉素、阿扎那韦、茚地那韦、奈法唑酮、奈非那韦、利托那韦、沙奎那韦、泰利霉素和伏立康唑），因该类药物可能增加达沙替尼血浆浓度 葡萄柚汁可能也增加达沙替尼的血浆浓度，故应避免与此药同时使用	对每天服用达沙替尼 100mg 的患者，服用剂量减低至每天 20mg 对每天服用达沙替尼 140mg 的患者，服用剂量减低至每天 40mg 如剂量减低后不能耐受，可停止使用强 CYP3A4 抑制剂，或停止使用达沙替尼 特别注意，当强 CYP3A4 抑制剂被停止使用后，在增加达沙替尼剂量前应等待一周时间将强抑制剂代谢完毕才可
同时用强 CYP3A4 诱导剂	应避免与以下药品同时服用：如地塞米松、苯妥英钠、卡马西平、利福平、利福布汀、苯巴比妥，因为同时使用强 CYP3A4 诱导剂可能降低达沙替尼血浆浓度	如患者必须同时给予一种强 CYP3A4 诱导剂，根据药代动力学研究，应考虑增加达沙替尼剂量，如达沙替尼剂量增加，应小心检测此药对患者的毒性
慢性期 CML（起始剂量 100mg，每天 1 次）：ANC＜0.5×10^9/L 或血小板＜50×10^9/L	1.停止达沙替尼直至 ANC≥1.0×10^9/L 和血小板≥50×10^9/L 2.如在≤7 天恢复用原始起始剂量达沙替尼治疗 3.如血小板＜25×10^9/L 或 ANC＜0.5×10^9/L 复发超过 7 天，重复步骤 1 和在第 2 次发作时降低剂量至 80mg、每天 1 次恢复达沙替尼。对第 3 次发作，进一步减低剂量至 50mg、每天 1 次（对新诊断的患者）或终止达沙替尼（对既往治疗耐药或不能耐受包括伊马替尼患者）	
加速期 CML，原始细胞期 CML 和 Ph^+ALL（起始剂量 140mg，每天 1 次）	1.核查血细胞减少是否与白血病（骨髓抽吸或活检）有关 2.如血细胞减少与白血病无关，停止达沙替尼直至 ANC≥1.0×10^9/L 和血小板≥20×10^9/L，恢复起始剂量 3.如血细胞减少复发，重复步骤 1 和减低剂量至 100mg、每天 1 次，恢复达沙替尼（第 2 次发作），或 80mg 每天 1 次（第 3 次发作） 4.如血细胞减少与白血病有关，考虑剂量递增至 180mg、每天 1 次	

（六）禁忌

达沙替尼无特定禁忌证，但使用时需注意剂量调整和不良反应。

（七）特殊人群应用

1. 妊娠期患者　当给予妊娠期妇女达沙替尼可致胎儿危害。在妊娠期妇女中无达沙替尼的适当和对照良好的研究报道。应建议有生育能力妇女鉴于此药对胎儿的潜在危害而避免妊娠。如妊娠期间使用达沙替尼，或当用达沙替尼时患者妊娠，应告知患者对胎儿的潜在危害。

2. 哺乳期患者　达沙替尼是否存在在人乳汁中尚未明确。

3. 儿科患者　尚未确定在小于 18 岁患者中达沙替尼的安全性和疗效。

4. 老年患者　老年和较年轻患者间未观察到疗效差别。

5. 肝功能不全患者　在有正常肝功能健康志愿者和有中度（Child-Pugh B 级）和严重（Child-Pugh C 级）肝受损患者中评价肝受损对达沙替尼的药代动力学的影响。建议肝受损患者慎用达沙替尼。

6. 肾功能不全患者　目前没有在肾功能受损患者中用达沙替尼的临床研究。

7. 药物过量患者　临床研究达沙替尼过量的案例较少。两例患者每天服用 280mg，服用一周后，均发生严重骨髓抑制和出血。由于达沙替尼可引起严重骨髓抑制，摄入超过推荐剂量的患者应密切监视骨髓抑制情况并注意给予适当支持治疗。

（八）临床研究介绍

1. 针对新诊断的慢性期 CML　这是一项针对新诊断的慢性期 CML 成年患者的开放、多中心、国际性、随机化临床试验。该研究总共有 519 例患者随机化接受达沙替尼 100mg、每天 1 次，或接受伊马替尼 400mg、每天 1 次的治疗。

研究终点为 12 个月内确证的完全细胞遗传学缓解（CCyR）发生率。确证的 CCyR 被定义为连续 2 次（至少间隔 28 天）的 CCyR。

最短 12 个月随访完成时，达沙替尼组 85%患者和伊马替尼组 81%患者仍在研究中。199 例达沙替尼反应者确证 CCyR 的中位时间为 3.1 个月，177 例伊马替尼反应者确证 CCyR 的中位时间为 5.6 个月。135 例达沙替尼反应者主要分子学反应（MMR）中位时间为 6.3 个月，88 例伊马替尼反应者 MMR 中位时间为 9.2 个月。

2. 针对伊马替尼耐药或不耐受的 CML 或 Ph^+ALL　研究针对伊马替尼耐药或不耐受的 CML 或 Ph^+ALL 成年患者探讨达沙替尼的疗效和安全性。在 1158 例慢性期 CML 患者中，包括 858 例处于加速期、粒性原始细胞期或淋巴原始细胞期的 CML 患者和 130 例 Ph^+ALL 患者。该项对伊马替尼耐药慢性期 CML 的临床研究中，耐药的定义为未达到完全血液学缓解（CHR；3 个月后），主要细胞遗传学缓解（MCyR；6 个月后），或完全细胞遗传学缓解（CCyR；12 个月后）；或无法达到分子生物学缓解（有同时 Ph^+中期增加≥10%），无法达到细胞遗传学缓解，或无法达到血液学缓解。而不耐受伊马替尼的定义为不能耐受每天 400mg 或更高剂量伊马替尼，或因为毒性终止使用伊马替尼。慢性期 CML 中主要疗效终点是 MCyR，定义为消除 CCyR 或实质上减少 Ph^+造血细胞（至少 65%，即部分细胞遗传学缓解）。而处于加速期、粒性原始细胞期、淋巴原始细胞期的 CML 和 Ph^+ALL 的主要疗效终点是指主要血液学缓解（MaHR），而主要血液学缓解即处于 CHR 或无白血病证据（NEL）。

3. 慢性期 CML 剂量优化研究　在慢性期 CML 患者中完成一项随机化、开放研究，比较达沙替尼每天给药 1 次与每天给药 2 次的疗效和安全性。入组患者排除显著心脏病患者（包括 6 个月内心肌梗死或 3 个月内充血性心力衰竭），明显心律失常，或 QTc 间期延长患者。主要疗效终点是 MCyR。

670 例患者中，对伊马替尼耐药的 497 例患者被随机化分为 4 组：每天 1 次，每次 100mg 组；每天 1 次，每次 140mg 组；每天 2 次，每次 50mg 组；每天 2 次，每次 70mg 组。治疗中位时间为 22 个月。

对每天 1 次给药方案与每天 2 次方案的疗效终点比较发现，至 MCyR 差别为 1.9%（95%CI：-6.8%～10.6%）。100mg 每天 1 次组，至 MCyR 中位时间为 2.9 个月（95%CI：

2.8～3.0）。根据 Kaplan-Meier 估算值，已达到 MCyR 患者的 93%（95%CI：88%～98%）保持缓解 18 个月。在 2 年时，所有 100mg 每天 1 次组的患者无进展生存和总生存率估计值分别为 80%（95%CI：73%～87%）和 91%（95%CI：86%～96%）。

4. 晚期 CML 和 Ph^+ALL 剂量优化研究　目前，一项针对晚期 CML（加速期 CML、粒性原始细胞期 CML 或淋巴原始细胞期 CML）患者的随机化、开放研究已经完成，对这些患者给予每天给药 1 次与每天给药 2 次，比较达沙替尼的疗效和安全性。研究的主要疗效终点为至 MaHR。

共有 611 例患者被随机化分组，分别采用 140mg 每天 1 次，或每天 2 次、每次 70mg。两组中位时间均约为 6 个月。研究发现每天 1 次给药方案与每天 2 次给药方案在主要疗效终点有差别。在达沙替尼 140mg 每天 1 次组中，加速期 CML 患者至 MaHR 中位时间是 1.9 个月，而粒性原始细胞期 CML 患者为 1.9 个月，淋巴原始细胞期 CML 患者为 1.8 个月。140mg 每天 1 次组和每天 2 次、每次 70mg 组治疗粒性原始细胞期 CML 患者，MaHR 的中位时间分别为 8.1 个月和 9.0 个月。达沙替尼 140mg 每天 1 次组和每天 2 次、每次 70mg 组，治疗淋巴原始细胞期 CML 患者 MaHR 的中位时间分别为 4.7 个月和 7.9 个月。达沙替尼 140mg 每天 1 次治疗 Ph^+ALL 患者，MaHR 的中位时间是 4.6 个月。达沙替尼 140mg 每天 1 次和每天 2 次、每次 70mg 组，治疗 Ph^+ALL 患者的无进展生存中位时间分别为 4.0 个月和 3.1 个月。

（蒋鸿超）

参 考 文 献

王雅云，赵洪国，崔中光. 2015. 达沙替尼、尼罗替尼及伊马替尼治疗新诊断慢性髓系白血病慢性期 3 年临床观察. 中国实验血液学杂志，23（2）：356-363

燕玮，杨威. 2012. 达沙替尼应用于伊马替尼耐药的慢性粒细胞白血病的研究进展. 实用药物与临床，15（2）：108-110

张进芳，刘晓力，林愈灯，等. 2014. 慢性髓系白血病疾病进展相关基因的生物信息学分析与初步实验验证. 中国实验血液学杂志，22（4）：909-913

American Society of Health-System Pharmacists. 2006. ASHP guidelines on handling hazardous drugs. Am J Health-Syst Pharm，63（12）：1172-1193

Baranska M，Lewandowski K，Gniot M，et al. 2008. Dasatinib treatment can overcome imatinib and nilotinib resistance in CML patient carrying F359I mutation of BCR-ABL oncogene. J Appl Genet，49（2）：201-203

Gambaeoni C，Cortes J. 2007. Efficacy and safety of dasatinib in patients with chronic myeloid leukemia in blast phase whose disease is resistant or intolerant to imatinib：2-year follow-up data from the START Program. Blood，110：472

Guilhot F，Appefley J. 2008. Efficacy of dasatinib in patients with accelerated phase chronic myelogenous leukemi a with resistance or intolerance to imatinib：2-year follow-up data from START-A（CA180005）. Blood，110：470

Guilhot F，Apperley J，Kim DW，et al. 2007. Dasatinib induces significant hematologic and cytogenetic responses in patients with imatinibresistant orintolerant chronic myeloid leukemia in accelerated phase. Blood，109（10）：4143-4150

Kantarjian H，Pasquini R，Hame rschlak N，et al. 2007. Dasatinib or high-dose imatinib for chronic-phase chronic

myeloid leukemia after failure of firstline imatinib：a randomized phaseII trial. Blood，109（12）：5143-5150
Khoury HJ，Cortes JE，Kantarjian HM，et al. 2012. Bosutinib is active in chronic phase chronic myeloid leukemia after imatinib and dasatinib and/or nilotinib therapy failure. Blood，119（15）：3403-3412
Manley PW，CowanJacob SW，Fendrich G，et al. 2006. Bcr-Abl binding modes of dasatinib，imatinib and nilotinib：an NMR study. Blood，108（11）：747
Mauro MJ，Baccarani M. 2008. Dasatinib 2 year efficacy in patients with chronic-phase chronicmyelogenous leukemia（CML-CP）with resistance or intolerance to imatinib（START-C）. J Clin Oncol，26：7009
McCormack PL，Keam SJ. 2011. Dasatinib：a review of its use in the treatment of chronic myeloid leukaemia and Philadelphia chromosome positive acute lymphoblastic leukaemia. Drugs，71：1771-1795
Polovich M，White JM，Kelleher LO. 2005. Chemotherapy and biotherapy guidelines and recommendations for practice. 2nd ed. Pittsburgh，PA：Oncology Nursing Society
Porkka K，Koskenvesa P，Lundan T，et al. 2008. Dsatinib crosses the lood-brain barrier and is an efficient therapy for central nervous system Philadelpphia chromosome-positive leukemia. Blood，112：1005-1012
Saglio G，Hochhaus A，Goh YT，et al. 2010. Dasatinib in imatinib-resistant or imatinib-intolerant chronic myeloid leukemia in blast phase after 2 years of follow-up in a phase 3 study：efficacy and tolerability of 140 milligrams once daily and 70 milligrams twice daily. Cancer，116（16）：3852-3861
Sillaber C，Herrmann H，Bennett K，et al. 2009. Immunosuppression and atypical infections in CML patients treated with dasatinib at 140 mg daily. Eur J Clin Invest，39：1098-1099
Soverini S，De Benedittis C，Papayannidis C，et al. 2014. Drug resistance and BCR-ABL kinase domain mutations in philadelphia chromosome-positive acute lymphoblastic leukemia from the imatinib to the second-generation tyrosine kinase inhibitor era. Cancer，120：1002-1009
U. S. Department of Health and human Services，Public Health Service，Centers for Disease Control and Prevention，National Institute for Occupational Safety and Health. 2004. NIOSH Alert：Preventing occupational exposures to antineoplastic and other hazardous drugs in healthcare settings. Cincinnati：DHHS（NIOSH）Publication

三十二、达 拉 非 尼

达拉非尼（英文名：Dabrafenib，商品名：Tafinlar）是一种 BRAF 激酶抑制剂，分子结构如下：

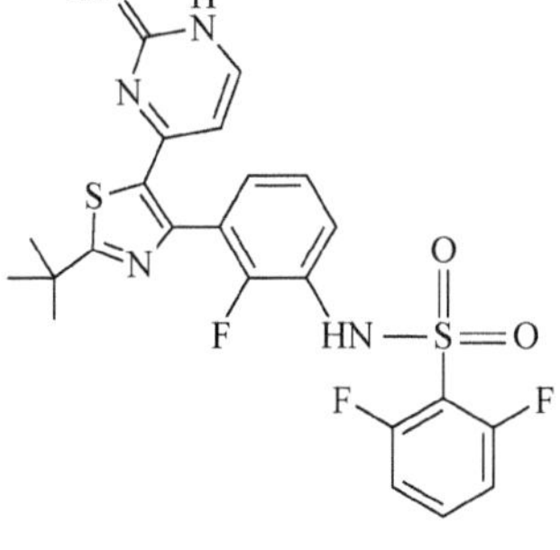

2013 年 5 月 28 日 FDA 批准达拉非尼用于治疗不可切除的或转移性黑色素瘤。

（一）达拉非尼的作用机制

甲磺酸达拉非尼是一种激酶抑制剂，是一种 BRAF 激酶的某些突变的抑制剂，能抑制 BRAF V600E、BRAF V600K 和 BRAF V600D 酶，体外 IC_{50} 值分别为 0.65nmol/L、0.5nmol/L 和 1.84nmol/L。达拉非尼还抑制野生型 BRAF 和 CRAF 激酶，IC_{50} 值分别为 3.2nmol/L 和 5.0nmol/L，在较高浓度可抑制其他激酶如 SIK1、NEK11 和 LIMK1。在 BRAF 基因某些突变（包括那些导致 BRAF V600E），可导致可能刺激肿瘤细胞生长组成活化的 BRAF 激酶。达拉非尼在体外和体内抑制 BRAF V600 突变阳性黑色素瘤细胞生长。

达拉非尼和曲美替尼靶向在 RAS/RAF/MEK/ERK 通路中两个不同的酪氨酸激酶。达拉非尼和曲美替尼的联合使用比任一药物单独使用对 BRAF V600 突变阳性黑色素瘤细胞株在体外有更大的生长抑制作用，对 BRAF V600 突变阳性黑色素瘤异种移植物肿瘤生长抑制作用更强。

（二）药代动力学

达拉非尼口服给药后，与人血浆蛋白结合率 99.7%，到达血浆峰浓度中位时间是 2 小时，生物利用度是 95%，半衰期是 8 小时。达拉非尼的代谢主要是通过 CYP2C8 和 CYP3A4 介导形成羟基-达拉非尼。羟基-达拉非尼被进一步通过 CYP3A4 被氧化形成羰基-达拉非尼，经胆汁（73%）和尿（23%）排泄。

（三）FDA 批准适应证及中国上市应用情况

1. FDA 批准适应证 2013 年 5 月 29 日，美国 FDA 批准了新药达拉非尼用于治疗转移性黑色素瘤和不能行手术治疗的黑色素瘤患者。

达拉非尼单药适用于不能切除或转移黑色素瘤患者，以及用 FDA 批准测试检测到 BRAF V600E 突变患者的治疗。

达拉非尼与曲美替尼联用于 FDA 批准测试检出 BRAF V600E 或 V600K 突变、不可切除或转移性黑色素瘤患者的治疗。联合使用根据持久反应率的显示。

达拉非尼有使用限制，不适用于野生型 BRAF 患者。

2. 中国上市应用情况 该药目前在中国尚未上市。

（四）剂型规格

达拉非尼为胶囊，有两种规格。

50mg 胶囊：暗红色胶囊刻有“GS TEW”和“50mg”。

75mg 胶囊：暗粉色胶囊刻有“GS LHF”和“75mg”。

（五）用法用量

1. 使用方法 作为单药使用，推荐剂量为 150mg，口服，每天 2 次，间隔约 12 小时；达拉非尼作为单药治疗前需确认肿瘤样品中存在 BRAF V600E 突变。

当与曲美替尼联合给药时，在每天相同时间的早晨或傍晚给予达拉非尼和服用每天 1

次剂量的曲美替尼，推荐剂量为150mg，口服，每天2次，间隔约12小时服用。可持续治疗直至疾病进展或发生不能接受的毒性。达拉非尼作为单药服用，或达拉非尼与曲美替尼联用，须至少在餐前1小时或餐后2小时服用。不要在下一次剂量6小时内服用达拉非尼的丢失剂量，不要打开、压碎或破坏达拉非尼胶囊。

2. 不良反应管理

（1）常见的不良反应：达拉非尼常见的不良反应包括角化过度、头痛、发热、皮疹、恶心、呕吐、腹泻、外周性水肿、咳嗽、关节炎、乳头状瘤、脱发、掌跖红肿疼痛综合征、出血、静脉血栓栓塞、皮肤毒性、眼毒性、高血糖等。严重不良反应包括新原发肿瘤及在BRAF野生型黑色素瘤中促进肿瘤、心肌病、葡萄糖-6-磷酸脱氢酶缺乏等。

（2）不同不良反应剂量调整参考

表2-32-1为达拉非尼作为单药和（或）与曲美替尼联用时，对药品不耐受的剂量减低指导原则。

表2-32-1 药品不耐受的剂量减低调整指导原则

当达拉非尼作为单药和与曲美替尼联用时，达拉非尼的剂量减低指导原则	
首次剂量减低	口服100mg，每天2次
第二次剂量减低	口服75mg，每天2次
第三次剂量减低	口服50mg，每天2次
随后调整	如按口服50mg、每天2次的剂量使用无法耐受，永远终止用药
当与曲美替尼联用时，曲美替尼的剂量减低指导原则	
首次剂量减低	口服1.5mg，每天1次
第二次剂量减低	口服1mg，每天1次
随后调整	如患者对口服曲美替尼1mg、每天1次仍不耐受，永久终止用药

表2-32-2为用药过程中出现不良反应的剂量调整指导原则。

表2-32-2 不同不良反应的剂量调整指导原则

不良反应严重程度	达拉非尼[a]	曲美替尼（联合用药时）[a,b]
发热性药物反应		
101.3～104℉（38.5～40℃）发热	停止用药直至发热解决，然后恢复停药前用药剂量或较低剂量水平继续用药	不需调整
发热高于104℉（40℃）、发热合并寒战、低血压、脱水和肾衰竭	停止用药直至发热解决，然后恢复停药前用药剂量或较低剂量水平继续用药。或永久终止用药	终止曲美替尼直至发热解决然后恢复停药前用药剂量或较低剂量水平继续用药
皮肤		
不能耐受2级皮肤毒性、3和4级皮肤毒性	停止用药3周 如改善，可恢复停药前用药剂量继续用药 如无改善，永久终止用药	停止用药3周 如改善，可恢复停药前用药剂量继续用药 如无改善，永久终止用药

续表

不良反应严重程度	达拉非尼[a]	曲美替尼（联合用药时）[a, b]
心脏		
无症状，LVEF 较基线值绝对减低≥10%，低于正常下限	不需调整	停止用药 3 周 如改善至正常 LVEF 值，可在停药前用药剂量基础上降低一个剂量标准恢复用药 如未改善至正常 LVEF 值，永久终止用药
有充血性心力衰竭症状 LVEF 较基线值绝对减低＞20%，低于正常值下限	停止用药，如改善，可恢复用药	永久终止用药
静脉血栓栓塞		
无并发症的深静脉血栓形成（DVT）和肺栓塞（PE）	不需调整	停止用药 3 周 如改善至 0～1 级，可在停药前用药剂量基础上降低一个剂量标准恢复用药 如无改善，永久终止用药
危及生命的 PE	永久终止用药	永久终止用药
眼毒性		
2～3 级视网膜色素上皮脱离（RPED）	不需调整	停止用药 3 周 如改善至 0～1 级，可在停药前用药剂量基础上降低一个剂量标准恢复用药 如无改善，永久终止用药
视网膜静脉阻塞	不需调整	永久终止用药
葡萄膜炎和虹膜炎	停止用药 3 周 如改善至 0～1 级，可在停药前用药剂量基础上降低一个剂量标准恢复用药 如无改善，永久终止用药	不需调整
肺		
间质性肺病/肺炎	不需调整	永久终止用药
其他		
不能耐受 2 级不良反应 任何 3 级不良反应	停止用药 如改善至 0～1 级，可在停药前用药剂量基础上降低一个剂量标准恢复用药 如无改善，永久终止用药	停止用药 3 周 如改善至 0～1 级，可在停药前用药剂量基础上降低一个剂量标准恢复用药 如无改善，永久终止用药
任何 4 级不良反应首次发生时	停止用药直至不良反应改善至 0～1 级，在停药前用药剂量基础上降低一个剂量标准恢复用药 或 永久终止用药	停止用药直至不良反应改善至 0～1 级，在停药前用药剂量基础上降低一个剂量标准恢复用药 或 永久终止用药
复发性 4 级不良反应	永久终止用药	永久终止用药

a 见表 2-32-1 对达拉非尼和曲美替尼剂量减低调整指导原则。

b 对曲美替尼的用法需参考完整处方资料。

（六）禁忌

达拉非尼无特定禁忌证，但使用时需参考剂量调整和不良反应。

（七）特殊人群用药

1. 妊娠期患者 根据其作用机制，达拉非尼给予妊娠期妇女可致胎儿危害。如妊娠期间使用此药或如服用此药时患者妊娠，应忠告患者对胎儿潜在危害。

2. 哺乳期患者 尚不清楚人乳汁中是否存在此药。

3. 儿科患者 尚未在儿童患者中确定达拉非尼的安全性和有效性。

4. 老年患者 未观察到在老年人中达拉非尼有效性和安全性的总体差别。

5. 生殖潜能的影响 忠告生殖潜能女性患者治疗期间和达拉非尼末次给药后至少2周或达拉非尼与曲美替尼联用后至少4个月高效避孕。

忠告男性患者对损害精子发生的潜在风险和用达拉非尼治疗前寻求对生育力和家庭计划生育方案的咨询。

6. 肝受损患者 有肝受损患者中未进行正式药代动力学试验。尚未确定有严重肝受损患者的适当剂量。

7. 肾受损患者 有肾受损患者未进行正式药代动力学试验。尚未确定有严重肾受损患者的适当剂量。

8. 药物过量患者 对达拉非尼的用药过量没有相关资料。因为达拉非尼与血浆蛋白高度结合，用达拉非尼过量的治疗中血液透析可能无效。

（八）临床研究介绍

BRAF V600E突变阳性不可切除的或转移黑色素瘤：在既往未治疗过BRAF V600E突变阳性不可切除的或转移黑色素瘤患者中进行一项国际、多中心、随机化（3∶1）、开放、阳性对照试验，证实达拉非尼作为单药的安全性和疗效。排除有任何既往使用BRAF抑制剂或MEK抑制剂患者。患者被随机化接受口服达拉非尼150mg，每天2次，或每3周静脉输注达卡巴嗪1000mg/m^2。按基线时疾病分层随机化分组：不可切除III期（区域淋巴结或在运输转移），M1a（远处皮肤、皮下或淋巴结转移），或M1b（肺转移），M1c黑色素瘤（所有其他内脏转移或血清LDH升高）。主要疗效结局是无进展生存期（PFS）。此外，还包括PFS、客观缓解率和反应时间。随机化接受达拉非尼患者在开始另外治疗前随访中位时间是5.1个月，达卡巴嗪组为3.5个月。在疾病进展时28例（44%）患者从达卡巴嗪组交叉至达拉非尼组。结果证实用达拉非尼治疗患者无进展生存显著增加。

在一项单组、开放、两队列多中心试验中，评价达拉非尼对BRAF V600E突变阳性黑色素瘤转移至脑患者的治疗活性。所有患者接受达拉非尼150mg每天2次。队列A中为既往未曾接受局部治疗的脑转移患者，而队列B患者既往至少接受一种局部治疗，包括但不限于手术切除、全脑放疗，或立体定向放射外科（如伽马刀）、直线加速为基础的放射治疗、带电粒子或射波刀。此外，队列B的患者既往至少有1次经治疗后疾病进展，或既往未接受过治疗。除此之外，队列B的患者经增强MRI检测，至少要有一个可测量的最大直径至少为0.5cm的肿瘤实体，且既往接受过不超过两个稳定或减低皮质类固醇剂量的全身治疗方案。主要结局测量的是在每个队列中，颅内总缓解率。结果证明二者的总缓解率相当。

一项多中心、开放、随机化（1∶1∶1）的剂量范围试验，测试达拉非尼与两个不同剂量的曲美替尼联用，和单药达拉非尼的临床活性和安全性，入组患者共 162 例，均患有 BRAF V600E 或 BRAF V600K 突变阳性，有不可切除的或转移黑色素瘤。患者随机化接受口服达拉非尼 150mg、每天 2 次与口服曲美替尼 2mg、每天 1 次（n=54），或达拉非尼 150mg、每天 2 次与曲美替尼 1mg、每天 2 次（n=54），或口服达拉非尼 150mg、每天 2 次（n=54）。继续治疗直至疾病进展或出现不能接受毒性。主要疗效结局测量是总缓解率。次要结局是反应时间。

按 BRAF 突变亚型定义亚组，即在 85%的 BRAF V600E 突变阳性黑色素瘤患者和在 15%的 BRAF V600K 突变阳性黑色素瘤患者中，总缓解率结局相似。用 THxID™-BRAF 进行回顾性分析，对 BRAF V600E 或 BRAF V600K 突变阳性黑色素瘤患者的探索性亚组分析，总缓解率结果也与意向治疗分析相似。

（龙庭凤）

参考文献

李靖，傅国芬. 2014. 治疗转移性黑色素瘤新药达拉非尼. 中国新药与临床杂志，33（11）：785-787

李双. 2013. 达拉非尼. 中国药物化学杂志，23（6）：512

王尔兵，王肇炎. 2012. 恶性黑色素瘤的分子靶向药物治疗研究进展. 医药导报，31（10）：1333-1336

杨臻峥. 2013. 抗肿瘤药 Dabrafenib. 药学进展，37（2）：93-94

Denton CL，Minthorn E，Cardon SW，et al. 2013. Concomitant oral and intravenous pharmacokinetics of dabrafenib，a BRAF Inhibitor，in patients with BRAF V600 mutation-positive solid tumors. J Clin Pharmacol，53（9）：955-961

Falchook GS，Long GV，Kurzrock R，et al. 2012. Dabrafenib in patients with melanoma，untreated brain metastases，and other solid tumours：a phase 1 dose-escalation trial. Lancet，379（9829）：1893-1901

Flaherty KT，Iinfante JR，Daud AN，et al. 2012. Combined BRAF and MEK inhibition in melanoma with BRAF V600 mutations. N Engl J Med，367（18）：1694-1703

Gentilcore G，Madonna G，Mozzillo N，et al. 2013. Effect of dabrafenib on melanoma cell lines harbouring the BRAF V600D/R mutationgs. BMC Cancer. 13（1）：1-3

Givney GT，Zager JS. 2013. Clinical development of dabrafenib in BRAF mutant melanoma and other malignancies. Expert Opin Drug Metab Toxicol，9（7）：893-899

Hauschild A，Grob JJ，Demidov LV，et al. 2012. Dabrafenib in BRAF-mutated metastatic melanoma：a multicentre，open label，phase 3 randomised controlled trial. Lancet，380（9839）：358-365

King AJ，Arone MR，Bleam MR，et al. 2013. Dabrafenib；preclinical characterization，increased efficacy when combined with trametinib，while BRAF/MEK tool combination reduced skin lesions. PLoS One，8（7）：e67583

Klein O，Clements A，Menzies AM，et al. 2013. BRAF inhibitor activity in V600R metastatic melanoma. Eur J Cancer，49（5）：1073-1079

Long GV, Trefzer U, Davies MA, et al. 2012. Dabrafenib in patients with Val600Glu or Val600Lys BRAF-mutant melanoma metastatic to the brain (BREAK-MB): a multicentre, open label, phase 2 trial. Lancet Oncol, 13 (11): 1087-1095

Menzies AM, Long GV, Murali R. 2012. Dabrafenib and its potential for the treatment of metastatic melanoma. Drug Des Devel Ther, 6: 391-405

US FDA. 2013. FDA approves two drugs, companion diagnostic test for advanced skin cancer. http: //www.ascopost. com/issues/june-25-2013/fda-approves-two-drugs-companion-diagnostic-test-for-advanced-skin-cancer/

三十三、依布替尼

依布替尼（英文名：Ibrutinib，商品名：Imbruvicatm）是一个口服活性不可逆的布鲁顿酪氨酸激酶（BTK）抑制剂，其分子式为 $C_{25}H_{24}N_6O_2$，分子结构如下：

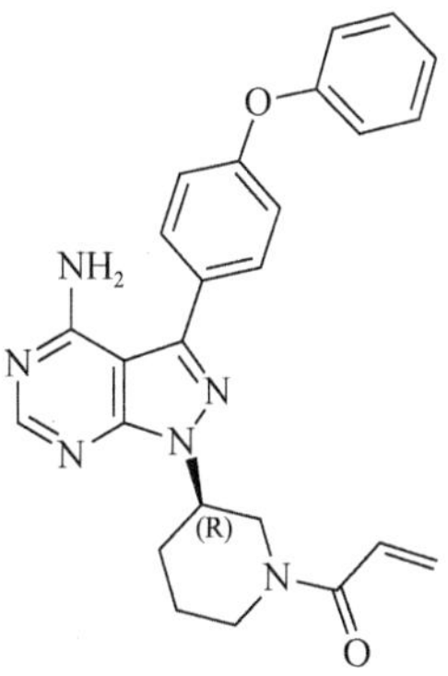

2013 年 11 月 13 日 FDA 批准依布替尼治疗套细胞淋巴瘤（MCL）。2014 年 2 月 12 日批准治疗慢性淋巴细胞白血病。

（一）依布替尼的作用机制

BTK 是一种细胞质酪氨酸激酶，是 B 淋巴细胞发生、分化和生存中必不可少的。BTK 基因位于 X 染色体（Xq21.33—Xq22），包括 19 个外显子，全长 37.5kb，其编码的蛋白属于非受体酪氨酸 Tec 家族的成员，由 5 个结构域构成（BTK，Tec，Itk，Txk，Bmx），位于哺乳动物细胞的细胞质中。BTK 表达在几乎所有造血细胞上，除了 T 细胞和浆细胞。但是，其基本功能仅表现于 B 细胞中。BTK 通过 B 细胞受体（BCR）信号激活导致 B 细胞恶性病的发展，具体包括慢性淋巴细胞白血病（CLL）、套细胞淋巴瘤、滤泡性淋巴瘤（FL）、弥漫性大 B 细胞淋巴瘤（DLBCL）和急性淋巴细胞白血病（ALL）。

BCR/BTK 信号通路：BCR 对正常 B 细胞发展和常见 B 细胞恶性疾病的发展是至关重要的。BCR 参与抗原受体和多个调节细胞过程，包括增殖、分化、凋亡和细胞迁移。BCR 包含一个穿膜免疫球蛋白（Ig）受体，由 Ig-α（CD79a）和 Ig-β（CD79b）异源二聚体组成。一旦抗原与受体结合，酪氨酸激酶 LYN 和 SYK 启动一个信号级联涉及下游激酶，导致接合体分子和第二信使的生成。所以，BTK 是在 BCR 通路中必不可少的信号分子。BTK 包括多个来自 N 端的结构域：包括底物同源结构域（PH）、TH、SH2、SH3 和激酶（SH1）

结构域。为保持最佳活性和稳定性 BTK 需要 Zn^{2+}。结合 BTK 与 Zn^{2+}的位置位于 TH 结构域内一个高度保守的锌指结构域。如果此处发生突变可以影响 Zn^{2+}结合而导致极不稳定蛋白的生成。在 BCR 信号通路中其他信号分子包括西罗莫司靶蛋白（mTOR）、SYK、LYN、磷脂酰肌醇 3-激酶（PI3K）、接合体蛋白 GrB2。活化的 BTK 和 PI3K 诱导钙动员，以及 mROT、蛋白激酶 C-β、AKT 激酶和促分裂原活化蛋白激酶 ERK 的激活。这些信号通路导致 B 细胞的细胞增殖和生存，是通过 NF-κB 上调的介导完成。先是 BTK 的激活，然后激活 PI3K，最后刺激磷脂酰肌醇-3，4，5（PIP3）的生成。一旦产生适当量的 PIP3，BTK 被移动至浆膜。此时，由 SRC 家族激酶，尤其是 LYN 和 FYN 在 BTK Y551 位点处的磷酸化。接下来磷酸化的 BTK 活化磷脂酶 C2，导致下游蛋白激酶的激活和 NF-κB 的激活。与正常 B 细胞比较在 CLL 中能显著地发生 BTK 活化。虽然在 CLL 细胞中 BTK 未总是组成性地活化，但是 BCR 或 CD40 信号一直伴随这个通路的有效激活。

依布替尼是一个 BTK 的小分子化合物。其作用机制是依布替尼通过与 BTK 活性位点中的半胱氨酸残基形成共价键，导致 BTK 酶活性的抑制。BTK 是 BCR 和细胞因子受体通路的重要信号分子。BTK 通过 B 细胞表面受体信号激活 B 细胞趋化和黏附所需信号通路，实验研究证实依布替尼能够抑制恶性 B 细胞增殖、在体内生存及在体外细胞迁移和底物黏附能力。

（二）药代动力学

口服给药后依布替尼被吸收达到 T_{max} 值耗时 1～2 小时。在 560mg 用药患者中观察的稳态 AUC 是 953（ng•h）/ml±705（ng•h）/ml，在 420mg 时为 680（ng•h）/ml±517（ng•h）/ml。与食物同服比过夜空腹给药稳态浓度增加约 2 倍。依布替尼的半衰期为 4～6 小时。

（三）FDA 批准适应证及中国上市应用情况

1. FDA 批准适应证　2013 年 11 月 13 日 FDA 批准依布替尼用于既往至少接受 1 次治疗的套细胞淋巴瘤患者的治疗。

2014 年 2 月 12 日 FDA 批准依布替尼用于既往至少接受 1 次治疗的慢性淋巴细胞白血病患者的治疗。

2. 中国上市应用情况　目前依布替尼在中国尚未上市。

（四）剂型规格

依布替尼为片剂，140mg/片。

（五）用法用量

1. 使用方法　每天在相同时间口服依布替尼，每天 1 次。用水整粒吞服胶囊，不可打开、破坏或咀嚼胶囊。如在给药时间表漏服依布替尼，尽可能在同天尽快服用，或第二天再回到正常同一时间继续服用。隔天则不应补服额外的依布替尼胶囊。

套细胞淋巴瘤推荐剂量是 560mg（4 粒 140mg 胶囊），口服，每天 1 次。

慢性淋巴细胞白血病推荐剂量是420mg（3粒140mg胶囊），口服，每天1次。

2. 不良反应管理

（1）常见的不良反应：依布替尼常见的不良反应有恶心、呕吐和食欲减低、疲乏、肌肉骨骼痛、外周性水肿、出血、感染、骨髓抑制、腹泻、肾毒性等，还有导致第二个原发恶性肿瘤风险。严重不良反应有肺炎、高血压、心房颤动等。

（2）停药原则：任何3级或更高级别级非血液学不良反应，3级或更高级别中性粒细胞减少症伴有感染或发热，或4级血液学毒性，应中断依布替尼治疗。一旦毒性症状缓解至1级或基线水平，可再使用依布替尼起始剂量治疗。如毒性再发生，减少1粒胶囊（每天140mg）。需要时可第二次减低剂量140mg，如两次剂量减低后这些毒性持续或再发生，终止依布替尼使用。剂量调整见表2-33-1。

表2-33-1 非血液毒性或血液学毒性的剂量调整指导原则

毒性发生	MCL恢复后剂量调整开始剂量为560mg	CLL恢复后剂量调整开始剂量为420mg
首次	在每天560mg再开始	在每天420mg再开始
第二次	在每天420mg再开始	在每天280mg再开始
第三次	在每天280mg再开始	在每天140mg再开始
第四次	终止用药	终止用药

（3）剂量调整参考：应避免同时与强或中度CYP3A4抑制剂共同给药，可以考虑更换为较弱CYP3A抑制药。

如必须使用某种中度CYP3A抑制剂，可以减低依布替尼剂量至140mg，这些药物包括氟康唑、地瑞那韦、红霉素、地尔硫䓬、阿扎那韦、阿瑞吡坦、安普那韦、伊马替尼、维拉帕米和环丙沙星。

不建议与强CYP3A抑制剂同时长期服用，包括利托那韦、茚地那韦、奈非那韦、沙奎那韦、奈法唑酮等。若与强CYP3A抑制剂（如抗真菌药和抗生素）短期（治疗7天或更短）同时使用，可以考虑中断依布替尼治疗，直至CYP3A抑制剂不再需要时恢复使用依布替尼治疗。

特别注意，如果同时服用依布替尼和强或中度CYP3A抑制剂的患者，应严密监视依布替尼毒性征象。

（六）禁忌

依布替尼无特定禁忌证，但使用时需参考剂量调整和不良反应。

（七）特殊人群用药

1. 妊娠期患者 给予妊娠期妇女依布替尼可致胎儿危害。如妊娠期间使用依布替尼或当患者服用依布替尼期间妊娠，应忠告患者对胎儿潜在危害。

2. 哺乳期患者 尚未确定依布替尼是否由人乳汁排泄。

3. 育龄期患者 因依布替尼可致胎儿危害，服用依布替尼妇女应避免妊娠。

4. 儿科患者 尚未确定依布替尼在儿童患者中的安全性和有效性。

5. 老年患者 对 111 例 MCL 患者的治疗中，63%是 65 岁或以上患者，他们和较年轻患者间未观察到有效性总体差别。但是老年患者中心脏不良事件（心房颤动和高血压）、感染（肺炎和蜂窝织炎）和胃肠道事件（腹泻和脱水）发生率更高。

6. 肝功能不全患者 依布替尼在肝中被代谢，故严重肝受损患者不宜服用依布替尼。依布替尼临床试验应排除有血清谷草转氨酶（AST/SGOT）或谷丙转氨酶（ALT/SGPT）≥3.0 倍正常值上限（ULN）的患者。目前，没有充分数据确定有基线肝受损患者服用依布替尼的剂量。

7. 肾功能不全患者 低于 1%的依布替尼通过肾排泄。研究证实肌酐清除率（CLcr）＞25ml/min 患者中依布替尼无不良反应。但是目前，没有充分数据确定严重肾受损患者（CLcr＜25ml/min）或透析患者的剂量。

（八）临床研究介绍

1. 套细胞淋巴瘤 目前，通过对 111 例曾接受至少 1 次治疗的 MCL 患者评价依布替尼的安全性和疗效。具体研究方法是通过给予依布替尼口服 560mg，每天 1 次直至疾病进展或不可接受毒性。根据非霍奇金淋巴瘤（NHL）修订的国际工作组（IWG）标准进行评估治疗效果。本研究的主要终点是研究者评估总缓解率。通过独立审评委员会（IRC）证实总缓解率为 69%，中位缓解时间为 1.9 个月。

2. 慢性淋巴细胞白血病 目前，通过对 48 例既往至少接受过一种治疗的 CCL 患者进行试验，评价依布替尼的安全性和疗效。具体研究方法是给予口服依布替尼 420mg、每天 1 次直至疾病进展或不可接受的毒性。通过独立审评委员会采用慢性淋巴细胞白血病标准（国际研讨会修订版本）评估总缓解率和缓解持续时间。研究结果发现总缓解率为 58.3%（95%CI：43.2%～72.4%），所有患者均为部分缓解，但是没有患者实现完全缓解反应。缓解持续时间为 5.6～24.2 个月。

（刘为青　蒋鸿超）

参考文献

Advani RH，Buggy JJ，Sharman JP，et al. 2013. Bruton tyrosine kinase inhibitor ibrutinib（PCI-32765）has significant activity in patients with relapsed/refractory B-cell malignancies. J Clin Oncol，31（1）：88-94

Advani RH，Sharman JP，Smith SM，et al. 2011. The BTK inhibitor PCI-32765 is highly active and well tolerated in patients with relapsed/refractory B cell malignancies：final results from a phase 1 study. Ann Oncol，22：iv135

Akinleye A，Avvaru P，Furqan M. 2013. Phosphatidylinositol 3-kinase（PI3K）inhibitors as cancer therapeutics. J Hematol Oncol，6（1）：88

Akinleye A，Chen Y，Mukhi N. 2013. Ibrutinib and novel BTK inhibitors in clinical development. J Hematol Oncol，6（1）：59

Binet JL，Caligaris-Cappio F，Catovsky D，et al. 2006. Perspectives on the use of new diagnostic tools in the treatment of chronic lymphocytic leukemia. Blood，107（3）：859-861

Blum KA，Christian B，Flynn JM. 2012. A phase Ⅰ trial of the Bruton's tyrosine kinase（BTK）inhibitor， ibrutinib（PCI-32765），in combination with rituximab（R）and bendamustine in patients with relapsed/refractory non-Hodgkin's lymphoma（NHL）. ASH Annu Meet Abstr，120（21）：1643

Burger JA，Ghia P，Polliack A. 2013. Randomized，multicenter，open-label，phase Ⅲ study of the BTK inhibitor ibrutinib versus chlorambucil in patients 65 years or older with treatment-naive CLL/SLL（RESONATE-2，PCYC-1115-CA）. ASH Annu Meet Abstr，31（15_suppl）：TPS7130

Burger JA，Keating MJ，Wierda WG，et al. 2012. The Btk inhibitor ibrutinib（PCI-32765）in combination with rituximab is well tolerated and displays profound activity in high-risk chronic lymphocytic leukemia（CLL）patients. ASH Annu Meet Abstr，120（21）：187

Byrd JC，Barrientos JC，Devereux S，et al. 2013. A randomized，multicenter，openlabel，phase Ⅲ study of the Bruton tyrosine kinase（BTK）inhibitor ibrutinib（PCI-32765）versus ofatumumab in patients（pts）with relapsed or refractory（RR）chronic lymphocytic leukemia（CLL）/small lymphocytic lymphoma（SLL）：RESONATE. ASH Annu Meet Abstr，31（15_suppl）：TPS8619

Byrd JC，Blum KA，Burger JA，et al. 2011. Activity and tolerability of the Bruton's tyrosine kinase（Btk）inhibitor PCI-32765 in patients with chronic lymphocytic leukemia/small lymphocytic lymphoma（CLL/SLL）：interim results of a phase Ⅰb/Ⅱ study. J Clin Oncol，29（15）：6508

Byrd JC，Furman RR，Coutre S，et al. 2012. The Bruton's tyrosine kinase（BTK）inhibitor ibrutinib（PCI-32765）promotes high response rate，durable remissions，and is tolerable in treatment naive（TN）and relapsed or refractory（RR）chronic lymphocytic leukemia（CLL）or small lymphocytic lymphoma（SLL）patients including patients with high-risk（HR）disease：new and updated results of 116 patients in a phase Ⅰb/Ⅱ study. ASH Annu Meet Abstr，120（21）：189

Byrd JC，Furman RR，Coutre SE，et al. 2012. The Bruton's tyrosine kinase（BTK）inhibitor PCI-32765（P）in treatment-naive（TN）chronic lymphocytic leukemia（CLL）patients（pts）：interim results of a phase Ⅰb/Ⅱ study ASCO. ASH Annu Meet Abstr，30（15）：6507

Byrd JC，Furman RR，Coutre SE，et al. 2013. Targeting BTK with ibrutinib in relapsed chronic lymphocytic leukemia. N Engl J Med，369（1）：32-42

Cang S，Mukhi N，Wang K. 2012. Novel CD20 monoclonal antibodies for lymphoma therapy. J Hematol Oncol，5：64

Chavez JC，Sahakian E，Pinilla-Ibarz J. 2013. An evidence-based review of its potential in the treatment of advanced chronic lymphocytic leukemia. Core Evid，8：37-45

Cheson BD，Plass RR，Rothstein G. 1980. Defective opsonization in multiple myeloma. Blood，55（4）：602-606

Cinar M，Hamedani F，Mo Z. 2013. Bruton tyrosine kinase is commonly overexpressed in mantle cell lymphoma and its attenuation by Ibrutinib induces apoptosis. Leuk Res，37（10）：1271-1277

Dasmahapatra G，Patel H，Dent P. 2013. The Bruton tyrosine kinase（BTK）inhibitor PCI-32765 synergistically increases proteasome inhibitor activity in diffuse large-B cell lymphoma（DLBCL）and mantle cell lymphoma（MCL）cells sensitive or resistant to bortezomib. Br J Haematol，161（1）：43-56

Davis RE，Ngo VN，Lenz G，et al. 2010. Chronic active B-cell-receptor signalling in diffuse large B-cell lymphoma. Nature，463（7277）：88-92

Edwards CM. 2012. BTK inhibition in myeloma：targeting the seed and the soil. Blood，120（9）：1757-1759

Fang X，Zhou X，Wang X. 2013. Clinical development of phosphatidylinositol 3-kinase inhibitors for non-Hodgkin lymphoma. Biomarkers Res，1（1）：30

Flinn IW，Kopecky KJ，Foucar MK，et al. 2000. Long-term follow-up of remission duration，mortality，and second malignancies in hairy cell leukemia patients treated with pentostatin. Blood，96（9）：2981-2986

Foa R，Guarini A. 2013. A mechanism-driven treatment for chronic lymphocytic leukemia? N Engl J Med，369（1）：85-87

Furqan M，Mukhi N，Lee B. 2013. Dysregulation of JAK-STAT pathway in hematological malignancies and JAK inhibitors for clinical application. Biomarker Res，1（1）：5

Guarini A，Chiaretti S，Tavolaro S，et al. 2008. BCR ligation induced by IgM stimulation results in gene expression and functional changes only in IgV Hunmutated chronic lymphocytic leukemia（CLL）cells. Blood，112（3）：782-792

Hallek M，Cheson BD，Catovsky D，et al. 2008. Guidelines for the diagnosis and treatment of chronic lymphocytic leukemia：a report from the International Workshop on Chronic Lymphocytic Leukemia updating the National Cancer Institute-Working Group 1996 guidelines. Blood，111（12）：5446-5456

Herman SE，Gordon AL，Hertlein E，et al. 2011. Bruton tyrosine kinase represents a promising therapeutic target for treatment of chronic lymphocytic leukemia and is effectively targeted by PCI-32765. Blood，117（23）：6287-6296

Honigberg LA，Smith AM，Sirisawad M，et al. 2010. The Bruton tyrosine kinase inhibitor PCI-32765 blocks B-cell activation and is efficacious in models of autoimmune disease and B-cell malignancy. Proc Natl Acad Sci，107（29）：13075-13080

Jaglowski SM，Jones JA，Flynn JM，et al. 2012. A phase Ⅰb/Ⅱ study evaluating activity and tolerability of BTK inhibitor PCI-32765 and ofatumumab in patients with chronic lymphocytic leukemia/small lymphocytic lymphoma（CLL/SLL）and related diseases. ASCO Annu Meet Abstr，30（15_suppl）：6508

Lu K，Wang X. 2012. Therapeutic advancement of chronic lymphocytic leukemia. J Hematol Oncol，5（1）：55

Mohamed AJ，Yu L，Backesjo CM，et al. 2009. Bruton's tyrosine kinase（Btk）：function，regulation，and transformation with special emphasis on the PH domain. Immunol Rev 228（1）：58-73

Nisitani S，Satterthwaite AB，Akashi K. 2000. Posttranscriptional regulation of Bruton's tyrosine kinase expression in antigen receptor-stimulated splenic B cells. Proc Natl Acad Sci USA，97（6）：2737-2742

Nore BF，Vargas L，Mohamed AJ. 2000. Redistribution of Bruton's tyrosine kinase by activation of phosphatidylinositol 3-kinase and Rho-family GTPases. Eur J Immunol，30（1）：145-154

O'Brien S，Burger JA，Blum KA，et al. 2011. The Bruton's tyrosine kinase（BTK）inhibitor PCI-32765 induces durable responses in relapsed or refractory chronic lymphocytic leukemia/small lymphocytic lymphoma（CLL/SLL）：follow-up of a phase Ⅰb/Ⅱ study. ASH Annu Meet Abstr，118（21）：983

Pan Z，Scheerens H，Li SJ，Schultz BE，et al. 2007. Discovery of selective irreversible inhibitors for Bruton's tyrosine kinase. Chem Med Chem，2（1）：58-61

Rushworth SA，Bowles KM，Barrera LN. 2013. BTK inhibitor ibrutinib is cytotoxic to myeloma and potently enhances bortezomib and lenalidomide activities through NF-κB. Cell Signal，25（1）：106-112

Staudt LM. 2012. Chronic Active B-Cell Receptor Signaling in Lymphoma. ASH Annu Meet Abstr，120（21）：26

Tricot G，Jagannath S，Vesole D. 1995. Peripheral blood stem cell transplants for multiple myeloma：identification of favorable variables for rapid engraftment in 225 patients. Blood，85（2）：588-596

Varnai P，Rother KI，Balla T. 1999. Phosphatidylinositol 3-kinase-dependent membrane association of the

Bruton’s tyrosine kinase pleckstrin homology domain visualized in single living cells. J Biol Chem，274（16）：10983-10989

Vihinen M，Kwan SP，Lester T. 1999. Mutations of the human BTK gene coding for bruton tyrosine kinase in X-linked agammaglobulinemia. Hum Mutat，13（4）：280-285

Virtue A，Wang H，Yang XF. 2012. MicroRNAs and Toll-like Receptor/Interleukin-1 Receptor Signaling. J Hematol Oncol，5（1）：66

Wang K，Wei G，Liu D. 2012. CD19：a biomarker for B cell development，lymphoma diagnosis and therapy. Exp Hematol Oncol，1（1）：36

Wang ML，Rule S，Martin P，et al. 2013. Targeting BTK with ibrutinib in relapsed or refractory mantle-cell lymphoma. N Engl J Med，369（6）：507-516

Wiestner A. 2013. Targeting B-Cell receptor signaling for anticancer therapy：the Bruton’s tyrosine kinase inhibitor ibrutinib induces impressive responses in B-cell malignancies. J Clin Oncol，31（1）：128-130

Wilson WH，Gerecitano JF，Goy A，et al. 2012. The Bruton's tyrosine kinase（BTK）inhibitor，ibrutinib（PCI-32765），has preferential activity in the ABC subtype of relapsed/refractory de novo diffuse large B-cell lymphoma（DLBCL）：interim results of a multicenter，open-label，phase 2 study. ASH Annu Meet Abstr，120（21）：686

Woyach JA，Johnson AJ，Byrd JC. 2012. The B-cell receptor signaling pathway as a therapeutic target in CLL. Blood，120（6）：1175-1184

Wu M，Akinleye A，Zhu X. 2013. Novel agents for chronic lymphocytic leukemia. J Hematol Oncol，6（1）：36

Younes A，Flinn I，Berdeja JG，et al. 2013. Phase Ⅰb study combining ibrutinib with rituximab，cyclophosphamide，doxorubicin，vincristine，and prednisone（R-CHOP）in patients with CD20-positive B-cell non-Hodgkin lymphoma（NHL）. ASCO Annu Meet Abstr，31（15_suppl）：8502

Zhao Y，Huang H，Wei G. 2013. Novel agents and biomarkers for acute lymphoid leukemia. J Hematol Oncol，6（1）：40

Zucca E，Bertoni F. 2013. Toward new treatments for mantle-cell lymphoma? N Engl J Med，369（6）：571-572

三十四、乐伐替尼

乐伐替尼（英文名：Lenvatinib，商品名：Lenvima）是一种多靶点酪氨酸激酶抑制剂，其分子式为 $C_{21}H_{19}ClN_4O_4$，分子结构如下：

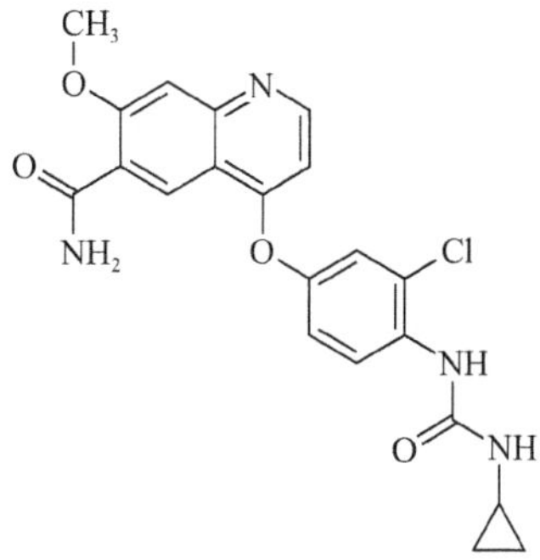

（一）乐伐替尼的作用机制

乐伐替尼是一种多靶点受体酪氨酸激酶（RTK）抑制剂，可以抑制血管内皮生长因子（VEGF）受体 VEGFR-1（FLT-1）、VEGFR-2（KDR）和 VEGFR-3（FLT-4）的激酶活性。乐伐替尼还可以抑制其他 RTK 引起的病理性血管生成，从而抑制肿瘤生长和肿瘤进展，作用位点包括成纤维细胞生长因子（FGF）受体（FGFR1，2，3 和 4）、血小板衍生生长因子受体α（PDGFR- α）、Kit 和 RET 等。体外实验发现乐伐替尼作用位点主要是 VEGFR-2（KDR）/VEGFR-3（FLT-4），对 VEGFR1/FLT-1 作用效果稍弱，其中作用于 VEGFR-2/3 比作用于 FGFR1、PDGFR- α/β选择性高 10 倍左右。乐伐替尼不仅能有效抑制血管生成，也能抑制 VEGF/KDR 和 SCF/Kit 信号通路。乐伐替尼也能通过抑制 FGFR1 和 PDGFR 酪氨酸激酶，从而抑制 FGFR 和 PDGFR 信号通路，进而明显抑制细胞迁移和入侵。

（二）药代动力学

乐伐替尼的半衰期平均为 27.6 小时，乐伐替尼的半衰期平均为 28 小时，服药后 1～4 小时达到血药峰值。与食物同服不影响血药浓度，但会延迟乐伐替尼的吸收，血药达峰时间从 2 小时延迟到 4 小时。乐伐替尼的血浆蛋白结合率为 98%～99%，主要通过肝 CYP3A 酶代谢，是 P-gp 和 CYP3A 诱导剂。

（三）FDA 批准适应证及中国上市应用情况

1. FDA 批准适应证 2015 年 2 月 13 日，FDA 批准乐伐替尼用于有局部复发或转移、进展性、放射性碘难治性分化型甲状腺癌（DTC）患者的治疗。

2. 中国上市应用情况 目前乐伐替尼在中国尚未上市。

（四）剂型规格

乐伐替尼为胶囊剂，有 4mg、10mg 两种规格。

（五）用法用量

1. 使用方法 乐伐替尼的推荐剂量是 24mg/d（两粒 10mg 胶囊和一粒 4mg 胶囊）。可与食物同时服用。每天在固定时间服用乐伐替尼。如忘记服用，由于不能在 12 小时内连续服用，故应于后续日常固定时间继续服用。

2. 不良反应管理

（1）常见的不良反应：乐伐替尼常见的不良反应有高血压、心功能不全、动脉血栓栓塞事件、肝毒性、蛋白尿、肾衰竭和受损、胃肠道穿孔和瘘管形成、QT 间期延长、低钙血症、可逆性后部白质脑病综合征、出血事件、促甲状腺激素抑制的受损。

（2）停药原则：一直服用乐伐替尼直至疾病进展或直至发生不可接受毒性。并根据不良反应的严重程度做出持久性终止或减低剂量恢复用药的决定。

（3）不同不良反应剂量调整参考：表 2-34-1 为不同不良反应的剂量调整指导原则，表 2-34-2 为对持续和不能耐受的 2 级或 3 级不良反应或 4 级实验室异常的剂量调整推荐。

表 2-34-1 不同不良反应剂量调整指导原则

不良反应	严重程度/症状	剂量调整指导
高血压	已进行抗高血压优化治疗，但持续 3 级高血压患者	不宜服用乐伐替尼
	高血压被控制在低于或等于 2 级	减低剂量恢复服用
	危及生命的高血压	应终止服用乐伐替尼
	发生 4 级心功能不全或出血事件	应终止服用乐伐替尼
	发生 3 级不良事件发生	应停用乐伐替尼直至恢复为 0 级、1 级或基线水平
动脉血栓事件	发生 1 次动脉血栓事件	应终止服用乐伐替尼
肾衰竭/受损或肝毒性	发生 3 或 4 级的肾衰竭/受损或肝毒性	应立即停止服用乐伐替尼，直至恢复至 0 级或 1 级或基线水平
	严重肾受损患者（肌酐清除率低于 30ml/min）或严重肝受损（Child-Pugh C 级），	推荐剂量是 14mg，口服每天 1 次
	肝衰竭患者	终止用药
蛋白尿	24 小时蛋白尿≥2g	不宜服用乐伐替尼，当蛋白尿＜2g/24 小时，可以减低剂量直至恢复
	肾病综合征	终止服用乐伐替尼
胃肠道穿孔或瘘管形成	发生胃肠道穿孔或危及生命瘘管患者	立即终止服用乐伐替尼
QT 间期延长	发生 3 级或更高 QT 间期延长	不宜服用乐伐替尼
		当 QT 间期延长恢复至 0 级、1 级或基线时，可以减低剂量服用乐伐替尼
可逆性后部白质脑病综合征（RPLS）	RPLS 发生时	不宜服用乐伐替尼。随着 RPLS 消失，应根据神经系统临床症状的严重程度和持久性，决定减低剂量恢复服用或终止服用乐伐替尼

表 2-34-2 对持续和不能耐受的 2 级、3 级不良反应或 4 级实验室异常的剂量调整推荐[a]

不良反应	调整	调整剂量[b]
第 1 次发生	中断直至解决至 0～1 级或基线	20mg（2 粒 10mg 胶囊），口服每天 1 次
第 2 次发生[c]	中断直至解决至 0～1 级或基线	14mg（1 粒 10mg 胶囊加 1 粒 4mg 胶囊），口服每天 1 次
第 3 次发生	中断直至解决至 0～1 级或基线	10mg（1 粒 10mg 胶囊），口服每天 1 次

a 乐伐替尼中断或减低剂量前对恶心、呕吐或腹泻进行初始医学处理。

b 根据以前剂量水平（每天 24mg、20mg 或 14mg）连续减低剂量。

c 参看需要减低剂量的相同或不同反应。

（六）禁忌

乐伐替尼无特定禁忌证，但使用时需参考剂量调整和不良反应。

（七）特殊人群用药

1. 妊娠期患者 根据其作用机制和来自动物生殖研究数据，当给予妊娠期妇女乐伐替尼时可能致胎儿危害。应忠告妊娠期妇女对胎儿的潜在风险，以及有生殖潜能女性在用乐伐替尼治疗期间和完成治疗后至少 2 周内进行有效避孕。

2. 哺乳期患者 尚不明确乐伐替尼是否存在于人乳汁中。

3. 育龄期患者 在有生殖潜能女性中乐伐替尼可能导致生育力减低。可能导致男性生殖组织损伤，引起生育力减低。

4. 儿科患者 未曾确定乐伐替尼在儿童患者中安全性和有效性。

5. 老年患者 一项对接受乐伐替尼治疗的 261 例患者临床研究发现，118 例（45.2%）为 65 岁及以上和 29 例（11.1%）为 75 岁及以上，这些受试者和较年轻受试者间未观察到安全性或有效性的总体差别。

6. 肝功能不全患者 有轻度或中度肝受损患者建议无须剂量调整。但是有严重肝受损患者，推荐剂量是 14mg，每天 1 次。

7. 肾功能不全患者 对轻度或中度肾受损患者建议无须剂量调整。在有严重肾受损患者中，推荐剂量是 14mg、每天 1 次。目前尚无针对终末期肾病患者接受乐伐替尼治疗的报道。

8. 药物过量 对用乐伐替尼过量没有特异性药物。由于高血浆蛋白结合，乐伐替尼无法通过透析治疗。接受乐伐替尼单次剂量高达 40mg 患者中不良事件发生情况与在推荐剂量临床研究中报道相似。

（八）临床研究介绍

通过有一项针对 392 例有局部复发或转移的放射性碘难治性分化型甲状腺癌（DTC）和前 12 个月内疾病进展的患者完成的一项多中心、随机化（2∶1）、双盲、安慰剂对照临床试验，具体研究方案：患者（n=261）被随机接受乐伐替尼每天 1 次 24mg 或安慰剂（n=131）直至疾病进展。研究分组按照地理区域、既往 VEGF/VEGFR 靶向治疗情况和年龄随机化分层。主要疗效结果是根据实体瘤疗效反应评价标准（RECIST）统计无进展生存期。研究结果发现采用乐伐替尼治疗患者与接受安慰剂患者比较显示无进展生存期显著延长。

（蒋鸿超）

参 考 文 献

Schlumberger M，Tahara M，Wirth L，et al. 2015. Lenvatinib versus placebo in radioiodine-refractory thyroid cancer. N Engl J Med，372：621-630

US FDA. FDA approves Lenvima for a type of thyroid cancer.［2015-02-13］. http：//www. Fda. gov/news- events/new-sroom/pressannouncements/ucm434288. html

US FDA. Highlights of prescribing information.［2015-02-13］. http：//www. accessdata，fda，gov/drugdatfda_docs/label/2015/206947s000lbl. pdf

三十五、尼 罗 替 尼

尼罗替尼［英文名：Nilotinib，商品名：Tasigna］是一种 BCR-ABL 酪氨酸激酶抑制剂。分子式为 $C_{28}H_{22}F_3N_7O$，分子结构如下：

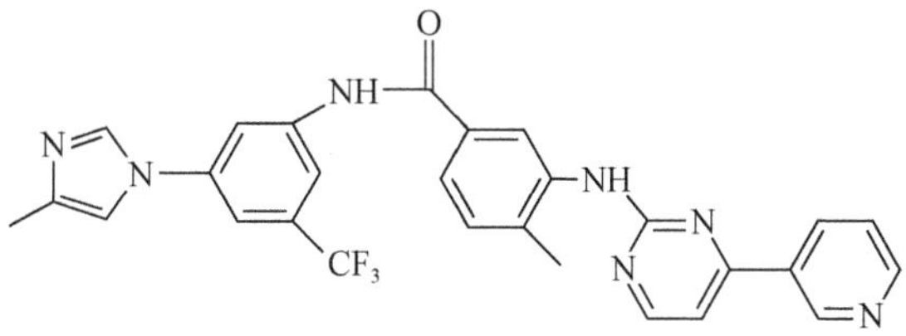

尼罗替尼被 FDA 授予"孤儿药"，并于 2007 年 10 月获批上市，用于治疗新诊断的慢性期、Ph^+的成人 CML 患者（一线治疗），以及慢性期和加速期、Ph^+且对包括伊马替尼在内的既往治疗耐药或不耐受的成人 CML 患者。

（一）尼罗替尼的作用机制

尼罗替尼是一种 BCR-ABL 激酶的抑制剂，能与 ABL 蛋白的激酶结构区稳定结合。在体外实验研究中发现，尼罗替尼能够通过 BCR-ABL 抑制 Ph^+CML 患者细胞株的增殖能力。通过对 33 株受试患者细胞株突变分析中，尼罗替尼能治疗 BCR-ABL 激酶突变造成的伊马替尼耐药。在体内实验研究中发现，尼罗替尼能控制小鼠 BCR-ABL 异种移植模型中肿瘤生长。此外，尼罗替尼可以抑制以下激酶的自身磷酸化，具体 IC_{50}值如下：BCR-ABL（20～60nmol/L），PDGFR（69nmol/L），c-Kit（210nmol/L），CSR-1R（125～250nmol/L）和 DDR（3.7nmol/L）。

（二）药代动力学

在口服给药 3 小时后，尼罗替尼达到峰浓度。口服给药后尼罗替尼的吸收大约为 30%。通常在给药后第 8 天达到稳态。对于本品的血清暴露，在 400mg 每日 1 次给药时，稳态比首剂增加约 2 倍，在 400mg 每日 2 次给药时，稳态比首剂增加约 3.8 倍。

（三）FDA 批准适应证及中国上市应用情况

1. FDA 批准适应证

（1）新诊断的 Ph^+CML 慢性期患者：尼罗替尼适用于治疗成年新诊断的 Ph^+CML 慢性期（CP）患者。药物有效性是基于分子肿瘤学和细胞遗传学而言。相关研究正在进行，而且需要进一步数据确定远期效果。

（2）耐药或不能耐受的 Ph^+CML 慢性期和 CML 加速期患者：尼罗替尼适用于治疗慢性期（CP）和加速期（AP）的 Ph^+CML 成年患者，且既往接受过包括伊马替尼治疗（耐药或不耐受）。

2. 中国上市应用情况　尼罗替尼于 2009 年 7 月在中国进口上市，商品名达希纳®，批准的适应证为二线治疗，即对既往治疗（包括伊马替尼）耐药或不耐受的 Ph^+CML 慢性期或加速期成人患者。

（四）剂型规格

尼罗替尼为 200mg 淡黄色不透明硬明胶胶囊，有一个红色的轴向印记"NVR/TKI"。

（五）用法用量

1. 使用方法 推荐剂量为口服 400mg，每天 2 次，间隔约 12 小时。如漏服 1 剂，患者不应弥补漏服剂量，但第二天应按照每天给药剂量恢复服用。治疗可一直持续至患者出现疾病进展或不可耐受毒性。

如临床需要，尼罗替尼可与造血生长因子联用，如红细胞生成素或粒细胞集落刺激因子（G-CSF）。如临床需要，尼罗替尼可与羟基脲或阿那格雷联用。

2. 不良反应管理

（1）常见的不良反应：新诊断的 Ph^+CML-CP 患者和耐药或不耐受的 Ph^+CML-CP、CML-AP 患者中，最常报道的非血液学不良药物反应（≥10%）是皮疹、瘙痒、头痛、恶心、疲乏、肌肉痛、鼻咽炎、便秘、腹泻、腹痛、呕吐、关节痛、发热、上尿路感染、背痛、咳嗽和虚弱。血液学不良反应为骨髓抑制，包括血小板减少、中性粒细胞减少和贫血。

（2）不同不良反应剂量调整参考：不同不良反应的剂量调整指导原则见表 2-35-1。

表 2-35-1 不同不良反应剂量调整指导原则

不良反应	严重程度/症状	剂量调整指导原则
QT 间期延长	ECG 有 QTc＞480 毫秒	1. 停止尼罗替尼，进行血清钾和镁分析，如低于正常值下限，必须检查并同时用药，将其控制到正常限度内 2. 如 QTcF 返回至＜450 毫秒和至基线的 20 毫秒内，用以前剂量 2 周内恢复 3. 减低剂量至 400mg、每天 1 次，2 周后，如 QTcF 是 450～480 毫秒 4. 如剂量减低至 400mg，每天 1 次后，QTcF 恢复至＞480 毫秒，应停止使用尼罗替尼 5. 任何剂量调整后约 7 天应重复 ECG
骨髓抑制［与所患白血病无关（中性粒细胞减少、血小板减少）的血液学毒性］	慢性期或加速期 CML（剂量为 400mg，每天 2 次）：ANC＜1.0×10^9/L 和（或）血小板计数＜50×10^9/L	1. 停止尼罗替尼和监测血计数 2. 如 ANC＞1.0×10^9/L 和血小板＞50×10^9/L 3. 如血计数保持低＞2 周，减低剂量至 400mg、每天 1 次
	血清脂肪酶或淀粉酶升高≥3 级	1. 停止服用尼罗替尼，监测血清脂肪酶或淀粉酶 2. 如血清脂肪酶或淀粉酶返至 1 级，尼罗替尼 400mg、每天 1 次恢复治疗
脂肪酶、淀粉酶、胆红素和（或）肝氨基转移酶升高	胆红素升高≥3 级	1. 停止服用尼罗替尼，检测胆红素 2. 如胆红素回到 1 级，尼罗替尼 400mg、每天 1 次恢复治疗
	肝氨基转移酶升高	1. 停止服用尼罗替尼，检测肝氨基转移酶 2. 如肝氨基转移酶返回 1 级，尼罗替尼 400mg、每天 1 次恢复治疗
其他非血液学毒性	发生其他有临床意义的中度或严重非血液学毒性	应停止给药，当毒性消失后，可恢复至 400mg、每天 1 次用药，如临床许可，应考虑剂量恢复至 400mg、每天 2 次
	对 3～4 级脂肪酶升高	应停止给药，或恢复至 400mg、每天 1 次。应每月应临床需要检测血清脂肪酶水平
	对 3～4 级胆红素升高	应停止给药，或恢复至 400mg、每天 1 次。应每月或应临床需要检测胆红素和肝氨基转移酶水平

注：ANC，中性粒细胞绝对值。

在用药过程中，若与强CYP3A4抑制剂或强CYP3A4诱导剂合用还需要进行剂量调整。具体见表2-35-2。

表2-35-2　药物相互反应的剂量调整指导原则

需调整剂量的情况	用药原则	剂量调整指导
同时使用强CYP3A4抑制剂	应避免同时使用强CYP3A4抑制剂，如酮康唑、伊曲康唑、克拉霉素、阿扎那韦、茚地那韦、奈法唑酮、奈非那韦、利托那韦、沙奎那韦、泰利霉素、伏立康唑等。柚子汁产品也可能增加尼罗替尼血清浓度，应避免饮用	1. 如需要用任何这些药物治疗时，建议中断用尼罗替尼治疗 2. 如果患者必须同时给予强CYP3A4抑制剂，每天剂量减低至原剂量1/2 3. 如果中断强抑制剂，在调整尼罗替尼剂量至起始剂量之前应允许有一个清洗期 4. 对于不能避免使用强CYP3A4抑制剂的患者，密切监查QT间期延长的发生情况
同时使用强CYP3A4诱导剂	应避免同时使用强CYP3A4诱导剂，如地塞米松、苯妥英、卡马西平、利福平、利福布汀、利福喷丁、苯巴比妥等。患者还不宜服用圣约翰草	如患者必须同时给予强CYP3A4诱导剂，尼罗替尼的剂量可能需要增加，增加的剂量取决于患者的耐受性 如中断使用强诱导剂，尼罗替尼剂量应减低至起始剂量
肝功能不全患者	如可能引起肝损伤，可考虑采用其他药物治疗。如有肝损伤患者必须给予尼罗替尼，应考虑减低剂量	1. 对有轻度（Child-Pugh A级）或中度（Child-Pugh B级）肝损伤的患者，初始给药方案为每天早晨400mg和傍晚200mg（间隔12小时），接着剂量递增至400mg每天2次，同时应考虑患者耐受性 2. 对严重肝损伤（Child-Pugh C级）患者，起始剂量为200mg、每天2次，接着顺序递增剂量至每天早晨400mg和傍晚200mg（间隔12小时），然后至400mg、每天2次，同时应考虑患者耐受性

（六）禁忌

有低钾血症、低镁血症或QT间期延长综合征患者禁止使用。

（七）特殊人群用药

1. 妊娠期患者　根据尼罗替尼药物作用机制及动物研究发现，当给予妊娠期妇女尼罗替尼时可能存在胎儿危害。用药期间，应劝告妇女避免妊娠。如妊娠时服用此药或用药时妊娠，应注意告知患者药物对胎儿的潜在危害。

2. 哺乳期患者　尚不明确尼罗替尼是否被排泄至人乳汁中。但是在针对哺乳大鼠的一项研究中显示，尼罗替尼被排泄至乳汁中。由于许多药物被排泄至人乳汁中，考虑到药物对母亲的重要性，应及时决定是否终止哺乳或终止用药。

3. 儿科患者　尚未确定尼罗替尼在儿童患者中的安全性和有效性。

4. 老年患者　在尼罗替尼的临床试验中（新诊断的Ph^+CML-CP患者和耐药或不耐受的Ph^+CML-CP、CML-AP患者），约12%和30%患者是65周岁及以上。首先，针对新诊断的Ph^+CML-CP患者研究结果发现：65周岁以下和65周岁及以上患者间主要分子学反应无差别。其次，针对耐药或不耐受的CML-CP患者研究结果发现：65周岁以下和65周岁及以上患者间主要细胞遗传学缓解无差别。最后，针对耐药或不耐受的CML-AP患者研究结果发现：65周岁以下患者主要血液学缓解为31%，而65周岁及以上患者为15%。截至目前，尚未观察到65周岁及以上患者与65周岁以下患者在用药安全性方面的重要差别。

5. 心脏疾病患者 在临床试验中，已经排除具有严重心血管病史，包括近期心肌梗死、充血心力衰竭、不稳定型心绞痛或临床上显著表现的心动过缓患者，对其他相关心脏病患者采取谨慎对待的方式。

6. 肝功能不全患者 在肝功能受损患者中出现尼罗替尼血药浓度增加的情况，故建议有肝受损患者用较低的起始剂量，且用药期间严密监视 QT 间期变化情况。

7. 肾功能不全患者 目前，未曾在肾功能受损患者中进行过临床研究。但是，相关临床研究已排除血清肌酐浓度超过正常值上限 1.5 倍的患者。但是由于尼罗替尼及其代谢物不经由肾排泄，故预计肾受损患者中机体总清除率无减低。

8. 药物过量 曾报道过服用尼罗替尼过量的情况。在药物过量发生时，应严密观察患者情况并给予适当支持疗法。

（八）临床研究介绍

为评价尼罗替尼的疗效和安全性，募集对伊马替尼耐药或不耐受的 CML 患者，并将其分为慢性期和加速期两个队列，完成了一项单次、开放、多中心研究。

伊马替尼耐药的定义包括完全血液学缓解（3 个月）、细胞遗传学缓解（6 个月）或重要细胞遗传学缓解（12 个月）失败，或曾出现细胞遗传学或血液学缓解后仍然发生疾病进展。伊马替尼不耐受的定义为由于毒性和在纳入研究时缺乏重要细胞遗传学缓解而停药。

对被纳入的 280 例 CML-CP 患者最少进行了 6 个月随访，同时 105 例 CML-AP 患者为 4 个月。其中，232 例 CML-CP 患者和所有 CML-AP 患者的完成疗效评价。在本研究中，约 50%的 CML-CP 和 CML-AP 患者是男性，超过 80%是白种人，大约 30%患者的年龄为 65 周岁及以上。统计结果显示，73%患者是伊马替尼耐药，而 27%是伊马替尼不能耐受。既往伊马替尼治疗中位时间大约是 31 个月。既往接受过治疗的患者中，接受羟基脲治疗的患者为 85%，干扰素治疗的患者为 62%，干细胞或骨髓移植治疗的患者为 8%。其中，既往接收伊马替尼治疗的 CML-CP 患者中位最高剂量为 600mg/d，CML-AP 患者为 800mg/d。统计结果显示所有患者中的 77%既往伊马替尼最高剂量为 600mg/d，有 44%患者接受伊马替尼剂量 800mg/d。

研究结果显示，CML-CP 患者中尼罗替尼治疗的中位时间是 18.4 个月，CML-AP 患者为 8.7 个月。CML 慢性期疗效终点是发生主要细胞遗传学缓解（MCyR），其中包括完全和部分细胞遗传学反应。加速期 CML 患者中，疗效终点为发生明确的血液学缓解，即完全血液学缓解（CHR）或无白血病症状（NEL）。采用尼罗替尼治疗对于大多数晚期 CML 患者都是有效的。对于加速期的患者，总体血液学缓解率（白细胞计数正常化）为 72%，而细胞遗传学缓解率（费城染色体减少或消失）为 48%。在急变期患者中，这两种反应率分别为 39%和 27%。

（蒋鸿超）

参 考 文 献

Larson RA，Yin OQ，Hochhaus A，et al. 2012. Population pharmacokinetic and exposure-response analysis of nilotinib in patients with newly diagnosed Ph+ chronic myeloid leukemia in chronic phase. Eur J Clin

Pharmacol，68（5）：723-733
Saglio G，Kim DW，Issaragrisil S，et al. 2010. Nilotinib versus imatinib for newly diagnosed chronic myeloid leukemia. N Engl J Med，362（24）：2251-2259
Tanaka C，Yin OQ，Sethuraman V，et al. 2010. Clinical pharmacokinetics of the BCR-ABL tyrosine kinase inhibitor nilotinib. Clin Pharmacol Ther，87（2）：197-203

三十六、鲁 索 替 尼

鲁索替尼（英文名：Ruxolitinib，商品名：Jakafi）是一种口服利用的激酶抑制剂。分子式为 $C_{17}H_{18}N_6$，结构式如下：

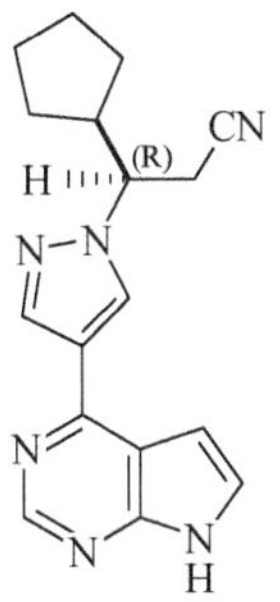

该药由威尔明顿 Del.Incyte 公司制造，于 2011 年经 FDA 批准上市。

（一）鲁索替尼的作用机制

鲁索替尼是一种选择性激酶抑制剂，抑制 Janus 相关激酶（Janus associate kinase，JAK）JAK1 和 JAK2，通过阻断 JAK 信号转导及转录激活因子（signal transducer and activator of transcription，STAT）通路而发挥作用。JAK-STAT 信号通路在许多与细胞增生、生长和造血有关的细胞因子和生长因子的信号转导中起关键作用。骨髓纤维化（MF）和真性红细胞增多症（PV）是被认为与 JAK1 和 JAK2 信号失调有关的骨髓增殖性肿瘤（MPN）。在 JAK2V617F 阳性 MPN 的小鼠模型中，口服鲁索替尼可以预防脾大，优先减少脾的 JAK2V617F 突变细胞，并减少循环炎症细胞因子（如 TNF-α、IL-6）。

（二）药代动力学

吸收：在临床研究中，口服鲁索替尼后药物被迅速吸收，给药后 1～2 小时达到血浆峰浓度（C_{max}）。根据人群中一项物料平衡研究，鲁索替尼的口服吸收率估计至少 95%。跨越单剂量 5～200mg 时，鲁索替尼平均 C_{max} 和总暴露（AUC）正比例增加。鲁索替尼配合高脂肪餐给药，其药代动力学无临床意义变化，平均 C_{max} 中度减低（24%）和平均 AUC 接近无变化（增加 4%）。

分布：在骨髓纤维化患者中，稳态时鲁索替尼表观分布容积是 53～65L。体外与血浆蛋白结合率约 97%，大多数与白蛋白结合。

代谢：体外研究提示 CYP3A4 是负责鲁索替尼代谢的主要酶。鲁索替尼约 60%的药物成分参与人体的血液循环。经鉴定，在健康受试者血浆中有两个主要的活性代谢物，代表母药 AUC 的 25%和 11%。这两种代谢物分别有鲁索替尼药理学活性的 1/5 和 1/2。所有活性代谢产物的总和占鲁索替尼总药效学的 18%。

消除：在健康受试者中单次口服 ^{14}C 标记的鲁索替尼后，主要是通过新陈代谢，74%的放射性物质通过尿液排泄，22%经粪排泄。未变化药物占排泄总放射性物质的不足 1%。鲁索替尼的平均消除半衰期约 3 小时，而其代谢物平均半衰期约 5.8 小时。

（三）FDA 批准适应证及中国上市应用情况

1. FDA 批准适应证　鲁索替尼是一种激酶抑制剂，适用于治疗中或高危骨髓纤维化，包括原发性骨髓纤维化，真性红细胞增多症后骨髓纤维化和原发性血小板增多症后骨髓纤维化患者。

2. 中国上市应用情况　目前该药在中国尚未上市。

（四）剂型规格

本品为片剂，有 5mg、10mg、15mg、20mg 和 25mg 五种规格。

（五）用法用量

1. 使用方法　鲁索替尼的开始剂量是根据血小板计数推荐的（表 2-36-1），在开始治疗前必须每 2～4 周进行 1 次完整的血细胞计数（CBC）和血小板计数，直到计数稳定后按照临床指示用药。

表 2-36-1　鲁索替尼的推荐起始剂量

血小板计数	开始剂量
＞200×10^9/L	20mg，每日 2 次
100×10^9～200×10^9/L	15mg，每日 2 次
50×10^9～100×10^9/L	5mg，每日 2 次且须慎重应用

2. 不良反应管理

（1）常见的不良反应：最常见的血液不良反应（发病率超过 20%）是血小板减少和贫血。最常见的非血液不良反应（发病率为 10%）是淤青、头晕和头痛。

（2）停药原则：剂量应根据用药疗效和安全性调整。在血小板计数＜50×10^9/L 或绝对中性粒细胞计数＜0.5×10^9/L 时须停药；在血小板计数恢复至 50×10^9/L 以上，或绝对中性粒细胞计数恢复至 0.75×10^9/L 以上时，需从 5mg/每日 2 次开始应用，在严格监测全血细胞计数的情况下逐渐加量。具体参考不同不良反应的剂量调整。

（3）不同不良反应剂量调整参考：对血小板计数＜50×10^9/L 的患者，应中断治疗。当血小板计数恢复至这个水平之上后，可再开始给药，或血小板计数恢复至可接受水平后，可增加用药剂量。表 2-36-2 为中断治疗后再开始使用鲁索替尼的可能最大允许剂量。

表 2-36-2　鲁索替尼安全中断后再次使用的开始最大剂量

血小板计数	重新使用鲁索替尼时的最大剂量
≥125×10^9/L	20mg，每日 2 次
100×10^9～125×10^9/L	15mg，每日 2 次
75×10^9～100×10^9/L	10mg，每日 2 次；两周后如果血小板计数稳定则增至 15mg，每日 2 次
50×10^9～75×10^9/L	5mg，每日 2 次；两周后如果血小板计数稳定则增至 10mg，每日 2 次
＜50×10^9/L	继续中断

当血小板计数减低，应考虑减低剂量避免因血小板计数减少中断治疗（表 2-36-3）。

表 2-36-3　对血小板计数减少的给药推荐

血小板计数	在血小板下降时剂量				
	25mg，每天 2 次	20mg，每天 2 次	15mg，每天 2 次	10mg，每天 2 次	5mg，每天 2 次
	新剂量	新剂量	新剂量	新剂量	新剂量
100×10^9～125×10^9/L	20mg，每天 2 次	15mg，每天 2 次	无变化	无变化	无变化
75×10^9～100×10^9/L	10mg，每天 2 次	10mg，每天 2 次	10mg，每天 2 次	无变化	无变化
50×10^9～75×10^9/L	5mg，每天 2 次	5mg，每天 2 次	5mg，每天 2 次	5mg，每天 2 次	无变化
＜50×10^9/L	保持	保持	保持	保持	保持

如考虑疗效不充分和血小板、中性粒细胞计数适当，剂量可由 5mg、每天 2 次增至最大 25mg、每天 2 次。

符合以下条件的患者考虑增加剂量：未能达到从治疗前基线减低，可触摸到脾脏长度的 50%或者用 CT 或 MRI 测量脾体积减低 35%；在 4 周时血小板计数大于 0.125×10^9/L 和血小板计数永未低于 0.1×10^9/L；绝对中性粒细胞计数水平大于 0.75×10^6/L。

（六）禁忌

鲁索替尼无特定禁忌证，但使用时需参考剂量调整、不良反应及特殊人群用药。

（七）特殊人群应用

1. 妊娠期患者　目前尚未对妊娠期妇女使用鲁索替尼进行充分可行的实验，但是在一项胚胎/胎儿毒性研究中，使用鲁索替尼治疗剂量时母体晚期吸收增加，母体的毒性剂量降低了胎儿体重。因此若鲁索替尼需在妊娠期间使用时，应充分考虑到对胎儿的潜在风险。

2. 哺乳期患者　目前尚不清楚鲁索替尼是否在人乳中排泄。但是在动物实验中，鲁索替尼及其衍生物在大鼠母乳中的含量是大鼠血液中的 13 倍。因为许多药物均在人乳中排泄，并且考虑到鲁索替尼对婴幼儿潜在的严重不良反应，应充分权衡本药对母亲的重要性，选择停药或者停止哺乳。

3. 儿童患者　尚未确定鲁索利替尼在儿童患者中的安全性和有效性。

4. 老年人使用　在对 65 周岁及以上骨髓纤维化患者的试验中表明无须对老年人用药

有额外的剂量调整。

5. 肾受损 针对健康受试者［CLcr 72～164ml/min（n=8）］和轻度肾功能损害［CLcr 53～83ml/min（n=8）］、中度肾功能损害［38～57ml/min（n=8）］、严重的肾损伤［CLcr 15～51ml/min（n=8）］的受试者，以及 8 名需要血液透析的终末期肾病受试者，进行了单剂鲁索替尼（25mg）的安全性和药代动力学评估。提示在不同程度肾损伤的受试者和正常肾功能的受试者中，鲁索替尼的药代动力学相似。但是，鲁索替尼代谢物的血浆 AUC 值随着肾损伤严重程度的增加而增加。在需要血液透析的终末期肾病患者中最为显著。代谢物的暴露相应增加，与对药效学标记物 pSTAT3 的抑制变化一致。鲁索替尼不能通过透析去除；然而，不能排除通过透析可以去除一些活性代谢物的可能性。对于骨髓纤维化和中度（CLcr 30～59ml/min）或严重肾损伤（CLcr 15～29ml/min），对血小板计数 50×10^9～150×10^9/L 的患者，使用鲁索替尼时，推荐减量。对于患有真性红细胞增多症和中度（CLcr 30～59ml/min）或严重肾损伤（CLcr 15～29ml/min）的患者，也推荐减少剂量。在所有终末期肾病透析患者中，建议减少剂量。

6. 肝受损 针对健康受试者（n=8）和轻度［Child-Pugh A 级（n=8）］、中度［Child-Pugh B 级（n=8）］或严重［Child-Pugh C 级（n=8）］肝损伤的受试者，进行了单剂量鲁索替尼（25mg）的安全性和药代动力学评估。与正常肝功能患者相比，轻度、中度和重度肝损伤患者的鲁索替尼平均 AUC 分别增加了 87%、28%和 65%。与健康对照组相比，肝损伤患者的终末消除半衰期延长（4.1～5.0 小时）。药代动力学标志物 pSTAT3 抑制的变化与鲁索替尼暴露的相应增加一致，除了严重（Child-Pugh C 级）肝损伤组。当将鲁索替尼给予骨髓纤维化患者和任何程度的肝损伤并且血小板计数在 50×10^9～150×10^9/L 的患者时，建议减少剂量。对于患有真性红细胞增多症和肝损伤的患者，也建议减少剂量。

（八）临床研究介绍

1. 骨髓纤维化 在两个随机III期研究（研究 1 和研究 2）中，对患者进行性骨髓纤维化（原发性骨髓纤维化、真性红细胞增多症后骨髓纤维化、原发性血小板增多症后骨髓纤维化）。在这两项研究中，患者明显的脾肿大小至少在肋缘下 5cm，根据国际工作组（IWG）共识标准，为中度（2 个预后因素）或高风险（3 个或更多预后因素）的风险类别。

鲁索替尼的起始剂量是基于血小板计数。血小板计数在 100×10^9～200×10^9/L 时鲁索替尼起始剂量为 15mg、每日两次，血小板计数在 200×10^9/L 以上时鲁索替尼起始剂量为 20mg、每日两次。将剂量按照耐受性和功效进行个体化，患者的血小板计数在 100×10^9～125×10^9/L 时，鲁索替尼起始剂量为 20mg、每日两次；患者的血小板计数在 75×10^9～100×10^9/L 时，鲁索替尼起始剂量为 10mg、每日两次；患者血小板计数 75×10^9/L 以下时，鲁索替尼起始剂量为 5mg 每日两次。

第 1 项研究是对 309 名治疗无效或不适合进行治疗患者进行的双盲、随机、安慰剂对照的试验。这些患者的中位年龄为 68 岁（40～91 岁），61%的患者年龄超过 65 岁，54%为男性。50%的患者有原发性骨髓纤维化，31%的患者有真性红细胞增多症后骨髓纤维化，18%的患者有原发性血小板增多症后骨髓纤维化。在此研究的 8 周内，21%的患者输注了红细胞。血红蛋白的中位数是 105g/L，血小板的中位数是 251×10^9/L。患者在肋缘下的脾脏长度中位值为 16cm。通过磁共振成像（MRI）或计算机断层扫描（CT）测量患者的脾脏体积中值为 2595cm^3（478～8881cm^3）（正常人的上限约为 300cm^3）。

分别给予患者鲁索替尼或安慰剂。主要终点：通过 MRI 或 CT 来测量，治疗第 48 周时脾脏体积缩小≥35%的患者比例。次要终点：MF 症状评估表（MFSAF）2.0 版评估的第 24 周患者总症状评分降低≥50%和脾脏体积缩小≥35%的患者比例。

第 2 项研究是对 219 名患者进行的一项公开的随机研究。患者被随机按照 2∶1 分为鲁索替尼和最佳可行治疗两个组别，由研究者根据患者的病情选择最佳可行治疗方法。在最佳可行治疗组中，超过 10%的患者接受的药物是羟基脲（47%）和糖皮质激素（16%）。年龄中位数为 66 岁（35～85 岁），52%的患者年龄超过 65 岁，57%为男性。53%的患者有原发性骨髓纤维化，31%的患者有真性红细胞增多症后骨髓纤维化，16%的患者有原发性血小板增多症后骨髓纤维化。在这项研究的 8 周内，21%的患者输注了红细胞。血红蛋白的中值是 104g/L，血小板的中位数是 236×10^9/L。患者在肋缘下的脾脏长度中值为 15cm。通过 MRI 或 CT 测量患者的脾脏体积中值为 2381cm^3（451～7765cm^3）。主要终点：通过 MRI 或 CT 测量在第 48 周时患者脾脏体积缩小≥35%的患者比例。次要终点：通过 MRI 或 CT 测量第 24 周时脾脏体积缩小≥35%的患者比例。

由第 1 项和第 2 项研究中主要终点分析可知，与研究 1 中的安慰剂组和研究 2 中的最佳可行治疗组相比，鲁索替尼组中较大比例患者的脾脏体积在两项研究中比基线降低了 35%或更多。鲁索替尼组中相似比例的患者可触及脾脏长度减少 50%以上。

2. 真性红细胞增多症　在一项针对 222 名患者的随机、公开、主动控制的III期研究中，患者在 24 周内被诊断为真性红细胞增多症，对羟基脲无效或者不能耐受，需要进行静脉切开术，并表现出脾大。所有的患者在随机化之前血细胞比容监测都在 40%～45%。年龄在 33～90 岁，65 岁以上的患者占 30%，其中 66%为男性。患者的脾体积经 MRI 或 CT 测量，中位值为 1272cm^3（254～5247cm^3），肋下脾脏长度中位值为 7cm。患者被随机分为鲁索替尼或最佳可行治疗组。鲁索替尼的开始剂量是 10mg、每天 2 次，然后，根据耐受性和功效来个体化剂量。在第 32 周有 98 名患者仍在服用鲁索替尼，8%患者接受超过 20mg、每日 2 次的剂量，15%的患者接受 20mg、每日 2 次，33%患者接受 15mg、每日 2 次，34%患者接受 10mg、每日 2 次，10%接受少于 10mg、每日 2 次。研究者逐步选择最佳可行治疗方案（BAT），包括羟基脲（60%）、干扰素/聚乙二醇化干扰素（12%）、阿那格雷（7%）、哌泊溴烷（2%）、雷利度胺/沙利度胺（5%），观察（15%）。主要终点：治疗 32 周后达到反应的受试者比例。反应定义为控制了血细胞比容（从第 8 周开始一直到第 32 周没有进行静脉切开术）并且脾脏体积减小（在 32 周时脾脏体积较基线水平减少≥35%）。静脉切除术的指征为确认的血细胞比容比例大于 45%，至少比基线的血细胞比容高出 3 个百分点，或者确认的血细胞比容大于 48%，以较低者为准。次要终点：包括所有随机受试者达到了主要治疗终点而且能维持到随机化 48 周后的比例，并且在第 32 周达到血细胞比容完全缓解。血细胞比容完全缓解被定义为完全控制了血细胞比容。此时血小板计数≤400×10^9/L，白细胞计数≤10×10^9/L。相比于最佳可行的治疗方案，在鲁索替尼组的患者中，更大比例的患者对主要终点反应，并在随机化 48 周后保持了他们的反应。与最佳可行的治疗方案相比，鲁索替尼组患者在第 32 周达到血细胞比容完全缓解的比例要大得多。

（李　江）

参 考 文 献

Abdelrahman RA，Begna KH，Alkali A，et al. 2015. Revised assessment of response and long-term discontinuation rates among 111 patients with myelofibrosis treated with momelotinib or ruxolitinib. Leukemia，29（2）：498-500

Davis KL，Isabelle C，Kaye JA，et al. 2015. Real-world assessment of clinical outcomes in patients with lower-risk myelofibrosis receiving treatment with ruxolitinib. Adv Hematol，2015（2）：189-214

Guglielmelli P，Biamonte F，Pieri L，et al. 2013 Impact of prognostically detrimental mutations（ASXL1，EZH2，SRSF2，IDH1/2）on outcomes in patients with myelofibrosis treated with ruxolitinib in COMFORT-Ⅱ. Blood，122（21）：107

Guglielmelli P. 2014. Impact of mutational status on outcomes in myelofibrosis patients treated with ruxolitinib in the COMFORT-Ⅱ study. Blood，123（14）：2157-2160

Harrison C，Kiladjian JJ，Alali HK，et al. 2012. JAK inhibition with ruxolitinib versus best available therapy for myelofibrosis. N Engl J Med，366（9）：787

Harrison C，Mesa R，Ross D，et al. 2013. Practical management of patients with myelofibrosis receiving ruxolitinib. Expert Rev Hematol，6（5）：511

Harrison CN，Mesa RA，Kiladjian JJ，et al. 2013. Health-related quality of life and symptoms in patients with myelofibrosis treated with ruxolitinib versus best available therapy. Br J Haematol，162（2）：229-239

Ho PJ，Bajel A，Burbury K，et al. 2017. A case-based discussion of clinical problems in the management of patients treated with ruxolitinib for myelofibrosis. Intern Med J，47（3）：262

Jing A，Visconte V，Tabarroki A，et al. 2014. Impact of non-JAK2 molecular mutations and cryptic SNP lesions in myelofibrosis patients treated with ruxolitinib. Blood，124（21）：3194

Lee HJ，Daver N，Kantarjian HM，et al. 2013. The role of JAK pathway dysregulation in the pathogenesis and treatment of acute myeloid leukemia. Clin Cancer Res，19（2）：327-335

Mesa RA，Cortes J. 2013. Optimizing management of ruxolitinib in patients with myelofibrosis：the need for individualized dosing. J Hematol Oncol，6（1）：79

Mesa RA，Gotlib J，Gupta V，et al. 2013. Effect of ruxolitinib therapy on myelofibrosis-related symptoms and other patient-reported outcomes in COMFORT-Ⅰ：a randomized，double-blind，placebo-controlled trial. J Clin Oncol，31（10）：1285.

Quintáscardama A，Kantarjian H，Manshouri T，et al. 2009. Pegylated interferon alfa-2a yields high rates of hematologic and molecular response in patients with advanced essential thrombocythemia and polycythemia vera. J Clin Oncol，27（32）：5418

Thiele J，Buesoramos CE，Sun W，et al. 2013. Effects of five-years of ruxolitinib therapy on bone marrow morphology in patients with myelofibrosis and comparison with best available therapy. Blood，122：4055

Vannucchi AM，Kiladjian JJ，Griesshammer M，et al. 2015. Ruxolitinib versus standard therapy for the treatment of polycythemia vera. N Eng J Med，372（5）：426-435

Verstovsek S，Gotlib J，Gupta V，et al. 2013. Management of cytopenias in patients with myelofibrosis treated with ruxolitinib and effect of dose modifications on efficacy outcomes. Onco Targets Ther，7（default）：13-21

Verstovsek S，Quintas-Cardama A，Mesa RA，et al. 2013. Management of cytopenias with ruxolitinib treatment in patients with myelofibrosis. Clin Lymphoma Myeloma Leuk，2013，13（1）：S371

Wilkins BS，Radia D，Woodley C，et al. 2013. Resolution of bone marrow fibrosis in a patient receiving JAK1/JAK2 inhibitor treatment with ruxolitinib. Haematologica，98（12）：1872-1876

Yacoub A，Odenike O，Verstovsek S. 2014. Ruxolitinib：long-term management of patients with myelofibrosis and future directions in the treatment of myeloproliferative neoplasms. Curr Hematol Malig Rep，9（4）：350-359

三十七、普纳替尼

普纳替尼（英文名：Ponatinib，商品名：Iclusig®）是一种口服可利用的多靶点酪氨酸激酶抑制剂，其分子式为 $C_{29}H_{27}F_3N_6O$，分子结构如下：

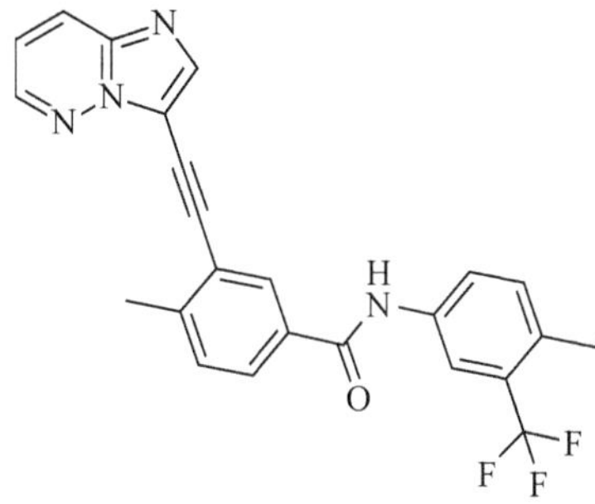

2012 年普纳替尼已获 FDA 批准用于对其他 TKI 耐药的 CML 与 Ph^+ALL 患者的治疗，并在尼罗替尼与达沙替尼耐药或不耐受的 T315I 突变患者中进行了 II 期临床研究。

（一）普纳替尼的作用机制

普纳替尼是一种激酶抑制剂。普纳替尼在体外抑制 ABL 和 T315I 突变体 ABL 酪氨酸激酶的活性，IC_{50} 分别为 0.4nmol/L 和 2.0nmol/L。另外普纳替尼在体外抑制激酶活性，IC_{50} 为 0.1～20nmol/L，包括 VEGFR、PDGFR、FGFR、EPH 受体和激酶的 SRC 家族，以及 Kit、RET、TIE2 和 FLT-3 的成员。普纳替尼在体外抑制表达天然或突变体 BCR-ABL，包括 T315I 细胞的生存能力。在小鼠中，用普纳替尼治疗组当与对照组比较时可以降低表达天然或 T315I 突变体 BCR-ABL 肿瘤的大小。

（二）药代动力学

晚期血液恶性肿瘤患者假定稳定状态下每日 45mg，普纳替尼几何平均值（CV%）C_{max} 和 $AUC_{0\sim t}$ 分别为 73ng/ml（74%）和 1253（ng·h）/ml（73%）。普纳替尼剂量在 15～60mg 时作为调查性胶囊制剂给予癌症患者，C_{max} 和 AUC 两者的剂量成比例增加。随着剂量强度的增加，剂量强度安全性分析显示 3 级或更高不良反应（即血小板减少、中性粒细胞减少、皮疹、ALT 升高、AST 升高、胰腺炎和血清脂肪酶升高）显著增加。

（三）FDA 批准适应证及中国上市应用情况

1. FDA 批准适应证 普纳替尼适用于治疗既往接受过酪氨酸激酶抑制剂治疗后出现耐药或不能耐受的慢性期、加速期，或母细胞相 CML 成年患者，以及 Ph^+ALL 患者。

2. 中国上市应用情况 目前在中国尚未上市。

（四）剂型规格

普纳替尼为片剂，有 15mg 和 45mg 两种规格。

（五）用法用量

1. 使用方法 口服 45mg，每天 1 次，可与或不与食物同服。

但目前普纳替尼的最佳剂量尚未确定。在临床试验中，普纳替尼的起始剂量是每天口服 45mg。然而，59%的患者在治疗过程中只需要每天服用 30mg 或 15mg 的剂量。CML-CP 和 CML-AP 患者已经完成了主要的细胞遗传学缓解，可以考虑减少剂量。如果普纳替尼在 3 个月（90 天）内无效，就可以考虑停止用药。

2. 不良反应管理

（1）常见的不良反应：最常见的非血液学不良反应（发生率超过 20%）是高血压、皮疹、腹痛、疲乏、头痛、皮肤干燥、便秘、关节痛、恶心和发热。

血液学不良反应包括血小板减少、贫血、中性粒细胞减少、淋巴细胞减少和白细胞减少。

（2）剂量调整原则：对于与白血病无关的中性粒细胞绝对值减少（ANC＜1.0×10^9/L）和血小板减少症（血小板＜50×10^9/L），普纳替尼的剂量调整建议见表 2-37-1。

表 2-37-1 用于骨髓抑制患者的剂量调整建议

级别	剂量调整
ANC＜1.0×10^9/L 或者	第 1 次出现：
血小板＜50×10^9/L	中断普纳替尼，至 ANC≥1.5×10^9/L 和血小板≥75×10^9/L 恢复初始剂量 45mg
	第 2 次出现：
	中断普纳替尼，至 ANC≥1.5×10^9/L 和血小板≥75×10^9/L 恢复初始剂量 30mg
	第 3 次出现：
	中断普纳替尼，至 ANC≥1.5×10^9/L 和血小板≥75×10^9/L 恢复初始剂量 30mg

注：ANC，中性粒细胞绝对值。

如果出现严重的非血液学不良反应，请调整剂量或中断治疗。除非患者没有其他治疗方案，而重新启动普纳替尼治疗有潜在的益处并超过复发性动脉或静脉闭塞的风险，否则在动脉或静脉闭塞的患者中不要重新启动普纳替尼治疗。对于动脉或静脉闭塞以外的严重反应，只有严重反应解决了或者经过评估重新启动普纳替尼治疗有潜在的益处并超过复发性动脉或静脉闭塞的风险，才可以重新启动普纳替尼治疗。

用于肝脏毒性患者的药物剂量调整见表 2-37-2。

表 2-37-2 用于肝脏毒性患者的药物剂量调整建议

级别/症状	剂量调整
肝氨基转移酶升高＞3×ULN（2 级及以上）	使用剂量为 45mg 时出现该症状： 1. 中断普纳替尼并监测肝功能 2. 肝功能≤1 级（＜3×ULN）后恢复至 30mg
	适用剂量为 30mg 时出现该症状：中断普纳替尼，当肝功能≤1 级后恢复至 15mg
	适用剂量为 15mg 时出现该症状：停止使用普纳替尼
AST 或 ALT≥3×ULN 同时胆红素升高＞2×ULN 且碱性磷酸酶＜2×ULN	停止使用普纳替尼

注：ULN，正常值上限。

用于胰腺不良反应患者的药物剂量调整见表 2-37-3。

表 2-37-3 用于胰腺不良反应患者的药物剂量调整建议

级别/症状	剂量调整
无症状的 1 或 2 级血清脂肪酶升高	考虑普纳替尼的中断或剂量减少
	使用剂量为 45mg 时出现该症状：中断普纳替尼，至血清脂肪酶≤1 级（＜1.5×ULN）恢复至 30mg
无症状的 3 或 4 级血清脂肪酶升高或放射性胰腺炎（2 级胰腺炎）	使用剂量为 30mg 时出现该症状：中断普纳替尼，至血清脂肪酶≤1 级恢复至 15mg
	适用剂量为 15mg 时出现该症状：停止使用普纳替尼
	使用剂量为 45mg 时出现该症状：中断普纳替尼，至没有胰腺不良反应恢复至 30mg
有症状的 3 级胰腺炎	使用剂量为 30mg 时出现该症状：中断普纳替尼，至完全没有胰腺炎的症状并且血清脂肪酶≤1 级恢复至 15mg
	使用剂量为 15mg 时出现该症状：停止使用普纳替尼

在使用强 CYP3A 抑制剂时，普纳替尼的推荐剂量应该每天减少至 30mg。

（六）禁忌

普纳替尼无特定禁忌证，但使用时需参考剂量调整、不良反应及特殊人群用药。

（七）特殊人群用药

1. 妊娠期患者 基于动物实验的机制发现普纳替尼在给妊娠期妇女服用时可能会造成胎儿损伤。建议女性在服用普纳替尼时避免妊娠。如果在妊娠期间使用这种药物，或者在服用这种药物时妊娠，那么应该告知患者该药对胎儿的潜在危害。

2. 哺乳期患者 目前还不清楚普纳替尼是否在人乳中分泌。因为许多药物分泌至人乳，而且考虑到来自母乳的普纳替尼有可能会对婴儿产生严重的不良反应，所以应该决定停止哺乳或停止服用普纳替尼，慎重考虑本药物对母亲的重要性。

3. 儿科患者 在 18 岁以下的患者中，普纳替尼的安全性和有效性尚未确定。

4. 老年患者 在普纳替尼的临床试验中，449 例患者中有 155 例（35%）年龄 65 岁以上。在 CML-CP 的患者中，65 岁以上患者的细胞遗传学缓解率（38%）低于 65 岁以下的患者（64%）。在有 CML-AP、CML-BP 和 Ph^{+}的所有患者中，65 岁以上的患者比 65 岁以下（40%）的患者有更高的主要血液学缓解率（47%）。在 65 岁以上的患者中，有 46%的患者有血管阻塞事件。65 岁以上的患者更有可能出现包括血管阻塞、血小板计数减少、周围水肿、脂肪酶增加、呼吸困难、乏力、肌肉痉挛、食欲减退等不良反应，一般来说，老年患者的剂量选择应谨慎，主要考虑到老年人肝脏、肾脏或心脏功能减退，以及伴随疾病或其他药物治疗的概率。

（八）临床研究介绍

在一项单组、开放、国际、多中心的试验中，普纳替尼被证实对患有 CML 和 Ph^{+}ALL（认为对既往 TKI 治疗耐药或不能耐受）的患者安全和有效。所有患者被给予普纳替尼，起始剂量 45mg 每天 1 次。根据疾病相患者被分配到以下 6 个队列之一（CML-CP、CML-AP、或 CML-BP/Ph^{+}ALL），对既往 TKI 治疗耐药或不能耐受（R/I），存在 T315I 突变。

在早期的 TKI 治疗中，CML-CP 的耐药性被定义为不能完成一个完整的血液学缓解（3 个月），一个小的细胞遗传学缓解（6 个月），或者一个主要的细胞遗传学缓解（12 个月）。CML-CP 患者在之前的 TKI 治疗中没有疗效或者发展为激酶结构域突变或只发展到 CML-AP 或 CML-BP，也被认为具有耐药性。CML-AP、CML-BP 和 Ph^{+}ALL 耐药被定义为在之前 TKI 治疗中在主要的血液学缓解时间（CML-AP 3 个月，CML-BP 和 Ph^{+}ALL 1 个月）或在任何时间无主要血液学缓解，或在缺乏完全重大血液学缓解时发生激酶结构区突变。不能耐受被定义为由于毒性终止之前的 TKI 治疗，尽管在 CML-CP 患者没有完全的细胞遗传学缓解的情况下进行了优化管理或者 CML-AP、CML-BP 或 Ph^{+}ALL 患者有主要血液学缓解。

CML-CP 主要治疗终点是主要的细胞遗传学缓解（MCyR），其中包括完全和部分细胞遗传学缓解（CCyR 和 PCyR）。在 CML-AP、CML-BP 和 Ph^{+}ALL 中主要疗效终点是主要血液学缓解（MaHR），被定义为完全血液学缓解（CHR）或无白血病（NEL）。

试验对象为 449 例患者，其中 444 例疗效符合分析条件：267 例患者有 CML-CP（R/I 队列：n=203，T315I：n=64），83 例患者有 CML-AP，62 例患者有 CML-BP 和 32 例患者有 Ph^{+}ALL，5 例患者对疗效分析不合格是由于缺乏 T315I 突变状态的确认，且这些患者之前未接受达沙替尼或尼洛替尼治疗（表 2-37-4）。

在分析时，随访时间中位数为 10 个月（对所有正在进行试验患者随访最短 6 个月）。

表 2-37-4　人口统计学和疾病特征

患者特征	有效人数（n=444）
年龄	
中位数（范围）	59（18～94）
性别	
男	236
女	208

续表

患者特征	有效人数（n=444）
种族	
黄色人种	57（13%）
黑色人种	25（6%）
白色人种	349（79%）
其他	13（3%）
ECOG PS	
ECOG=0，1	409（92%）
患病史	
患病时间中位数，从诊断到第 1 次剂量，年（范围）	6.1（0.3～28.5）
对之前 TKI 疗法有耐受，中位数（百分比）	374（88）
存在一个或多个 BCR-ABL 激酶域突变（百分比）	244（55）
在 TKI 治疗之前，先批准 TKI 的数量，中位数（百分比）	
1	29（7）
2	166（37）
≥3	249（56）

注：一个或多个 BCR-ABL 激酶域突变和 37 种独特突变的患者均为阳性。

在分析时，CML-CP 患者普纳替尼治疗的中位时间为 281 天，CML-AP 患者为 286 天，CML-BP 患者中为 89 天，Ph$^+$ALL 患者为 81 天。疗效结果见表 2-37-5 和表 2-37-6。

表 2-37-5　普纳替尼对具有耐药性或不耐受 CML 患者的疗效

主要细胞遗传学缓解	队列		
	整体（n=267）	R/I 队列（n=203）	T3151 队列（n=64）
部分（95%CI）	54%（48%～60%）	49%（42%～56%）	70%（58%～81%）
完整（95%CI）	44%（38%～50%）	37%（31%～44%）	66%（53%～77%）

注：CML-CP 组的主要终点是主要细胞遗传学缓解（MCyR），它结合了完整的（无检测的 Ph$^+$细胞）和部分（1%～35%至少 20 个中期的 Ph$^+$细胞）的细胞遗传学缓解。

有 CML-CP 患者中实现 MCyR，至 MCyR 中位时间为 84 天（49～334 天）。在分析时，尚未达到 MCyR 的中位时间。

表 2-37-6　普纳替尼对耐药或偏狭性疾病患者的疗效（包括 R/I 和 T315I 组）

主要血液学缓解	CML-AP 整体（n=83）	CML-BP 整体（n=62）	Ph$^+$所有整体（n=32）
部分（95%CI）	52%（41%～36%）	31%（20%～44%）	41%（24%～59%）
完整（95%CI）	47%（33%～55%）	21%（12%～33%）	34%（19%～53%）

注：对有 CML-AP、CML-BP 和 Ph$^+$的患者的主要治疗终点是主要血液学缓解（MaHR），它结合了完整的血液学缓解，没有白血病的证据。

CHR：WBC≤ULN，ANC≥0.001×10^9/L，血小板计数≥0.1×10^9/L，在外周血中没有原始或早幼粒细胞，骨髓原始细胞中≤5%，＜5%的髓细胞+晚幼粒细胞，在外周血中低于 5%嗜碱性粒细胞，没有外髓细胞参与（包括无肝大或脾大）。

CML-AP、CML-BP 和 Ph^+ALL 患者中至 MaHR 中位时间分别为 21 天（12～176 天）、29 天（12～113 天）和 20 天（11～168 天）。CML-AP、CML-BP 和 Ph^+ALL 患者持续 MaHR 的中位时间分别为 9.5 个月（1.1～17.7 个月）、4.7 个月（1.8～14.1^+个月）和 3.2 个月（1.8～8.8^+个月）。

（李　江）

参考文献

Breccia M，Pregno P，Spallarossa P，et al. 2016. Identification，prevention and management of cardiovascular risk in chronic myeloid leukaemia patients candidate to ponatinib：an expert opinion. Ann Hematol，2016：1-10

Cortes JE，Kantarjian HM，Pinilla-Ibarz J，et al. 2017. 5-year updates from the pivotal phase 2 ponatinib PACE trial：efficacy，safety and landmark analysis in heavily pretreated patients with chronic-phase chronic myeloid leukemia. Clin Lymphoma Myeloma Leuk，17：S307-S308

Cortes JE，Kim DW，Pinilla J，et al. 2013. PACE：A pivotal phase 2 trial of ponatinib in patients with CML and Ph^+ ALL resistant or intolerant to dasatinib or nilotinib，or with the T315I mutation. Clin Lymphoma Myeloma Leuk，13（1）：S384

Ferri CA，Bianchini M，Bengió RM，et al. 2014. Clinical activity of ponatinib in one patient with chronic myeloid leukemia in chronic phase with e19a2 transcript and T315I mutation. Eur J Haematol，94（3）：270-272

Hoy SM. 2014. Ponatinib：a review of its use in adults with chronic myeloid leukaemia or Philadelphia chromosome-positive acute lymphoblastic leukaemia. Drugs，74（7）：793

Maiti A，Kantarjian H，Ravandi F，et al. 2017. Hyper-CVAD plus ponatinib as frontline therapy in philadelphia chromosome-positive（Ph^+）acute lymphoblastic leukemia（ALL）：updated results of a phase Ⅱ trial. Clin lymphoma Myeloma Leuk，17（15）：S257- S258.

Noetzli J，Gavillet M，Masouridi Levrat S，et al. 2017. T315I clone selection in a Ph^+ all patient under low-dose ponatinib maintenance. Clin Case Rep，5（8）：1320

Price KE，Saleem N，Lee G，et al. 2013. Potential of ponatinib to treat chronic myeloid leukemia and acute lymphoblastic leukemia. Onco Targets Ther，6（default）：1111

Shamroe CL，Comeau JM. Ponatinib. 2013. A new tyrosine kinase inhibitor for the treatment of chronic myeloid leukemia and Philadelphia chromosome-positive acute lymphoblastic leukemia. Ann Pharmacother，47（11）：1540-1546

Yoshida T，Leen LE，Ota M，et al. 2017. Pharmacological characteristics and clinical outcomes of ponatinib（Iclusig®），a third-generation tyrosine kinase inhibitor. Nihon Yakurigaku Zasshi，150（1）：54

三十八、曲美替尼

曲美替尼（英文名：Trametinib，商品名：Mekinist）是一种 MEK 抑制剂，该药由葛兰素史克公司开发，2013 年 5 月获 FDA 批准在美国上市。

（一）曲美替尼的作用机制

曲美替尼能够抑制 MEK1 和 MEK2 的激酶活性。MEK 蛋白质是细胞外信号相关激酶（ERK）通路的上游调节器，能促进细胞增殖。BRAF V600E 突变导致 BRAF 通路的结构性激活（其中包括 MEK1 和 MEK2），其中信号蛋白的过度表达或突变可导致肿瘤的发生和发展。曲美替尼作为首个分裂原活性抑制剂，通过抑制信号蛋白（BRAF V600 或 V600K）的磷酸化过程，使其发生功能障碍，最终抑制黑色素瘤细胞在体外和体内生长。

BRAF 基因属于 RAF 基因家族，已知的 RAF 家族有三个成员：RAF-1、BRAF、ARAF。在人类肿瘤中 BRAF 基因突变率为 8%，最常见于恶性黑色素瘤。细胞外信号调节激酶途径蛋白在 RAS/RAF/MEK/ERK 信号转导途径中有重要作用，BRAF 蛋白是有丝分裂原活化的蛋白激酶。BRAF 在黑色素瘤特异的 MAPK 途径中起着关键作用，它参与了黑素刺激素活化细胞表面黑素皮质激素-1 受体，进而参与黑素细胞的增殖和分化过程。

（二）药代动力学

口服曲美替尼后，与人血浆蛋白结合是 97.4%，血浆峰浓度中位时间是 1.5 小时，生物利用度是 72%，消除半衰期是 3.9～4.8 天。在体外曲美替尼通过水解酶介导，如羧基酯酶和酰胺酶，去乙酰化和与单氧合作用并与葡萄糖醛酸化生物转化通路联合代谢。经粪（80%）和尿（20%）排泄。

（三）FDA 批准适应证及中国上市应用情况

1. 适应证和用途　曲美替尼作为单药，适用于有不可切除的转移黑色素瘤，或被 FDA 批准检验方法检验有 BRAF V600E 和 V600K 突变患者的治疗。

曲美替尼与达拉非尼联用，适用于有不可切除的或转移性黑色素瘤患者。

使用限制：曲美替尼作为单药不适用于既往接受过 BRAF 抑制剂患者的治疗。

2. 中国上市应用情况　国内尚未上市。

（四）剂型规格

曲美替尼有三种口服片剂。

1. 0.5mg 片剂　薄膜包衣黄色椭圆形双凸片，一面凹陷有“GS”字样，对面有“TFC”。

2. 1mg 片剂　薄膜包衣白色圆形双凸片，一面凹陷有“GS”字样，对面有“LHE”。

3. 2mg 片剂　薄膜包衣粉色圆形双凸片，一面凹陷有“GS”字样和对面有“HMJ”。

（五）用法用量

1. 使用方法　作为单药，推荐剂量为 2mg，每天 1 次。

与达拉非尼联用，曲美替尼推荐剂量为 2mg，每天 1 次，达拉非尼推荐剂量为 150mg，每天 2 次联用，持续治疗至疾病进展和发生不能接受的毒性。

无论作为单药使用或联用，必须至少于餐前 1 小时或餐后 2 小时服用。在下 1 次用药 12 小时内不要服用漏服剂量。

2. 不良反应管理

（1）常见不良反应：曲美替尼作为单药使用，最常见的不良反应（发生率超过 20%）包括皮疹、腹泻和淋巴水肿。

曲美替尼与达拉非尼联用，最常见不良反应（发生率超过 20%）包括发热、畏寒、疲乏、皮疹、恶心、呕吐、腹泻、腹痛、外周性水肿、咳嗽、头痛、关节痛、夜汗、食欲减低、便秘和肌痛。

（2）不同不良反应剂量调整参考：曲美替尼作为单药和（或）与达拉非尼联用时，对药品不耐受的剂量减低指导原则见表 2-32-1。

用药过程中出现不良反应后的剂量调整指导原则见表 2-32-2。

对新原发性皮肤恶性病：无须剂量调整。

对新原发性非皮肤恶性病：无须调整剂量，如与达拉非尼联用于 RAS 突变阳性非皮肤恶性病患者治疗时，永久终止使用达拉非尼。

（六）禁忌

曲美替尼无特定禁忌证，但在使用过程中需参考剂量调整和特定人群用药。

（七）特定人群应用

1. 妊娠期患者（妊娠类别 D）　给予妊娠期妇女曲美替尼可能致胎儿危害。如妊娠期间使用该药和（或）服此药期间妊娠，应忠告患者此药对胎儿的潜在危害。

2. 哺乳期患者　尚不明确曲美替尼是否存在人乳汁中。

3. 儿童患者　尚未确定曲美替尼作为单药和（或）与达拉非尼联用在儿童患者中的安全性和有效性。

4. 老年患者　曲美替尼作为单药使用的临床试验受试者数量不足，无法确定老年患者的反应是否不同于较年轻患者。

5. 育龄期患者　曲美替尼可能损害女性的生育能力，对男性也存在损害精子的潜在风险。忠告有生育潜能的女性患者，治疗期间及末次用药 4 个月内必须进行高效避孕。

6. 肝受损患者　未进行正式临床试验评价肝受损患者使用曲美替尼的安全性及有效性。根据一项群体药代动力学分析，轻度肝受损患者不建议调整剂量，尚未确定中度和严重肝受损患者曲美替尼的适当剂量。

7. 肾受损患者　未进行正式临床试验评价肾受损患者使用曲美替尼的安全性及有效性。根据一项群体药代动力学分析，轻度和中度肾受损患者不建议调整剂量，尚未确定严重肾受损患者曲美替尼的适当剂量。

8. 药物过量患者　没有患者使用曲美替尼过量的病例报告。

（八）临床研究介绍

1. BRAF V600E 和 V600K 突变阳性、不可切除的或转移黑色素瘤　在两项临床试验中评价曲美替尼的安全性和有效性。

一项国际、多中心、随机化（2∶1）的开放、阳性对照试验，研究对象为 322 例有 BRAF V600E 和 V600K 突变阳性、不可切除的或转移黑色素瘤患者。患者既往接受过超过

1 次化疗方案的晚期和转移患者及既往接受过 1 种 BRAF 抑制剂和 MEK 抑制剂的患者未进入研究范围。主要疗效结局是测量无进展生存期（PFS）。患者随机化接受曲美替尼 2mg，每天 1 次（n=214）和化疗（n=108），或每 3 周静脉注射达卡巴嗪 1000mg/m^2 和每 3 周静脉注射紫杉醇 175mg/m^2。治疗持续至疾病进展和出现不耐受毒性。根据化疗对晚期和转移性疾病的历史和乳酸脱氢酶水平（正常、高于正常水平）是随机分层的。对晚期和转移疾病患者按照既往是否接受过化疗、乳酸脱氢酶水平（大于正常值上限）随机化分层。随机化患者中位年龄为 54 岁，54%是男性，超过 99%是白种人，所有患者基线 ECOG PS 为 0 和 1 分。94%患者有转移疾病，64%是 M1c 期，36%LDH 升高，97%无脑转移病史，既往未接受化疗的晚期和转移患者 66%。BRAF V600 突变的分布中，87%为 BRAF V600E，12%为 BRAF V600K，不足 1%二者兼有。对用曲美替尼治疗的患者，治疗开始前随访中位时间为 4.9 个月，化疗治疗患者为 3.1 个月。当出现疾病进展时，从化疗组调整至曲美替尼组的患者有 51 例（47%）。用曲美替尼治疗患者的无进展生存期显著延长（曲美替尼组 4.8 个月，化疗组 1.5 个月，P<0.000 1）。

另一项多中心、随机化（1∶1∶1）、开放的试验，评价曲美替尼的临床活性和安全性，使用两种不同剂量与达拉非尼联用，研究对象为 162 例有 BRAF V600E 和 V600K 突变阳性不可切除的或转移黑色素瘤患者。患者随机化（1∶1∶1）分为三组，一组口服曲美替尼 2mg、每天 1 次与口服达拉非尼 150mg、每天 2 次（n=54），一组口服曲美替尼 1mg、每天 1 次与口服达拉非尼 150mg、每天 2 次（n=54），一组口服达拉非尼 150mg、每天 2 次（n=54）。纳入试验的患者允许既往接受过 1 次化疗方案和阿地白介素治疗；但既往暴露于 BRAF 和 MEK 抑制剂的患者不被纳入。治疗持续至疾病进展和出现不耐受的毒性。在出现研究者评估的疾病进展时，患者随机化接受达拉非尼单药治疗（口服曲美替尼 2mg、每天 1 次），或与达拉非尼联用（口服曲美替尼 2mg、每天 1 次与口服达拉非尼 150mg、每天 2 次）。主要疗效结局测量的是总缓解率。患者中位年龄为 53 岁，57%是男性，99%以上是白种人，66%的患者在治疗前 ECOG PS 为 0 分，67%为 M1c 期疾病，54%在基线时有正常的 LDH，8%有脑转移病史。81%不可切除或转移患者既往未曾接受过抗癌治疗。通过当地实验室和集中检测，所有患者均有肿瘤突变（含 BRAF V600E 和 V600K），85%有 BRAF V600E 突变，15%有 BRAF V600K 突变。随访的中位时间为 14 个月。关于接受每天曲美替尼 2mg 与达拉非尼联用和接受达拉非尼作为单药治疗的总缓解率分别为 76%和 54%；PFS 为 10.5 个月和 5.6 个月。

2. 曲美替尼对使用 BRAF 抑制剂治疗后的转移黑色素瘤缺乏临床活性 一项单臂、多中心、国际试验，对 40 例既往接受过一种 BRAF 抑制剂治疗的 BRAF V600E 和 V600K 突变阳性、不可切除或转移黑色素瘤患者评价曲美替尼作为单药使用的临床活性。所有患者接受曲美替尼剂量 2mg、每天 1 次的治疗，持续治疗至疾病进展和出现不能接受毒性。中位年龄为 58 岁，63%是男性，所有受试者均是白种人，98%的患者基线 ECOG PS 为 0 和 1 分，BRAF V600 突变的分布为 V600E（83%）、V600K（10%），剩余患者中有多种 BRAF V600 突变的比例为 5%，未知突变为 2%。该试验中没有患者病情得到缓解（包括部分缓解和完全缓解）。

（龙庭凤）

参 考 文 献

Grob J，Amonkar MM，Karaszewska B，et al. 2015. Comparison of dabrafenib and trametinib combination therapy with vemurafenib monotherapy on health-related quality of Life in patients with unresectable or metastatic cutaneous BRAF Val600-mutation-positive melanoma（COMBI-v）：results of a phase 3，open-label，randomised trial. Lancet Oncol，16（13）：1389-1398

Knispel S，Zimmer L，Kanaki T. 2017. The safety and efficacy of dabrafenib and trametinib for the treatment of melanoma. Expert Opin Drug Saf，20：1-15

laherty KT，Robert C，Hersey P，et al. 2012. Improved survival with MEK inhibition in BRAF-mutated melanoma. N Engl J Med，367（2）：107-114

Lugowska I，Koseła-Paterczyk H，Kozak K. 2015. A MEK inhibitor for management of metastatic melanoma. Onco Targets Ther，8：2251-2259

Schadendorf D，Amonkar MM，Stroyakovskiy D，et al. 2015. Health-related quality of Life impact in a randomised phase Ⅲ study of the combination of dabrafenib and trametinib versus dabrafenib monotherapy in patients with BRAF V600 metastatic melanoma. Eur J Cancer，51（7）：833-840

Tolcher AW，Patnaik A，Papadopoulos KP，et al. 2015. Phase Ⅰ study of the MEK inhibitor trametinib in combination with the AKT inhibitor afuresertib in patients with solid tumors and multiple myeloma. Cancer Chemother Pharmacol，75（1）：183-189

三十九、凡 德 他 尼

凡德他尼（英文名：Vandetanib，商品名：Zactima）是一种激酶抑制剂。其分子式为 $C_{22}H_{24}BrFN_4O_2$，结构式如下：

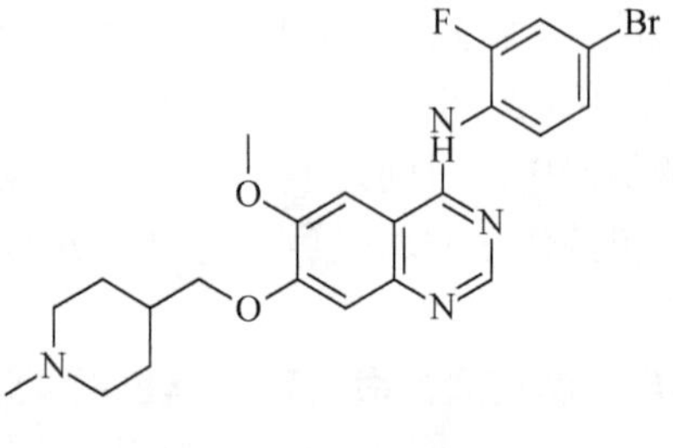

2011 年获 FDA 批准上市。

（一）凡德他尼的作用机制

凡德他尼是一种口服的小分子多靶点酪氨酸激酶抑制剂（TKI）。体外研究曾显示，凡德他尼可以抑制包括表皮生长因子受体（EGFR）、血管生长因子受体（VEGFR）、RET 酪氨酸激酶，还可以选择性抑制蛋白激酶 6（BRK）成员、TIE2、EPH 受体激酶家族成员和酪氨酸激酶 SRC 成员的活性。这些酪氨酸激酶受体不仅在正常细胞功能中发挥作用，也参与肿瘤的形成、转移，肿瘤的血管生成及肿瘤细胞微环境的维持。该药物的 n-甲基代谢物，相当于 7%～17.1%的凡德他尼暴露，对 VEGFR 受体（KDR 和 FLT-1）和 EGFR 的母体化合物具有相同的抑制活性。

在体外血管生成模型中，凡德他尼抑制内皮细胞迁移、增殖、生存和新血管生成。凡德他尼抑制肿瘤细胞和内皮细胞中 EGF 受体的酪氨酸激酶磷酸化和内皮细胞中 VEGF 受体的酪氨酸激酶磷酸化。

（二）药代动力学

对每日口服 300mg 凡德他尼的 231 例甲状腺髓样癌（MTC）患者进行药代动力学分析，显示 MTC 患者体内凡德他尼平均清除率约为 13.2L/h，平均分布容积约为 7450L，血浆中的中位半衰期为 19 天。

（三）FDA 批准适应证及中国上市应用情况

1. FDA 批准适应证　凡德他尼适用于有症状或进展性的甲状腺髓样癌，伴有无法切除的局部进展或转移的患者的治疗。

因为凡德他尼治疗相关风险，有惰性、无症状或缓慢进展疾病患者使用凡德他尼应谨慎仔细考虑。

2. 中国上市应用情况　目前凡德他尼在中国尚未上市。

（四）剂型规格

1. 100mg　白色圆形双凸薄膜包衣片。

2. 300mg　白色椭圆双凸薄膜包衣片。

（五）用法用量

1. 使用方法　推荐的剂量为每天 300mg，口服，可与食物同时服用。可持续治疗至疾病进展或发生不能接受毒性。如患者漏服一剂，在距下次用药 12 小时内不应补服漏用剂量。

凡德他尼片不应压碎服用。对有吞咽固体困难的患者，如不能整片吞服，可将药片溶解在 2oz（1oz＝28.35g）水中，搅拌约 10 分钟直至药片分散（药片不会完全溶解）并立即吞服，确保接受完整剂量，杯中若有残留应加入 4oz 水再次混合吞服。注意不应使用水以外的液体溶解药物。分散液也可经鼻胃或胃造口管给药。

2. 不良反应管理

（1）常见的不良反应：最常报道不良药物反应（＞20%）是腹泻/结肠炎、皮疹、痤疮、高血压、恶心、头痛、疲乏、上呼吸道感染、食欲减退和腹痛。

最常见实验室异常（＞20%）是血钙降低、ALT 升高和葡萄糖耐量降低。

（2）停药原则：对 CTCAE 3 级及以上毒性，可将每天剂量降低至 200mg 甚至 100mg。

（3）不同不良反应剂量调整参考见表 2-39-1。

表 2-39-1 不同不良反应的剂量调整指导原则

不良反应	严重程度/症状	剂量调整指导原则
QT 间期延长	QTcF 大于 500 毫秒	中断给药直至 QTcF 降到 450 毫秒以下，然后减低剂量用药
CTCAE≥3 级		中断给药直至不良反应消失，或降至 CTCAE 1 级，然后减低剂量恢复用药
肾功能受损	中度（肌酐清除率 30～50ml/min）和严重（肌酐清除率<30ml/min）	起始剂量应减至 200mg

对于复发性毒性，如果持续治疗是必要的，则在毒性解决或改善为 CTCAE 1 级之后将剂量降低至 100mg。

（六）禁忌

先天性 QT 间期延长综合征患者不建议使用。

（七）特殊人群用药

1. 妊娠期患者 基于其作用机制，凡德他尼可以在妊娠期妇女使用时引起胎儿的伤害。凡德他尼在小于推荐剂量 300mg/d 的预期暴露量下对大鼠胚胎具有致死性和致畸性。如果在妊娠期间使用凡德他尼，或者如果患者在服用该药物时妊娠，则应向患者报告对胎儿的潜在危害。

2. 哺乳期患者 在非临床研究中，凡德他尼在大鼠乳汁中排泄，并在哺乳后小鼠的血浆中检出。由于药物的半衰期长，血浆中的凡德他尼进入母乳导致幼仔相对恒定的暴露。但尚不知道这种药物是否在人乳中排泄。由于许多药物都能经人乳中排泄，并且由于服用凡德他尼期间哺乳婴儿，可能发生严重的不良事件，因此应权衡药物对母亲的重要性，再来决定停止哺乳或是停药。

3. 育龄期患者 没有关于凡德他尼对人类生殖能力的影响的数据。动物研究结果表明，凡德他尼对雄性和雌性的生育能力均有影响。有生育能力的女性应避免妊娠，在治疗期间至停药后 4 个月内应使用有效的避孕措施。

4. 儿科患者 尚未确定凡德他尼在儿童患者中的安全性和疗效。

5. 老年患者 凡德他尼的甲状腺髓样癌研究没有包括足够数量的 65 岁及以上的患者，因此不确定他们与年轻患者相比是否有不同的反应。

6. 肝功能不全患者 在肾功能受损的患者中，凡德他尼暴露量增加。中度肾损伤（肌酐清除率 30～50ml/min）和严重肾损伤（肌酐清除率<30ml/min）患者的起始剂量应降至 200mg。

7. 肾功能不全患者 在轻度（肝酶异常但 Child-Pugh A 级，n=8）、中度（Child-Pugh B 级，n=7）和严重（Child-Pugh C 级，n=6）肝功能损害和正常肝功能（n=5）受试者中使用单剂量 800mg 凡德他尼后评价其药代动力学。提示肝损伤的受试者具有与正常肝功能的患者相当的平均 AUC 和清除率。但血清胆红素大于正常值上限 1.5 倍的肝受损患者资料有限。因此建议有中度和严重肝受损患者不使用凡德他尼，因为尚未确定安全性和疗效。

（八）临床研究介绍

一项双盲、安慰剂对照研究，将不可切除的局部晚期或伴转移的甲状腺髓样癌患者随机分配至凡德他尼 300mg 组（n=231）和安慰剂（n=100）组。研究的主要目是验证使用凡德他尼与使用安慰剂相比较，患者的无进展生存期（PFS）是否得到改善。次要研究终点包括总生存期（OS）和总体客观缓解率。对纳入试验的患者的影像资料采用集中独立盲态评审的方式，对其 PFS 和总体客观缓解率进行评估。

根据研究者对患者客观疾病进展的评估，采取中断患者盲态治疗，并给予非盲凡德他尼治疗的方案。疾病进展后，有 19%（44/231）最初随机分配至凡德他尼治疗的患者选择接受非盲凡德他尼治疗，而最初随机化至安慰剂患组的患者中，在疾病进展后有 58%（58/100）选择非盲凡德他尼治疗。

基于 RECIST 评估得出的 PFS 分析结果显示，随机分配至凡德他尼治疗组的患者中，PFS 得到显著改善（风险比：0.35；95% CI：0.24～0.53；P＜0.0001）。另外，对入组 6 个月内出现明显症状或疾病进展患者的研究显示，他们具有相似的 PFS（有症状的患者风险比：0.31，95% CI：0.19～0.53；有进展的患者风险比：0.41，95% CI：0.25～0.66）。

在对 PFS 进行初步分析时，15%的患者已死亡，而两个组间总体生存无显著差别。凡德他尼治疗组的患者总体客观缓解率为 44%，与之比较安慰剂患者为 1%，所有客观缓解都是部分缓解。

（杨　军　李　江）

参 考 文 献

Ciardiello F，Caputo R，Damiano V，et al. 2003. Antitumor effects of ZD6474，a small molecule vascular endothelial growth factor receptor tyrosine kinase inhibitor，with additional activity against epidermal growth factor receptor tyrosine kinase. Clin Cancer Res，9（4）：1546-1556

Hegedüs C，Truta-Feles K，Antalffy G，et al. 2012. Interaction of the EGFR inhibitors gefitinib，vandetanib，pelitinib and neratinib with the ABCG2 multidrug transporter：implications for the emergence and reversal of cancer drug resistance. Biochem Pharmacol，84（3）：260-267

Inoue K，Torimura T，Nakamura T，et al. 2012. Vandetanib，an inhibitor of VEGF receptor-2 and EGF receptor，suppresses tumor development and improves prognosis of liver cancer in mice. Clin Cancer Res，18（14）：3924-3933

McMahon G. 2000. VEGF receptor signaling in tumor angiogenesis. Oncologist，5 Suppl 1：3-10

Morabito A，Piccirillo MC，Falasconi F，et al. 2009. Vandetanib（ZD6474），a dual inhibitor of vascular endothelial growth factor receptor（VEGFR）and epidermal growth factor receptor（EGFR）tyrosine kinases：current status and future directions. Oncologist，14（4）：378-390

Ryan AJ，Wedge SR. 2005. ZD6474-a novel inhibitor of VEGFR and EGFR tyrosine kinase activity. Br J Cancer，92 Suppl1：S6-13

Wedge SR，Ogilvie DJ，Dukes M，et al. 2002. ZD6474 inhibits vascular endothelial growth factor signaling，angiogenesis，and tumor growth following oral administration. Cancer Res，62（16），4645-4655

四十、维 罗 非 尼

维罗非尼（英文名：Vemurafenib，商品名：Zelboraf™）是一种低分子量、口服可利用的新型抗肿瘤靶向治疗药物。其分子式是 $C_{23}H_{18}ClF_2N_3O_3S$，结构式如下：

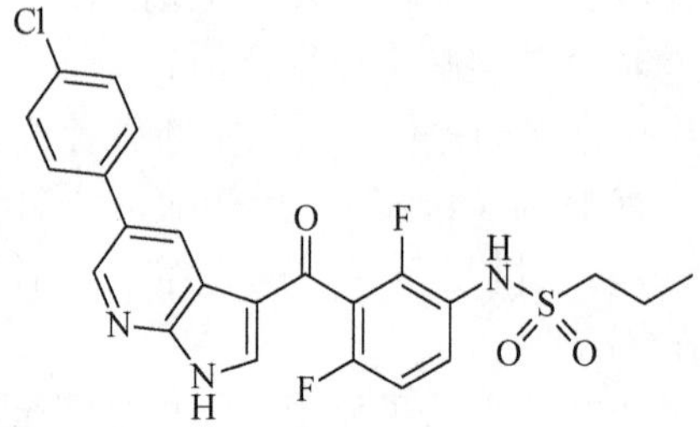

2011 年获得 FDA 的批准在美国上市。

（一）维罗非尼的作用机制

维罗非尼是一种小分子量的激酶抑制剂，可以抑制 BRAF 的丝氨酸-苏氨酸激酶突变形式，包括 BRAF V600E、CRAF、ARAF、野生型 RAF、SRMS、ACK1、MAP4K5 和 FGR。BRAF 基因中的一些突变，包括 V600E，导致了 BRAF 蛋白的持续激活，从而阻碍细胞增殖。维罗非尼在 BRAF V600E 突变细胞和黑色素瘤动物模型中有抗肿瘤效果。

（二）药代动力学

维罗非尼的人群药代动力学分析汇总了 458 例 BRAF 突变阳性的转移性黑色素瘤患者的资料，每次 240～960mg，每日 2 次，两次间隔 12 小时给药，15 天后采用一级吸收和一级消除的单室模型测定其血药浓度-时间曲线。在稳定状态下，维罗非尼在 240～960mg 剂量范围内呈现线性药代动力学。

（三）FDA 批准适应证及中国上市应用情况

1. FDA 批准适应证 维罗非尼适用于经 FDA 批准的检验方法发现有 BRAF V600E 突变的不可切除或转移黑色素瘤患者的治疗。

使用限制：建议有野生型 BRAF 黑色素瘤患者不使用维罗非尼。

2. 中国上市应用情况 目前该药在中国尚未上市。

（四）剂型规格

维罗非尼为膜衣片，每片规格为 240mg。

（五）用法用量

1. 使用方法 维罗非尼的推荐剂量是 960mg，每天 2 次，每次服药可有或无进餐。在早晨服首次剂量，12 小时后傍晚服用第二次。治疗可持续到疾病进展或发生不可接受毒性。如漏服 1 剂，可在下一剂前 4 小时服用，保持初始用药剂量。不应在相同时间服用两次剂量。

2. 不良反应管理

（1）常见的不良反应：最常见不良反应（≥30%）为关节痛、皮疹、脱发、疲乏、光敏反应、恶心、瘙痒和皮肤乳头状瘤。

（2）停药原则：对有症状的药物不良反应或 QTc 间期延长，可能需要减低剂量，中断治疗或终止治疗（表 2-40-1）。对皮肤鳞状细胞癌（cuSCC）患者出现的非严重不良反应，建议不调整剂量或中断治疗。不建议每天 2 次的服用剂量低于 480mg。

（3）不同不良反应剂量调整参考见表 2-40-1。

表 2-40-1　针对不同级别不良反应的剂量调整指导原则

级别资料（CTCAE）[a]	推荐的剂量调整
1 级或 2 级（可耐受）	以剂量 960mg，每日 2 次维持用药
2 级（不可耐受）或 3 级	
第 1 次出现	中断治疗直至 0～1 级。以 720mg、每日 2 次恢复给药
第 2 次出现	中断治疗直至 0～1 级。以 480mg、每日 2 次恢复给药
第 3 次出现	永久终止
4 级	
第 1 次出现	永久终止或中断给药，直至 0～1 级。以 480mg、每日 2 次恢复给药
第 2 次出现	永久终止

a 临床不良事件的强度按不良事件常用术语标准 4.0（CTCAE）分级。

（六）禁忌

维罗非尼无特定禁忌证，但使用时需参考剂量调整、不良反应及特殊人群用药。

（七）特殊人群用药

1. 妊娠期患者　根据其作用机制，给予妊娠期妇女维罗非尼可能致胎儿危害。如妊娠期间使用该药或如患者服用该药期间妊娠，应忠告患者此药对胎儿潜在危害。

2. 哺乳期患者　尚不明确维罗非尼是否排泄至人乳汁中。基于很多药物会排泄至人乳汁中和维罗非尼对哺乳期婴儿的潜在严重不良反应，需权衡药物对母亲的重要性，来做出停止哺乳或停止服药的决定。

3. 儿科患者　维罗非尼在低于 18 岁儿童患者中的安全性和疗效尚未确定。

4. 老年患者　在接受维罗非尼治疗的不可切除或转移的黑色素瘤患者中，28%（94/336）为 65 周岁及以上。这部分患者出现不良反应的概率更高，包括皮肤鳞状细胞癌、恶心、食欲减退、周边水肿、角化棘皮瘤和心房颤动。老年患者与较年轻患者使用维罗非尼后，总生存期、无进展生存和最佳总缓解率相似。

5. 性别影响　女性比男性患者报道更多的 3 级不良事件是皮疹、关节痛、光敏反应和肌酐增加。男性中比女性报道更多的 3 级不良事件是角化棘皮瘤、血碱性磷酸酶增高和总胆红素的升高。

6. 肝功能不全患者 对患有轻度和中度肝受损患者无须调整起始剂量。通过对黑色素瘤转移患者的临床试验数据进行药代动力学分析，表明有轻度和中度肝功能不全并不影响维罗非尼的清除率。但由于病例数有限，目前尚不能确定严重肝受损患者是否需要调整起始剂量，这部分患者应谨慎使用维罗非尼。

7. 肾功能不全患者 对患有轻度和中度肾受损患者无须调整起始剂量。通过对黑色素瘤转移患者的临床试验数据进行药代动力学分析，表明有轻度和中度肾功能不全并不影响维罗非尼的清除率。但由于病例数有限，目前尚不能确定严重肾受损患者是否需要调整起始剂量，这部分患者应谨慎使用维罗非尼。

（八）临床研究介绍

1. 未治疗过患者 一项国际性、随机化的开放试验，纳入 675 例既往未接受过治疗的 BRAF V600E 阳性突变不可切除或转移性黑色素瘤患者，这些患者均经过 cobas® 4800 BRAF V600 突变检验检测。将患者按照疾病分期、乳酸脱氢酶（LDH）、ECOG PS 和地理区域分层，而后随机化分配，其中 337 例患者采用“维罗非尼 960mg，每天 2 次”；另 338 例患者采用“在每 3 周第 1 天静脉接受达卡巴嗪 1000mg/m^2”的治疗方案。持续治疗直至疾病进展，出现不可接受毒性和（或）知情同意撤出。该试验的主要疗效指标是总生存期（OS）和研究者评估的无进展生存期（PFS）。试验的其他结果包括经证实的研究者评估的最佳总缓解率。

治疗组间的基线特征平衡，56%是患者是男性，99%为高加索人，中位年龄为 54 岁（65 周岁及以上者占 24%）。所有患者 ECOG PS 为 0 或 1 分，且 95%患者有转移疾病。

表 2-40-2 和图 2-40-1 总结了疗效结果。

表 2-40-2 在有 BRAF V600E 突变阳性黑色素瘤未治疗过患者中维罗非尼的疗效 [a]

研究终点	维罗非尼（*n*=337）	达卡巴嗪（*n*=338）	*P* 值
总生存期			
死亡数	78（23%）	121（36%）	
危险比（95%CI）[b]	0.44（0.33～0.59）		＜0.000 1
中位生存（月）（95%CI）[c]	未达到（9.6～未达到）	7.9（7.3～9.6）	—
中位随访（月）（范围）	6.2（0.4～13.9）	4.5（＜0.1～11.7）	
无进展生存期			
危险比（95%CI）[b]	0.26（0.20～0.33）		＜0.000 1
中位 PFS（月）（95%CI）[d]	5.3（4.9～6.6）	1.6（1.6～1.7）	—

a 当用 cobas® 4800 BRAF V600 突变检验检测时。

b 用 COX 模型估算危险比，危险比＜1 说明维罗非尼有优势。

c Kaplan-Meier 估计值。

d 不分层对数秩检验。

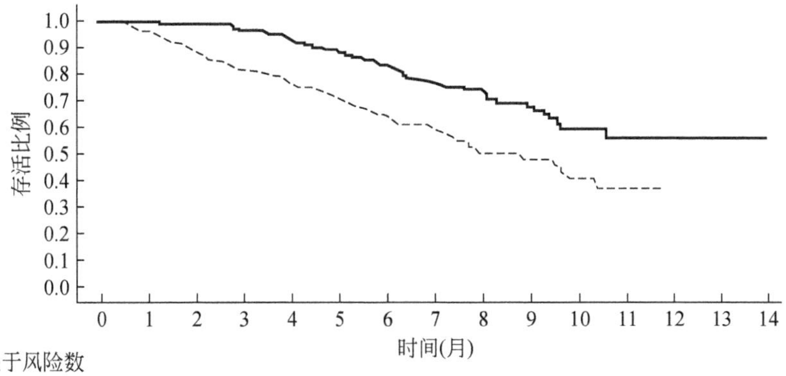

处于风险数															
达卡巴嗪	338	302	268	232	186	145	111	83	43	76	12	5	0	0	0
维罗非尼	337	336	334	317	285	218	178	125	82	54	27	11	4	2	0

---- 达卡巴嗪　—— 维罗非尼

图 2-40-1　未治疗过患者总生存的 Kaplan-Meier 曲线

经证实维罗非尼组研究者评估的最佳总缓解率为 48.4%（95%CI：41.6%～55.2%），与之比较的达卡巴嗪组为 5.5%(95% CI: 2.8%～9.3%)。维罗非尼组中有 2 例完全缓解(0.9%)和 104 例部分缓解（47.4%），达卡巴嗪组中所有 12 例缓解都是部分缓解（5.5%）。

2. 既往接受全身治疗患者　一项单臂、多中心、国际性试验，纳入 132 例 BRAF V600E 突变阳性转移性黑色素瘤患者，这些患者均经过 cobas® 4800 BRAF V600 突变检验检测，且既往至少接受过一种全身治疗。中位年龄为 52 岁，19%的患者超过 65 岁，65%患者是男性，99%为高加索人，49%的患者既往接受过 1 次以上治疗。随访的中位时间为 6.87 个月（0.6～11.3 个月）。

由独立审评委员会（IRC）评估证实的最佳总缓解率为 52%（95% CI：43%～61%）。有 3 例完全缓解（2.3%）和 66 例部分缓解（50.0%）。缓解的中位时间为 1.4 个月，有 75%缓解发生在治疗的 1.6 个月。IRC 评估中位缓解时间为 6.5 个月（95% CI：5.6～未达到）。

3. 野生型 BRAF 黑色素瘤患者　尚未在野生型 BRAF 黑色素瘤患者中研究维罗非尼。

（龙庭凤　李　江）

参 考 文 献

Chapman PB，Robert C，Larkin J. 2017. Vemurafenib in patients with BRAFV600 mutation-positive metastatic melanoma：final overall survival results of the randomized BRIM-3 study. Ann Oncol，28（10）：2581-2587

Czirbesz K，Gorka E. 2017. Efficacy of vemurafenib treatment in 43 metastatic melanoma patients with BRAF mutation. Single-Institute Retrospective Analysis，Early Real-Life Survival Data. Pathol Oncol Res，doi：10. 1007/s12253-017-0324-1

KarouliaZ，GavathiotisE，Poulikakos PI. 2017. New perspectives for targeting RAF kinase in human cancer. Nat Rev Cancer，17（11）：676-691

Vance SL，Singer HM，Silvers D. 2017. Delayed-onset vemurafenib-induced panniculitis. JAAD Case Rep，3（5）：384-386

四十一、瑞 戈 非 尼

瑞戈非尼（英文名：Regorafenib，商品名：Stivarga）是一种口服多激酶抑制剂，通过抑制多种蛋白质激酶，靶向作用于肿瘤生成、肿瘤血管发生和肿瘤微环境的维持。分子式为 $C_{21}H_{15}ClF_4N_4O_3 \cdot H_2O$，结构式如下：

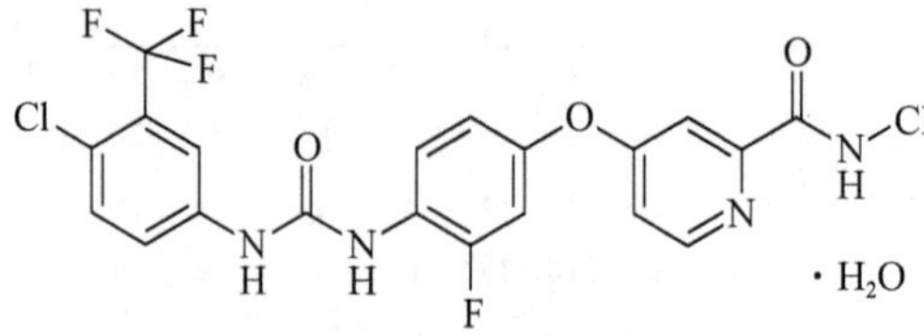

2012 年 9 月 FDA 批准其用于既往接受过基于氟嘧啶、奥沙利铂和伊立替康化疗或一种抗 VEGF 治疗，如果为 KRAS 野生型（第二外显子），则为抗 EGFR 治疗过的转移性结直肠癌（mCRC）患者的治疗；2013 年 2 月美国批准其用于治疗先前接受过伊马替尼和舒尼替尼治疗的局部晚期而不能手术切除或转移性的胃肠道间质瘤（GIST）患者。

（一）瑞戈非尼的作用机制

瑞戈非尼是一种多靶点的、细胞内激酶的小分子化合物，参与正常细胞功能及病理过程，如肿瘤发生、肿瘤血管生成及肿瘤微环境维护。在体外生化或细胞实验中，瑞戈非尼或其主要人体活性代谢物 M-2 和 M-5 在达到临床治疗浓度时，可以抑制 RET、VEGFR-1、VEGFR-2、VEGFR-3、Kit、PDGFR-α、PDGFR-β、FGFR1、FGFR2、TIE2、DDR2、TRKA（酪氨酸激酶作用的靶点）等的活性。在体内模型中，瑞戈非尼在大鼠肿瘤模型中表现出抗血管形成活性，在几个小鼠异种移植模型（包括人体结直肠癌的一些模型）中表现出肿瘤生长抑制活性和抗转移活性。

（二）药代动力学

吸收：在口服单剂量 160mg，每片 40mg、共 4 片瑞戈非尼后 3～4 小时，平均峰值血浆浓度达到 2.5mg/L。接下来口服单剂量 60mg 或 100mg 片剂，平均相对生物利用度对比口服溶液分别为 69%和 83%。进食一份低脂肪（清淡）早餐后口服瑞戈非尼，对比无论是高脂肪早餐或空腹状态后口服，瑞戈非尼的浓度和其主要药理活性代谢物（M-2 和 M-5）的含量都是最高。相比空腹状态，进食高脂肪早餐后瑞戈非尼的暴露增加了 48%，进食低脂肪早餐后暴露增加了 36%。瑞戈非尼代谢产物 M-2（*N*-氧化物）和 M-5（*N*-氧化物和 *N*-去甲基）进食低脂肪早餐后相比空腹状态更高，进食高脂肪早餐后相比空腹状态更低。

分布：瑞戈非尼及主要循环代谢产物的血药浓度-时间曲线显示，在整个 24 小时给药间隔内出现多个峰值，这归因于肝肠循环。在体外蛋白质结合瑞戈非尼对人类血浆蛋白升高（99.5%）。在体外蛋白质结合 M-2 和 M-5（分别为 99.8%和 99.95%）高于瑞戈非尼。

代谢产物 M-2 和 M-5 是 P-gp 的弱底物。代谢产物 M-5 是弱药物转运蛋白（BCRP）底物。

代谢：瑞戈非尼的代谢主要在肝脏通过 CYP3A4 介导氧化代谢，以及由葡萄糖醛酸通过 UGT1A9 介导。瑞戈非尼的 2 个主要和 6 个次要代谢物在血浆中已确定。瑞戈非尼在人类血浆中的主要循环代谢产物是 M-2 和 M-5，这是其药物活性，并且在稳定状态与瑞戈非尼具有类似的浓度。M-2 通过 CYP3A4 介导进一步氧化代谢，以及由 UGT1A9 介导通过葡萄糖醛酸代谢。

代谢物可通过微生物菌群减少或水解在胃肠道中，允许未结合的活性物质和代谢产物（肝肠循环）再吸收。

消除：在不同研究中，口服给药瑞戈非尼及其代谢产物 M-2 在血浆中的平均消除半衰期为 20～30 小时。代谢产物 M-5 的平均消除半衰期约为 60 小时（40～100 小时）。约 90%的放射性剂量在给药后 12 天内恢复，约 71%的剂量在粪便中排出（47%为母体化合物，24%为代谢物），大约 19%的剂量在尿液中和葡萄糖醛酸苷一同排出。在稳态条件下葡萄糖醛酸苷在尿液的排泄减少至 10%以下。在粪便中发现母体化合物可能来源于葡萄糖醛酸苷的肠内分解或 M-2 代谢物的还原（*N*-氧化物），以及未被吸收的瑞戈非尼。M-5 在胃肠道中可通过微生物菌群转化为 M-4，从而再吸收（肝肠循环）。M-5 在粪便中最终通过 M-4 作为 M-6 排泄（羧酸）。

（三）FDA 批准适应证及中国上市应用情况

1. FDA 批准适应证　适用于治疗既往接受过以氟尿嘧啶、奥沙利铂和伊立替康为基础的化疗，以及既往接受过或不适合接受抗 VEGF 治疗、抗 EGFR 治疗（RAS 野生型）的转移性结直肠癌的患者。

适用于治疗既往接受过甲磺酸伊马替尼及苹果酸舒尼替治疗的局部晚期、无法手术切除的或转移性的胃肠道间质瘤患者。

2. 中国上市应用情况　目前该药在中国尚未上市。

（四）剂型规格

瑞戈非尼为淡粉色椭圆形的薄膜包衣片，每片 40mg，两边分别写有“BAYER”和“40”。

（五）用法用量

1. 使用方法　28 天为一个周期，每个周期的前 21 天，每天 1 次性口服 160mg 瑞戈非尼。持续治疗直至出现疾病进展或不可耐受的药物毒性。在每天的同一时间服药，用药前配合热量少于 60cal、脂肪少于 30%的低脂早餐整片吞服。不要在同一天服用两剂瑞戈非尼。

2. 不良反应管理

（1）常见的不良反应：最常见不良反应（≥30%）是乏力/疲乏、食欲降低和食物摄入量减少、手足皮肤反应（掌跖红肿）、腹泻、口腔黏膜炎、体重减轻、感染、高血压和发音困难。

（2）停药原则：基于个人安全性及耐受性考虑，患者在用药过程中可能需要中断给药或降低剂量，应该用每次 40mg（1 片）的剂量进行调整，建议每日最低剂量为 80mg，最高剂量为 160mg。

（3）不同不良反应剂量调整参考：发生手足皮肤反应时的剂量调整及措施请参见表 2-41-1。

表 2-41-1 对于手足皮肤反应的建议剂量更改及措施

皮肤毒性级别	发生频次	建议的剂量调整及措施
1 级	任何次数	维持剂量水平，并立即开始支持性措施以缓解症状
2 级	第 1 次发生	降低 40mg（1 片）的剂量，并立即开始支持性治疗
		如果降低剂量症状未改善，则中断治疗至少 7 天，直至毒性级别降至 0～1 级
		允许根据主治医生的判断重新增加剂量
	在 7 天内未改善或第 2 次发生	中断治疗直至毒性级别降至 0～1 级
		在继续治疗时，降低 40mg（1 片）的剂量
		允许根据主治医生的判断重新增加剂量
	第 3 次发生	中断治疗直至毒性级别降至 0～1 级
		在继续治疗时，降低 40mg（1 片）的剂量
		允许根据主治医生的判断重新增加剂量
	第 4 次发生	永久性停止治疗
3 级	第 1 次发生	立即开始支持性治疗。中断治疗至少 7 天，直至毒性级别降至 0～1 级
		在继续治疗时，降低 40mg（1 片）的剂量
		允许根据主治医生的判断重新增加剂量
	第 2 次发生	立即开始支持性治疗。中断治疗至少 7 天，直至毒性级别降至 0～1 级
		在继续治疗时，降低 40mg（1 片）的剂量
	第 3 次发生	永久性停止治疗

被认为与治疗有关的肝功能检查结果恶化时的建议措施及剂量调整请参见表 2-41-2。

表 2-41-2 发生药物相关的肝功能检查异常时的建议措施及剂量调整

观察到的 ALT 和（或）AST 升高	发生频次	建议的措施及剂量调整
≤5 倍正常值上限（ULN）（最高 2 级）	任何次数	继续治疗
		每周监测肝功能，直至氨基转移酶恢复至＜3×ULN（1 级）或基线水平
＞5×ULN 至≤20×ULN（3 级）	第 1 次发生	中断治疗
		每周监测氨基转移酶，直至恢复至＜3×ULN（1 级）或基线水平
		重新开始治疗：如果潜在获益高于肝脏毒性的风险，则重新开始治疗，降低 40mg（1 片）的剂量，并至少持续 4 周每周监测肝功能
	重复发生	永久性停止治疗
＞20×ULN（4 级）	任何次数	永久性停止治疗
＞3×ULN（2 级或更高）伴发胆红素＞2×ULN	任何次数	永久性停止治疗
		每周监测肝功能，直至消退或恢复至基线水平
		例外情况：发生氨基转移酶升高的日贝尔综合征患者必须根据以上所列的对于观察到的相应 ALT 和（或）AST 升高的建议管理

（六）禁忌

对活性物质或辅料有超敏反应的患者禁用。

（七）特殊人群用药

1. 妊娠期患者 没有关于瑞戈非尼用于妊娠期患者的数据，但根据瑞戈非尼的作用机制，妊娠期间服用瑞戈非尼对胎儿有伤害，建议妊娠期患者不要使用该药，除非明显必要，且经过仔细考虑对母亲的获益和对胎儿的风险之后，方可使用。

2. 哺乳期患者 目前尚不清楚瑞戈非尼或其代谢产物是否经人乳排泄。在大鼠体内，瑞戈非尼或其代谢产物经乳汁排泄，因此不能排除该药对母乳喂养的婴幼儿生长和发育的风险。建议使用瑞戈非尼治疗期间必须停止哺乳。

3. 育龄期患者 目前尚没有关于瑞戈非尼对人类生育力影响的数据。动物研究结果表明，瑞戈非尼可损害男性和女性生育力，育龄期妇女和男性应在治疗期间和治疗后达 8 周内确保有效避孕。

4. 儿科患者 没有瑞戈非尼用于患转移性结直肠癌的儿童人群的相关数据，也尚未确定瑞戈非尼在 18 岁以下胃肠道间质瘤患者中的安全性和有效性。

5. 老年患者 在临床研究中，老年患者（年龄在 65 岁及以上）与青年患者在暴露量、安全性或有效性方面无相关差异。

（八）临床研究介绍

1. 结直肠癌 瑞戈非尼的临床有效性和安全性在一项国际、多中心、随机（2∶1）、双盲、安慰剂对照的试验中进行了研究，有 760 例前期接受转移性结直肠癌治疗的患者入组。主要的有效性结果测量方式是总生存率（OS）；支持有效性结果测量方式包括无进展生存期（PFS）和客观的肿瘤有效率。研究的有效性结果见表 2-41-3。

在所有随机群体中，中位年龄为 61 岁，61%为男性，78%为白种人，所有患者基线 ECOG PS 为 0 或 1 分。疾病主要部位为结肠（65%）、直肠（29%）或两者兼有（6%）。KRAS 评价被报道于 729（96%）例患者；其中 430（59%）例被报道有 KRAS 突变。

转移性疾病的治疗前线的中位值为 3。所有患者前期治疗接受氟嘧啶、奥沙利铂，以及伊立替康的化疗和贝伐单抗治疗。所有患者，除了 1 例 KRAS 变异性的肿瘤患者，均接受了派姆单抗或西妥昔单抗。与安慰剂加 BSC 相比，瑞戈非尼加 BSC 将使生存期有统计学意义的增加。

表 2-41-3 有效性结果

研究终点	瑞戈非尼（*n*=505）	安慰剂（*n*=255）
总生存率		
死亡数（%）	275（55%）	157（62%）
总生存期中位值（月）	6.4	5.0
95%CI	5.8～7.3	4.4～5.8
危害比（95%CI）	0.77（0.64～0.94）	

续表

研究终点	瑞戈非尼（n=505）	安慰剂（n=255）
分层时序检验 P 值[a,b]	0.010 2	
无进展生存期		
死亡或进展数（%）	417（83%）	231（91%）
无进展生存期中位值（月）	2.0	1.7
95%CI	1.9～2.3	1.7～1.8
危害比（95%CI）	0.49（0.42，0.58）	
分层时序检验 P 值[a]	＜0.001	
总缓解率		
总缓解（%）	5（1%）	1（0.4%）
95%CI	0.3%～2.3%	0～2.2%

a 通过转移疾病的几何面积和时间进行分层。

b 交叉的 O'Brien-fleming 边界（双侧 P 值＜0.018）在第 2 间隔分析。

列举于下面的安全性数据，均来自一项随机（2∶1）、双盲、安慰剂对照试验，其中 500 例既往接受过转移性结直肠癌治疗的患者（中位年龄为 61 岁；61%为男性）在每个 4 周周期的前 3 周中每日服用瑞戈非尼 160mg 的单药治疗，另外 253 例患者（中位年龄为 61 岁，60%为男性）服用安慰剂。服用瑞戈非尼患者的治疗中位持续时间为 7.3 周（0.3～47.0 周）。因为不良反应，61%接受瑞戈非尼的患者需要中断给药，38%的患者降低了剂量。在瑞戈非尼治疗组中有 8.2%的患者报告了引起治疗中止的药物相关不良反应，而在安慰剂组中为 1.2%。手足皮肤反应和皮疹是引起瑞戈非尼永久停药的最常见原因。

表 2-41-4 比较了在服用瑞戈非尼的患者中发生率超过 10%的不良反应和发生率高于安慰剂组的不良反应。

表 2-41-4　患者发生率超过 10%的不良反应和发生率高于安慰剂组的不良反应

不良反应	瑞戈非尼（n=500）		安慰剂（n=253）	
	All[c]（%）	≥3[d]（%）	All（%）	≥3（%）
全身性疾病和给药部位情况				
无力/虚弱	64	15	46	9
疼痛	29	3	21	2
发热	28	2	15	0
代谢与营养疾病				
食欲与食物摄入减少	47	5	28	4
皮肤和皮下组织疾病	45	17	7	0
HFSR/PPE 皮疹[a]	26	6	4	＜1
胃肠道疾病				
腹泻	43	8	17	2

续表

不良反应	瑞戈非尼（n=500）		安慰剂（n=253）	
	All[c]（%）	≥3[d]（%）	All（%）	≥3（%）
黏膜炎	33	4	5	0
检查体重减少	32	<1	10	0
感染与侵染				
感染	31	9	17	6
心血管疾病				
高血压	30	8	8	<1
出血[b]	21	2	8	<1
呼吸系统，胸廓与纵隔疾病				
发生困难	30	0	6	0
神经系统疾病				
头痛	10	<1	7	0

a 术语皮疹表示药物性皮炎、红斑症、红疹、周身红疹、斑疹、黏膜-丘疹及痒疹。

b 观察到的致命性结果。

c 出现所有不良反应比例。

d 出现3级以上不良反应比例。

2. 胃肠道间质瘤 瑞戈非尼的临床有效性和安全性在一项国际、多中心、随机（2∶1）、双盲、安慰剂对照的试验中进行了研究，有199例患者具有不可切除的、局部进展或转移性胃肠道间质瘤，其前期用甲磺酸伊马替尼和苹果酸舒马替尼进行治疗。按治疗线（3比4或更多）和地理面积（亚洲比世界其他区域）进行随机分层。

主要有效性结果测量方式为基于疾病评估的无进展生存期（PFS），使用改良的RECIST 1.1标准对独立的影像进行评估，其中淋巴结和骨损害不是靶损害并且在预存肿瘤块的新肿瘤结节增长为病情进展。主要的次级结果测量方式为总存活数。患者随机接受瑞戈非尼160mg、每天1次口服（n=133）加最佳支持医护（BSC）或安慰剂（n=66）加BSC用于每28天周期的前21天。治疗持续直至有疾病进展或不可接受的毒性。在研究中，患者中位年龄为60岁，64%为男性，68%为白种人，所有患者基线值ECOG PS为0（55%）或1分（45%）。在中心评价有疾病进展时，研究设盲被打破并且所有的患者被提供机会按研究者的指导使用瑞戈非尼。56例（85%）患者随机接受安慰剂并且41例（31%）患者随机接受标签开放的瑞戈非尼。瑞戈非尼与安慰剂组患者相比PFS有统计学意义的提高。在计划的间隔分析期，根据最终分析中全部事件的29%，总存活率无统计学意义的差别，结果见表2-41-5。

表2-41-5 有效性结果

研究终点	瑞戈非尼（n=133）	安慰剂（n=66）
无进展生存期		
死亡或进展数（%）	82（62%）	63（96%）

续表

研究终点	瑞戈非尼（n=133）	安慰剂（n=66）
无进展生存期中位值（月）	4.8	0.9
95%CI	3.9～5.7	0.9～1.1
危害比（95%CI）	0.27（0.19～0.39）	
分层时秩检验 P 值	＜0.000 1	
总生存数		
死亡数（%）	29（22%）	17（26%）
总存活中位值（月）	NR	NR
危害比（95%CI）	0.77（0.42～1.41）	
分层时秩检验 P 值[a]	0.2	

a 按治疗线和地理位置分层；NR，没有达到。

如下安全性数据来自于一项随机（2∶1）、双盲、安慰剂对照试验，其中 132 例既往接受过 GIST 治疗的患者（中位年龄 60 岁，64%男性）在每个 4 周治疗周期的前 3 周接受每天 160mg 瑞戈非尼的单药治疗，另外 66 例患者（中位年龄为 61 岁，64%男性）服用安慰剂。瑞戈非尼组治疗的中位持续时间为 22.9 周（0.1～50.0 周）。瑞戈非尼组中有 58%的患者因不良反应而中断给药，50%的患者降低了剂量。在瑞戈非尼治疗组中有 2.3%的患者因药物相关不良反应而停止治疗，而在安慰剂组患者则为 1.5%。

表 2-41-6 比较了在服用瑞戈非尼的 GIST 患者中发生率超过 10%的不良反应和发生率高于安慰剂组的不良反应。

表 2-41-6　GIST 患者中发生率超过 10%的不良反应和发生率高于安慰剂组的不良反应

不良反应	瑞戈非尼（n=132）		安慰剂（n=66）	
	All[c]（%）	≥3[d]（%）	All（%）	≥3（%）
皮肤与皮下组织疾病				
HFSR/PPE	67	22	15	2
皮疹[a]	30	7	3	0
脱发	24	2	2	0
全身性疾病与给药部位情况				
无力/疲劳	52	4	39	2
发热	21	0	11	2
血管病				
高血压	59	28	27	5
出血	11	4	3	0
胃肠道疾病				
腹泻	47	8	9	0

续表

不良反应	瑞戈非尼（n=132）		安慰剂（n=66）	
	All[c]（%）	≥3[d]（%）	All（%）	≥3（%）
黏膜炎	40	2	8	2
恶心	20	2	12	2
呕吐	17	<1	8	0
呼吸系统、胸廓与纵隔疾病				
发声困难	39	0	9	0
感染与侵染				
感染	32	5	5	0
代谢与营养障碍				
食欲与食物摄入减少	31	<1	21	3
甲状腺功能减退[b]	18	0	6	0
神经系统疾病				
头痛	16	0	9	0
研究				
体重减轻	14	0	8	0
骨骼肌与结缔组织疾病				
骨骼肌僵硬	14	0	3	0

a 术语皮疹表示药物性皮炎、红斑症、红疹、周身红疹、斑疹、黏膜-丘疹及痒疹。

b 基于正常患者小组的甲状腺功能减退发生率并且无基线值的甲状腺补充给药。

c 出现所有不良反应比例。

d 出现 3 级以上不良反应比例。

瑞戈非尼作为一种新型的多激酶抑制剂，可以阻断几种促进癌症增长的酶。较安慰剂组，可使接受标准治疗后肿瘤仍处于进展期的转移性结直肠癌患者的无进展生存期延长，总生存期获得明显提高，意味着疾病进展或死亡风险降低，疾病控制率显著高于安慰剂组。在治疗使用甲磺酸伊马替尼或苹果酸舒马替尼治疗后病情发生进展的胃肠道间质瘤患者时，瑞戈非尼相比安慰剂能使患者的无进展生存期获得统计学上的明显延长。

接受瑞戈非尼片治疗最明显的毒性反应为药物性肝损伤、出血、皮肤毒性（掌跖红肿和皮疹）、高血压、心脏缺血性反应、胃肠穿孔。观察瑞戈非尼治疗患者中发生最频繁不良反应为疲乏、无力、食欲下降、进食量减少、掌跖红肿疼痛综合征、腹泻、黏膜炎、感染、高血压、发声困难等。

瑞戈非尼的安全性与其他多激酶抑制剂一致。总生存期的优势在推荐患者群体中可见，服用瑞戈非尼为既往治疗过的转移性结直肠癌的患者提供了一个良好的效益风险评估。

（赵明利　程先硕）

参考文献

李进. 2014. 新型口服多激酶抑制剂瑞戈非尼治疗癌症的研究进展. 临床肿瘤学杂志，19（5）：385-390

Demetri GD，Reichardt P，Kang YK，et al. 2013. Efficacy and safety of regorafenib for advanced gastronintestinal stromal tumours after failure of imatinib and sunitinib（GRID）: an international，multicentre，randomized，placebo-controlled，phase 3 tria. Lancet，381（9863）：295-302

Dhillon AS，Hagan S，Rath O，et al. 2007. MAP kinase signaling pathways in cance. Oncogene，26（22）：3279-3290

Grothey A，Sobrero AF，Siena S，et al. 2013. Time profile of adverse events from regorafenib treatment for metastatic colorectal cancer in the phase Ⅲ CORRECT stud. J Clin Oncol，31（Suppl）：a3637

Grothey A，Van Cutsem E，Sobrero A，et al. 2013. Regorafenibmono therapy for previously treated metastatic colorectal cancer（CORRECT）：an international，multicentre，randomized，placebocontrolled，phase 3 trial. Lancet，381（9863）：303-312

Joensuu H，Casali PG，Reichardt P，et al. 2013. Results from a phase Ⅲ tria（1 GRID）evaluating regorafenib（REG）in metastatic gastrointestinal stromal tumour（GIST）：ubgroup analysis of outcomes based on pretreatment characteristic. J Clin Oncol，1（Suppl）：a10551

Reichardt P，Demetri GD，Jeffers M，et al. 2013. Mutational analysis of plasma DNA From patients（pts）in the phase Ⅲ GRID sthdy of regorafenib（REG）versus placebo（PL）in tyrosine kinase in hibitor（TKI）refractory GIST：Correlating genotype with clinical outcomes. J Clin Oncol，31（Suppl）：a10503

Van Cutsem E，Sombrero A，Siena S，et al. 2013. Regorafenib（REG）in progressive metastatic colorectal cancer（mCRC）：Analysis of age subgroups in the phase Ⅲ CORRECT tria. J Clin Oncol，31（Suppl）：a3636

Wilhelm SM，Carter C，Tang L，et al. 2004. BAY 43-9006 exhibits broad spectrum oral antitumor activity and targets the RAF/ MEK/ ERK pathway and receptor tyrosine kinases involved in tumor progression and angiogenesi. Cancer Res，64（19）：7099-7109

四十二、依 维 莫 司

依维莫司［英文名：Everolimus，商品名：飞尼妥（Afinitor)］是西罗莫司的衍生物，其分子式为 $C_{53}H_{83}NO_{14}$，结构式如下：

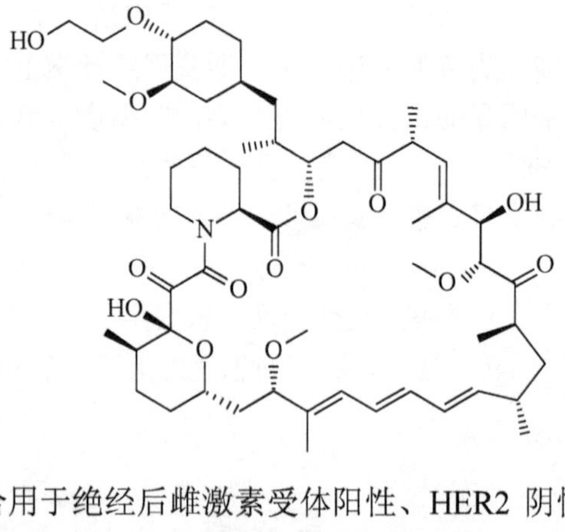

该药与依西美坦联合用于绝经后雌激素受体阳性、HER2 阴性的晚期乳腺癌治疗，并可用于晚期胰腺来源的神经内分泌瘤、肾细胞癌和伴有结节状硬化的室管膜下巨细胞星形细胞瘤等的治疗。2009 年 3 月获得 FDA 批准在美国上市，2013 年 6 月 22 日在中国上市。

研究显示，依维莫司具有免疫抑制、抗肿瘤、抗病毒、血管保护等作用。

（一）依维莫司的作用机制

依维莫司是一种西罗莫司靶蛋白（mTOR）抑制剂，在哺乳动物体内的作用靶点是mTOR，mTOR是PI3K/AKT通路下游的一种丝氨酸激酶。人类的一些恶性肿瘤中都存在mTOR通路失调。依维莫司将细胞内蛋白FKBP-12与mTOR复合物1结合，阻止复合物的形成，从而抑制mTOR激酶的活性，继而影响mTOR通路下游的效应器——S6核糖体蛋白激酶（S6K1）和真核翻译起始因子4E-结合蛋白（4EBP1）的活性，抑制肿瘤生长。S6K1是mTORC1的一个底物，参与激活雌激素受体区域1的磷酸化，从而使受体非配位激活。此外，依维莫司抑制缺氧诱导因子如HIF-1的表达，并且减少血管内皮生长因子的表达。在体外实验和体内试验中，依维莫司均可通过抑制mTOR达到减少细胞增殖、血管生成和葡萄糖摄取的效果。

PI3K/AKT/mTOR通路的激活导致乳腺癌的内分泌抵抗。体外研究表明，雌激素依赖、HER2阳性的乳腺癌细胞对于依维莫司的抑制作用很敏感，因此联合依维莫司、AKT、HER2或芳香化酶抑制剂可增强依维莫司的抗肿瘤活性。

mTORC1的两个调节基因是抑癌基因结节性硬化复合物1和2（TSC1，TSC2）。结节性硬化症是一种遗传疾病，无论是TSC1还是TSC2基因的失活突变，都会导致下游信号的激活，造成全身错构瘤的形成。

（二）依维莫司的药代动力学

依维莫司体内迅速水解成西罗莫司，实际人体半衰期30小时，因其水溶性优于西罗莫司，依维莫司的药代动力学更加优越。

（三）FDA批准适应证及中国上市应用情况

FDA批准适应证：

（1）与依西美坦联合用于既往经来曲唑或阿那曲唑治疗失败的绝经后激素受体阳性、HER2阴性的晚期乳腺癌患者。

（2）用于成人不可切除的、进展期或晚期胰腺来源的神经内分泌瘤患者。

（3）用于既往经舒尼替尼、索拉非尼治疗失败的进展期肾细胞癌成人患者。

（4）用于不急于手术的、伴有结节状硬化的肾血管平滑肌脂肪瘤成人患者。

（5）用于需要治疗干预但不适于手术切除的结节性硬化症相关的室管膜下巨细胞星形细胞瘤的儿童和成人患者。

（四）剂型规格

依维莫司有片剂和口服混悬液制剂两种剂型。

片剂有2.5mg、5mg、7.5mg和10mg四种规格，需整片吞服，不可嚼碎，适用于所有适应证。

混悬液制剂有2mg、3mg和5mg三种规格，主要用于室管膜下巨细胞星形细胞瘤和结节性硬化症的治疗。

（五）用法用量

1. 使用方法

（1）激素受体阳性而 HER2 阴性的晚期乳腺癌、晚期胰腺来源的神经内分泌瘤、晚期肾细胞癌、伴有结节状硬化的肾血管平滑肌脂肪瘤：推荐起始剂量为 10mg，每天 1 次，可与食物同服或单独服用。对中度肝功能损害患者（Child-Pugh B 级），建议减低依维莫司剂量至 5mg。如需要与中度 CYP3A4 抑制剂和（或）P-糖蛋白同时服用，建议减低依维莫司剂量至 2.5mg；如患者耐受，考虑增量至 5mg。如需与 CYP3A4 的强诱导剂同时服用，建议增加依维莫司剂量，可从起始剂量（5mg）增量至最大 20mg。

（2）伴结节样硬化的室管膜下巨细胞星形细胞瘤：推荐起始剂量为 4.5mg/m^2；如合并重度肝功能损伤（Child-Pugh C 级）或需同时服用中度 CYP3A4 抑制剂或 P 糖蛋白抑制剂，推荐初始剂量为 2.5mg/m^2，轻度或中度肝功能损伤的患者（Child-Pugh A 级或 B 级）不需要减量；如需同时服用 CYP3A4 强诱导剂，推荐初始剂量为 9mg/m^2。

应避免同时使用两种剂型，持续用药至疾病进展或发生不可耐受的毒性反应。每两周监测依维莫司的谷浓度，使血药谷浓度达到 5～15ng/ml。随后的剂量需根据依维莫司的谷浓度和肝功能监测结果来调整。

2. 不良反应管理

（1）常见的不良反应：为非感染性肺炎、感染、血管性水肿、口腔溃疡、肾损伤、肝功能损伤、延迟伤口愈合等。

（2）停药原则：用药期间若发生严重的甚至不耐受的不良反应时，应考虑暂停用药甚至永久停药；若考虑减量，一般建议在原用药剂量的基础上减量 50%；症状缓解后恢复用药，建议在原用药剂量的基础上减量 50%；如剂量减至最少剂量，则隔日口服 1 次。

（3）不同不良反应剂量调整参考见表 2-42-1。

表 2-42-1　不同不良反应剂量调整参考

不良反应	分级	症状	剂量调整
非感染性肺炎	1 级	无临床症状，仅为影像学检测发现	不需调整剂量，仅需定期监测
	2 级	有临床症状，但不影响日常生活	可考虑中断治疗，排除感染并且使用类固醇类激素治疗，至症状好转≤1 级
	3 级	有临床症状，影响日常生活，需要吸氧治疗	停用依维莫司至症状好转≤1 级，排除感染并且使用类固醇类激素治疗；恢复用药从较低剂量开始，如果再次出现 3 级副作用，永久停药
	4 级	危及生命，需要辅助呼吸	终止依维莫司治疗，排除感染并且使用类固醇类激素治疗
口腔炎	1 级	症状轻微，不影响饮食	无须调整剂量，用无酒精的漱口水或者生理盐水漱口
	2 级	有临床症状，但能够进食和吞咽软食	可考虑中断治疗至症状好转≤1 级，相同药量恢复用药，如再次出现≥2 级口腔炎，中断治疗至症状好转≤1 级，以较低剂量恢复用药；口腔处理：镇痛药，用或不用类固醇类激素治疗
	3 级	有临床症状，营养不良或仅能进食流质饮食	可考虑中断治疗至症状好转≤1 级，以较低剂量恢复用药；口腔处理：镇痛药，用或不用类固醇类激素治疗
	4 级	症状危及生命	终止依维莫司治疗，对症治疗

续表

不良反应	分级	症状	剂量调整
其他非血液毒性	1 级		如果毒性耐受，无须调整剂量
	2 级		如果毒性耐受，无须调整剂量 如果毒性不可耐受，暂停用药至症状好转≤1 级
	3 级		暂停用药至症状好转≤1 级，对症治疗并监测 如症状好转以较低剂量恢复用药；如再次发生 3 级毒性，终止用药
	4 级		终止用药并对症治疗
代谢障碍（高血糖、血脂异常等）	1 级		无须调整剂量，对症治疗并监测
	2 级		无须调整剂量，对症治疗并监测
	3 级		暂停用药，如症状好转以较低剂量恢复用药，对症治疗并监测
	4 级		终止用药并对症治疗

（六）禁忌

禁用于对依维莫司、其他西罗莫司衍生物或任何辅料过敏的患者。

（七）特殊人群用药

1. 妊娠期患者 依维莫司具有胚胎毒性，如果妊娠期妇女使用依维莫司或患者用药期间妊娠，要告知患者用药潜在的风险。

2. 哺乳期患者 目前尚不明确依维莫司是否可以通过人乳排泄。由于很多药物都能通过乳汁排出，并且对哺乳有潜在严重的不良反应，哺乳期妇女应综合考虑依维莫司对母亲的重要性而慎重决定是停止哺乳还是停止依维莫司的治疗。

3. 育龄期患者 依维莫司有胚胎毒性，建议正在用药的妇女采取避孕措施至完全停药 8 周后。依维莫司对男性的生育能力有不良影响，建议采取避孕措施。

4. 儿科患者 建议 1 岁以上患有不可切除的伴结节样硬化的室管膜下巨细胞星形细胞瘤患者可以使用依维莫司，但该药对于生长和青春期发育的长期影响尚不明确。

5. 老年患者 在一项针对老年激素受体阳性、HER2 阴性的晚期乳腺癌患者的研究中，65 岁及以上患者使用依维莫司，28 天内的死亡发生率为 6%，因为严重不良反应而终止用药的发生率为 33%；而 65 岁以下患者使用依维莫司 28 天内死亡的发生率为 2%，因为严重不良反应而终止用药的发生率为 17%。因此，老年患者使用依维莫司，必须监测不良反应的发生，并且及时调整用药剂量。

（八）临床研究介绍

1. 依维莫司用于激素受体阳性、HER2 阴性的晚期乳腺癌患者

（1）BOLER0-2 研究：一项随机、双盲、多中心的Ⅲ期临床研究，来自 24 个国家 189 个临床试验中心的 724 例激素受体阳性、HER2 阴性晚期乳腺癌患者入组，在初始芳香化酶抑制剂耐药后按 2∶1 的比例被随机分到依西美坦联合依维莫司组（485 人）和依西美坦加安慰剂组（239 人）。依维莫司用药剂量为 10mg/d，依西美坦为 25mg/d。

主要研究终点为无进展生存期（PFS），次要的研究终点有总生存率、客观缓解率和安全性。

研究结果显示，依西美坦联合依维莫司组的中位 PFS 为 7.8 个月，依西美坦加安慰剂组 3.2 个月；联合用药组客观缓解率 12.6%、单药组 1.7%；联合组中有 3 例完全缓解（0.6%）、58 例部分缓解（12.0%），单药组分别为 0 和 1.7%。两组中位随访 39.3 个月后的总生存率无显著性差异。虽然联合组较单药组出现更多的不良反应，但联合组的 PFS 比单药组延长了一倍多，并且在密切监测下患者是可耐受的。基于该项临床研究，2013 年 6 月，CFDA 批准了依维莫司联合依西美坦作为晚期激素受体阳性、HER2 阴性乳腺癌的内分泌解救治疗用药。

（2）TAMRAD 研究：一项Ⅱ期临床试验，纳入 111 例绝经后激素受体阳性并有芳香化酶抑制剂治疗史的乳腺癌患者，随机分为 2 组，一组为他莫昔芬治疗组，另一组为他莫昔芬联合依维莫司治疗组。结果显示，他莫昔芬联合依维莫司组较单药他莫昔芬组的临床获益率（CBR）更高，分别为 61%、42%（P=0.045），两组的中位 TTP 分别为 8.6 个月、4.5 个月（P=0.002）。研究显示他莫昔芬联合依维莫司组的总生存期（P=0.007）也更长。

2. 依维莫司用于晚期肾癌的临床试验　RECORD-1 研究：一项随机、双盲、安慰剂对照的国际多中心Ⅲ期临床试验，试验共纳入 416 例转移性肾透明细胞癌的患者，以 2∶1 的比例随机分为两组。277 例入依维莫司 10mg/d 组，采用依维莫司联合最佳支持医护；139 例入安慰剂组，采用安慰剂联合最佳支持医护。所有入组患者均接受过舒尼替尼和（或）索拉非尼治疗，停药 6 个月内出现疾病进展。

主要研究终点为 PFS 和安全性。

研究结果显示，139 例安慰剂组患者中有 106 例（76.3%）因疾病进展揭盲而转入依维莫司组。研究表明，依维莫司组平均 PFS 为 4.9 个月，安慰剂组为 1.9 个月（危害比为 0.32，P＜0.001），平均总生存期为依维莫司组 14.8 个月，安慰剂组 14.4 个月（危害比为 0.87，P=0.162）。依维莫司组 7%的患者需要调整剂量，63 例患者（13%）因不良事件而中断治疗，40 例患者（4%）出现了 3 级非感染性肺炎。

3. 依维莫司用于晚期胃癌的临床试验　GRANITE-1 研究：一项随机、双盲、多中心的Ⅲ期临床试验，用于评价依维莫司单药治疗晚期胃癌的结果。该研究从 2009 年 7 月进行至 2010 年 12 月，共纳入 23 个国家 656 例一、二线化疗后进展的晚期胃癌患者，按 2∶1 的比例随机分组，分别给予口服依维莫司 10mg/d 联合最佳支持医护或安慰剂联合最佳支持医护。

主要研究终点为 PFS、总生存期（OS）、客观缓解率和安全性。

结果显示依维莫司组与安慰剂组的中位 OS 分别为 5.39 个月和 4.34 个月，该差异无统计学意义。两组中位 PFS 分别为 1.68 个月和 1.41 个月。依维莫司组与安慰剂组的疾病客观缓解率分别为 4.5%和 2.1%。试验过程中出现的 3 级或 4 级不良反应主要是贫血（16.0%、12.6%）、食欲缺乏（11.0%、5.6%）和乏力（7.8%、5.1%）。

4. 依维莫司用于晚期胰腺神经内分泌肿瘤的临床试验　一项前瞻性的随机Ⅲ期临床试验，旨在评价依维莫司的安全性和临床疗效。试验共纳入在进入试验前 12 个月影像学证实进展的 410 例进展期低级别/中级别或中等分化的胰腺神经内分泌肿瘤患者。这些患者随机接受依维莫司 10mg/d 或安慰剂治疗。同时两组均辅以最佳支持医护，试验主要终点是 PFS。依维莫司组患者中位 PFS 为 11.0 个月，安慰剂组 4.6 个月。安慰剂相比依维莫司可显著延长进展期胰腺神经内分泌肿瘤患者的 PFS，且严重不良事件发生率低。

（马 芸 李 江）

参考文献

黄平，丁惠萍，任华益. 2013. mTOR 抑制剂依维莫司在肿瘤治疗中的临床应用. 肿瘤药学，3（6）：422-425

任佚，封宇飞，胡欣. 2013. 雷帕霉素靶蛋白抑制剂依维莫司的药理作用和临床评价. 中国新药杂志，22（17）：1994-1997

Baselga J，Campone M，Piccart M，et al. 2012. Everolimus in postmenopausal hormone-receptor-positive advanced breast cancer. N Engl J Med，366（6）：520-529

Franz DN，Belousova E，Sparagana S，et al. 2012.Efficacy and safety of everolimus for subependymal giant cell astrocytomas associated with tuberous sclerosis complex（EXIST-1）：a multicentre，randomised，placebo-controlled phase 3 trial. Lancet，381（9861）：125-132

Frenette F，Gish R. 2012. Targeted systemic therapies for hepatocellular carcinoma：Clinical perspectives，challenges and implications. World J Gastroenterol，18（6）：498-506

Guo J，Huang Y，Zhang X，et al. 2013. Safety and efficacy of everolimus in Chinese patients with metastatic renal cell carcinoma resistant to vascular endothelial growth factor receptor-tyrosine kinase inhibitor therapy：an openlabel phase 1b study. BMC Cancer，13：136

Lebwohl D，Thomas G，Lane HA，et al. 2011. Research and innovation in the development of everolimus for oncology. Expert Opin Drug Discov，6（3）：323-338

Maass N，Harbeck N，Mundhenke C. 2013. Everolimus as treatment for breast cancer patients with bone metastases only：results of the phase Ⅱ RADAR study. J Cancer Res Clin Oncol，139（12）：2047-2056

Massarweh S，Romond E，Black EP. 2014. A phase Ⅱ study of combined fulvestrant and everolimus in patients with metastatic estrogen receptor（ER）-positive breast cancer after aromatase inhibitor（AI）failure. Breast Cancer Res Treat，143（2）：325-332

Park KW，Kang SH，Velders MA. 2012. Safety and efficacy of everolimus-versus sirolimus-eluting stents：a systematic review and meta-analysis of 11 randomized trials. Am Heart J，165（2）：241-250

Pavel ME，Hainsworth JD，Baudin E，et al. 2011. Everolimus plus octreotide long-acting repeatable for the treatment of advanced neuroendocrine tumours associated with carcinoid syndrome（RADIANT-2）：a randomised，placebo-controlled，phase 3 study. Lancet，378（9808）：2005-2012

Porta C，Calvo E，Climent MA. 2012. Efficacy and safety of everolimus in elderly patients with metastatic renal cell carcinoma：an exploratory analysis of the outcomes of elderly patients in the RECORD-1 Trial. Eur Urol，62（1）：e5-e6

Soria JC，Shepherd FA，Douillard JY. 2009. Papadimitrakopoulou.Efficacy of everolimus（RAD001）in patients with advanced NSCLC previously treated with chemotherapy alone or with chemotherapy and EGFR inhibitors. Ann Oncol，20（10）：1674-1681

Yardley DA，Noguchi S，Pritchard KI，et al. 2013. Everolimus plus exemestane in postmenopausal patients with

HR + breast cancer：BOLERO-2 final progression-free survival analysis. Adv Ther，30（10）：870-884

四十三、阿 柏 西 普

阿柏西普（英文名：Ziv-aflibercept，商品名：Zaltrap）是一种重组融合蛋白，分子式为 $C_{4318}H_{6788}N1_{164}O_{1304}S_{32}$。2012 年 8 月 3 日，FDA 批准阿柏西普治疗转移性结直肠癌。

（一）阿柏西普的作用机制

阿柏西普是一种可溶性重组 VEGFR 蛋白，由 VEGFR-1、VEGFR-2 及人类免疫球蛋白 IgG1 的部分片段融合而成，该蛋白由中国仓鼠卵巢 K1 细胞株表达，经分离、纯化后制成。VEGF 家族和胎盘生长因子（PLGF）是血管生成因子家族的成员，这些因子可以作为内皮细胞的有丝分裂、趋化因子和血管通透性因子，阿柏西普含 VEGFR-1、VEGFR-2 关键结构域，因此能更广泛结合 VEGF 家族成员。VEGF 通过两种受体酪氨酸激酶 VEGFR-1、VEGFR-2，在内皮细胞表面呈现。PLGF 只与 VEGFR-1 结合，后者也存在于白细胞的表面。由 VEGF-A 激活这些受体会导致新血管形成和血管的通透性。阿柏西普作为一种可溶的诱饵受体，结合 VEGF-A 和 PLGF，从而可以抑制这些同源 VEGF 受体的结合和激活。

（二）药代动力学

用特异性酶联免疫分析方法测定游离和结合 VEGF 的阿柏西普血浆浓度。每 2 周静脉给予阿柏西普，阿柏西普浓度在 2～9mg/kg 体重时表现出线性药代动力学。4mg/kg 体重后，游离阿柏西普消除半衰期约 6 天（4～7 天）。第二次剂量后游离阿柏西普达到稳定浓度。每 2 周给予 4mg/kg 体重时游离阿柏西普的蓄积约为 1.2。

（三）FDA 批准适应证及中国上市应用情况

1. FDA 批准适应证　阿柏西普与 FOLFIRI 方案（氟尿嘧啶、甲酰四氢叶酸、伊立替康）联用，适用于经含奥沙利铂化疗方案治疗后进展的转移性结直肠癌患者。

2. 中国上市应用情况　目前尚未在中国上市应用。

（四）剂型规格

阿柏西普为单次使用玻璃小瓶装，有以下两种规格：

（1）100mg/4ml（25mg/ml）溶液。

（2）200mg/8ml（25mg/ml）溶液。

（五）用法用量

1. 使用方法　每 2 周历时 1 小时静脉输注给予 4mg/kg 体重。不能静脉注射或丸注给药。持续用药直至疾病进展或出现不可耐受毒性。

2. 不良反应管理

（1）常见的不良反应：最常见不良反应（所有级别，发生率超过 20%，对阿柏西普/FOLFIRI 方案发生率至少大于 2%）是白细胞减少、腹泻、中性粒细胞减少、蛋白尿、AST

增加、口腔炎、疲乏、血小板减少、ALT 增加、高血压、体重减轻、食欲减退、鼻出血、腹痛、发声困难、血清肌酐增加和头痛。

（2）停药原则：用药过程中出现不同不良反应需对用药剂量做出调整，必要时暂停用药甚至终止用药。具体见表 2-43-1。

表 2-43-1　剂量调整指南

终止用药	严重出血
	胃肠道穿孔
	损害伤口愈合
	瘘管形成
	高血压危象或高血压危象脑病
	动脉血栓事件
	肾病综合征或血栓性微血管病（TMA）
	可逆性后部白质脑病综合征（RPLS）
暂停用药	选择手术前至少 4 周暂停用药
	既往或现在患严重高血压者应暂缓用药，直至病情控制后，持久减少剂量为 2mg/kg 体重使用
	对当前蛋白尿高于每 24 小时 2g 者暂停用药，当蛋白尿小于每 24 小时 2g 时减少剂量为 2mg/kg 体重

（六）禁忌

阿柏西普无特定禁忌证，但使用时需参考剂量调整、不良反应及特殊人群用药。

（七）特殊人群用药

1. 妊娠期患者　在妊娠期妇女中无适当和对照良好的关于阿柏西普的用药研究。建议妊娠期间，只有当潜在获益超过对胎儿潜在风险时，患者才应使用阿柏西普。

2. 哺乳期患者　尚不明确阿柏西普是否排泄至人乳汁，但因为许多药物都排泄至人乳汁，故不能排除哺乳期患者用药对哺乳儿童存在风险。不建议患者在哺乳期间用药，考虑药物对母亲的重要性，必须做出终止哺乳还是终止用药的决策。

3. 育龄期患者　在使用阿柏西普治疗期间，男性和女性的生殖功能和生育能力可能会受到损害。建议具有生殖能力的男性和女性在用药后至少 3 个月内采取高效避孕措施。

4. 儿科患者　尚未确定阿柏西普用于儿童患者的安全性和有效性。

5. 老年患者　在临床研究中，约 89%（1616/1817）随机化用阿柏西普治疗患者年龄超过 64 岁，约 63%（1139/1817）超过 74 岁。这些研究显示随年龄增加疗效或安全性无明显差别。

（八）临床研究介绍

一项随机、双盲、安慰剂对照的研究，对转移性结直肠癌患者进行了安慰剂对照研究，这些患者在接受奥沙利铂联合化疗（含或不含贝伐单抗）的 6 个月内，均出现疾病进展或有耐药性。

共有 1226 例患者以 1∶1 的比例被随机分配到阿柏西普组（n=612）或安慰剂（n=614）。

阿柏西普组患者在静脉输注的第一天用药剂量为 4mg/kg 体重；安慰剂组与氟尿嘧啶加伊立替康联用，即 FOLFIRI 方案：在每天的同一时间静脉输注伊立替康 180mg/m^2（输注时间超过 90 分钟），甲酰四氢叶酸 400mg/m^2（输注时间超过 2 小时），接着再先后静脉注射氟尿嘧啶 400mg/m^2、2400mg/m^2（连续 46 小时静脉输注）。两组的治疗周期均为每 2 周重复 1 次，直至患者出现疾病进展或不可接受的毒性。

该研究主要疗效终点为总生存率，通过 ECOG PS（0∶1∶2）和既往是否接受过贝伐单抗治疗分层。

两组的人口统计参数特征相似。在 1226 例随机患者中，年龄中位数为 61 岁，59%为男性，87%为白种人，7%为亚洲人，3.5%为黑种人，98%的患者基线 ECOG 表现为 0 或 1 分。89%的患者用安慰剂/FOLFIRI 治疗，90%患者用阿柏西普/FOLFIRI 治疗，均为既往基于奥沙利铂联合化疗的晚期或出现转移者。346 例患者（28%）前期接受过贝伐单抗与基于奥沙利铂的联合治疗。

图 2-43-1 和表 2-43-2 中总结了对两组患者的总体疗效结果。

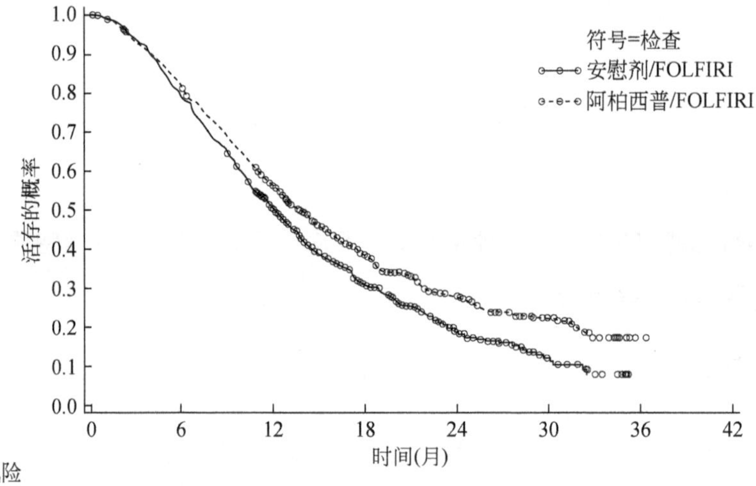

处于风险						
安慰剂	614	485	286	131	51	14
阿柏西普	612	498	311	148	75	33

图 2-43-1　治疗组总生存期（月）（Kaplan-Meier 曲线）

表 2-43-2　主要疗效结果

研究终点	安慰剂/FOLFIRI（n=614）	阿柏西普/FOLFIRI（n=612）
总生存期		
死亡数（%）	460（74.9%）	403（65.8%）
中位总生存期（月，95% CI）	12.06（11.07～13.08）	13.50（12.52～14.95）
分层危害比（95% CI）	0.817（0.714～0.935）	
分层对数秩检验，P 值	0.003 2	
无进展生存期（PFS）[a]		
事件数（%）	454（73.9%）	393（64.2%）
中位 PFS（月，95% CI）	4.67（4.21～5.36）	6.90（6.51～7.20）

续表

研究终点	安慰剂/FOLFIRI（n=614）	阿柏西普/FOLFIRI（n=612）
分层危害比（95% CI）	0.758（0.661～0.869）	
分层对数秩检验 P 值[b]	0.000 07	
总缓解率（CR+PR）［%[c]（95% CI）］	11.1（8.5～13.8）	19.8（16.4～23.2）
分层 Cochran-Mantel-Haenszel 检验 P 值	0.000 1	

a PFS（基于 IRC 的肿瘤评估）：显著性阈值设置为 0.000 1。

b 按 ECOG PS 分层（0∶1∶2）和既往是否接受过贝伐单抗治疗。

c IRC 的总缓解率。

在之前接受过贝伐单抗治疗的患者中，根据分层因素进行的总生存期的计划子组分析产生的危害比为 0.86（95% CI：0.68～1.1），而在没有接受过贝伐单抗治疗的患者中，患者的危害比为 0.79（95% CI：0.67～0.93）。

（杨　军　李　江　李云峰）

参考文献

Allegra CJ，Lakomy R，Tabernero J. 2012. Effects of prior bevacizumab（B）use on outcomes from the VELOUR study：A phase Ⅲ study of aflibercept（Afl）and FOLFIRI in patients（pts）with metastatic colorectal cancer（mCRC）after failure of an oxaliplatin regimen. ASCO Meeting Abstracts

Chu QS. 2009. Aflibercept（AVE0005）. an alternative strategy for inhibiting tumour angiogenesis by vascular endothelial growth factors. Expert Opin Biol Ther，9（2）：263-271

Gaya A，Tse V. 2012. A preclinical and clinical review of aflibercept for the management of cancer . Cancer Treat Rev，38（5）：484-493

Isambert N，Freyer G，Zanetta S. 2012. Phase Ⅰ dose-escalation study of intravenous aflibercept in combination with docetaxel in patients with advanced solid tumors. Clin Cancer Res，18（6）：1743-1750

Lockhart AC，Rothenberg ML，Dupont J，et al. 2010. Phase Ⅰ study of intravenous vascular endothelial growth factor trap，aflibercept，in patients with advanced solid tumors. J Clin Oncol，28（2）：207-214

Rixe O，Verslype C，Khayat D，et al，S. 2008. A phase Ⅰ dose escalation（DE）and pharmacokinetics（PK）study of intravenous aflibercept（VEGF Trap）plus irinotecan，5-fluorouracil，and leucovorin（I-LV5FU2）in patients with advanced solid tumors（STs）. ASCO Meeting Abstracts

Tabernero J，Van Cutsem E，Lakomy R，et al. 2014. Aflibercept versus placebo in combination with fluorouracil，leucovorin and irinotecan in the treatment of previously treated metastatic colorectal cancer：Prespecified subgroup analyses from the VELOUR trial. Eur J Cancer，50（2）：320-331

Tang PA，Cohen S，Kollmannsberger C. 2012. Phase Ⅱ Clinical and Pharmacokinetic Study of Aflibercept in Patients with Previously Treated Metastatic Colorectal Cancer. Clin Cancer Res，18（21）：6023-6031

Van Cutsem E，Khayat D，Verslype C，et al. 2013. Phase Ⅰ dose-escalation study of intravenous aflibercept administered in combination with irinotecan，5-fluorouracil and leucovorin in patients with advanced solid tumours . Eur J Cancer，49（4）：790-797

Van Cutsem E，Tabernero J，Lakomy R，et al. 2012. Addition of aflibercept to fluorouracil，leucovorin，and irinotecan improves survival in a phase Ⅲ randomized trial in patients with metastatic colorectal cancer previously treated with an oxaliplatin-based regimen. J Clin Onco，30（28）：3499-3506

Verslype C，Spano J，van Cutsem E，et al. 2008. Validation of the selected dose of aflibercept（VEGF-Trap）plus irinotecan 5-fluorouracil and leucovorin（I-LV5FU2）in a phase I clinical trial of patients with advanced solid tumors：preliminary results. J Clin Oncol，26（15-suppl）：431-436

Yoshino T，Yamazaki K，Yamaguchi K，et al. 2013. A phase Ⅰ study of intravenous aflibercept with FOLFIRI in Japanese patients with previously treated metastatic colorectal cancer. Invest New Drugs，31（4）：910-917

四十四、硼 替 佐 米

硼替佐米［英文名：Bortezomib，商品名：万珂（Velcade）］是一种蛋白酶抑制剂，分子式为 $C_{19}H_{25}BN_4O_4$，结构式如下：

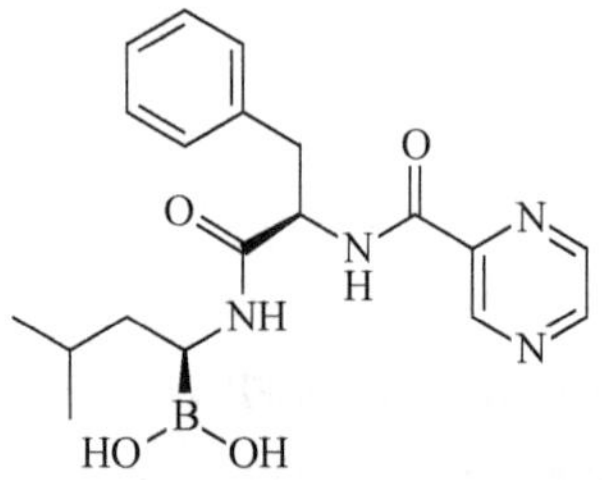

2003 年 5 月 19 日硼替佐米获得 FDA 批准上市，是第一个应用于临床的蛋白酶抑制剂。体外实验及体内临床前肿瘤模型均证明，硼替佐米对肿瘤具有细胞毒性，能抑制肿瘤细胞的生长。

（一）硼替佐米的作用机制

硼替佐米是经修饰的二肽基硼酸，是哺乳动物细胞中 26S 蛋白酶体糜蛋白酶样活性的可逆抑制剂，26S 蛋白酶体是一种大的蛋白质复合体，可降解被泛素化的蛋白质。泛素蛋白酶体通道对调节特异蛋白在细胞内的浓度起到重要作用，以维持细胞内环境的稳定。蛋白水解会影响细胞内多级信号串联，这种对正常细胞内环境的破坏会导致细胞的死亡，而对 26S 蛋白酶体的抑制可防止特异蛋白的水解。体外实验证明硼替佐米对多种类型的癌细胞具有细胞毒性。临床前肿瘤模型体内研究证明硼替佐米能够延迟包括多发性骨髓瘤在内的肿瘤生长。

（二）药代动力学

对 8 例多发性骨髓瘤患者静脉给予硼替佐米 1.3mg/m^2，最大血药浓度中值为 509ng/ml（109～1300ng/ml），肌酐清除率为 31～169ml/min。对晚期恶性肿瘤患者给予本品 1.45～2.00mg/m^2，首剂量后的平均消除半衰期为 9～15 小时。作为单药，使用推荐剂量的硼替佐米在多发性骨髓瘤患者体内的药代动力学尚不完全明确。

分布：尚未对推荐剂量的硼替佐米在多发性骨髓瘤患者体内的分布容积进行研究。浓度为 100～1000ng/ml 时，硼替佐米与人体血浆蛋白的平均结合率为 83%。

代谢：利用人体肝微粒体和互补脱氧核糖核酸表达的细胞色素 P450 同工酶进行的体外研究显示，硼替佐米主要通过细胞色素 P450 酶系的 CYP3A4、CYP2D6、CYP2C19、CYP2C9 和 CYPIA2 酶氧化代谢。主要代谢途径是去硼酸化，形成 2 个去硼酸化代谢物，再通过羟基化形成几个代谢产物。去硼酸化的硼替佐米代谢产物无抑制 26S 蛋白酶体的活性。8 例患者给药后 10～30 分钟的血浆数据显示，血浆中代谢产物的浓度比原形药物低。

消除：尚未对硼替佐米在人体内的消除途径进行研究。

（三）FDA 批准适应证及中国上市应用情况

1. FDA 批准适应证　多发性骨髓瘤：硼替佐米可联合美法仑和泼尼松（MP 方案）用于既往未经治疗，且不适合大剂量化疗和骨髓移植的多发性骨髓瘤患者的治疗；或单药用于既往至少接受过一种或一种以上治疗后复发的多发性骨髓瘤患者的治疗。

套细胞淋巴瘤：硼替佐米可用于初治或复发的，甚至难治性套细胞淋巴瘤患者的治疗。

2. 中国上市应用情况　目前硼替佐米在中国尚未上市。

（四）剂型规格

硼替佐米为白色或类白色的无菌冻干粉末，每瓶 3.5mg。

（五）用法用量

1. 使用方法　硼替佐米推荐剂量为单次注射 1.3mg/m^2，每周注射 2 次，连续注射 2 周（即在第 1 天、第 4 天、第 8 天和第 11 天注射）后停药 10 天（即从第 12～21 天）。3 周为 1 个疗程，两次给药至少间隔 72 小时。在临床研究中，被确认完全环节的患者可再接受另外 2 个周期硼替佐米的治疗，建议缓解的患者接受 8 个周期硼替佐米的治疗。

硼替佐米须用 3.5ml 生理盐水完全溶解后在 3～5 秒通过中央静脉导管或外周静脉注射，随后使用注射用 0.9%氯化钠溶液冲洗。

2. 不良反应管理

（1）常见的不良反应：临床研究发现，最主要（发生率 20%及以上）的不良反应有恶心、腹泻、血小板减少、中性粒细胞减少、外周神经损伤、乏力、神经痛、贫血、白细胞减少、便秘、呕吐、淋巴细胞下降、皮疹、发热、厌食。

（2）停药原则：当发生 3 级非血液学或任何 4 级血液学毒性（不包括神经病变）时，应暂停用药。一旦毒性症状得到缓解，可以在原使用剂量的基础上减少 25%（如 1.3mg/m^2 降低到 1.0mg/m^2；1.0mg/m^2 降低到 0.7mg/m^2）重新开始用药。

如果注射部位出现局部反应，则应减量（2.5mg/ml 减为 1mg/ml），或者改为静脉注射。

（3）不同不良反应剂量调整参考见表 2-44-1。

表 2-44-1　不同不良反应的剂量调整参考

不良反应	严重程度及表现	剂量调整
外周神经病变	1 级（感觉异常或者反射丧失），不伴有疼痛或者功能丧失	无须调整

续表

不良反应	严重程度及表现	剂量调整
外周神经病变	1 级，伴有疼痛或者 2 级（功能障碍，但不影响日常生活）	剂量降至 1.0mg/m^2
	2 级，伴有疼痛或者 3 级（影响日常生活）	暂停本品的治疗直至毒性症状缓解后恢复本品治疗，剂量降至 0.7mg/m^2，并且改为每周注射 1 次
	4 级（永久的感觉丧失，功能障碍）	停止本品的治疗
肝损伤	轻度： 胆红素水平≤1.0×ULN 且 SGOT（AST）水平＞ULN 胆红素水平＞（1.0～1.5）×ULN，SGOT（AST）水平为任何值	无须调整
	中度： 胆红素水平＞（1.5～3）×ULN，SGOT（AST）水平为任何值	第 1 个治疗周期剂量降至 0.7mg/m^2，若减量后患者仍不耐受，剂量再降至 0.5mg/m^2；若患者耐受可增量至 1.0mg/m^2。
	重度： 胆红素水平＞3×ULN，SGOT（AST）水平为任何值	

注：SGOT，血清谷草转氨酶；AST，谷草转氨酶；ULN，正常值上限。

（六）禁忌

对硼替佐米过敏（不包括局部过敏），对硼或者甘露醇过敏的患者禁用。有皮肤破损、红斑、硬结的部位禁止注射。

（七）特殊人群用药

1. 妊娠期患者 尚未进行硼替佐米是否可以透过胎盘屏障的研究，对妊娠期妇女也尚未开展充分的正规研究，如果患者在妊娠期使用本品或在治疗期间妊娠，应告知本品对胎儿可能的危害。

2. 哺乳期患者 尚不明确硼替佐米是否通过人体乳汁分泌，鉴于许多药物经人体乳汁分泌，以及使用含有本品的乳汁喂养婴儿可能引起潜在的严重不良反应，应建议哺乳期患者在接受本品治疗期间不要哺乳。

3. 育龄期患者 在动物实验中观察到硼替佐米剂量到达一定程度后雄性动物睾丸出现退化，因此考虑药物可能对男性患者生育功能有影响。

4. 儿科患者 尚不明确儿童患者使用硼替佐米的安全性和有效性。

5. 老年患者 临床研究显示，在年龄 65 周岁及以上患者和 65 周岁以下两个群体中，使用硼替佐米的安全性和有效性无明显差异，但不排除个别老年患者敏感性更高。

6. 肾功能不全患者 硼替佐米的代谢并不会加重肾损害的程度，因此肾功能不全患者不必调整剂量。透析可能会降低硼替佐米的浓度，透析后应保证硼替佐米的药物浓度。

（八）临床研究介绍

1. 既往至少接受两种治疗后复发的或者难治的多发性骨髓瘤患者 在对硼替佐米用于复发的或难治的多发性骨髓瘤患者的安全性和有效性进行的一项开放、单臂、多中心的临床研究中，共纳入 202 例患者，所有患者在入组前均接受了至少两种治疗（既往治疗次数中位数为 6)，并且在最近 1 次治疗中病情还在进展。表 2-44-2 对患者入组时的基本情况和疾病特征进行了总结。

表 2-44-2　患者人群和疾病特征总结 [a]（病例数=202）

年龄中位数（范围）	59（34～84）
性别比例（男/女，%）	60/40
人种比例（白种人/黑种人/其他，%）	81/10/8
卡氏体力状态评分≤70（%）	20
血红蛋白＜100g/L（%）	44
血小板计数＜75×10^9/L（%）	21
疾病特征	
骨髓瘤类型（IgG/IgA/轻链，%）	60/24/14
β_2-微球蛋白中位数（mg/L）	3.5
肌酐清除率中位数（ml/min）	73.9
异常细胞遗传学（%）	35
13 号染色体缺失（%）	15
诊断为多发性骨髓瘤后持续时间中位数（年）	4.0
既往治疗情况（%）	
任何类固醇（如地塞米松）	99
任何烷化剂（如巯嘌呤）	92
任何蒽环类（如米托蒽醌）	81
任何沙利度胺的治疗	83
接受至少上述两种治疗	98
接受至少上述三种治疗	92
接受上述所有四种治疗	66
任何肝细胞移植/其他高剂量治疗	64

a 基于有基本情况数值的患者人数。

入组患者给予硼替佐米静脉注射 1.3mg/m^2，每周注射 2 次，连续注射 2 周后停药 10 天（21 天为一个疗程)，最多持续 8 个疗程。研究中考虑到药品的不良反应对剂量进行了调整，对本品的治疗显效的患者允许继续参加延续性试验。

对本品单药治疗的疗效情况列于表 2-44-3 中。对本品的缓解率由独立审评委员会根据 Blade 等发表的标准确定。完全缓解要求骨髓中浆细胞小于 5%，M-蛋白减少 100%，免疫固定检测为阴性（IF−）。下表同时列出了使用 SWOG 标准判定的缓解率。SWOG 缓解要求血清 M-蛋白减少在 75%及以上和（或）尿 M-蛋白减少达到 90%或更多。对 188 例患者进行了疗效评价，9 例患者因无法数据计量的疾病不能进行疗效评价，5 例患者因有极低的前期治疗而被排除疗效评价。

98%的受试者接受了 1.3mg/m^2 的初始剂量，其中 28%的受试者在整个试验中维持此剂量，但有 33%的受试者在试验过程降低了剂量。63%的受试者在研究过程中至少保持了一种剂量。通常在确认完全缓解后，受试者再继续接受本品 2 个疗程，给药疗程的平均值为 6。起效时间中位数为 38 天（30～127 天），所有受试者存活时间中位数为 16 个月（1～18 个月）。

表 2-44-3 为本品单药治疗的疗效情况。

表 2-44-3　有效性结果总结

疗效分析（硼替佐米单药治疗）	*n*（%）	95%CI
总缓解率（Blade）（CR+PR）	52（27.7%）	21～35
完全缓解（CR）[a]	5（2.7%）	1～6
部分缓解（PR）[b]	47（25%）	19～32
临床缓解（SWOG）[c]	33（17.6%）	12～24
Kaplan-Merier 缓解持续时间中位数	365 天	224～NE

a 完全缓解：要求骨髓中浆细胞小于 5%，M-蛋白减少 100%，免疫固定检测为阴性（IF−）。

b 部分缓解：要求最少 6 周两次测定，血清 M-蛋白减少≥50%和（或）尿 M-蛋白减少≥90%；钙和骨疾病稳定。

c 临床缓解：要求最少 6 周两次测定，血清 M-蛋白减少≥75%和（或）尿 M-蛋白减少≥90%；钙和骨疾病稳定。

在此研究中，硼替佐米的缓解率与先前治疗的次数和类型无关。骨髓中浆细胞大于 50%或者有细胞遗传学异常的患者存在缓解下降的可能性。试验中观察到硼替佐米对 13 号染色体异常的患者有效。

对 54 例多发性骨髓瘤患者进行的量效关系研究中，注射硼替佐米每次 $1.0mg/m^2$ 或 $1.3mg/m^2$，每周注射 2 次，连续 2 周，停药 1 周。两个剂量均观察到完全缓解，总缓解率分别为 30%（8/27）和 38%（10/26）。

2. 既往至少接受过一种或以上治疗复发的多发性骨髓瘤患者　在一项国际性、前瞻性、随机（1∶1）、分层的开放性Ⅲ期临床试验（M34101-039）中，比较了硼替佐米与大剂量的地塞米松对至疾病进展时间的改善作用，本试验纳入了 669 例既往接受过 1～3 线治疗的进展性多发性骨髓瘤患者。对大剂量的地塞米松不显效的患者，以及在基线期时外周神经病变 2 级及以上，或者血小板计数不足 $50\times10^9/L$ 的患者不能参加试验，共有 627 例患者参加了疗效评价。

分层因素包括先前治疗的种类（1 种与 1 种以上）、较先前的至疾病进展的时间（最后一种治疗停止后 6 个月内至疾病进展与接受最后一种治疗 6 个月后复发的）和筛选的β_2-微球蛋白水平（≤2.5mg/L 与＞2.5mg/L）。

患者的基线值和基线期的疾病特征见表 2-44-4。

表 2-44-4　Ⅲ期试验中患者的基线值和基线期的疾病特征

特征	硼替佐米（*n*=333）	地塞米松（*n*=336）
患者特征		
年龄中位数（范围）	62.0（33～84）	61.0（27～86）
性别比例（男/女，%）	56/44	60/40
人种比例（白种人/黑种人/其他，%）	90/6/4	88/7/5

续表

特征	硼替佐米	地塞米松
卡氏体力状态评分≤70（%）	13	17
血红蛋白＜100g/L（%）	32	28
血小板计数＜75×10^9/L（%）	6	4
疾病特征		
骨髓瘤类型（IgG/IgA/轻链，%）	60/23/12	59/24/13
β_2-微球蛋白中位数（mg/L）	3.7	3.6
白蛋白中位数（g/L）	39.0	39.0
肌酐清除率中位数（ml/min）	17（5%）	11（3%）
诊断为多发性骨髓瘤后持续时间的中位数(年)	3.5	3.1
既往接受治疗情况		
中位数	2	2
一种治疗（%）	40	35
一种以上治疗（%）	60	65
所有患者（%）		
曾接受任何类固醇（如地塞米松）	98	99
曾接受任何烷化剂（如巯嘌呤）	91	92
曾接受任何蒽环类药物（如米托蒽醌）	77	76
曾接受任何沙利度胺的治疗	48	50
曾接受长春碱类	74	72
曾接受干细胞移植/其他高剂量疗法	67	68
曾接受试验的或其他种类的治疗	3	2

硼替佐米组的患者在接受了 8 个疗程的 3 周治疗后接受了 3 个疗程 5 周治疗。在每一个 3 周治疗中，单独静脉给予硼替佐米 1.3mg/m^2，每周注射 2 次，连续注射 2 周（即在第 1、4、8 和 11 天注射）后停药 10 天（即从第 12～21 天）。在 5 周治疗中，单独静脉给予硼替佐米 1.3mg/m^2，每周注射 1 次，连续注射 4 周（即在第 1、8、15 和 22 天注射）后停药 13 天（即从第 23～35 天）。

地塞米松组患者在接受了 4 个疗程的 5 周治疗后，接受了 5 个疗程的 4 周治疗。在 5 周的治疗中，第 1～4 天、第 9～12 天和第 17～20 天口服地塞米松 40mg/d，之后停药 15 天（即从第 21～35 天）。在 4 周的治疗中，第 1～4 天口服地塞米松 40mg/d，之后停药 24 天（即从第 5～28 天）。将口服地塞米松有进展性疾病的患者纳入相关的其他试验中按照标准剂量和方法给予硼替佐米治疗。

按计划对至疾病进展时间进行了中期分析之后，地塞米松组将停止给药。不论病情如何，所有随机分入地塞米松组的患者都改为接受本品治疗。在试验停止时进行最终的统计学分析。由于试验结束较早，所有生存患者（n=534）的随访中位数定为 8.3 个月。

硼替佐米组全部 8 个疗程的 3 周治疗期间，34%的患者接受了至少 1 个剂量的硼替佐米，在全部 11 个疗程中有 13%的患者接受了至少 1 个剂量的硼替佐米。此试验中本品的给药次数均值是 22，范围是 1～44。地塞米松 4 个疗程的 5 周治疗期间，40%的患者接受了至少 1 个剂量的地塞米松，在全部 9 个疗程中有 6%的患者接受了至少 1 个剂量的地塞米松。

上述Ⅲ期临床试验的事件发生时间分析和缓解率见表 2-44-5。应用欧洲骨髓移植协作组（EBMT）的标准来评价缓解和进展。完全缓解：要求骨髓中浆细胞小于 5%，血清 M-蛋白减少 100%，免疫固定检测为阴性（IF−）。部分缓解：要求最少每 6 周检测不少于两次，血清 M-蛋白≥50%和（或）尿 M-蛋白减少 90%；钙正常和骨疾病稳定。接近完全缓解定义为达到所有完全缓解的标准包括蛋白电泳结果 M-蛋白减少 100%，但在免疫固定检测中仍可测到 M-蛋白（IF+）。

表 2-44-5　Ⅲ期随机临床试验的有效性分析

疗效终点	所有患者		既往接收一种治疗		既往接收一种以上治疗	
	硼替佐米（*n*=333）	地塞米松（*n*=336）	硼替佐米（*n*=132）	地塞米松（*n*=119）	硼替佐米（*n*=200）	地塞米松（*n*=217）
至疾病进展时间事件[*n*(%)]	147（44）	196（58）	55（42）	64（54）	92（46）	132（61）
中位数[a]（月）	6.2	3.5	7.0	5.6	4.9	2.9
95%CI	4.9～6.9	2.9～4.2	6.2～8.8	3.4～6.3	4.2～6.3	2.8～3.5
危险比[b]	0.55		0.55		0.54	
95%CI	0.44～0.69		0.38～0.81		0.41～0.72	
P 值[c]	＜0.000 1		0.001 9		＜0.000 1	
总生存率						
事件（死亡）[*n*（%）]	51（15）	84（25）	12（9）	24（20）	39（20）	60（28）
危险比[b]（95%CI）	0.57（0.40～0.81）		0.39（0.19～0.81）		0.65（0.43～0.97）	
P 值[c, d]	＜0.05		＜0.05		＜0.05	
缓解率						
病例数[e]（*n*=627）	315	312	128	110	187	202
CR[f] [*n*（%）]	20（6）	2（＜1）	8（6）	2（2）	12（6）	0（0）
PR[f] [*n*（%）]	101（32）	54（17）	49（38）	27（25）	52（28）	27（13）
nCR[f, g] [*n*（%）]	21（7）	3（＜1）	8（6）	2（2）	13（7）	1（＜1）
CR+PR[f] [*n*（%）]	121（38）	56（18）	57（45）	29（26）	64（34）	27（13）
P 值[h]	＜0.000 1		0.003 5		＜0.000 1	
缓解持续时间的中位数（月）						
CR[f]	9.9	NE	9.9	NE	6.3	NA
nCR[f]	11.5	9.2	NE	NE	11.5	9.2
CR+PR[f]	8.0	5.6	8.1	6.2	7.8	4.1

注：NE，未评估。NA，不适用，此分类中无患者。

a Kaplan-Meier 评估。

b 危险比是通过 COX 比例-风险模型以治疗作为独立变量而得到的。危险比小于 1 说明本品有优势。

c *P* 值由包括随机分层因素在内的分层对数秩检验得到。

d 不能得到精确的 *P* 值。

e 缓解评价的病例数，包括在基线期疾病可评价且接受过至少 1 次本试验治疗的患者。

f EBMT 标准 1；nCR 符合所有 EBMT 的 CR 标准，但 IF 检测阳性。在 EBMT 标准中，nCR 包括在 PR 内。

g 在 2 例患者中，IF 结果未知。

h 缓解率（CR+PR）的 *P* 值是由分层因素校正后的 Cochran-Mantel-Haenszel 卡方检验得到的。

3. 初治多发性骨髓瘤　这是一项在 682 例初治多发性骨髓瘤患者中开展的国际多中心、前瞻性、随机（1∶1）、分层的开放性Ⅲ期临床试验（VISTA），研究与 MP 联合疗法相比，硼替佐米（1.3mg/m^2）合用 MP 联合疗法是否可以改善该类患者的至疾病进展时间。最长的治疗为 9 个疗程（约 54 周），若患者出现疾病进展或不耐受的不良反应可提早终止治疗。患者的基线值和基线期的疾病特征见表 2-44-6。

表 2-44-6　VISTA 试验中患者的基线值和基线期的疾病特征

患者特点	硼替佐米合用 MP 组（n=344）	MP 组（n=338）
年龄中位数（范围）	71.0（57～90）	71（48～91）
性别比例（男/女，%）	51/49	49/51
种族比例（白种人/亚洲人/黑种人/其他，%）	88/10/1/1	87/11/2/0
卡氏体力状态评分≤70（%）	35	33
血红蛋白＜100g/L（%）	37	36
血小板计数＜75×10^9/L（%）	＜1	1
疾病特点		
骨髓瘤类型（Ig/IgA/轻链，%）	64/24/8	62/26/8
β_2-微球蛋白中位数（mg/L）	4.2	4.3
白蛋白中位数（g/L）	33.0	33.0
肌酐清除率≤30ml/min［n（%）］	20（6%）	16（5%）

在预先设定的中期分析时间点时，主要终点即至疾病进展时间已经达到，并且 MP 组患者交叉到硼替佐米合用 MP 组接受治疗。生存期的随访在中期分析后仍在进行，随访期中位数为 16.3 个月。疗效结果见表 2-44-7。

表 2-44-7　VISTA 试验的有效性分析总结

疗效终点	硼替佐米合用 MP 组（n=344）		MP 组（n=338）
至疾病进展时间事件［n（%）］	101（29）		152（45）
中位数[a]（月）	20.7		15.0
95%CI	17.6～24.7		14.1～17.9
危险比[b]		0.54	
95%CI		0.42～0.70	
P 值[c]		0.000 002	
无进展生存期事件［n（%）］	135（39）		190（56）
中位数[a]（月）	18.3		14.0
95%CI	16.6～21.7		11.1～15.0
危险比[b]		0.61	
95%CI		0.49～0.76	
P 值[c]		0.000 01	

续表

疗效终点	硼替佐米合用 MP 组（n=344）	MP 组（n=338）
总生存率 [d] 事件（死亡）［n（%）］	109（32）	147（44）
中位数	未达到	未达到
危险比 [b]	0.65	
95%CI	（0.51～0.84）	
缓解率（病例数 [e] n=668）	337	331
CR[f]（%）	102（30）	12（4）
PR[f]（%）	136（40）	103（31）
nCR（%）	5（1）	0
CR+PR[f]（%）	238（71）	115（35）
P 值 [g]	$<10^{-10}$	
血清-M 蛋白下降病例数 [h]（n=667）	336	331
≥90%［n（%）］	151（45）	34（10）
CR 和 PR 病例中至首次缓解的时间（月）		
中位数（月）	1.4	4.2
缓解持续时间中位数 [a]（月）		
CR[f]	24.0	12.8
CR[f]+PR[f]	19.9	13.1
至下次治疗时间事件［n（%）］	73（21）	127（38）
中位数 [a]（95%CI）	NE（26.1～NE）	20.8 个月（18.3～28.5）
危险比 [b]	0.52	
95%CI	（0.39～0.70）	
P 值 [c]	0.000 009	

注：NE，未评估。

a Kaplan-Meier 评估。

b 危险比是基于对分层因素（$β_2$-微球蛋白、白蛋白和地区）校正后的 COX 比例-风险模型而得到的。危险比小于 1 说明硼替佐米合用 MP 组有优势。

c P 值是基于对分层因素（$β_2$-微球蛋白、白蛋白和地区）校正后的分层对数秩检验得到。

d 依据 36.7 个月的中位随访期对生存率进行更新。

e 缓解病例，包括在基线期具有可评价病灶的患者。

f EBMT 标准。

g 缓解率（CR+PR）的 P 值是由分层因素校正后的 Cochran-Mantel-Haenszel 卡方检验得到。

h 所有患分泌性疾病的随机患者。

（谢　琳　李　江）

参考文献

曹志刚，刘默，周宏伟. 2013. 硼替佐米治疗多发性骨髓瘤合并肾衰竭的临床研究. 中华血液学杂志，34（1）：74-75

陈小敏. 2017. 硼替佐米联合常规化疗方案治疗多发性骨髓瘤的临床疗效分析. 中外医疗，（20）：126-127

刘晓娟. 2016. 观察硼替佐米为主的化疗方案治疗复发难治性多发性骨髓瘤的近期疗效. 中国继续医学教育，8（27）：145-146

王宁，蔡云，汪鹏程. 2011. 硼替佐米为主化疗方案治疗初治与复发难治多发性骨髓瘤近期疗效分析. 临床血液学杂志，24（5）：290-292

张雯，程辉，唐古生，等. 2016. 布鲁顿酪氨酸激酶抑制剂联合硼替佐米对人多发性骨髓瘤细胞的作用及其机制. 第二军医大学学报，37（11）：1325-1332

张忆梓，侯健，周帆. 2011. 硼替佐米和沙利度胺为主的化疗方案对伴有肾功能不全的多发性骨髓瘤患者的疗效比较. 临床血液学杂志，24（7）404-407

赵丽莉，郝云良，肖萌. 2016. 不同剂量硼替佐米联合地塞米松治疗多发性骨髓瘤的短期临床观察. 临床血液学杂志，29（1）：62-65

赵莹，李娟，曾丽金. 2009. 硼替佐米联合地塞米松治疗多发性骨髓瘤疗效及影响因素分析. 中国实用内科杂志，29（6）：526-528

Arnulf B，Pylypenko H，Groslcki S，et al. 2012. Updated survival analysis of a randomized phase Ⅲ study of subcutaneous versus intravenous bortezomib in patients with relapsed multiple myeloma. Haematologica，97（12）：1925-1928

Berkowitz A，Walker S. 2012. Bortezomib-induced peripheral neuropathy in patients with multiple myeloma. Clin J oncol nurs，16（1）：86-89

Fedele PL，Gregory GP，Gilbertson M，et al. 2016. Infusional dose-adjusted epoch plus bortezomib for the treatment of plasmablastic lymphoma. Ann hematol，95（4）：667-668

Lonial S，Waller EK，Richardson PG. 2005. Risk factors and kinetics of thrombocytopenia associated with bortezomib for relapsed，refractory multiple myeloma. Blood，106（12）：3777-3784

Mateos MV，Richardson PG，Dimopoulos MA，et al. 2015. Effect of cumulative bortezomib dose on survival in multiple myeloma patients receiving bortezomib-melphalan-prednisone in the phase Ⅲ VISTA study. Am J Hematol，90（4）：314-319

Moore S，Atwal S，Sachchithanantham S，et al. 2013. Weekly intravenous bortezomib is effective and well tolerated in relapsed/refractory myeloma. Eur J Haematol，90（5）：420-425

Moreau P，Pylypenko H，Grosicki S，et al. 2011. Subcutaneous versus intravenous administration of bortezomib in patients with relapsed multiple myeloma：a randomised，phase 3，non-inferiority study. Lancet Oncol，12（5）：410-411，431-440

Rao R，Nalluri S，Fiskus W，et al. 2010. Role of CAAT/enhancer binding protein homologous protein in panobinostat-mediated potentiation of bortezomib-induced lethal endoplasmic reticulum stress in mantle cell lymphoma cells. Clin Cancer Res，16（19）：4742-4754

Shin YK，Jang SY，Lee HK，et al. 2010. Pathological adaptive responses of Schwann cells to endoplasmic reticulum stress in bortezomib-induced peripheral neuropathy. Glia，58（16）：1961-1976

四十五、贝利司他

贝利司他（英文名：Belinostat，商品名：Beleodaq）是一种组蛋白脱乙酰酶抑制剂，分子式为 $C_{15}H_{14}N_2O_4S$，结构式如下：

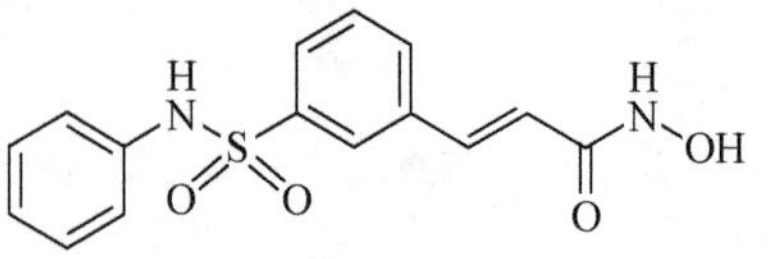

贝利司他适用于治疗复发性或耐药性外周 T 细胞淋巴瘤，2014 年 7 月 4 日，FDA 宣布批准该药由 Spectrum 生物医药公司开发上市。

（一）贝利司他的作用机制

贝利司他是一种组蛋白脱乙酰酶（HDAC）抑制剂。HDAC 催化了乙酰基从组氨酸和一些非组氨酸蛋白质上的赖氨酸残基脱离下来。在体外，贝利司他引起了乙酰化组蛋白和其他蛋白质的积聚，诱导了一些转化细胞的细胞周期停止和细胞的凋亡。针对肿瘤细胞，贝利司他表现出了高于正常细胞的药物毒性。在毫微摩尔级的浓度时（小于 250nmol/L），贝利司他抑制了组蛋白脱乙酰酶类的活性。

（二）药代动力学

从 1/2 临床研究的汇总数据分析了贝利司他的药代动力学特征，使用的剂量从 $150mg/m^2$ 至 $1200mg/m^2$。总平均血浆清除率和消除半衰期分别为 1240ml/min 和 1.1 小时。总间隙接近平均肝血流（1500ml/min），显示高肝提取（清除流量依赖）

分布：贝利司他分布容积均数接近总机体水量，表明贝利司他受机体组织分布限制。在体外血浆研究显示，在平衡透析分析中，贝利司他血浆浓度为 500～25 000ng/ml，且 92.9%～95.8%的贝利司他与蛋白结合，而与血浆浓度无关。

代谢：贝利司他主要由肝 UGT1A1 代谢。强 UGT1A1 抑制剂可增加贝利司他的暴露量。贝利司他还通过 CYP2A6、CYP2C9 和 CYP3A4 酶进行肝脏代谢，形成贝利司他酰胺和贝利司他酸。

排泄：贝利司他主要是通过新陈代谢来消除，在尿中恢复的剂量小于 2%。所有主要的人类代谢物通常在服药后 24 小时内排泄。代谢物 3-ASBA 和贝利司他葡萄糖醛酸苷代表在尿中排泄贝利司他剂量的最高分量（分别为 4.61%和 30.5%）。

（三）FDA 批准适应证及中国上市应用情况

1. FDA 批准适应证　贝利司他主要是用于治疗复发性或耐药性外周 T 细胞淋巴瘤（PTCL）。

2. 中国上市应用情况　目前该药在中国尚未上市。

（四）剂型规格

贝利司他呈冻干粉状，每瓶 500mg，存放在 1 次性小瓶中。

（五）用法用量

1. 使用方法　推荐剂量为在 21 天疗程的第 1～5 天，通过静脉输注 1000mg/m^2，历时 30 分钟输注给药。疗程可重复至患者疾病进展或出现不可耐受的毒性。

2. 不良反应管理

（1）常见的不良反应：最常见不良反应（发生率 25%以上）是恶心、疲劳、发热、贫血和呕吐。

（2）停药原则：为处理不良反应可能需要终止或中断治疗，若需减量用药，一般在原使用剂量基础上减少 25%。

（3）不同不良反应剂量调整参考见表 2-45-1。

表 2-45-1　不同不良反应剂量调整参考

不良反应	不良反应症状	剂量调整参考
血液学毒性	血小板计数≥25×10^9/L 和 ANC 最低值≥0.5×10^9/L	无须调整
	ANC 最低值＜0.5×10^9/L（任何血小板计数）	减低剂量 25%（750mg/m^2）
	血小板计数＜25×10^9/L	
非血液学毒性	任何 CTCAE 3 级或 4 级不良反应[a]	减低剂量 25%（750mg/m^2）
	两次剂量减低后 CTCAE 3 级或 4 级不良反应复发	终止用药

a 对恶心、呕吐和腹泻，只有在采取支持性处理 7 天之后才能调整剂量。

（六）禁忌

贝利司他无特定禁忌证，但使用时需参考剂量调整、不良反应及特殊人群用药。

（七）特殊人群用药

1. 妊娠期患者　贝利司他可能导致胎儿畸形甚至死亡，如果患者在妊娠期使用本品或在治疗期间妊娠，应告知本品对胎儿可能的危害。

2. 哺乳期患者　目前尚不明确贝利司他是否通过乳汁分泌，但考虑到很多药物都会通过乳汁分泌，且该药对婴儿潜在伤害风险，应建议哺乳期患者在接受本品治疗期间不要哺乳。

3. 儿科患者　尚未在儿童患者中开展关于贝利司他安全性和有效性的试验。

4. 老年患者　临床试验中，年龄超过 65 岁的患者较 65 周岁以下患者对药物的反应率更高，两个群体中严重不良反应无明显差别。

（八）临床研究介绍

复发或难治外周 T 细胞淋巴瘤（PTCL）：在 62 个中心进行的一项开放、单臂、非随机化国际试验中，129 例复发或难治外周 T 细胞淋巴瘤（PTCL）患者在 21 天疗程的第 1～5 天，每天静脉注射贝利司他 1 次，每次 1000g/m^2，历时 30 分钟。其中 120 例患者已被中央评审团证实可对其疗效进行评估。患者用每 3 周接受 1 次重复治疗，直至疾病进展或出现不可耐受的毒性。

主要疗效终点为总缓解率，由独立审评委员会评估根据国际研讨会标准（International Workshop Criteria，IWC）进行评估。次要疗效终点为反应的持续时间，治疗持续 2 年，在最初的 12 个月里每 6 周进行 1 次评估，然后在余下时间每 12 周评估 1 次。反应的持续时间的测量是从记录反应的第一天开始直至患者出现疾病进展或死亡。疾病的反应和进展仍然由独立审评委员会评估根据国际研讨会标准进行评估。

表 2-45-2 总结了研究人群的基线人口统计指标和疾病特征。

表 2-45-2 研究人群的基线人口统计指标和疾病特征

患者特征	可评价患者（*n*=120）
年龄（岁）	
中位数（范围）	64.0（29～81）
性别比例（男性/女性，%）	52/48
种族比例（白种人/黑种人/亚裔/拉丁/其他，%）	88/6/3/3/2
根据中央诊断 PTCL 亚型（%）	
PTCL 未指定（NOS）	64
血管免疫母细胞 T 细胞瘤（AITL）	18
ALK-1 阴性间变性大细胞淋巴瘤（ALCL）	11
其他	7
基线血小板计数（%）	
≥$100×10^9$/L	83
＜$100×10^9$/L	17
ECOG PS（%）	
0	34
1	43
2	22
3	1
从开始 PTCL 诊断中位时间（月数）（范围）	12.0（2.6～266.4）
既往全身治疗中位数（范围）	2.0（1～8）

在所有使用贝利司他治疗的可评价患者（*n*=120）中，独立审评委员会使用国际研讨会标准评测的总缓解率为 25.8%（*n*=31），其中外周 T 细胞淋巴瘤为 23.4%，ALK-1 阴性间变性大细胞淋巴瘤为 45.5%，这是占比最大的两个组。表 2-45-3 为在复发或难治外周 T 细胞淋巴瘤（PTCL）患者中使用国际研讨会标准的反应分析。

表 2-45-3 在复发或难治外周 T 细胞淋巴瘤（PTCL）患者中使用国际研讨会标准的反应分析

反应率	可评价患者（*n*=120）	
	患者数（%）	95%CI
CR+PR	31（25.8）	18.3～34.6

续表

反应率	可评价患者（*n*=120）	
	患者数（%）	95%CI
CR	13（10.8）	5.9～17.8
PR	18（15.0）	9.1～22.7

注：CI，可信区间；CR，完全缓解；PR，部分缓解。

根据患者开始出现反应的首日到疾病进展甚至死亡的反应中位数为 8.4 个月（95%CI：4.5～29.4）。反应者至反应的中位时间为 5.6 周（4.3～50.4 周）。9 例患者（7.5%）在使用贝利司他治疗后能够进行干细胞移植。

（沈丽达 龙庭凤 李 江）

参 考 文 献

Cashen A，Juckett M，Jumonville A，et al. 2012. Phase Ⅱ study of the histone deacetylase inhibitor belinostat（PXD101）for the treatment of myelodysplastic syndrome（MDS）. Ann Hematol，91（1）：33-38

Finn PW，Bandara M，Butcher C，et al. 2005. Novel sulfonamide derivatives as inhibitors of histone deacetylase. Helv Chim Acta，88（7）：1630-1657

Foss F，Advani R，Duvic M. 2015. A Phase Ⅱ trial of Belinostat（PXD 101）in patients with relapsed or refractory peripheral or cutaneous T-cell lymphoma. Br J Haematol，168（6）：811-819

Giaccone G，Rajan A，Berman A，et al. 2011. Phase Ⅱ Study of Belinostat in Patients With Recurrent or Refractory Advanced Thymic Epithelial Tumors. J Clin Oncol，29（15）：2052-2059

Mackay HJ，Hirte H，Colgan T，et al. 2010. Phase Ⅱ trial of the histone deacetylase inhibitor belinostat in women with platinum resistant epithelial ovarian cancer and micropapillary（LMP）ovarian tumours. Eur J Cancer，46（9）：1573-1579

Plumb J A，Finn PW，Williams RJ，et al. 2003. Pharmacodynamic response and inhibition of growth of human tumor xenografts by the novel histone deacetylase inhibitor PXD101. Mol Cancer Ther，2（8）：721-728

Pohlman B，AdvaniR，Duvic M，et al. 2009. Final results of a phase Ⅱ trial of belinostat（PXD101）in patients with recurrent or refractory peripheral or cutaneous T cell lymphoma. Blood，114（22）：920

Qian X，LaRochelle WJ，Ara G，et al. 2006. Activity of PXD101，a histone deacetylase inhibitor，in preclinical ovarian cancer studies. Mol Cancer Ther，5（8）：2086-2095

Ramalingam SS，Belani CP，Ruel C，et al. 2009. Phase Ⅱ Study of Belinostat（PXD101），a Histone Deacetylase Inhibitor，for Second Line Therapy of Advanced Malignant Pleural Mesothelioma. J Thorac Oncol，4（1）：97-101

Yang L，Xue XW，Zhang Y. 2010. Simple and efficient synthesis of belinostat. Synthetic Commun，40（17）：2520-2524

四十六、罗 米 地 辛

罗米地辛［英文名：Romidepsin，商品名：Istodax（FK228）］是一种组蛋白脱乙酰酶（HDAC）抑制剂，其分子式为 $C_{24}H_{36}N_4O_6S_2$，结构式如下：

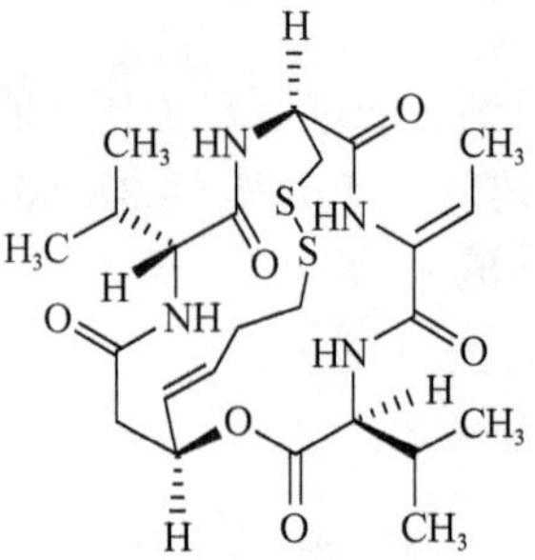

该药用于治疗在使用其他药物治疗期间或以后仍恶化、复发或难治的皮肤 T 细胞淋巴瘤，2009 年被 FDA 批准上市。罗米地辛针对慢性淋巴细胞白血病、急性髓细胞性白血病和其他实体肿瘤的研究也正处于临床研究阶段，有更广泛的临床应用前景。

（一）罗米地辛的作用机制

罗米地辛能特异性地与 HDAC 结合，抑制 HDAC1 和 HDAC2 的活性，且对两者的选择性相似，催化组蛋白或非组蛋白中已被乙酰化的赖氨酸残基脱乙酰基，调控肿瘤细胞基因的表达，诱导肿瘤细胞分化，阻滞肿瘤细胞生长，促进肿瘤细胞凋亡。罗米地辛在体内增加组蛋白 H3 和 H4 的乙酰化，抑制 Ha-ras 激活的 NIH3T3 的细胞生长水平，并能有效诱导 p21 WAFI/CIP1 的表达，阻滞肿瘤细胞周期。p21 WAFI/CIP1 是细胞周期依赖性蛋白激酶（CDK）的天然抑制剂，能抑制 CDK 的活性，导致细胞周期 G_1/S 期的停滞。罗米地辛还诱导 Hsp90 乙酰化，降低肿瘤蛋白水平和突变异种的表达，抑制 ErbB1 和 ErbB2 和类风湿因子（RAF-1），对多种血液肿瘤和实体肿瘤都具有明显的杀伤作用。在体外，罗米地辛能引起乙酰化组蛋白的蓄积，诱导细胞周期停止和某些癌症细胞株凋亡。

（二）药代动力学

吸收：在晚期癌症患者中，通过 4 小时内静脉注射 1.0～24.9mg/m^2 罗米地辛，表现出了线性药代动力学。T 细胞淋巴瘤患者在 28 天疗程第 1 天、第 8 天和第 15 天的最高血浆浓度（C_{max}）和血浆浓度至无限时的时间曲线下面积（$AUC_{0\sim\infty}$）的几何均数分别为 377ng/ml 和 1549（ng • h）/ml。

分布：浓度为 50～1000ng/ml 时，罗米地辛在血浆中的高度蛋白结合率为 92%～94%，α_1-酸性糖蛋白是主要结合的蛋白。

代谢：罗米地辛主要通过 CYP3A5、CYP1A1、CYP2B6 和 CYP2C19 进行广泛的体外代谢，在治疗浓度方面，罗米地辛不竞争性地抑制 CYP1A2、CYP2C9、CYP2C19、CYP2D6、CYP2E1 或 CYP3A4。

排泄：在T细胞淋巴瘤患者28天疗程的第1天、第8天和第15天，终末半衰期（$t_{1/2}$）约为3小时。在重复给药后，没有观察到血浆中罗米地辛的浓度累积。

（三）FDA批准适应证及中国上市应用情况

1. FDA批准适应证　用于既往至少接受过1次全身治疗的皮肤T细胞淋巴瘤（CTCL）患者。

2. 中国上市应用情况　目前罗米地辛尚未在中国上市，尚无相关临床试验在国内开展。

（四）剂型规格

罗米地辛为盒装，每盒罗米地辛包括一支装有10mg罗米地辛、20mg聚乙烯吡咯烷酮无菌冻干粉的1次性小瓶；一支装有2ml由80%的丙二醇和20%的无水乙醇组成的无菌小瓶。

（五）用法用量

1. 使用方法　28天疗程的第1天、第8天和第15天分别在4小时内静脉输注14mg/m^2。每28天重复1个疗程，持续治疗直至疾病进展或出现不可耐受毒性。

2. 不良反应管理

（1）常见的不良反应：最常见的不良反应有恶心呕吐、厌食、乏力、贫血、粒细胞减少、血小板减少和心电图T波变化。

（2）停药原则：为处理不良药物反应，可能需要停止治疗或中断本品，若减量使用，需将剂量减至10mg/m^2。

（3）不同不良反应剂量调整参考见表2-46-1。

表2-46-1　不良反应剂量调整指南

不良反应	分级	症状	剂量调整
输注反应	3级或4级	中性粒细胞减少或血小板减少	应将应用罗米地辛治疗的时间延迟到中性粒细胞绝对值（ANC）≥1.5×10^9/L和（或）血小板计数≥75×10^9/L或基线水平时开始，剂量为14mg/m^2
	4级	发热（≥38.5℃）、中性粒细胞减少或血小板减少需要输注血小板	应将应用罗米地辛治疗的时间延迟到上述血细胞改善至≤1级输注反应或基线水平，且剂量减量为10mg/m^2
皮肤毒性	2级或3级		应将应用罗米地辛治疗的时间延迟到皮肤学毒性改善至≤1级或基线水平时开始，剂量为14mg/m^2 如果3级皮肤学毒性反复出现，应将应用罗米地辛治疗的时间延迟到皮肤学毒性改善至≤1级或基线水平时开始，且剂量减量为10mg/m^2 如减量后3级或4级皮肤学毒性复发，则终止使用罗米地辛
	4级		当出现4级皮肤学毒性：应将应用罗米地辛治疗的时间延迟到皮肤学毒性改善≤1级或基线水平时开始，且剂量减量为10mg/m^2
	3级		暂停用药至症状好转≤1级，对症治疗并监测 如症状好转以较低剂量恢复用药；如再次发生3级毒性，终止用药
	4级		终止用药并对症治疗

（六）禁忌

罗米地辛无特定禁忌证，但使用时需参考剂量调整、不良反应及特殊人群用药。

（七）特殊人群用药

1. 妊娠期患者　在妊娠期妇女中没有罗米地辛的研究。然而，考虑到罗米地辛的作用机制，该药用于妊娠期妇女可能对胎儿有害，当罗米地辛应用于妊娠期妇女或有妊娠意愿的妇女时，应告知患者罗米地辛对胎儿有害。

2. 哺乳期患者　尚未确定罗米地辛是否被排泄至人乳。因为许多药物排泄至人乳，罗米地辛很有可能对哺乳期婴儿造成严重危害，应衡量药物对母亲的重要性而决定是否终止哺乳或终止药物。

3. 儿科患者　尚未确定罗米地辛在患儿中的安全性和有效性。

4. 老年患者　在一项 167 例（42%＞65 岁）CTCL 患者的临床研究中，老年患者和较年轻患者间罗米地辛的安全性和有效性无明显差别，然而，不能排除老年人更为敏感。

5. 肝功能不全患者　尚无针对罗米地辛肝损伤的研究。基于针对罗米地辛的群体药物动力学分析，轻度肝损伤不会改变罗米地辛的药代动力学，但无论轻度或重度肝损伤的患者都应给予干预。

6. 肾功能不全患者　尚无针对罗米地辛肾损伤的研究。基于针对罗米地辛的群体药代动力学分析，肾损伤不会改变罗米地辛的药物暴露率。目前尚无晚期肾脏疾病对罗米地辛药代动力学影响的研究，但晚期肾脏疾病应给予干预。

（八）临床研究介绍

在 2 项针对罗米地辛治疗 CTCL 的多中心单组临床研究中，167 名 CTCL 患者（表 2-46-2）在美国、欧洲、澳大利亚接受罗米地辛治疗。研究 1 包括确诊为 CTCL 且既往至少接受 1 次系统治疗后失败的 96 名患者。研究 2 包括初步诊断为 CTCL 且既往至少接受 2 次皮肤治疗或≥1 次系统治疗的 71 名患者。所有接受治疗的患者均以 $14mg/m^2$ 为起始剂量，大于 4 小时静脉输注给药，每周期第 1 天、第 8 天及第 15 天给药，每 28 天重复 1 次。

表 2-46-2　患者基本特征

特征	研究 1（*n* =96）	研究 2（*n* =71）
年龄		
人数	96	71
平均值（标准差）	57（12）	56（13）
中位数（范围）	57（21～89）	57（28～84）
性别（%）		
男	59（61）	48（68）
女	37（39）	23（32）
种族（%）		
白种人	90（94）	55（77）
黑种人	5（5）	15（21）
其他/未报告	1（1）	1（1）

续表

特征	研究 1（*n*=96）	研究 2（*n*=71）
入组疾病分期（%）		
ⅠA	0（0）	1（1）
ⅠB	15（16）	6（9）
ⅡA	13（14）	2（3）
ⅡB	21（22）	14（20）
Ⅲ	23（24）	9（13）
ⅣA	24（25）	27（38）
ⅣB	0（0）	12（17）
既往接受皮肤治疗人数		
中位数（范围）	2（0～6）	1（0～3）
既往接受系统治疗人数		
中位数（范围）	2（1～8）	2（0～7）

2 项研究中，如研究调查员和当地监管机构共同判定疾病进展，则终止罗米地辛治疗。疾病的客观缓解根据一个复合终点进行评估，该复合终点包括评估皮肤、淋巴结和脏器受累情况，以及异常循环 T 细胞。

2 项研究的主要疗效终点包括疾病的客观缓解率、CR 和 PR。次要疗效终点包括反应持续时间和显效时间。研究结果（表 2-46-3）显示，2 项研究首次治疗的中位显效时间为 2 个月（1～6 个月）。达到 CR 的中位时间则不同，研究 1 为 6 个月（2～9 个月），研究 2 为 4 个月（2～9 个月）。

表 2-46-3　临床研究结果

反应率	研究 1（*n*=96）	研究 2（*n*=71）
客观缓解率（CR+PR，%）	33（34）	25（35）
95% CI	25～45	25～49
CR（%）	6（6）	4（6）
95% CI	2～13	2～14
PR（%）	27（28）	21（30）
95% CI	19～38	20～43
反应持续时间（月）		
数量	33	25
中位数（范围）	15（1～20）	11（1～66）

（杨　军　李　江）

参 考 文 献

隋娜，郭长彬. 2010. romidepsin（Istodax）. 中国药物化学杂志，20（3）：239

周健丘，叶敏. 2011. 治疗皮肤 T 细胞淋巴瘤新药——Romidepsin. 中国药学杂志，46（16）：1293-1294

Coiffier B，Pro B，Prince HM，et al. 2012. Results frown a pivotal，open-label，phase Ⅱ study of romidepsin in relapsed or refractory peripheral T-cell lymphoma after prior systemic therapy. J Clin Oncol，30（6）：631

Demierre MF，Whittaker S，Kim Y，et al. 2009. Pooled analysis of two international，multicenter clinical studies of romidepsin in 167 patients with cutaneous T-cell lymphoma（CTCL）. J Clin Oncol，27（15-suppl）：8546

Grant C，Rahman F，Piekarz R，et al. 2010. Romidepsin：a new therapy for cutaneous T-cell lymphoma and a potential therapy for solid tumors. Expert Rev Anticancer Ther，10（7）：997-1008

Jain N，Odenike O. 2010. Emerging role of the histone deacetylase inhibitor romidepsin in hematologic malignancies. Expert Opin Pharmaco，11（18）：3703

Jain S，Zain J. 2011. Romidepsin in the treatment of cutaneous Tcell lymphoma. J Blood Med，2（1）：37-47

Niesvizky R，Ely S，Mark T，et al. 2011. Phase 2 trial of the histonedeacetylase inhibitor romidepsin for the treatment of refractorymultiple myeloma. Cancer，117（2）：336-342

Piekarz RL，Frye B，Turner M，et al. 2009. Phase Ⅱ multi-institutional trial of the histone deacetylase inhibitor romidepsin as monotherapy for patients with cutaneous T-cell lymphoma. J Clin Oncol，27（32）：5410-5417

Piekarz RL，Frye R，Prince HM，et al. 2011. Phase 2 trial of romidepsin in patients with peripheral T-cell lymphoma. Blood，117（22）：5827

Whittaker S，Demierre MF，Kim EJ，et al. 2010. Final results from a multicenter，international pivotal study of romidepsin in refractory cutaneous T-cell lymphoma. J Clin Oncol，28（29）：4485-4491

四十七、伏 立 诺 他

伏立诺他（英文名：Vorinostat，商品名：Zolinza）是世界上第一个抑制组蛋白脱乙酰酶的新型抗癌药，分子式为 $C_{14}H_{20}N_2O_3$，结构式如下：

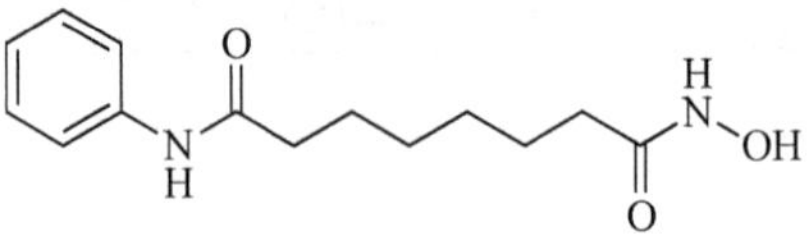

该药用于治疗加重、持续和复发或既往经两种全身性药物治疗后无效的皮肤 T 细胞淋巴瘤（CTCL，一种非霍奇金淋巴瘤，是一种影响皮肤的白血病细胞类型的 T 细胞癌），于 2006 年 10 月获得 FDA 批准上市。

（一）伏立诺他的作用机制

伏立诺他是一种组蛋白脱乙酰酶（HDAC）抑制剂。能通过诱导细胞分化、阻断细胞周期、诱导细胞调控而发挥作用。体外研究表明，伏立诺他在纳摩尔浓度（IC_{50}＜86nmol/L）即可抑制 HDAC 1、HDAC 2 和 HDAC 3（Ⅰ型）及 HDAC 6（Ⅱ型）酶活性。在某些癌细胞内，抑制过量的 HDAC 酶可激活正常细胞活性的基因。伏立诺他降低 HDAC 活性有助于减缓或中止癌细胞生长的基因激活。

（二）药代动力学

吸收：在空腹状态下患者单次口服伏立诺他 400mg 达均数 AUC、C_{max} 和中位数 T_{max} 的时间分别为（4.2±1.9）（μmol · h）/L、1.2μmol/L±0.35μmol/L 和 1.5 小时（0.5～10 小时）。因此，与高脂肪餐与空腹状态比较，口服给予伏立诺他导致吸收程度增加（33%）

和适度减低吸收速率（T_{max} 延迟 2.5 小时）。在进食状态稳态时，多次口服 400mg 伏立诺他达均数 AUC、C_{max} 和中位 T_{max} 的时间分别为（6.0±2.0）（μmol·h）/L、1.2μmol/L±0.53μmol/L 和 4 小时（0.5～14 小时）。

分布：在 0.5～50μg/ml 浓度时，伏立诺他与人血浆蛋白的结合率约为 71%。

代谢：伏立诺他的主要代谢途径包括葡萄糖醛酸化和β-氧化水解。经对 *O*-葡萄糖醛酸和 4-苯胺基-4-氧代丁酸两种人体血清代谢物的测定，发现两种代谢产物在药理学上都不活跃。与伏立诺他比较，*O*-葡萄糖醛酸和 4-苯胺基-4-氧代丁酸的均数稳态血清暴露分别高 4 倍和 13 倍。

排泄：伏立诺他的主要代谢方式为尿液，以低于 1%的剂量恢复。

（三）FDA 批准适应证及中国上市应用情况

1. FDA 批准适应证　伏立诺他用于治疗皮肤 T 细胞淋巴瘤患者，用在当该病持续、恶化或在使用其他药治疗期间或之后复发时。

2. 中国上市应用情况　目前伏立诺他在中国尚未上市。

（四）剂型规格

伏立诺他为不透明的白色硬明胶胶囊，每粒 100mg。

（五）用法用量

1. 使用方法　推荐剂量为 400mg，每天 1 次，与食物同服。可持续用药直至疾病进展或出现不耐受的不良反应。

2. 不良反应管理

（1）常见的不良反应：最常见药物相关不良反应可分类成 4 种复合症状，包括胃肠道症状（腹泻、恶心、食欲缺乏、体重减轻、呕吐、便秘）、全身症状（疲乏、畏寒）、血液学异常（血小板减少、贫血）、味觉障碍（味觉障碍、口干）。最常见严重药物相关不良反应为肺栓塞和贫血。

（2）停药原则：如患者对治疗不能耐受，剂量可能被减低至 300 mg、每天 1 次与食物口服。如必要时，可进一步降低剂量至 300 mg，每天 1 次，连续使用 5 天。

（六）禁忌

严重肝损伤患者禁用此药。

（七）特殊人群用药

1. 妊娠期患者　目前尚未在妊娠期妇女中开展关于使用伏立诺他的适当和对照良好的研究，但在动物实验中显示伏立诺他对胎儿有潜在严重危害，如果患者在妊娠期使用本品或在治疗期间妊娠，应告知其本品对胎儿可能的危害。

2. 哺乳期患者　尚不明确伏立诺他是否通过乳汁分泌，但考虑到很多药物都会通过乳汁分泌，且该药对婴儿的潜在伤害风险，应建议哺乳期患者在接受本品治疗期间不要哺乳。

3. 儿科患者　尚未确定伏立诺他在儿童患者中的安全性和有效性。

4. 老年患者　在试验中未观察到年龄 65 周岁及以上患者和 65 周岁以下患者两个群体中有关于用药安全性或有效性的总体差别，但不能排除某些老年个体更敏感。

5. 肝功能不全患者　严重肝损伤患者禁用该药，轻度和中度肝受损患者应谨慎使用。

6. 肾功能不全患者　尚未在肾受损患者中开展关于使用伏立诺他的安全性和有效性。但肾损害患者应谨慎用药。

（八）临床研究介绍

皮肤 T 细胞淋巴瘤：在两项开放的临床研究中，对难治性 CTCL 患者口服伏立诺他的反应率进行了评估。两项研究中，一项采取单药治疗，另一项为多药联用，患者接受治疗直至疾病进展或不能耐受毒性。

研究 1：在一项开放、单臂、多中心的非随机化研究中，74 名晚期 CTCL 患者每天接受 400mg 伏立诺他治疗。研究的主要终点是评估既往经两种治疗后进展的、持续性或复发的 CTCL（ⅡB 或者更高阶段）患者口服伏立诺他的疗效。所有入组患者需是既往接受过蓓萨罗丁治疗且不耐受，或不适宜蓓萨罗丁治疗。研究人员采用一种改进的严重程度加权评估工具（severity weighted assessment tool，SWAT）对皮肤疾病的严重程度进行了定量评估，即用患者的手掌为标尺，分别测量身体 12 个区域里斑点、斑块和肿瘤占全身体表总面积的百分率。每种病变类型的比例乘以严重程度系数（1=斑点，2=斑块，4=肿瘤），并总结得出 SWAT 分数。疗效测定为被定义为无疾病征兆的完全缓解，或根据 SWAT 标准，基线值降低了 50%及以上的部分缓解，完全缓解和部分缓解都必须至少维持 4 周。

次要研究终点为缓解持续时间、至疾病进展时间和客观缓解率。

该人群已经接受了三种治疗方法的中值。表 2-47-1 总结了研究 1 的人口和疾病特征。

表 2-47-1　患者基线特征（所有患者均接受治疗）

特征	伏立诺他（*n*=74）
年龄（岁）	
均数（SD）	61.2
中位数（范围）	60.0（39.0～83.0）
性别［*n*（%）］	
男性	38（51.4%）
女性	36（48.6%）
CTCL 期［*n*（%）］	
ⅠB	11（14.9%）
ⅡA	2（2.7%）
ⅡB	19（25.7%）
Ⅲ	22（29.7%）
ⅣA	16（21.6%）
ⅣB	4（5.4）

续表

特征	伏立诺他（n=74）
种族来源［n（%）］	
亚裔	1（1.4%）
黑种人	11（14.9%）
其他	1（1.4%）
白种人	61（82.4%）
从初始 CTCL 诊断时间（年）	
中位数（范围）	2.6（0～27.3）
临床特征	
既往全身治疗数，中位数（范围）	3.0（1.0～12.0）

研究 2：在一项开放的非随机化研究中，研究者对难治的或既往至少经 1 种治疗不耐受的皮肤 T 细胞淋巴瘤患者的反应率进行了评估。在这项研究中，33 例患者被分为 3 组：第 1 组患者每天接受伏立诺他 400mg，每天 1 次；第 2 组患者每天接受伏立诺他 300mg，每天 2 次，每周 3 天；第 3 组患者接受伏立诺他 300mg，每天 2 次，14 天后休息 7 天。在第 3 组中，如果没有观察到部分反应，那么患者每天 2 次服用 200mg 的维持疗法。

主要疗效终点是客观缓解率，是通过 7 点医生全面评估尺度测量。与基于整体临床印象的基线相比，研究者对整体疾病的改善或恶化进行了评估。评价指标包括皮肤病变、皮肤肿瘤、淋巴结及其他疾病表现，并纳入整体临床印象。CCR 需要 100%缓解才能被发现，而 PR 需要至少 50%的疾病改善。

平均年龄为 67.0（26.0～82.0）岁。55%的患者为男性，45%的患者为女性。15%的患者为ⅠA 期、ⅠB 期、ⅡA 期 CTCL，85%的患者为ⅡB 期、Ⅲ期、ⅣA 期或ⅣB 期 CTCL。前系统治疗的中位数为 4（0～11.0）。

在所有接受治疗的患者中，患者的客观缓解率为 24.2%（8/33），在患有 Sezary 综合征的患者中，25%（7/28）的患者为ⅡB 期，更高级别患者约 36.4%（4/11）。

在第 1 组、第 2 组和第 3 组中，总缓解率分别为 30.8%、9.1%和 33.3%。每天服用 300mg 的药物毒性更高，且没有额外的临床效益。每天服用 400mg 的患者没有观察到 CCR。

在接受治疗的 8 名患者中，反应时间的中位数是 83.5 天（25～153 天）。平均反应时间为 106 天（66～136 天）。平均进展时间是 211.5 天（94～255 天）。

（杨　军　李　江）

参考文献

郑靖，秦永平，苗佳. 2015. 伏立诺他在皮肤 T 细胞淋巴瘤患者的药代动力学研究. 中国临床药理学杂志，31（21）：2118-2120

Budde LE，Zhang MM，Shustov AR，et al. 2013. A phase Ⅰ study of pulse high - dose vorinostat（V）plus rituximab（R），ifosphamide，carboplatin，and etoposide（ICE）in patients with relapsed lymphoma. Br J Haematol，161（2）：183-191

Burke MJ，Lamba JK，Pounds S，et al. 2014. A therapeutic trial of decitabine and vorinostat in combination with chemotherapy for relapsed/refractory acute lymphoblastic leukemia. Am J Hematol，89（9）：889-895

Campbell RA，Sanchez E，Steinberg J，et al. 2010. Vorinostat enhances the antimyeloma effects of melphalan and bortezomib. Eur J Haematol，84（3）：201-211

Dimopoulos M，Siegel DS，Lonial S，et al. 2013. Vorinostat or placebo in combination with bortezomib in patients with multiple myeloma（VANTAGE 088）：a multicentre，randomised，double-blind study. Lancet Oncol，14（11）：1129-1140

Dummer R，Beyer M，Hymes K，et al. 2012. Vorinostat combined with bexarotene for treatment of cutaneous T-cell lymphoma：in vitro and phase Ⅰ clinical evidence supporting augmentation of retinoic acid receptor/retinoid X receptor activation by histone deacetylase inhibition. Leuk Lymphoma，53（8）：1501-1508

Duvic M，Talpur R，Ni X，et al. 2006. Phase 2 trial of oral vorinostat（suberoylanilide hydroxamic acid，SAHA）for refractory cutaneous T-cell lymphoma（CTCL）. Blood，109（1）：31-39

Gao M，Gao L，Tao Y，et al. 2014. Proteasome inhibitor carfilzomib interacts synergistically with histone deacetylase inhibitor vorinostat in Jurkat T-leukemia cells. Acta Biochim Biophys Sin（Shanghai），46（6）：484-491

Jasek E，Gajda M，Lis GJ，et al. 2014. Combinatorial effects of PARP inhibitor PJ34 and histone deacetylase inhibitor vorinostat on leukemia cell lines. Anticancer Res，34（4）：1849-1856

Lu K，Chen N，Zhou XX，et al. 2015. The STAT3 inhibitor WP1066 synergizes with vorinostat to induce apoptosis of mantle cell lymphoma cells. Biochem Biophys Res Commun，464（1）：292-298

Rao R，Lee P，Fiskus W. 2009. Co-treatment with heat shock protein 90 inhibitor 17-dimethylaminoethylamino-17-demethoxygeldanamycin（DMAG）and vorinostat：a highly active combination against human Mantle Cell Lymphoma（MCL）cells. Cancer Biol Ther，8（13）：1273-1280

Rubin EH，Agrawal NG，Friedman EJ. 2006. A study to determine the effects of food and multiple dosing on the pharmacokinetics of vorinostat given orally to patients with advanced cancer. Clin cancer res，12（23）：7039-7045

Siegel DS，Richardson P，Dimopoulos M，et al. 2014. Vorinostat in combination with lenalidomide and dexamethasone in patients with relapsed or refractory multiple myeloma. Blood Cancer J，4：e202

Tu Y，Hershman DL，Bhalla K，et al. 2014. A phase Ⅰ-Ⅱ study of the histone deacetylase inhibitor vorinostat plus sequential weekly paclitaxel and doxorubicin-cyclophosphamide in locally advanced breast cancer. Breast Cancer Res Treat，146（1）：145-152

Walter RB，Medeiros BC，Powell BL. 2011. Phase Ⅱ trial of vorinostat and gemtuzumab ozogamicin as induction and post-remission therapy in older adults with previously untreated acute myeloid leukemia. Haematologica，97（5）：739-742

Walter RB，Medeiros BC，Gardner KM，et al. 2014. Gemtuzumab ozogamicin in combination with vorinostat and azacitidine in older patients with relapsed or refractory acute myeloid leukemia：a phase Ⅰ/Ⅱ study. Haematologica，99（1）：54-59

Watanabe T，Kato H，Kobayashi Y，et al. 2009. Potential efficacy of the oral histone deacetylase inhibitor vorinostat in a phase Ⅰ trial in follicular and mantle cell lymphoma. Cancer Sci，101（1）：196-200

William R. Schelman，Anne M. Traynor，Kyle D. Holen. 2013. A phase I study of vorinostat in combination with

bortezomib in patients with advanced malignancies. Invest New Drugs，31（6）：1539-1546
Wise LD，Turner KJ，Kerr JS. 2007. Birth defects research. Assessment of developmental toxicity of vorinostat，a histone deacetylase inhibitor，in Sprague-Dawley rats and Dutch Belted rabbits. Birth Defects Res B Dev reprod toxicol，80（1）：57-68
Yazbeck VY，Buglio D，Georgakis GV，et al. 2008. Temsirolimus downregulates p21 without altering cyclin D1 expression and induces autophagy and synergizes with vorinostat in mantle cell lymphoma. Exp Hematol，36（4）：443-450

四十八、派姆单抗

派姆单抗（英文名：Pembrolizumab，商品名：Keytruda）是一种程序性死亡受体-1（PD-1）阻断抗体，分子式为 $C_{23}H_{36}N_2O_2$。2014 年 9 月通过 FDA 的加速审批，成为第一个获批上市的可以阻断 PD-1 的药物，主要用于黑色素瘤和非小细胞肺癌患者的治疗。

（一）派姆单抗的作用机制

PD-1 配体包括 PD-L1 和 PD-L2，可与 T 细胞上的 PD-1 受体结合，抑制 T 细胞增殖和细胞因子的产生。在某些肿瘤中发现 PD-1 配体表达过度，通过该信号通路可抑制有活性的 T 细胞监视肿瘤免疫功能，从而抑制身体的免疫系统攻击肿瘤细胞。

派姆单抗是一种单克隆抗体，其结合至 PD-1 受体，阻断 PA-1 与 PD-L1 和 PD-L2 相互作用，减少免疫反应中 PD-1 信号通路介导的抑制作用，包括抗肿瘤免疫反应。在同源小鼠肿瘤模型中，阻断 PD-1 活性导致肿瘤生长受抑。

（二）药代动力学

在 1645 例患者中研究了派姆单抗的药代动力学，患者每 2 周服用 1～10mg/kg 体重，每 3 周服用 2～10mg/kg 体重。基于实体瘤患者的群体药代动力学分析，清除率、稳态分布容积和终末半衰期的几何平均值（CV%）分别为 209ml/d（38%）、7.75L（20%）和 28 天（41%）。

在 3 周治疗方案中，派姆单抗的稳态浓度达到了 18 周，系统积累大约为 2 倍。当使用剂量为 2～10mg/kg 体重时，派姆单抗的峰浓度（C_{max}）、谷浓度（C_{min}）和血浆浓度-时间曲线下面积剂量正比例增加。

每 3 周重复给药方案中（2～10mg/kg），在给药 18 周后达到派姆单抗的稳态浓度，全身积蓄为 2 倍。派姆单抗的峰浓度、谷浓度、AUC 与剂量成正比。

派姆单抗的清除率随体重增加。年龄（18～94 岁）、性别、肾功能损害、轻度肝功能损害和肿瘤负荷对派姆单抗的清除率无重要临床影响。

（三）FDA 批准适应证及中国上市应用情况

1. FDA 批准适应证 适用于经伊匹单抗治疗后疾病进展，或 BRAF V600 突变阳性且经一种 BRAF 抑制剂治疗后疾病进展的不可切除的或转移性黑色素瘤患者。

适用于经 FDA 批准的检测方法检测出 PD-L1 表达的转移性非小细胞肺癌和使用含铂化疗方案治疗失败的非小细胞肺癌（NSCLC）患者。

2. 中国上市应用情况 目前，派姆单抗尚未在中国上市，尚无相关临床试验在中国国内开展。

（四）剂型规格

注射用冻干粉：50mg/支，稀释后 1 次性使用，剩余丢弃。

注射用溶液：100mg/4ml（25mg/ml）溶液，1 次性使用瓶装置。

（五）用法用量

1. 使用方法 黑色素瘤患者给药方案：2mg/kg 体重，静脉滴注 30 分钟以上，每 3 周重复 1 次，直至疾病进展或发生不耐受不良反应。

NSCLC 患者给药方案：10mg/kg 体重，静脉滴注 30 分钟以上，每 2 周或 3 周重复 1 次，直至疾病进展或发生不耐受不良反应。

2. 不良反应管理

（1）常见的不良反应：在黑色素瘤患者中，使用派姆单抗常见的不良反应（发生率超过 20%）包括疲劳、瘙痒、皮疹、便秘、腹泻、恶心和食欲下降。

在 NSCLC 患者中，使用派姆单抗常见的不良反应包括疲劳、食欲下降、呼吸困难、咳嗽。

（2）不同不良反应的用药指导原则见表 2-48-1。

表 2-48-1 不同不良反应的用药指导原则

不良反应	用药指导原则
2 级肺炎 2 级或 3 级结肠炎 3 级或 4 级内分泌病 2 级肾炎 3 级甲状腺功能亢进 谷草转氨酶（AST）或谷丙转氨酶（ALT）大于正常值上限 3～5 倍，或总胆红素大于正常值上限 1.5～3 倍 任何其他严重或 3 级治疗相关不良反应	避免用药，当以上所有不良反应恢复至 0～1 级时，患者可恢复使用派姆单抗
任何危及生命的不良反应（不包括使用激素替代疗法控制的内分泌病） 3 级或 4 级肺炎，或 2 级严重的复发肺炎 3 级或 4 级肾炎 AST 或 ALT 大于正常值上限 5 倍或总胆红素大于正常值上限 3 倍（肝转移患者开始治疗时带有 2 级 AST 或 ALT 升高，如 AST 或 ALT 升高且相对于基线大于或等于 50%至少持续 1 周） 3 级或 4 级输液相关反应 在 12 周内，不能将泼尼松或其等效物等皮质类固醇的皮质激素剂量减至小于或等于 10mg/d 剂量的患者 在末次给药后不能将持续的 2 级或 3 级不良反应降至 0～1 级的患者（不包括使用激素替代疗法控制的内分泌病） 复发的任何严重或 3 级治疗相关不良反应	永远终止派姆单抗

（六）禁忌

派姆单抗无特定禁忌证，但使用时需参考剂量调整、不良反应及特殊人群用药。

（七）特殊人群用药

1. 妊娠期患者 根据其作用机制，派姆单抗对胎儿有潜在危害。在动物模型中，PD-1/PD-L1 信号转导通路是通过免疫耐受诱导胎儿组织维持母体妊娠，已知 IgG4（免疫球蛋白）可穿过胎盘，故派姆单抗可经由母亲转至发育的胎儿。虽然相关研究没有提供人类胚胎/胎儿毒性风险的数据，但应向妊娠期妇女提出该药对胎儿的潜在致畸风险。

2. 哺乳期患者 派姆单抗是否会通过乳汁排泄还尚不明确，但因为许多药物会通过乳汁排泄，需指导妇女在使用派姆单抗治疗期间和距离末次用药短于 4 个月的时间内终止哺乳。

3. 育龄期患者 根据派姆单抗作用机制，妊娠期妇女使用派姆单抗可能导致胎儿受到危害，需告知计划妊娠的女性，在治疗期间和距离末次用药短于 4 个月的时间内采用有效的避孕措施。

4. 儿科患者 尚未确定派姆单抗在儿童患者中的安全性和有效性。

5. 老年患者 老年患者和较年轻患者使用该药的安全性和有效性数据没有总体差异。

（八）临床研究介绍

1. 黑色素瘤 一项多中心、开放性、随机化（1∶1）的对照研究被用来评估派姆单抗的疗效。患者纳入标准是患有不可切除的或转移性疾病进展的黑色素瘤；BRAF V600 突变阳性，使用 BRAF 或 MEK 抑制剂，既往接受过两次或多次伊匹单抗（3mg/kg 体重或以上）治疗；末次给药伊匹单抗后 24 周内疾病进展。试验排除自身免疫疾病患者，需要免疫抑制治疗的患者，用伊匹单抗后有严重免疫介导不良反应病史的患者，任何 4 级毒性需要用皮质激素治疗或 3 级毒性需要皮质激素治疗（泼尼松或等价物剂量大于 10mg/d）大于 12 周的患者。

患者被随机化接受派姆单抗 2mg/kg 体重（n=89）或 10mg/kg 体重（n=84）静脉输注，每 3 周重复，直至毒性不可耐受，或出现有症状的、迅速发展的、需要紧急干预、体能状态下降的疾病进展，或在第 4～6 周拍片复查出现疾病进展。每 12 周进行肿瘤状态评估，该评估的主要指标为基于 RECIST 1.1 的总缓解率，该 RECIST 标准基于独立盲法的中心研究和反应时间而得到。

在纳入的 173 例患者中，中位年龄为 61 岁（36%年龄在 65 岁或以上）；60%为男性；97%为白种人；66%和 34%ECOG PS 分别为 0 和 1 分。17%的 BRAF V600 突变，39%乳酸脱氢酶升高，82%为 M1c 期，9%有脑转移，73%的晚期或转移疾病既往接受两次或更多次的治疗。

2mg/kg 体重组总缓解率为 24%（95%CI：15%～34%），其中 1 例完全缓解和 20 例部分缓解。在 21 例有客观缓解的患者中，3 例患者（14%）在初次缓解后 2.8 个月、2.9 个月、8.2 个月后疾病进展。其余 18 例患者（86%）有持续反应，时间为 1.4^{+}～8.5^{+}个月，其中 8 例患者持续反应维持了 6 个月或更长。另外 1 例患者在第 1 次肿瘤评估总体肿瘤负荷有 75%减低的同时，发生 2 个新的无症状病灶；继续使用派姆单抗，肿瘤负荷减低持续共 5^{+}个月。

无论 BRAF V600 是否突变阳性的黑色素瘤患者均有客观缓解。在 10mg/kg 体重组观察到相似的总缓解率。

2. 非小细胞肺癌 派姆单抗治疗非小细胞肺癌的疗效，是在一项纳入 280 例患者的多中心、非盲多队列、活性估算研究的亚组中展开研究。研究对象是通过含铂类化疗后、对

ALK 或 EGFR 突变靶向治疗后进展、通过免疫组化确定 PD-L1 表达的转移性非小细胞肺癌患者。排除标准：有自身免疫疾病；需要免疫抑制治疗；或在入组 26 周前接受过超过 30Gy 胸部照射的患者。

亚组对研究的 PD-L1 表达的肿瘤比例评分（TPS）的分析性测试运用了前瞻性分析。利用这个分析 280 例患者中，有 61 例的亚组通过 PD-L1 IHC 22C3 pharmDx 药盒确定有 PD-L1 表达，TPS 大于或等于 50%，比例为 22%。患者每 2 周（n=27）或 3 周（n=34）接受派姆单抗 10mg/kg 体重，直至毒性不可耐受，或出现有症状的、迅速发展的、需要紧急干预且体力状态下降的或在第 4～6 周摄片复查疾病进展。应当每 9 周进行肿瘤情况评估，该评估的主要指标为基于 RECIST 1.1 的总缓解率，该 RECIST 标准基于独立盲法的中心研究和反应时间所得到。

在 61 例患者中 TPS 大于或等于 50%，基线特征：中位年龄 60 岁（34%年龄在 65 岁或以上）；61%为男性；79%为白种人；34%和 64%ECOG PS 分别为 0 和 1 分。疾病特征为鳞状上皮（21%）和非鳞状上皮（75%）；M1（98%）；脑转移（11%）；既往接受 1 种（26%）、2 种（30%）、3 种或更多（44%）治疗；EGFR 基因畸变发生率为 10%，ALK 为 0。

表 2-48-2 总结了疗效结果。无论哪种给药方案，客观缓解率和缓解时间都是类似的（每 2 周或每 3 周），因此将数据合并。

表 2-48-2　治疗效果

整体反应率（%）	n=61
客观缓解率（95%CI）	41（29～54）
完全缓解	0
部分缓解	41

在 25 例缓解的患者中，21 例（84%）患者在最后客观缓解率分析时有正在缓解的反应；11 例（44%）有 6 个月甚至更长时间的持续缓解。

独立分开的 25 例患者在有限的随访时间内 PD-L1 表达 TPS 大于或等于 50%的亚组（接受派姆单抗剂量为每 3 周 2mg/kg 体重）也可观察到类似的作用。

（杨　军　蒋鸿超）

参 考 文 献

Bender C，Dimitrakopoulou-Strauss A，Enk A，et al. 2016. Safety of the PD-1 antibody pembrolizumab in patients with high grade adverse events under ipilimumab treatment. Ann oncol，13（7）：6-7

Chan MM，Kefford RF，Carlino M. 2015. Arthritis and tenosynovitis associated with the anti-PD1 antibody pembrolizumab in metastatic melanoma. J immunother，38（1）：37-39

Dummer R，Daud A，Puzanov I，et al. 2015. A randomized controlled comparison of pembrolizumab and chemotherapy in patients with ipilimumab-refractory melanoma. J Transl Med，13（1）：1-2

Kwong YL，Lopes D，Khong PL. 2017. Low-dose pembrolizumab induced remission in patients with refractory classical Hodgkin lymphoma. Br J haematol，176（1）：131

McDermott J，Jimeno A. 2015. Pembrolizumab：PD-1 inhibition as a therapeutic strategy in cancer. Drugs Today（Barc）51（1）：7-20

Pembrolizumab Shows Promise for NSCLC. 2015. Cancer Discov，5（6）：572

Pembrolizumab superior to ipilimumab in melanoma. 2015. Cancer Discovery，5（6）：568

Star P. 2015. Encouraging results for pembrolizumab in head and neck cancer. Am Health drug benefits，8（Spec Issue）：16

Sullivan RJ，Flaherty KT. 2015. Pembrolizumab for treatment of patients with advanced or unresectable melanoma. Clinical cancer Res，21（13）：2892

Totonchy MB，Ezaldein HH，Ko CJ. 2015. Inverse Rsoriasiform eruption during pembrolizumab therapy for metastatic melanoma. JAMA Dermatol，152（5）：590-592

Vallet H，Gaillet A，Weiss N. 2016. Pembrolizumab-induced necrotic myositis in a patient with metastatic melanoma. Ann oncol，27（7）：1352-1353

四十九、替西罗莫司

替西罗莫司［英文名：Temsirolimus（CCI-779），商品名：Torisel］是一种特异性哺乳动物西罗莫司靶蛋白（target of rapamycin，mTOR）抑制剂，分子式为 $C_{56}H_{87}NO_{16}$，结构式如下：

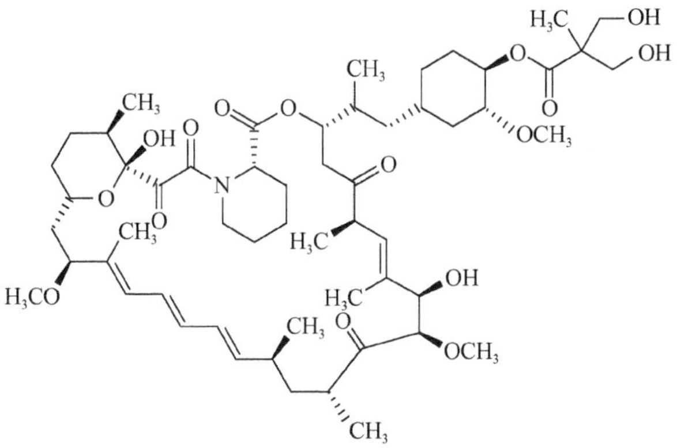

替西罗莫司由美国惠氏公司研发，2007 年 5 月被 FDA 批准用于难治性晚期肾细胞癌的一线治疗，并于同年经欧洲药品管理局（EMBA）批准上市。在我国，该药物目前尚未上市，但国外已经完成的各期临床试验结果显示，替西罗莫司对晚期肾癌有较好的疗效，具有广阔的应用前景。

（一）替西罗莫司的作用机制

替西罗莫司是一种 mTOR（哺乳动物的西罗莫司作用靶点）抑制剂，它可以与一种细胞内蛋白（FKBP-12）相结合，这种蛋白-药物结合物可以抑制 mTOR 控制细胞分裂。mTOR 可以磷酸化激活 p70S6k 和 S6 核糖体蛋白，mTOR 下游区的 PI3K/AKT 信号转导通路被阻断后，其活性将受到抑制可以使 G_1 期的肿瘤细胞生长停滞。采用肾癌细胞为研究对象的体外研究表明，替西罗莫司可以抑制 mTOR 的活性并且降低缺氧诱导因子 HIF-1、HIF-2α 及血管内皮生长因子水平。

（二）药代动力学

细胞色素 P450 CYP3A4 是负责形成 5 种替西罗莫司代谢物的主要同工酶，肿瘤患者单次静脉给药 25mg 后，主要代谢产物为西罗莫司，其他代谢物不到 10%。替西罗莫司和西罗莫司平均半衰期分别为 17.3 小时和 54.6 小时，因此，西罗莫司的 AUC 为替西罗莫司 AUC 的 2.7 倍。替西罗莫司主要通过粪便消除。在单次静脉给药后约 82%在 14 天内被消除，尿和粪中分别回收 4.6%和 78%。

（三）FDA 批准适应证及中国上市应用情况

1. FDA 批准适应证 用于难治性晚期肾细胞癌的一线治疗，以及复发难治性套细胞淋巴瘤、转移性乳腺癌的治疗。

2. 中国上市应用情况 目前替西罗莫司在我国尚未上市。

（四）剂型规格

一整套替西罗莫司包括一瓶 0.2ml 的替西罗莫司注射剂（25mg/ml）和一瓶 1.8ml 的稀释液。

（五）用法用量

1. 使用方法 对晚期肾细胞癌的推荐剂量是 25mg/次，每周 1 次，每次输注 30～60 分钟，直至疾病进展或发生不能接受的毒性。

每次开始给予替西罗莫司前，患者应接受 25～50mg 预防性苯海拉明静脉给药或相似抗组胺药。

2. 不良反应管理

（1）常见的不良反应：用替西罗莫司观察到最常见（≥30%）的不良反应是皮疹、虚弱、黏膜炎、恶心、水肿和厌食。

最常见的（≥30%）实验室异常是贫血、高血糖、高脂血症、高三酰甘油血症、淋巴细胞减少、碱性磷酸酶升高、血清肌酐升高、低磷血症、血小板减少症、AST 升高和白细胞减少症。

（2）停药原则：当中性粒细胞绝对值＜0.001×10^9/L，血小板计数＜75×10^9/L，或发生 NCI CTCAE 3 级或更严重不良反应时，应暂停给药。当毒性已解决至 2 级或更低时，可恢复替西罗莫司给药，以每周 5mg 的梯度对剂量进行调整，并保证给药剂量不低于每周 15mg。

（3）不同不良反应剂量调整参考见表 2-49-1。

表 2-49-1 不同不良反应的剂量调整指南

需调整剂量的情况	用药原则	剂量调整指导
超敏性反应	对西罗莫司酯化物或其代谢物（包括西罗莫司），聚山梨醇 80 或对替西罗莫司中任何组分有超敏反应的患者需谨慎使用替西罗莫司	停止输注并根据反应的严重性，观察患者至少 30～60 分钟。经医生判断，可恢复治疗 如既往未给予 H_1 受体拮抗剂或 H_2 受体拮抗剂的患者，须在替西罗莫司输注前的 30 分钟，重新给药。并历时 60 分钟完成替西罗莫司的输注

续表

需调整剂量的情况	用药原则	剂量调整指导
肝受损	肝受损患者需谨慎使用	轻度肝受损患者［胆红素＞（1～1.5）×ULN，或AST＞ULN 且胆红素≤ULN］必须给予替西罗莫司，需减低剂量至每周 15mg 胆红素＞1.5×ULN 患者禁止使用替西罗莫司
同时用强 CYP3A4 抑制剂	应避免同时使用强 CYP3A4 抑制剂（如酮康唑、伊曲康唑、克拉霉素、阿扎那韦、茚地那韦、奈法唑酮、奈非那韦、利托那韦、沙奎那韦、泰利霉素和伏立康唑） 葡萄柚汁也可能增加血浆西罗莫司的浓度（西罗莫司酯化物的一种主要代谢物），应避免	如患者必须同时给予一种强 CYP3A4 抑制剂，应将剂量减低至每周 12.5mg 如终止强抑制剂，患者需要进行 1 周的清除期，方可将替西罗莫司的剂量调整到接受强 CYP3A 抑制剂之前的用药剂量
同时用强 CYP3A4 诱导剂	应避免同时用强 CYP3A4 诱导剂（如地塞米松、苯妥英、卡马西平、利福平、利福布汀、利福平）	如患者必须同时给予一种强 CYP3A4 诱导剂，应将剂量从每周 25mg 增加直至每周 50mg 如终止强诱导剂，患者需要进行 1 周的清除期，方可将替西罗莫司的剂量调整到接受强 CYP3A 诱导剂之前的用药剂量

（六）禁忌

胆红素高于正常值上限 1.5 倍的患者禁用。

（七）特殊人群用药

1. 哺乳期患者　尚未明确替西罗莫司是否存在于人乳汁中。由于动物实验研究发现替西罗莫司的活性代谢不具有致癌的可能性，但考虑药物对母亲的重要性，应该抉择终止哺乳还是终止给药。

2. 育龄期患者　建议具有生殖能力的女性在治疗期间和完成治疗后的 3 个月必须采取有效的避孕措施。男性在治疗期间和完成治疗后的 3 个月必须采取有效的避孕措施。

3. 儿科患者　未曾确定替西罗莫司在儿童患者中的安全性和有效性。

4. 老年患者　临床研究未包括数量足够的年龄 65 岁及以上受试者以确定他们的反应是否不同于较年轻受试者。基于一项Ⅲ期临床的结果，老年患者可能更容易出现腹泻、水肿、肺炎等不良反应。

（八）临床研究介绍

晚期肾细胞癌（RCC）患者：一项评价本品与 α 干扰素（IFN）联合用药的安全性、耐受性及最大耐受量（MTD）的多中心Ⅰ/Ⅱ期临床试验，对 71 例受试者进行本品剂量递增研究。本品按 5～25mg 递增剂量，每周 1 次静脉给药；α 干扰素每周 3 次，皮下给药 6mU 或 9mU，以出现口腔炎、疲劳、恶心、呕吐等确定限定毒性剂量。最常见的毒性反应为白细胞减少、低磷酸盐血症、无力、贫血及高三酰甘油血症。最终确定的推荐剂量为本品 15mg、干扰素 6mU。接受推荐剂量的 39 例患者中，8%取得部分响应，36%至少在 24 周内病情稳定，所有患者的无进展生存期为 9.1 个月。结果表明：本品与α干扰素联合用药对于晚期 RCC 患者具有抗癌活性，毒性剂量范围可接受，因此，Ⅲ期随机临床研究联合用药的推荐剂量为本品 15mg、干扰素 6mU。

一项考察晚期 RCC 患者用药剂量的Ⅱ期随机、双盲、对照试验中，111 例事先进行过治疗的晚期 RCC 患者，随机接受本品 25mg、75mg 或 250mg 治疗，每周 1 次。初级评价指标为客观缓解率；次级评价指标是总生存期及无进展生存期。结果三剂量组的客观缓解率分别为 5.0%、7.9%和 8.1%；临床有效率分别为 52.8%、55.3%和 43.2%。所有患者中位总生存期为 15 个月，各剂量组生存期分布差异未见统计学意义。

对 626 例先前未进行治疗的晚期肾细胞癌患者进行了本品多中心、开放、随机III期临床疗效与安全性评价试验，旨在研究本品的总生存期、非进展生存期及客观缓解率。患者平均年龄 59 岁（23～86 岁）；男性 69%，女性 31%；种族分布：白种人 91%，黑种人 4%，亚裔 2%，其他 3%。随机分成三组，即本品试验组 209 例（25mg，每周 1 次，静脉输注 30～60 分钟以上），本品（15mg）和α干扰素（最大剂量 6mU）联合用药组 210 例，以及单独应用α干扰素组（最大剂量 18mU）207 例。中期分析结果表明：本品组与干扰素组比较，中位生存期分别为 10.9 个月和 7.3 个月，有统计学意义的改善（P=0.00），显著延长患者生存期达 49%；次级评价指标：本品能显著延长患者的无进展（病情不进一步恶化）生存期（5.5 个月比 3.1 个月，P=0.0001）；客观缓解率分别为 8.6%和 4.8%（P=0.132）。本品和仅干扰素联合治疗组及单独应用 α 干扰素组比较，延长患者生存期 15%，差异未见统计学意义，但与多种不良反应事件增加有关。

（王剑松　詹　辉　蒋鸿超）

参考文献

Abdel-Rahman O，Fouad M. 2015. Risk of fatigue in patients with solid tumors treated with everolimus，temsirolimus or ridaforolimus：a comparative meta-analysis. Expert Rev Anticancer Ther，15（4）：477-486

Afshar M，Pascoe J，Whitmarsh S，et al. 2015. Temsirolimus for patients with metastatic renal cell carcinoma：outcomes in patients receiving temsirolimus within a compassionate use program in a tertiary referral center. Drug Des Devel Ther，913-919

Boers-Sonderen MJ，de Geus-Oei LF，Desar IM，et al. 2014. Temsirolimus and pegylated liposomal doxorubicin（PLD）combination therapy in breast，endometrial，and ovarian cancer：phase Ib results and prediction of clinical outcome with FDG-PET/CT. Target Oncol，9（4）：339-347

Busaidy NL，LoRusso P，Lawhorn K，et al. 2015. The prevalence and impact of hyperglycemia and hyperlipidemia in patients with advanced cancer receiving combination treatment with the mammalian target of rapamycin inhibitor temsirolimus and insulin growth factor-receptor antibody cixutumumab. Oncologist，20（7）：737-741

Campbell MT，Millikan RE，Altinmakas E，et al. 2015. Phase Ⅰ trial of sunitinib and temsirolimus in metastatic renal cell carcinoma. Clinical genitourin cancer，13（3）：218-224

Carew JS，Espitia CM，Zhao W，et al. 2015. Targeting survivin inhibits renal cell carcinoma progression and enhances the activity of temsirolimus. Mol Cancer Ther，14（6）：1404-1413

Eroglu Z，Tawbi HA，Hu J，et al. 2015. A randomised phaseⅡtrial of selumetinib vs selumetinib plus temsirolimus for soft-tissue sarcomas. Br J Cancer，112（10）：1644-1651

Fouladi M，Perentesis JP，Wagner LM，et al. 2015. A phase Ⅰ study of cixutumumab（IMC-A12）in combination with temsirolimus（CCI-779）in children with recurrent solid tumors：a children's oncology group phase Ⅰ consortium report. Clin Cancer Res，21（7）：1558-1565

Fusco JP，Rolfo C，Castañón E，et al. 2015. Safety and efficacy of temsirolimus under compassionate use in heavily pretreated patients with poor-prognosis solid tumors. Minerva Chir，70（6）：495-498

Hess G，Coiffier B，Crump M，et al. 2015. Effect of prognostic classification on temsirolimus efficacy and safety in patients with relapsed or refractory mantle cell lymphoma：a retrospective analysis. Exp Hematol Oncol，4：11

Hess G，Keller U，Scholz CW，et al. 2015. Safety and efficacy of Temsirolimus in combination with Bendamustine and Rituximab in relapsed mantle cell and follicular lymphoma. Leukemia，29（8）：1695-1701

Hudes G，Carducci M，Tomczak P，et al. 2007. Temsirolimus，interferon alfa，or both for advanced renal-cell carcinoma. N Engl J Med，356（22）：2271-2281

Knox JJ，Qin R，Strosberg JR，et al. 2015. A phase II trial of bevacizumab plus temsirolimus in patients with advanced hepatocellular carcinoma. Invest New Drugs，33（1）：241-246

Lacovelli R，Santoni M，Verzoni E，et al. 2015. Everolimus and temsirolimus are not the same second-line in metastatic renal cell carcinoma. A systematic review and meta-analysis of literature data. Clin Genitourin Cancer，13（2）：137-141

Merchan JR，Qin R，Pitot H，et al. 2015. Safety and activity of temsirolimus and bevacizumab in patients with advanced renal cell carcinoma previously treated with tyrosine kinase inhibitors：a phase 2 consortium study. Cancer Chemother Pharmacol，75（3）：485-493

Sperling J，Ziemann C，Gittler A，et al. 2015. Tumour growth of colorectal rat liver metastases is inhibited by hepatic arterial infusion of the mTOR-inhibitor temsirolimus after portal branch ligation. Clinical Exp Metastasis. 32（4）：313-321

Vazakidou ME，Magkouta S，Moschos C，et al. 2015. Temsirolimus targets multiple hallmarks of cancer to impede mesothelioma growth in vivo. Respirology（Carlton，Vic.），20（8）：1263-1271

Zanardi E，Verzoni E，Grassi P，et al. 2015. Clinical experience with temsirolimus in the treatment of advanced renal cell carcinoma. Ther Adv Urol，7（3）：152-161

Zhao Q，Tran H，Dimitrov DS，et al. 2015. International journal of cancer. A dual-specific anti-IGF-1/IGF-2 human monoclonal antibody alone and in combination with temsirolimus for therapy of neuroblastoma. Int J cancer，137（9）：2243-2252

Zoellner AK，Bayerl S，Hutter G，et al. 2015. Temsirolimus inhibits cell growth in combination with inhibitors of the B-cell receptor pathway. Leuk Lymphoma，56（12）：3393-3400

五十、帕 比 司 他

帕比司他［英文名：Panobinostat，商品名：Farydak］是一种组蛋白脱乙酰酶（HDAC）抑制剂，分子式为 $C_{21}H_{23}N_3O_2$，结构式如下：

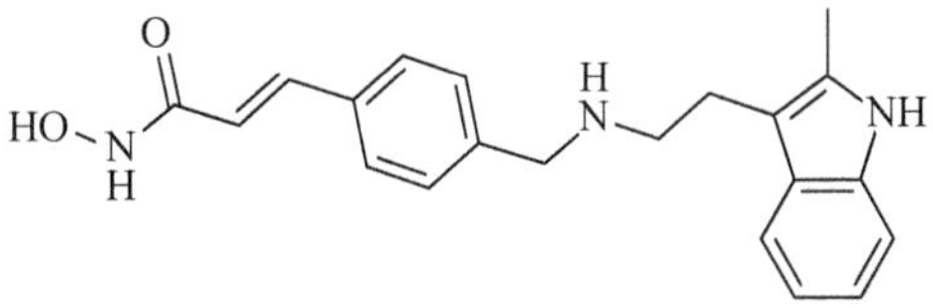

该药与硼替佐米及地塞米松合用，适用于既往至少已接受过两种标准治疗药物治疗的多发性骨髓瘤患者，其中包括硼替佐米与一种免疫调节剂 ImiD。2015 年 2 月 23 日，美国

FDA 批准帕比司他为多发性骨髓瘤患者的治疗。

（一）帕比司他的作用机制

帕比司他是一种组蛋白脱乙酰酶（HDAC）抑制剂，抑制 HDAC 的活性后会增加乙酰化的组蛋白水平，从而松解染色体，激活转录。在体外实验和移植瘤小鼠体内，使用帕比司他后都观察到乙酰化组蛋白水平增加。与正常细胞相比，帕比司他对肿瘤细胞的毒性更大。

据报道，在费城染色体阴性（Ph^-）急性淋巴细胞白血病细胞系（T 细胞 MOLT-4 和前 B 细胞 Reh）中，帕比司他通过 caspase 激活和 PARP 切割诱导细胞凋亡，以时间和剂量依赖的方式诱导细胞生长抑制、细胞周期停滞和细胞凋亡，这与诱导组蛋白（H3K9 和 H4K8）的超乙酰化、p21 和 p27 的激活及 c-MYC 的抑制相关。

（二）药代动力学

帕比司他在人体内的 $AUC_{0\sim24h}$ 随使用剂量的增加而增加，半衰期在 15～20 小时。一项研究发现，以 30mg/d 的剂量给肿瘤患者连续使用 3 天后，血药物浓度可达到稳态，最大累计血药浓度可达 9.4ng/ml，$AUC_{0\sim24h}$ 为 153（ng • h）/ml，口服生物利用度约为 17%。

（三）FDA 批准的适应证

1. FDA 批准适应证 帕比司他联合硼替佐米和地塞米松用于既往至少接受过 2 种治疗方案后（包括硼替佐米和一种免疫调节药物）失败的多发性骨髓瘤（multiple myeloma，MM）患者群体。

2. 中国上市应用情况 目前帕比司他在中国尚未上市。

（四）剂型规格

帕比司他有 10mg、15mg、20mg 三种规格，10mg 为浅绿色不透明胶囊，15mg 为橙色不透明胶囊，20mg 红色不透明胶囊。

（五）用法用量

1. 使用方法 帕比司他联合硼替佐米和地塞米松用药分两个治疗阶段，每个阶段 8 个周期，每个周期 3 周。第一阶段治疗结束，若患者达到临床获益（评价标准为 SD、PR、MR、nCR 或 CR）且没有严重的持续不良反应，可考虑在修改剂量的基础上继续第二阶段的治疗。

第一阶段参考剂量：帕比司他 20mg，隔日口服 1 次，每周期使用 2 周休息一周；每周 2 次静脉注射硼替佐米，每次 1.3mg/m^2，每周期使用 2 周休息 1 周；在使用硼替佐米的当天和第 2 天口服地塞米松 20mg。

帕比司他应尽量每天定时服用，可与食物同服或单独服用；应整粒吞服，不可压碎或咀嚼。

2. 不良反应管理

（1）常见的不良反应：最常见的不良反应（发生率超过 20%）是腹泻、疲劳、恶心、外周水肿、食欲下降、发热和呕吐。严重不良反应包括肺炎、腹泻、血小板减少、疲劳和败血症。

最常见的血液学异常包括血小板减少和白细胞减少；最常见的生化异常是低磷血症和低钾血症。

（2）停药原则：使用帕比司他期间，需根据不良反应进行用药的剂量调整。如果要减少帕比司他的剂量，减量幅度应在原用药剂量的基础上每次以 5mg 的幅度递减。若帕比司他的剂量已减少到 10mg 以下（每周 3 次），应中断给药。当用药剂量减少时，仍须保持相同的治疗计划即 3 周的治疗周期。

（3）不同不良反应剂量调整参考见表 2-50-1。

表 2-50-1　不同不良反应剂量调整指南

不良反应	严重程度	剂量调整参考
血小板减少	血小板＜50×10^9/L	维持原药量，至少每周监测 1 次血小板；当血小板＜50×10^9/L 且有出血症状或当血小板＜25×10^9/L，停止服用帕比司他，至少每周监测 1 次血小板；直到血小板≥50×10^9/L，减少剂量重新开始服药
中性粒细胞减少	中性粒细胞在（0.5～0.75）$\times10^9$/L	中断服药，直到中性粒细胞恢复到 1.0×10^9/L 时，再以相同剂量新开始服药
	中性粒细胞在（0.75～1.0）$\times10^9$/L	维持原剂量给药
	中性粒细胞＜1.0×10^9/L 且伴有中性粒细胞减少性发热	中断服药，当中性粒细胞减少性发热停止且中性粒细胞≥1.0×10^9/L 时，减少剂量重新开始服药
	中性粒细胞＜0.5×10^9/L	中断服药，当中性粒细胞≥1.0×10^9/L 时，减少剂量重新开始服药
贫血	血红蛋白＜80g/L 时	中断服药
	血红蛋白≥100g/L 时	减少剂量重新开始服药
腹泻	2 级不良反应	中断服药，直到腹泻停止再以相同剂量重新开始服药
	3 级不良反应	中断服药，直到腹泻停止再减少剂量重新开始服药
	4 级不良反应	永远终止服用帕比司他

帕比司他若与强效 CYP3A 抑制剂同时服用，应将帕比司他起始剂量减少至 10mg。

（六）禁忌

帕比司他无特定禁忌证，但使用时需参考剂量调整、不良反应及特殊人群用药。

（七）特殊人群用药

1. 妊娠期患者　在动物（鼠和兔）研究中发现，帕比司他有致畸的副作用。在妊娠期妇女中没有帕尼单抗的用药研究。

2. 哺乳期患者　尚未确定帕比司他是否被排泄至人乳，但因为许多药物都排泄至人乳，考虑到帕比司他对哺乳婴儿潜在严重不良反应，哺乳期患者应做出决策是否终止哺乳或终止用药。

3. 育龄期患者　帕比司他的胚胎毒性包括胚胎发育阶段的致畸性。建议育龄期男性和（或）女性采取避孕措施。

4. 儿科患者　尚未确定帕比司他在儿童患者中的安全性和有效性。

5. 老年患者　临床研究发现，65 周岁及以上复发性骨髓瘤患者不良反应的发生率及其严重程度、中途停止用药的发生率、与疾病进展无关的死亡率都高于 65 周岁以下患者，但疗效在两个群体之间无明显差别。

6. 肝功能不全患者　尚未评估帕比司他在肝损伤患者中的安全在和有效性。建议轻度肝损伤患者，将帕比司他的起始剂量降低至 15mg，中度肝损伤患者将帕比司他的起始剂量降低至 10mg，严重肝损伤患者避免使用帕比司他。使用过程中应监测肝损伤患者的不良事件发生情况。

7. 肾功能不全患者 轻至重度肾损伤患者使用帕比司他并不会减少血浆清除率。但尚未评估帕比司他在晚期肾病和透析患者的有效性，帕比司他的透析率也尚不清楚。

（八）临床研究介绍

复发性多发性骨髓瘤：一项随机、双盲、安慰剂对照的多中心临床试验，对帕比司他联合硼替佐米和地塞米松用于既往已接受过一至三线药物治疗的复发性多发性骨髓瘤患者的安全性及有效性进行研究。

患者使用硼替佐米（1.3mg/m^2 静脉注射）和地塞米松（20mg）加帕比司他 20mg（或安慰剂），隔日口服，在 21 天周期的第一周和第二周每周服药 3 次。药物最多服用 16 个周期（48 周）。

768 例患者按 1∶1 的比例随机分为两组，一组使用帕比司他联合硼替佐米和地塞米松（n=387），另一组使用安慰剂联合硼替佐米和地塞米松（n=381），根据之前使用过硼替佐米和抗多发性骨髓瘤治疗的标准药物种类数进行分层，人口统计学和基础疾病特点经过配伍平衡。患者的平均年龄是 63 岁（28～84 岁）；42%的患者年龄超过 65 岁，53%的患者是男性，白种人占研究人群总数的 65%，30%是亚洲人，3%是黑种人。93%的患者 ECOG 评分在 0～1 分，之前治疗药物种类平均值为 1，48%的患者之前接受过 2 种或 3 种标准治疗药物，超过 50%（57%）的患者接受过干细胞移植。之前抗肿瘤治疗使用最多的药物有类固醇（90%）、美法仑（80%）、沙利度胺（53%）、环磷酰胺（47%）、硼替佐米（44%）和来那度胺（19%）。两组研究的平均持续时间是 29 个月。

研究的主要终点是无进展生存期，由研究者们使用改良的 EBMT 标准评估。

在总试验人群中，帕比司他联合硼替佐米和地塞米松组的平均无进展生存期是 12（95%CI：10.3～12.9）个月，安慰剂联合硼替佐米和地塞米松组是 8.1（95%CI：7.6～9.2）个月［危害比为 0.63（95%CI：0.52～0.76）］。中点时间分析显示两组之间的总生存率无显著差异。

帕比司他的用药批准是基于之前预设的一个含 193 例患者的小组用药的有效性和安全性，这 193 例患者之前接受过硼替佐米和免疫调节剂治疗，并且平均接受过两种标准治疗药物且获益。

帕比司他联合硼替佐米和地塞米松组的平均无进展生存期为 10.6（95%CI：7.6～13.8）个月，安慰剂联合硼替佐米和地塞米松组是 5.8（95%CI：4.4～7.1）个月［危害比为 0.52（95%CI：0.36～0.76）］。在之前接受过硼替佐米和免疫调节剂治疗这一组患者中（n=193），使用改良的 EBMT 标准评估缓解率，帕比司他联合硼替佐米和地塞米松组的总缓解率是 59%，完全缓解率、近完全缓解率、部分缓解率分别是 8.5%、13.8%、36.2%，安慰剂联合硼替佐米和地塞米松组的总缓解率是 41%，完全缓解率、近完全缓解率、部分缓解率分别是 2.0%、7.1%、32.3%。

（刘为青　蒋鸿超）

参考文献

陈娥，欧俐苹，唐敏，等. 2016. 帕比司他逆转前列腺癌细胞 hepaCAM 基因表达机制研究. 中国生物工程杂志，36（6）：9-17

Atadja P. 2009. Development of the pan-DAC inhibitor panobinostat（LBH589）：Successes and challenges. Cancer Lett，280（2）：233-241

Berenson JR，Hilger JD，Yellin O，et al. 2014. A phase 1/2 study of oral panobinostat combined with melphalan for patients with relapsed or refractory multiple myeloma. Ann Hematol，93（1）：89-98

Feld R，Woo MM，Leighl N，et al. 2013. A clinical investigation of inhibitory effect of panobinostat on CYP2D6 substrate in patients with advanced cancer. Cancer Chemother Pharmacol，72（4）：747-755

Gandesiri M，Chakilam S，Ivanovska J，et al. 2016. DAPK plays an important role in panobinostat-induced autophagy and commits cells to apoptosis under autophagy deficient conditions. Apoptosis，17（12）：1300-1315

Hall CJ，Doss S，Hay N，et al. 2016. NICE guidance on panobinostat for patients with multiple myeloma after at least two previous treatments. Lancet Oncol，17（3）：279-280

Iancu-Rubin C，Gajzer D，Mosoyan G，et al. 2012. Panobinostat（LBH589）-induced acetylation of tubulin impairs megakaryocyte maturation and platelet formation. Exp Hematol，40（7）：564-574

Mangiacavalli S，Pochintesta L，Ravelli E. 2015. Panobinostat in combination with bortezomib and dexamethasone as induction therapy in patients with multiple myeloma，candidates for autologous transplant. Leuk lymphoma，56（6）：1901-1902

Ocio EM，Dávila J，Caballero JC. 2015. Evidence of long-term disease control with panobinostat maintenance in patients with relapsed multiple myeloma. Haematologica，100（7）：e289-291

Rajan AM，Buadi FK，Rajkumar V. 2015. Effective use of panobinostat in combination with other active agents in myeloma in a novel 5-drug combination：Case Report and Interesting Observations. Am J Hematol，91（2）：E5-E6

Rajkumar SV. 2004. Panobinostat for the treatment of multiple myeloma. Lancet Oncol，（11）：1178-1179

Richardson PG，Harvey RD，Laubach JP，et al. 2016. Panobinostat for the treatment of relapsed or relapsed/refractory multiple myeloma：pharmacology and clinical outcomes. Expert rev Clini Pharmacol，9（1）：35-48

Richardson PG，Schlossman RL，Alsina M，et al. 2013. PANORAMA 2：panobinostat in combination with bortezomib and dexamethasone in patients with relapsed and bortezomib-refractory myeloma. Blood，122（14）：2331-2337

San-Miguel JF，Hungria VT，Yoon SS，et al. 2014. Panobinostat plus bortezomib and dexamethasone versus placebo plus bortezomib and dexamethasone in patients with relapsed or relapsed and refractory multiple myeloma：a multicentre，randomised，double-blind phase 3 trial. Lancet Oncol，15（11）：1195-1206

San-Miguel JF，Richardson PG，Günther A，et al. 2013. Phase Ⅰb Study of Panobinostat and Bortezomib in Relapsed or Relapsed and Refractory mUltiple Myeloma. J Clin Oncol，31（29）：3696-3703

Sharma S，Beck J，Mita M. 2013. A phase Ⅰ dose-escalation study of intravenous panobinostat in patients with lymphoma and solid tumors. Invest New Drugs，31（4）：974-985

Sharma S，Witteveen PO，Lolkema MP，et al. 2015. A phase Ⅰ，open-label，multicenter study to evaluate the pharmacokinetics and safety of oral panobinostat in patients with advanced solid tumors and varying degrees of renal function. Cancer Chemoth Pharm，75（1）：87-95

Slingerland M，Hess D，Clive S，et al. 2014. A phase Ⅰ，open-label，multicenter study to evaluate the pharmacokinetics and safety of oral panobinostat in patients with advanced solid tumors and various degrees of hepatic function. Cancer Chemother Pharmacol，74（5）：1089-1098

Wang G，Niu X，Zhang W. 2015. Synergistic antitumor interactions between MK-1775 and panobinostat in preclinical models of pancreatic cancer. Cancer lett，356（2 Pt B）：656-668

Zhang L，Lebwohl D，Masson E，et al. 2008. Clinically relevant QTc prolongation is not associated with current dose schedules of LBH589（panobinostat）. J Clin Oncol，26（2）：332-333

五十一、卡 非 佐 米

卡非佐米（英文名：Carfilzomib，商品名：Kyprolis™）是一种蛋白酶体抑制剂，分子式为 $C_{40}H_{57}N_5O_7$，结构式如下：

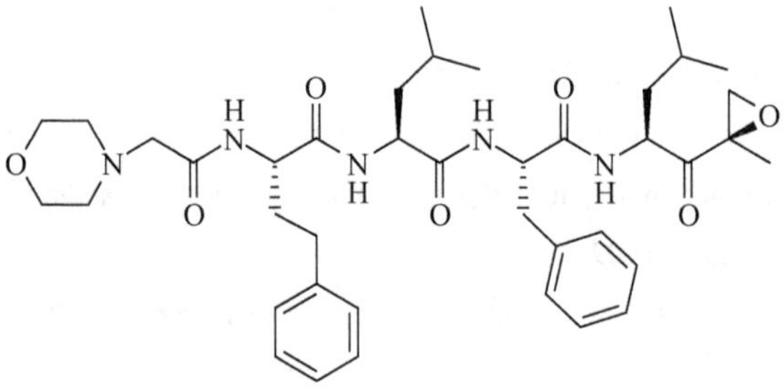

FDA 批准该药与来那度胺、地塞米松等药物联用，治疗既往至少接受过两种优先疗法，包括硼替佐米和免疫调节剂，且被证实在结束治疗后的 60 天内出现疾病进展的多发性骨髓瘤患者。

（一）卡非佐米的作用机制

卡非佐米是一种四肽环氧酮蛋白酶抑制剂，它不可逆地与 20S 蛋白酶 N 端苏氨酸含活性位点相结合，主要靶点为构成蛋白酶体（c20S）和免疫蛋白酶（i20S）上的糜蛋白酶样亚基，通过选择性抑制蛋白酶体的糜蛋白酶样活性，从而诱导肿瘤细胞死亡。在体外实验中，卡非佐米在实体瘤和血液肿瘤细胞中显示具有抗增殖和凋亡活性。动物实验显示，可抑制血液和组织蛋白酶体活性，并延缓多发性骨髓瘤、血液肿瘤和实体瘤模型中的肿瘤生长。

（二）药代动力学

吸收：单剂量静脉给药 27mg/m^2 后峰浓度和 AUC 分别为 4232ng/ml 和 379（ng • h）/ ml。随后重复给予卡非佐米 15mg/m^2 和 20mg/m^2 剂量，在第一个疗程的第 1 天、第 15 天、第 16 天药物的 AUC 和半衰期相似，提示卡非佐米无系统蓄积。在 20～36mg/m^2 的剂量时，全身暴露量呈剂量依赖性增加。

分布：$20mg/m^2$卡非佐米的稳态分布容积为28L。

代谢与消除：卡非佐米快速广泛代谢。肽片段和卡非佐米的二元醇是在人类血浆、尿中测到的和体外人类肝细胞产生的主要代谢物，提示肽酶分解和环氧化物水解是代谢的主要途径。

（三）FDA批准的适应证和在中国上市情况

1. FDA批准适应证 卡非佐米作为单药，适用于既往至少经过两个优先疗法，包括硼替佐米和免疫调节剂，且被证实在结束治疗后的60天内出现疾病进展的多发性骨髓瘤患者。

卡非佐米联合来那度胺和地塞米松，用于既往接受过1～3个疗程一线治疗的复发性多发性骨髓瘤患者的治疗。

2. 中国上市应用情况 目前卡非佐米尚未在中国上市，尚无相关临床试验在中国国内开展。

（四）剂型规格

卡非佐米为60mg白色或灰白色块状或者粉末状，单次使用小瓶装置。

（五）用法用量

1. 使用方法 每周连续2天静脉注射2～10分钟，持续3周（在第1天、第2天、第8天、第9天、第15天和第16天注射）后停药12天，每28天为1个疗程。

在第1疗程，起始剂量为$20mg/m^2$，如果患者耐受，第2疗程可将剂量增至$27mg/m^2$，并在后期治疗中维持此剂量。治疗可持续直至疾病恶化或出现不可耐受的毒性。

2. 不良反应管理

（1）常见的不良反应：在对多发性骨髓瘤患者使用卡非佐米的临床试验中观察到最常见的不良反应（发生率30%或更大）是疲乏、贫血、恶心、血小板减少、呼吸困难、腹泻和发热。除此之外，还有心搏骤停、充血性心力衰竭、心肌缺血、肺动脉高压、肺部并发症、输注反应、肿瘤溶解综合征、肝毒性和肝衰竭。

（2）停药原则：在使用卡非佐米的过程中，若出现不良反应可考虑降低一个剂量水平用药，从$27mg/m^2$降到$20mg/m^2$，或者从$20mg/m^2$降到$15mg/m^2$视为降低一个剂量水平。

不同不良反应剂量调整参考见表2-51-1。

表2-51-1 不同不良反应的剂量调整指南

不良反应	严重程度/症状	剂量调整参考
血液毒性	3级或4级中性粒细胞减少 4级血小板减少	暂停用药。下次计划给药前如完全恢复，继续相同剂量水平。如恢复至2级中性粒细胞减少或3级血小板减少，降低一个剂量水平。如耐受，由医生决定降低剂量后可否递增至以前剂量
其他非血液学毒性	心脏毒性： 3级或4级，新发作或充血性心力衰竭 充血性心力衰竭 左心室功能减低 心肌缺血	暂停用药，直至毒性消失或恢复至基线值。毒性消失后，若重新用药，可降低1个剂量水平恢复用药
	肺动脉高压	暂停用药，直至毒性消失或恢复至基线值。由医生决定是减低剂量使用或恢复至起始剂量。如耐受，由医生决定降低剂量后可否递增至以前剂量

续表

不良反应	严重程度/症状	剂量调整参考
其他非血液学毒性	肺部并发症 3 级或 4 级	暂停用药，直至毒性消失或恢复至基线值。下次计划治疗时考虑减低剂量 1 个剂量水平再开始。如耐受，由医生决定降低剂量后可否递增至以前剂量
	肝脏毒性 氨基转移酶、胆红素或其他肝功能异常 3 级或 4 级升高	暂停用药，直至毒性消失或恢复至基线值。解决后，下次计划治疗时考虑减低剂量 1 个剂量水平再开始，经常监测肝功能。如耐受，由医生决定降低剂量后可否递增至以前剂量
	肾毒性 血清肌酐等于或大于 2 倍基线值	不给药直至肾功能恢复至 1 级或基线水平，同时监视肾功能。若肾毒性是由用药引起，下次计划治疗时考虑减低 1 个剂量水平再开始。若肾毒性并非由于用药引起，恢复起始剂量用药。如耐受，由医生决定降低剂量后可否递增至以前剂量
	周围神经病变 3 级或 4 级	暂停用药，直至毒性消失或恢复至基线值。由医生决定再开始用药是恢复为起始剂量还是降低 1 个剂量水平。如耐受，由医生决定降低剂量后可否递增至以前剂量
	其他 3 级或 4 级非血液学毒性	暂停用药，直至毒性消失或恢复至基线值。毒性消失后，若重新用药，可降低 1 个剂量水平恢复用药。如耐受，由医生决定降低剂量后可否递增至以前剂量

（六）禁忌

卡非佐米无特定禁忌证，但使用时需参考剂量调整、不良反应及特殊人群用药。

（七）特殊人群用药

1. 妊娠期患者 在妊娠期妇女中没有使用卡非佐米的充足研究，但是卡非佐米对胎儿有一定的伤害，建议妇女在使用卡非佐米治疗期间及治疗完成后至少两周内采取有效的避孕措施。

2. 哺乳期患者 尚无相关信息认为卡非佐米是否被排泄至人乳，对产乳的影响及对母乳喂养的婴儿也尚无研究，但母乳喂养的发展效益和健康效益应该与母亲对卡非佐米的临床需要同时考虑，还应该考虑到卡非佐米对婴儿可能造成的副作用及母亲的自身条件。

3. 儿科患者 尚未确定卡非佐米在儿童患者中的安全性和有效性。

4. 老年患者 在对接受卡非佐米治疗患者的研究中，老年患者和较年轻患者间关于卡非佐米的安全性和有效性无明显差别。

（八）临床研究介绍

1. 与来那度胺及地塞米松联合治疗多发性骨髓瘤患者 Ⅰ期研究是一项随机、非盲、多中心研究，评价卡非佐米、来那度胺和低剂量的地塞米松三种药物（KRD）联合，与来那度胺、低剂量地塞米松两种药物（RD）联合在治疗多发性骨髓瘤患者中的疗效。入组患者既往均接受过 1～3 个周期的一线治疗，一线治疗是指有计划的包括序列诱导、移植、巩固和（或）维持在内的疗程，不包括因为缺乏疗效（包括复发、疾病进展）而中断的治疗。患者有以下情况者不纳入研究：对硼替佐米耐药，对来那度胺和地塞米松耐药，肌酐清除率小于 50ml/min，纽约心脏协会Ⅲ～Ⅳ级的心力衰竭，或在过去的 4 个月中出现过心肌梗死。持续给药 18 个周期，直至疾病恶化或者出现不可耐受的不良反应，出现不良反应应尽早终止使用卡非佐米，来那度胺和地塞米松可以一直使用到出现这些情况时停止。

792 例患者按照 1∶1 的比例随机分配到 KRD 和 RD 治疗组，结果显示，接受 KRD 治疗的患者比接受 RD 的患者延长了无进展生存期，接受 KRD 治疗的患者无进展生存期的中位数是 26.3 个月，而接受 RD 治疗的患者无进展生存期中位数为 17.6 个月，两组中总存活率并没有显著的差异。

2. 对复发和难治性多发性骨髓瘤患者的单一治疗 在卡非佐米作为单药治疗的Ⅱ期单组、多中心临床试验中，入组患者为复发的多发性骨髓瘤患者，这些患者既往均接受过至少两次治疗，包括硼替佐米和沙利度胺和（或）来那度胺，并且有不足 25%的患者对最近的治疗有反应，或者在最近治疗的 60 天内疾病恶化。以下几类患者被排除入研究：对先前的治疗耐受，或者血清总胆红素在正常值上限 2 倍及以上，肌酐清除率不到 30ml/min，纽约心脏协会Ⅲ～Ⅳ级的心力衰竭，有心脏局部缺血的症状，在过去 6 个月中出现过心肌梗死，周围神经病变 3～4 级，或者周围神经病变 2 级伴疼痛，需要治疗的活动性感染，或者胸腔积液。

卡非佐米使用时，每次历时 2～10 分钟静脉输注给药，每周连续 2 天，连续 3 周后停止 12 天，每 28 天为 1 个周期，第 1 周期的第 1 天、第 2 天推荐剂量为 $20mg/m^2$，如果患者耐受，在第 1 周期的第 8 天剂量增加为 $27mg/m^2$，第 18 周期后停止卡非佐米，当疾病进展或者出现不能耐受的毒性反应时，继续治疗。此研究包括 266 例患者，年龄中位数为 63.0 岁，主要评测指标为总缓解率（CR+PR+VGPR），根据国际骨髓瘤协会标准，由独立审评委员会评估，达到完全缓解（CR）的有 1 例，很好的部分缓解（VGPR）有 13 例，部分缓解（PR）有 47 例，总共有效的为 61 例。

（刘为青 蒋鸿超）

参考文献

Alsina M，Trudel S，Furman RR，et al. 2012. A phase Ⅰ single-agent study of twice-weekly consecutive-day dosing of the proteasome inhibitor carfilzomib in patients with relapsed or refractory multiple myeloma or lymphoma. Clin Cancer Res，18（17）：4830-4840

Ao L，Wu Y，Kim D，et al. 2012. Development of peptide-based reversing agents for p-glycoprotein-mediated resistance to carfilzomib. Mol Pharm，9（8）：2197-2205

Berdeja JG，Hart LL，Mace JR. 2015. Phase Ⅰ/Ⅱ study of the combination of panobinostat and carfilzomib in patients with relapsed/refractory multiple myeloma. Haematologica，100（5）：670-676

Berenson JR，Hilger JD，Yellin O，et al. 2014. Replacement of bortezomib with carfilzomib for multiple myeloma patients progressing from bortezomibcombination therapy. Leukemia，28（7）：1529-1536

Dasmahapatra G，Lembersky D，Son MP，et al. 2011. Carfilzomib interacts synergistically with histone deacetylase inhibitors in mantle cell lymphoma cells in vitro and in vivo. Mol Cancer Ther，10（9）：1686-1697

Dimopoulos MA，Sonneveld P，Siegel D. 2015. Carfilzomib and pomalidomide in patients with relapsed and/or refractory multiple myeloma with baseline risk factors. Ann Oncolo，26（11）：2247-2256

Jonsson F，Ou Y，Claret L，et al. 2015. A tumor growth inhibition model based on m-protein levels in subjects with relapsed/refractory multiple myeloma following single-agent carfilzomib use. CPT Pharmacometrics Syst Pharmacol，4（12）：711-719

Mehta A，Zhang L，Boufraqech M. 2015. Carfilzomib is an effective anticancer agent in anaplastic thyroid cancer. Endocr Relat Cancer，22（3）：319-329

Papadopoulos KP, Siegel DS, Vesole DH. 2015. Phase I study of 30-minute infusion of carfilzomib as single agent or in combination with low-dose dexamethasone in patients with relapsed and/or refractory multiple myeloma. J Clin Oncol, 33 (7): 732-739

Sacco A, Aujay M, Morgan B, et al. 2011. Carfilzomib-dependent selective inhibition of the chymotrypsin-like activity of the proteasome leads to antitumor activity in waldenstrom' s macroglobulinemia. Clin Cancer Res, 17 (7): 1753-1764

Siegel D S, Martin T, Wang M, et al. 2012. A phase 2 study of single-agent carfilzomib (PX-171-003-A1) in patients with relapsed and refractory multiple myeloma. Blood, 120 (14): 2817-2825

Squifflet P, Michiels S, Siegel D. 2015. Relationship between carfilzomib dose and efficacy outcomes in patients with relapsed and/or refractory multiple myeloma. Clinical Iymphoma Myeloma Leuk, 15 (11): 680-686

Steele JM. 2013. Carfilzomib: a new proteasome inhibitor for relapsed or refractory multiple myeloma. J Oncol Pharm Pract, 19 (4): 348-354

Van der Helm LH, Bosman MC, Schuringa JJ. 2015. Effective targeting of primitive AML CD34 (+) cells by the second-generation proteasome inhibitor carfilzomib. Br J Haematol, 171 (4): 652-655

Vij R, Siegel DS, Jagannath S, et al. 2012. An open-label, single-arm, phase 2 study of single-agent carfilzomib in patients with relapsed and/or refractory multiple myeloma who have been previously treated with bortezomib. Br J Haematol, 158 (6): 739-748

Wang Q, Li C, Peng X. 2015. Combined treatment of carfilzomib and z-VAD-fmk inhibits skeletal proteolysis and apoptosis and ameliorates cancer cachexia. Med Oncol, 32 (4): 100

Wartman LD, Fiala MA, Fletcher T. 2015. A phase I study of carfilzomib for relapsed or refractory acute myeloid and acute lymphoblastic leukemia. Leuk Lymphoma, 57 (3): 728-730

Yang J, Wang Z, Fang Y, et al. 2011. Pharmacokinetics, Pharmacodynamics, Metabolism, Distribution, and Excretion of Carfilzomib in Rats. Drug Metab Dispos, 39 (10): 1873-1882

Zangari M, Aujay M, Zhan F, et al. 2011. Alkaline phosphatase variation during carfilzomib treatment is associated with best response in multiple myeloma patients. Eur J Haematol, 86 (6): 484-487

五十二、奥 拉 帕 尼

奥拉帕尼（英文名：Olaparib，商品名：Lynparzaor）是一种创新口服多腺苷二磷酸核糖聚合酶强抑制剂，分子式为 $C_{24}H_{23}FN_4O_3$，结构式如下：

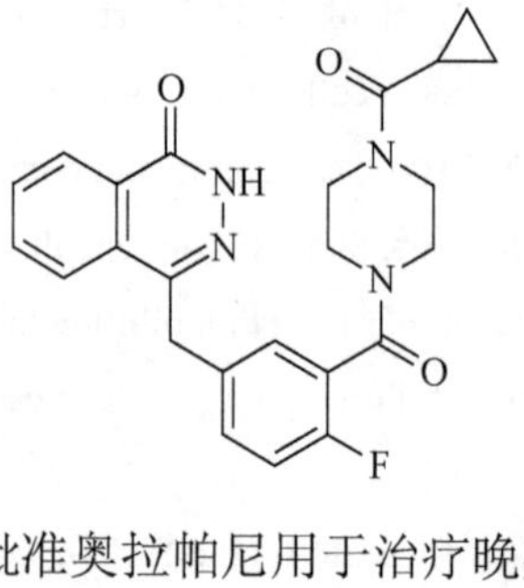

FDA 于 2014 年 12 月 19 日批准奥拉帕尼用于治疗晚期 BRCA 突变的卵巢癌。

（一）奥拉帕尼的作用机制

奥拉帕尼是一种多腺苷二磷酸核糖聚合酶（PARP）抑制剂，可阻断参与修复受损DNA的酶。PARP 包括 PARP-1、PARP-2 和 PARP-3，PARP 酶涉及正常细胞动态平衡，如 DNA 转录、细胞周期调节和 DNA 修复。经证实，奥拉帕尼单药或是基于铂的化疗可以抑制肿瘤细胞系的生长，并可降低小鼠异种移植瘤的肿瘤生长，如单方治疗。奥拉帕尼可以抑制选择肿瘤细胞株生长，在人类的小鼠异种移植人癌模型中减低肿瘤生长，作为单药治疗或基于铂化疗后两方面。注意到用奥拉帕尼治疗后在细胞株中和有 BRCA 缺陷的小鼠肿瘤模型增加细胞毒性和抗肿瘤活性。体外研究已显示奥拉帕尼诱导细胞毒性可能涉及 PARP 酶活性的抑制作用和 PARP-DNA 复合物形成增加，导致细胞动态平衡破坏和细胞死亡。

（二）药代动力学

吸收：通过口服胶囊制剂的奥拉帕尼后，药物成分被迅速吸收，血浆浓度峰值在给药后 1～3 小时实现。在多次给药后无明显积蓄（每天 2 次的蓄积比为 1.4～1.5），3～4 天实现稳态暴露。

分布：单次 400mg 剂量后，奥拉帕尼有一个平均的（±标准差）稳态表观分布容积：（167±196）L。在血浆中，每天 2 次使用奥拉帕尼 400mg 后，其体外蛋白结合约 82%。

代谢：在体外，CYP3A4 是主要负责奥拉帕尼代谢的酶。

排泄：单次使用奥拉帕尼 400mg 后观察到，平均（±标准差）终末血浆半衰期为（11.9±4.8）小时，表观血浆清除率为（8.6±7.1）L/h。

（三）FDA 批准适应证及中国上市应用情况

1. FDA 批准适应证　奥拉帕尼适于单药使用，治疗经 FDA 批准的测试方法检测为有害的或疑似有害突变的 gBRCA 晚期卵巢癌患者，且既往接受过 3 种及以上方案的化疗。

2. 中国上市应用情况　目前奥拉帕尼尚未被批准在中国上市，尚无相关临床试验在中国国内开展。

（四）剂型规格

奥拉帕尼为白色不透明硬胶囊，每粒 50mg。

（五）用法用量

1. 使用方法　单次奥拉帕尼的推荐剂量是 400mg（8 粒 50mg 胶囊），每天 2 次，每天总剂量 800mg，连续治疗直至疾病进展或出现不耐受的不良反应。奥拉帕尼只能整粒吞服，不可咀嚼或溶解。若患者漏服一次奥拉帕尼，不需补服，只需在下一次用药时间按原剂量服用即可。

2. 不良反应管理　常见的不良反应：临床试验最常见的不良反应（≥20%）是贫血、恶心、乏力、呕吐、腹泻、味觉障碍、消化不良、头痛、食欲下降、鼻咽炎/咽炎/上呼吸道感染、咳嗽、关节痛/肌肉骨骼痛、肌痛、背部疼痛、皮炎/皮疹和腹痛/不适。

最常见的实验室检查异常（≥25%）为肌酐提高，平均红细胞体积升高，血红蛋白降低，淋巴细胞降低，中性粒细胞绝对值减少，血小板减少。

3. 停药原则　对于不良反应，考虑将每天服用剂量减低至 400mg，即每次 200mg（4 粒 50mg 胶囊），每天 2 次。如需要进一步减低剂量，那么每天减低至 200mg，即每次 100mg（2 粒 50mg 胶囊），每天 2 次。

（六）禁忌

奥拉帕尼无特定禁忌证，但使用时需参考剂量调整、不良反应及特殊人群用药。

（七）特殊人群用药

1. 妊娠期患者　根据其作用机制和动物实验发现，奥拉帕尼对胎儿有潜在危害性。如患者在妊娠期间用药，或如用药物期间妊娠，应告知药物对胎儿潜在的危害性。

2. 哺乳期患者　尚不明确奥拉帕尼是否排泄在人乳汁中。鉴于许多药物都排泄在人乳中，且该药对婴儿潜在严重危害，患者应权衡用药效益，做出决定终止哺乳或终止用药。

3. 儿科患者　尚未在儿童患者中确定奥拉帕尼的安全性和疗效。

4. 老年患者　在一项针对 65 岁及以上患者和 65 岁以下患者的临床研究中，没有观察到个别不良事件，安全性图形相似。

5. 肝功能不全患者　尚未在肝功能不全患者中确定奥拉帕尼的安全性和疗效。

6. 肾功能不全患者　初步数据显示，轻度肾受损患者（CLcr 50～80ml/min）较正常肾功能患者（CLcr＞80ml/min）的均数暴露增加 1.5 倍。建议 CLcr 50～80ml/min 的患者无须调整用药开始剂量，但应密切监视患者毒性。在中度或严重肾受损（CLcr＜50ml/min）患者中尚未开展相关研究。

（八）临床研究介绍

一项单臂临床研究，对恶性的或被怀疑为恶性的生殖系突变的 BRCA（gBRCAm）晚期癌患者使用奥拉帕尼的疗效进行研究。共纳入 137 例既往接受过 3 次及以上化疗治疗的可测量的 gBRCAm 相关卵巢癌患者。所有患者接受奥拉帕尼单药 400mg、每天 2 次的用药方案，直至疾病进展或出现不耐受的毒性。研究者按照 RECIST 1.1 标准对总缓解率和缓解持续时间进行评估。

患者的中位年龄为 58 岁，多数为白种人（94%），93%患者 ECOG PS 为 0 或 1 分。患者血液样本中，97%（59/61）为有害的或疑似有害突变的 gBRCA 晚期卵巢癌患者，这些是被 FDA 批准的可以使用奥拉帕尼治疗的患者。

表 2-52-1 总结了研究疗效结果。

表 2-52-1　奥拉帕尼用于 BRCA（gBRCAm）晚期癌患者研究疗效结果（n=137）

总缓解率［%（95%CI）］	34（26～42）
完全缓解（%）	2
部分缓解（%）	32
中位反应时间［月（95%CI）］	7.9（5.6～9.6）

研究接收 3 种或更多化疗方案治疗的有害突变 gBRCA 晚期卵巢癌患者的总体缓解和缓解时间。

在 300 例患者有 gBRCA 突变的晚期卵巢癌中曾研究奥拉帕尼 400mg、每天 2 次作为单药治疗，而 223 例这些患者曾接受以上的化疗。在 223 例有 gBRCA 突变的卵巢癌患者接受三线上述或以上以前化疗（包括 137 例患者在上述研究中有可测量的疾病）在 40%患者中不良反应导致剂量中断，4%患者剂量减低，而 7%患者终止药物。8 例（4%）患者有不良反应导致死亡，2 例归咎于急性白血病，1 例归咎于慢性阻塞性肺疾病、脑血管意外、小肠穿孔、肺栓塞、脓毒血症和缝合破裂。在 223 例接受奥拉帕尼患者曾被鉴定以下不良反应和实验室异常 10%～20%：咳嗽、便秘、味觉障碍、周边水肿、背痛、眩晕、头痛、泌尿道感染、呼吸困难和皮疹。在 223 例接受奥拉帕尼的患者中，鉴定为以下不良反应和实验室异常者占 1%～10%：白细胞减少、口腔炎、周围神经病变、发热、低镁血症、高血糖、焦虑、抑郁、失眠、尿痛、尿失禁、外阴阴道疾病、干皮肤/湿疹、瘙痒、高血压、静脉血栓（包括肺栓塞）和潮热。

（刘为青　蒋鸿超）

参 考 文 献

陈逢生，陈晓华，曹小龙，等. 2015. 拉帕替尼联合顺铂对人食管癌细胞株 Eca-109 增殖的抑制作用. 山东医药，55（24）：33-34

陈晓萌，樊鹏利，秦玉花，等. 2015. 拉帕替尼对胃癌 SGC-7901 细胞株抑制作用. 中国处方药，13（5）：29-30

胡孟达. 2016. 拉帕替尼联合紫杉醇治疗胃癌的疗效分析. 中外医疗，35（27）：145-147

唐跃年，金樑，孙朝荣. 2015. 治疗遗传性卵巢癌的新药——奥拉帕尼. 药学实践杂志，33（4）：373-375

屠彦红，李娜，高士秀，等. 2015. 拉帕替尼诱导人鼻咽癌 CNE-2Z 细胞周期阻滞和细胞凋亡观察. 解放军医学杂志，40（7）：568-573

王丹丹，宋宁宁，亢春彦，等. 2016. 常山酮联合拉帕替尼对乳腺癌脑转移的抑制作用研究. 中国实用神经疾病杂志，19（16）：121-122

王蕾蕾，张朝蓬，王兴武. 2014. 拉帕替尼耐药乳腺癌细胞株的建立及耐药机制的研究. 肿瘤，34（6）：520-525

张红，毛晓韵，林哲洙，等. 2011. 拉帕替尼诱导 Her-2 高表达乳腺癌细胞凋亡的机制探讨. 山东医药，51（50）：1-3

Damia G，Sessa C. 2014. Successes and limitations of targeted cancer therapy in ovarian cancer. Pro Tumor Res，41：89-97

Frampton JE. 2015. Olaparib：a review of its use as maintenance therapy in patients with ovarian cancer. BioDrugs，29（2）：143-150

Girolimetti G，Perrone AM，Santini D，et al. 2014. BRCA-associated ovarian cancer：from molecular genetics to risk management. Biomed Res Int，787143

Henneman L，van Miltenburg MH，Michalak EM. 2015. Selective resistance to the PARP inhibitor olaparib in a mouse model for BRCA1-deficient metaplastic breast cancer. Pro Natl Acad Sci U S A，112（27）：8409-8414

Kaji D，Miura Y，Takano T. 2012. Olaparib in platinum-sensitive ovarian cancer. N Engl Med，367（2）：179

Ledermann J，Harter P，Gourley C. 2014. Olaparib maintenance therapy in patients with platinum-sensitive relapsed serous ovarian cancer：a preplanned retrospective analysis of outcomes by BRCA status in a randomised phase 2 trial. Lancet Oncol，15（8）：852-861

Lheureux S，Bowering V，Karakasis K. 2015. Safety evaluation of olaparib for treating ovarian cancer. Expert Opin Drug Saf，14（8）：1305-1316

Min A，Im SA，Kim DK. 2015. Histone deacetylase inhibitor，suberoylanilide hydroxamic acid（SAHA），enhances anti-tumor effects of the poly（ADP-ribose）polymerase（PARP）inhibitor olaparib in triple-negative breast cancer cells. Breast Cancer Res，17：33

Ordóñez JL，Amaral AT，Carcaboso AM. 2015. The PARP inhibitor olaparib enhances the sensitivity of Ewing sarcoma to trabectedin. Oncotarget，6（22）：18875-18890

Pessetto ZY，Yan Y，Bessho T. 2016. Erratum to：inhibition of BRCT（BRCA1）-phosphoprotein interaction enhances the cytotoxic effect of olaparib in breast cancer cells：a proof of concept study for synthetic lethal therapeutic option. Breast Cancer Res Treat，155（3）：613

Stan B. Kaye，Jan Lubinski，Ursula Matulonis. 2012. Phase Ⅱ，open-label，randomized，multicenter study comparing the efficacy and safety of olaparib，a poly（ADP-ribose）polymerase inhibitor，and pegylated liposomal doxorubicin in patients with BRCA1 or BRCA2 mutations and recurrent ovarian cancer. J Clin Oncol，30（4）：372-379

Tucker H，Charles Z，Robertson J. 2016. NICE guidance on olaparib for maintenance treatment of patients with relapsed，platinum-sensitive，BRCA mutation-positive ovarian cancer. Lancet Oncol，17（3）：277-278

五十三、前列腺癌疫苗

前列腺癌疫苗（英文名：Sipueucel-T，商品名：Provenge）是一种自体细胞免疫治疗疫苗，由于是自体个性化疫苗，故无统一的分子式、分子结构和药代动力学。该疫苗中的细胞学组分是来自患者的白细胞分离得到的细胞组分。除了抗原呈递细胞（APC），最终产品含 T 细胞、B 细胞、自然杀伤（NK）细胞和其他细胞。各次前列腺癌疫苗给予存在细胞数和细胞组分是变化的。各次剂量前列腺癌疫苗含最少用 PAP-GM-CSF 活化的 5000 万自体 $CD54^+$细胞，悬浮在 250ml［美国药典标准（USP）］的乳酸钠林格注射液中。

该药由美国 Dendreon 制药公司研制，2010 年经美国 FDA 批准应用于治疗无症状或轻微症状的转移性去势抵抗性前列腺癌（mCRPC）患者，不良反应轻，且可延长患者生存期 4.1 个月。

（一）前列腺癌疫苗的作用机制

前列腺癌疫苗确切的作用机制目前还不清楚。其是一种自体细胞免疫治疗疫苗，由包括 APC 在内的自体外周血单核细胞组成，可激活肿瘤特异性 $CD8^+$细胞，利用其细胞杀伤力杀灭肿瘤细胞。因为 95%以上的前列腺癌细胞均表达前列腺磷酸酶（PAP），且 PAP 具有高度的组织特异性，故而 PAP 是前列腺癌治疗性疫苗的开发靶点。体外培养显示：PAP 可与粒细胞-巨噬细胞集落刺激因子（CM-CSF）相结合生成融合蛋白 PAP-GM-CSF，PAP-GM-CSF 再与自身 APC 共同培养，两者融合蛋白可分解为小分子多肽并呈现于 APC 表面，使 APC 具有高效的装载和处理抗原能力，从而提高机体对肿瘤细胞的免疫应答，达到识别和杀灭肿瘤细胞的目的。

（二）FDA 批准适应证及中国上市应用情况

1. FDA 批准适应证 前列腺癌疫苗适用于无症状或仅有轻微症状的 mCRPC 的治疗。

2. 中国上市应用情况 目前前列腺癌疫苗尚未在中国上市，尚无相关临床试验在中国国内开展。

（三）剂型规格

每剂前列腺癌疫苗包含至少 5000 万由 PAP-CM-CSF 激活的自体 $CD54^+$细胞，悬浮在 250ml 乳酸林格液中，在密封的患者专用输液袋中保存。

（四）用法用量

1. 使用方法 推荐剂量为每 2 周给药 1 次，3 次为 1 个疗程。患者在输液前需口服对乙酰氨基酚（扑热息痛）和如苯海拉明之类的一种抗组胺药。每 1 剂输注时间约为 60 分钟，输注时不要用细胞过滤器，期间至少每 30 分钟观察 1 次，注意观察可能出现的急性输注反应，并视严重程度采取减慢输注速率或停止输注的措施，必要时可采取相应的药物治疗。

2. 不良反应管理

（1）常见的不良反应：最常见的不良反应（发生率超过 15%）为畏寒、乏力、发热、背痛、恶心、关节疼痛和头痛。

（2）停药原则：任何情况下如果患者无法接受预定的前列腺癌疫苗注入，且需要继续进行下一疗程的治疗，则在用药之前要额外接收白细胞分离。

（3）不同不良反应剂量调整参考：如果出现急性输液反应，如寒冷、疲劳、发热、恶心和关节疼痛，应中断用药或缓慢注射，并根据需要进行适当的医疗处理。

在临床试验中，急性输液反应时使用对乙酰氨基酚，静脉注射 H_1（或 H_2）受体拮抗剂或在低剂量静脉注射哌替啶进行治疗。

（五）禁忌

前列腺癌疫苗仅供自体使用，有心脏和肺疾病患者需密切监护。

（六）特殊人群用药

老年患者：在对照临床试验中，使用前列腺癌疫苗的患者中有 72.9%（438/601）年龄在 65 周岁及以上，研究结果显示该类人群与年轻患者没有明显的疗效差异。

（七）临床研究介绍

在 3 个类似随机化、双盲、安慰剂对照研究中，对前列腺癌疫苗的治疗效果进行研究，纳入研究对象为去势抵抗性前列腺癌转移患者，遵循随机化原则，两治疗组患者接受一系列白细胞去除程序（约 0 周、2 周、4 周）。每次注射前列腺癌疫苗或控制 3 天后行 1 次白细胞去除。控制是指自体外周血单核细胞没有被激活。疾病进展后，内科医生自由裁量其他干预措施治疗患者疾病。

1. 研究 1　研究 1 是一个随机、双盲、安慰剂对照的多中心试验，选取对象为无症状或者症状轻微的有转移趋势的前列腺癌患者。符合条件的患者在软组织或者骨骼有转移，当前或者既往能找到手术或者去势治疗相伴随的证据；血清中前列腺特异性抗原浓度增高或者有骨骼、软组织疾病作为证据。排除标准包括患者有内脏（肝、肺或大脑）转移，中度到重度前列腺癌相关疼痛和既往使用麻醉剂对抗肿瘤疼痛。

共有 512 例患者按照 2∶1 的比例被随机分配到前列腺癌疫苗治疗组（n=341）和控制组（n=171）。中位年龄是 71 岁，90%的患者是白种人，35%的患者既往接受过根治性前列腺切除术，54%接受了局部化疗，82%接受了联合雄激素封闭治疗。所有选取的患者基线水准为睾酮水平在 50ng/ml 以下。40%的患者接受过双膦酸盐治疗，18%接受过包括多西紫杉醇在内的化疗；82%的患者有一个脑皮质电图为 0 的性能状态。58%的患者最初有 4 以上的格里森评分；44%的患者有骨骼和软组织转移；48%的患者只有骨转移；7%的患者只有软组织转移；43%的患者有 10 处以上骨骼转移病灶。

2. 研究 2　研究 2 是一个随机、双盲、安慰剂对照的多中心试验，选取对象为转移性去势抵抗性前列腺癌患者或者有癌症相关疼痛的患者。疾病进展时间为主要终点，主要终点的分析没有达到统计学意义。所有患者都是为了生存，但生存分析并不是预先确定的。

图 2-53-1 和表 2-53-1 中，在两个随机、第三阶段使用前列腺癌疫苗治疗有转移的去势抵抗性前列腺癌患者的研究中观测目前总的生存结果。在多个亚组间生存结果是一致的，疾病进展的分析在第三阶段使用前列腺癌疫苗治疗过程中没有达到统计学意义。

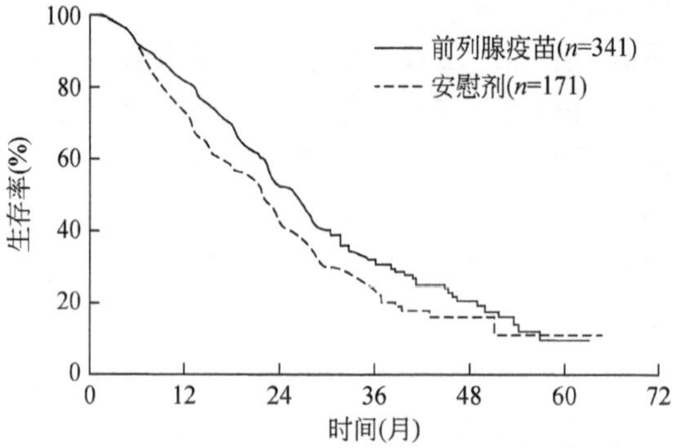

图 2-53-1　研究 1 的 Kaplan-Meier 生存分析曲线

表 2-53-1　整体存活率的总结（所有患者随机排列）

	研究 1		研究 2	
	前列腺癌疫苗（n=341）	安慰剂（n=171）	前列腺癌疫苗（n=82）	安慰剂（n=45）
整体存活率中值（月）	25.8	21.7	25.9	21.4
95% CI	22.8～27.7	17.7～23.8	20.0～32.4	12.3～25.8
危害比（95% CI）	0.775[a]（0.641～0.979）		0.586[b]（0.388～0.884）	
P 值	0.032[a]		0.010[b]	

a 基于 COX 模型调整 PSA 值和 LDH；根据双膦酸盐，骨转移数量，主要格里森评分分层的风险比和 P 值。

b 基于未调整的 COX 模型风险比。

（刘为青　蒋鸿超）

参考文献

蔡飚，焦顺昌. 2014. 前列腺癌疫苗的研究进展. 解放军医学院学报，35（9）：974-978

韩苏军，张思维，陈万青，等. 2013. 中国前列腺癌发病现状和流行趋势分析. 临床肿瘤学杂志，18（4）：330-334

李胜，曾宪涛，王行环. 2015. Simpuleucel-T 疫苗治疗转移去势抵抗性前列腺癌新进展. 现代泌尿外科杂志，20（6）：429-433

Anassi E，Ndefo UA. 2011. Sipuleucel-T（provenge）injection The first immunotherapy agent（vaccine）for hormone-refractory prostate cancer. P T，36（4）：197-202

Cheever MA，Higano，CS. 2011. PROVENGE（Sipuleucel-T）in prostate cancer：the first FDA-approved therapeutic cancer vaccine. Martin A. Clin Cancer Res，17（11）：3520-3526

Finkelstein A，Nordquist LT，Dakhil SR，et al. 2014. Impact of prior radiation treatment on sipuleucel-T product parameters in PROCEED patients. Clin Adv Hematol Oncol，90（1）：S407-S408

Garcia Jorge A. 2011. Sipuleucel-T in patients with metastatic castration-resistant prostate cancer：an insight for oncologists. Ther Adv Med Oncol，3（2）：101-108

Higano CS，Schellhammer PF，Small EJ. 2009. Integrated data from 2 randomized，double-blind，placebo-controlled，phase 3 trials of active cellular immunotherapy with sipuleucel-T in advanced prostate cancer. Cancer，115（16）：3670-3679

Kantoff P W，Higano C S，Shore ND，et al. 2010. Sipuleucel-T immunotherapy for castration-resistant prostate cancer. N Engl Med，363（5）：411-412

Nabhan C，Sartor O，Cooperberg M. 2014. Sipuleucel-T in metastatic castration-resistant prostate cancer（mCRPC）patients≥80years-old：data from PROCEED. Clin Adv Hematol Oncol，12（11）：11

Olson BM，McNeel DG. 2011. Sipuleucel-T：immunotherapy for advanced prostate cancer. Open Access J Urol，3：49-60

Shore ND，Mantz CA，Dosoretz DE，et al. 2013. Building on sipuleucel-T for immunologic treatment of castration-resistant prostate cancer. Cancer Control，20（1）：7-16

Small EJ，Schellhammer PF，Higano CS，et al. 2006. Placebo-controlled phase III trial of immunologic therapy with sipuleucel-T（APC8015）in patients with metastatic，asymptomatic hormone refractory prostate cancer. J Clin Oncol，24（19）：3089-3094

Small EJ，Lance RS，Redfern CH，et al. 2015. A randomized phase II trial of sipuleucel-T with concurrent or sequential abiraterone acetate（AA）plus prednisone（P）in metastatic castrate-resistant prostate cancer（mCRPC）. Clin Cancer Res，21（17）：3862-3869

Tombal B. 2011. Continuous improvement versus innovation：the case for sipuleucel-T. Eur Urol 61（4）：650-651

Vogelzang NJ，Vacirca JL，Kantoff PW，et al. 2014. Effect of prior abiraterone（ABI）or enzalutamide（ENZ）on sipuleucel-T（sipT）manufacture in PROCEED patients（pts）. Genitourinary Cancers Symposium，32（4）：366

五十四、维 莫 德 吉

维莫德吉（英文名：Vismodegib，商品名：Erivedge/GDC-0499）是一种具有选择性 Hedgehog 信号通路的新型口服类药物，分子式为 $C_{19}H_{14}Cl_2N_2O_3S$，结构式如下：

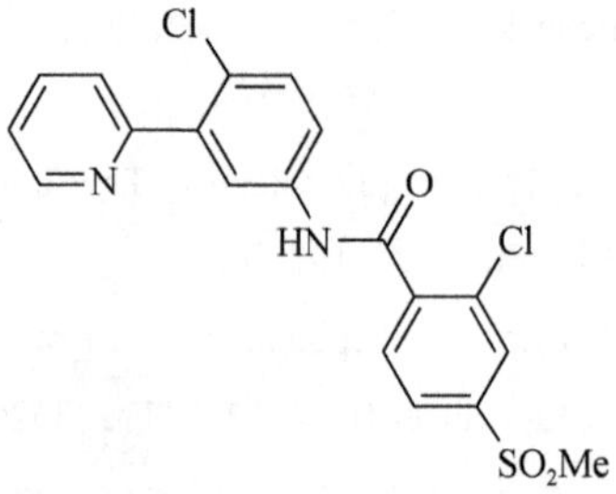

2012 年 1 月，FDA 批准维莫德吉成为美国首个获批用于晚期转移性基底细胞癌治疗的药物，专门用于已经不能开刀或化疗的局部晚期基底细胞癌或癌变已扩散至身体其他器官的基底细胞癌患者的治疗。

（一）维莫德吉的作用机制

维莫德吉是一种“刺猬”（Hedgehog，Hh）信号通路的抑制剂，Hh 信号通路的持续激活在基底细胞癌的发生发展中起着关键性作用。Hh 信号通路可表述为 Hh-Ptch-Smo-Gli 信号轴，Hh 信号的接收和传导由位于靶细胞膜上的 Patched（Ptch）和 Smoothened（Smo）组成的复合物控制，调节下游的 Gli 转录因子，控制靶基因的表达。维莫德吉是一种小分子靶向 Smo 抑制剂，能够结合 Smo 受体并抑制其信号转导，使 Ci155（核转录因子 Gli 蛋白）与一些极性蛋白，如丝氨酸-苏氨酸蛋白激酶、costal-2（cos2，一种具有动力素样功能蛋白）结合，在微管上形成复合物后，Ci155 被蛋白酶水解并释放出转录抑制蛋白 Ci75 进入细胞核，从而抑制目标基因的转录，使 Hh 目标基因的转录活性受到抑制。

（二）药代动力学

吸收：维莫德吉水溶性低，为高渗透生物药剂学分类系统Ⅱ类化合物。维莫德吉首次剂量的绝对生物利用度为 31.8%，吸收具有饱和性，稳态时维莫德吉全身暴露量不受进食影响。

分布：维莫德吉分布容积为 16.4～26.6L，与患者血浆蛋白结合率高于 99%，且该药物在血浆中代谢特点为非浓度依赖，可结合到人血清蛋白和 α_1-酸性糖蛋白（AAG），与 AAG 结合具有饱和性。与血浆蛋白结合的高亲和性和可饱和性等独立的非线性过程使维莫德吉具备了非线性的药代动力学特点。

代谢：全身循环中超过 98%的药物相关成分为母体药物。维莫德吉在人体内的代谢途径包括氧化、葡萄糖苷酸化、吡啶环开环。通过重组体 CYP2C9 和 CYP3A4/5 体外代谢产生的两个最多量的氧化代谢产物在粪便中回收。目前尚无准确的人体血浆清除率和半衰期（$t_{1/2}$），根据本品在小鼠、大鼠、犬和猴体内的血浆清除率：23.0ml/（min • kg），4.65ml/（min • kg），0.338ml/（min • kg）和 13.9ml/（min • kg），推算维莫德吉在人体中的血浆清除率为 0.649ml/（min • kg）或 0.096ml（min • kg）。根据林黄倩物种研究实验结果，实验用犬具有与人类最相似的特性，即最低血浆清除率和最长体内 $t_{1/2}$。

排泄：维莫德吉及其代谢产物主要经肝排泄，药量的 82%和 4.4%分别在粪便和尿中回收。连续给予单剂量维莫德吉 12 天后，其消除 $t_{1/2}$ 为 4 天，而单次给药后为 12 天。另外，溶解度限定了其慢代谢排泄特性。本品在小鼠和犬体内的 $t_{1/2}$ 分别为 0.976 小时和 41.8 小时，而推测其在人体内的值为 13.6 小时或 92.1 小时。

（三）FDA 批准适应证及中国上市应用情况

1. FDA 批准适应证 维莫德吉适用于治疗成人转移性基底细胞癌，或者手术后复发、不宜手术、不宜放疗的局部晚期基底细胞患者。

2. 中国上市应用情况 目前维莫德吉尚未被批准在中国上市，尚无相关临床试验在中国国内开展。

（四）剂型规格

维莫德吉为粉红色不透明体和一个灰色不透明帽组成的胶囊，每粒 150mg，胶囊上用墨水印有“150mg”，胶囊帽上印有“VISMO”。

（五）用法用量

（1）用法用量：推荐剂量为 150mg，每天 1 次，直至患者疾病进展或出现不耐受的不良反应。可与或不与食物同时服用，应整粒胶囊吞服，不可打开或压碎胶囊。如漏服一次维莫德吉，不要补服漏服剂量，只需按时间进度给予下一次剂量即可。

（2）常见的不良反应：最常见不良反应（发生率超过 10%）是肌肉痉挛、脱发、味觉障碍、体重减轻、疲乏、恶心、腹泻、食欲减退、便秘、关节痛、呕吐和完全丧失味觉。

临床试验中观察到的不良反应有低血钠（4%）、低血钾（1%）及氮质血症（2%）。另外，10 名绝经前妇女中有 3 名出现闭经。

致畸作用包括严重中线缺陷，缺指/趾及其他不可逆畸形。

（六）禁忌

该药无特定禁忌证，但使用时需参考特殊人群用药及不良反应管理。

（七）特殊人群用药

1. 妊娠期患者 给予妊娠期患者维莫德吉对胎儿有潜在危害，应忠告患者谨慎用药。

2. 哺乳期患者 尚不明确维莫德吉是否通过母乳排泄，但因为许多药物都排泄至人乳，权衡患者的用药效益及哺乳婴儿的健康效益，哺乳期患者应做出决策是否终止哺乳或终止用药。

3. 育龄期患者 妊娠期间给予维莫德吉胶囊可引起对胚胎或胎儿的危害。规劝计划妊娠的女性和男性患者谨慎用药。

4. 儿科患者 未曾在儿童患者中确定维莫德吉胶囊的安全性和有效性。

5. 老年患者 尚未在老年患者中开展充分的临床研究。

（八）临床研究介绍

在 104 例有转移性基底细胞癌（mBCC）（n=33）或局部晚期基底细胞癌（laBCC）（n=71）患者中进行的一项单个、国际、单组、多中心、开放试验中，局部晚期基底细胞癌患者为放疗后复发病变，除非放疗被禁忌或不适宜（如 Gorlin 综合征，因为肿瘤位置或既往放疗累积剂量限制），以及其病变不能手术切除或手术切除会导致实质上畸形。患者接受 150mg 维莫德吉每天口服直至疾病进展或不可接受毒性。

试验主要有效性结局测量是由一个独立评审机构（IRF）评估的客观缓解率。在 mBCC 队列中，按照 RECIST 1.0 标准评估肿瘤反应。在 laBCC 队列中，肿瘤反应评价包括外部可评估肿瘤的测量（包括瘢痕）和照片中溃疡的评估，目标病变的放射影像学评估（如合适）和肿瘤活检。在 laBCC 客观反应要求至少下列标准之一和缺乏对疾病进展任何标准：①病变大小［最长直径（SLD）之和］目标病变用放射影像学评估从基线减小≥30%；②外部可见性目标病变 SLD 从基线缩小≥30%；③所有目标病变中溃疡完全解决。完全缓解被定义为采样的肿瘤活检上无残留的 BCC 客观反应（如上所述）。疾病进展被定义为下列任何一种：①目标病变 SLD 从最低值增加≥20%（或放射学或外部可见尺寸）；②目标病变持续的新溃疡无愈合证据至少 2 周；③放射影像学评估或体检新病变；④按 RECIST 非目标病变进展。

纳入 104 例患者中，96 例患者被评价客观缓解率。21%患者有 Gorlin 综合征诊断。可评价疗效人群中位年龄为 62 岁（46%是 65 岁及以上），61%为男性和 100%为白种人。对 mBCC 队列（n=33），97%患者有既往治疗包括手术（97%）、放疗（58%）和全身治疗（30%）。对 laBCC 队列（n=63），94%患者有既往治疗包括手术（89%）、放疗（27%）和全身/局部治疗（11%）。治疗的中位时间为 10.2 个月（0.7～18.7 个月）。

在表 2-54-1 中展示关键结局测量。

表 2-54-1 客观缓解率：可评价疗效患者[a]

	mBCC（n=33）	laBCC（n=63）
IRF[b] 已确认的客观缓解率［n（%）］	10（30.3）	27（42.9）
95%CI	15.6～48.2	30.5～56.0
完全缓解[c]	0（0.0）	13（20.6）
部分缓解	10（30.3）	14（22.2）
中位反应时间（月）	7.6	7.6
95%CI	5.6～NE	5.7～9.7

注：NE，无估计值。

a 接受至少 1 次剂量维莫德吉有独立病理学家已经确认的 BCC 诊断患者。

b IRF，独立评审机构。

c 对 laBCC，完全缓解被定义为采样的肿瘤活检上无残留的 BCC 客观反应。

（刘为青　蒋鸿超）

参考文献

Alkeraye S，Maire C，Desmedt E. 2015. Persistent alopecia induced by vismodegib. Br J Dermatol，172（6）：1671-1672

Andersen RM，Lei U. 2015. A massive neglected giant basal cell carcinoma in a schizophrenic patient treated successfully with vismodegib. J Dermatolog Treat，26（6）：575-576

Calzavara Pinton P，Licitra L，Peris K. 2015. Vismodegib in the treatment of basal cell carcinoma：indications for clinical practice. Future Oncol，11（9）：1429-1435

Cusack CA，Nijhawan R，Miller B. 2015. Vismodegib for locally advanced basal cell carcinoma in a heart transplant patient. JAMA Dermatol，151（1）：70-72

Erdem GU，Sendur MA，Ozdemir NY. 2015. A comprehensive review of the role of the hedgehog pathway and vismodegib in the management of basal cell carcinoma. Curr Med res Opin，31（4）：743-756

Huizenga T，Newsom E，Fakhouri T. 2015. New-onset congestive heart failure in a patient on vismodegib. dermatol surg，41（11）：1329-1332

Lopez-Lerma I，Mollet J，Garcia-Patos V. 2015. Trichodysplasia spinulosa in gorlin syndrome treated with vismodegib. JAMA Dermatology，151（4）：458-459

Lucas JT，Wright KD. 2016. Vismodegib and physeal closure in a pediatric patient. Pediatric Blood Cancer，63（11）：2058

Maul LV，Kähler KC，Hauschild A. 2015. Effective and tolerable treatment of advanced basal cell carcinoma with vismodegib despite renal insufficiency. JAMA Dermatol，152（12）：1387-1388

Nguyen HX，Banga AK. 2015. Enhanced skin delivery of vismodegib by microneedle treatment. Drug Deliv Transl Res，5（4）：407-423

Peris K，Licitra L，Ascierto PA. 2015. Identifying locally advanced basal cell carcinoma eligible for treatment with vismodegib：an expert panel consensus. Future Oncol，11（4）：703-712

Pricl S，Cortelazzi B，Dal Col V，et al. 2015. Smoothened（SMO）receptor mutations dictate resistance to vismodegib in basal cell carcinoma. Mol Oncol，9（2）：389

Reinders MG，Brinkhuizen T，Soetekouw PM. 2015. Epidermal cyst formation and hyperkeratosis in a patient treated with vismodegib for locally advanced basal cell carcinoma. Acta Derm-Venereol，95（5）：618-619

Romero M，Marrugo R，Paez ML. 2015. Impacto económico del uso de vismodegib en el tratamiento de pacientes con carcinoma basocelular localmente avanzado en venezuela. Value Health，18（7）：A818

Saintes C，Saint-Jean M，Brocard A. 2015. Development of squamous cell carcinoma into basal cell carcinoma under treatment with Vismodegib. J Eur Acad Dermatol Venereol，29（5）：1006-1009

Sekulic A，Migden MR，Lewis K. 2015. Pivotal ERⅣANCE basal cell carcinoma（BCC）study：12-month update of efficacy and safety of vismodegib in advanced BCC. J Am Acad Dermatol，72（6）：1021-1026. e8

Sofen H，Gross KG，Goldberg LH. 2015. A phaseⅡ，multicenter，open-label，3-cohort trial evaluating the efficacy and safety of vismodegib in operable basal cell carcinoma. J Am Acad Dermatol，73（1）：99-105. e1

Tauber G，Pavlovsky L，Fenig E. 2015. Vismodegib for radiation-induced multiple basal cell carcinomas（BCCs）of the scalp. J Am Acad Dermatol，73（5）：799-801

Umanoff N，Sarbib K，mUlvaney M. 2015. Vismodegib for the treatment of aggressive basal cell carcinoma in a patient unable to swallow pills. Dermatol Surg，41（3）：433-435

第三篇

案 例 荟 萃

案例一　贝伐单抗治疗晚期肺癌

（一）患者基本信息

女，47 岁，PS 评分 1 分。

（二）既往史、家族史及特殊疾病史

既往体健，无家族肿瘤病史，无重大疾病史。

（三）现病史、检查资料、诊断及治疗经过

患者因“咳嗽伴活动后气促 1 个月，加重并呼吸困难 1 周”于 2013 年 9 月初就诊于某三甲医院，超声检查：心包大量积液；双侧胸腔中大量胸腔积液。行心包及左侧胸腔穿刺置管引流术，共引流出暗红色血性心包积液约 3000ml，淡血性胸腔积液约 3190ml。心包积液、胸腔积液送病检：查见恶性肿瘤细胞，免疫组化提示为腺癌细胞。EGFR（+）。PET-CT：左肺癌、颈部、锁骨上淋巴结转移。诊断为左肺腺癌Ⅳ期，EGFR（+）。予“吉非替尼 250mg 口服（po）一日 1 次（qd）”靶向治疗 2 月。复查 CT：脑转移，第 3 腰椎骨转移，右肺转移，心包积液及胸腔积液未增加。病情进展，使用降钙素、唑来膦酸辅助治疗，11 月 21 日起行“培美曲塞 500mg/m^2+卡铂 400mg/m^2，每 3 周 1 次（q3w）”方案化疗 1 个周期后入院继续治疗。

（四）后续治疗前评估、治疗目标和治疗策略

1. 相关检查　头颅 MRI：双侧大脑弥漫性病变（图 3-1-1A）；CT：左肺癌、心包积液（图 3-1-2A）。12 月 9 日行颈部淋巴结活检：左侧淋巴结查见腺癌转移；基因检测：EGFR 外显子 18 G719A 突变型。

2. 诊断　左肺腺癌 T4N3M1 Ⅳ期，脑、骨、右肺、心包、胸膜、颈部淋巴结多处转移，EGFR 外显子 18 G719A 突变型。

3. 治疗　继续予“培美曲塞 500mg/m^2+卡铂 400mg/m^2，q3w”4 个周期至 2014 年 3 月，同时行全脑放疗 DT 40Gy/20f，2 个周期疗效评价稳定，4 个周期复查：颅内病灶较前增多（图 3-1-1B）；左肺病灶较前稍有缩小（图 3-1-2B）；多根肋骨、第 3 腰椎转移性病变（图 3-1-3）。颅内病灶较前增多（图 3-1-1B）。病情进展。

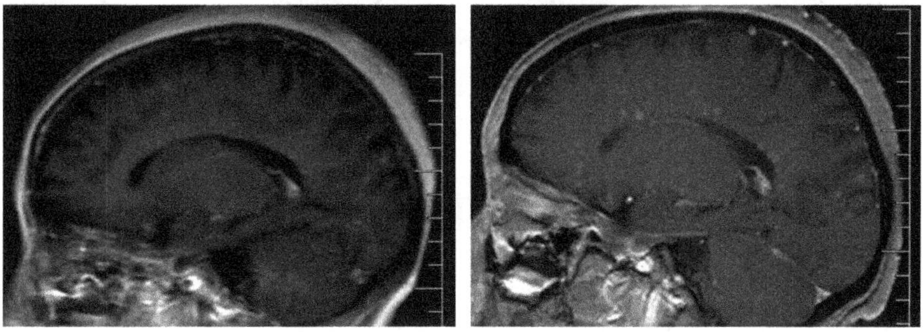

A　　B

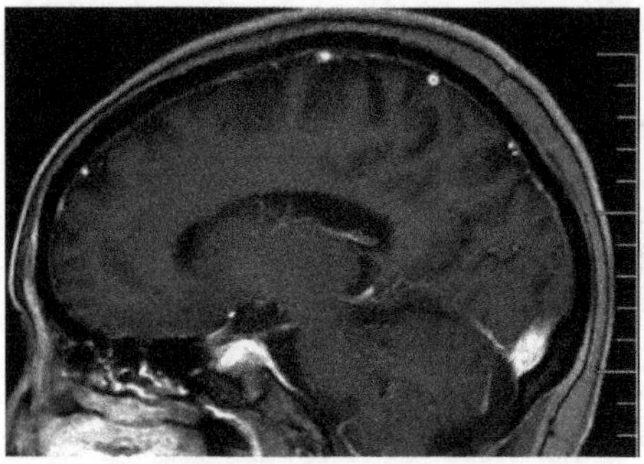

C

图 3-1-1　头颅 MRI 检查结果

A. 治疗前；B. 化疗后；C. 联合贝伐单抗治疗后

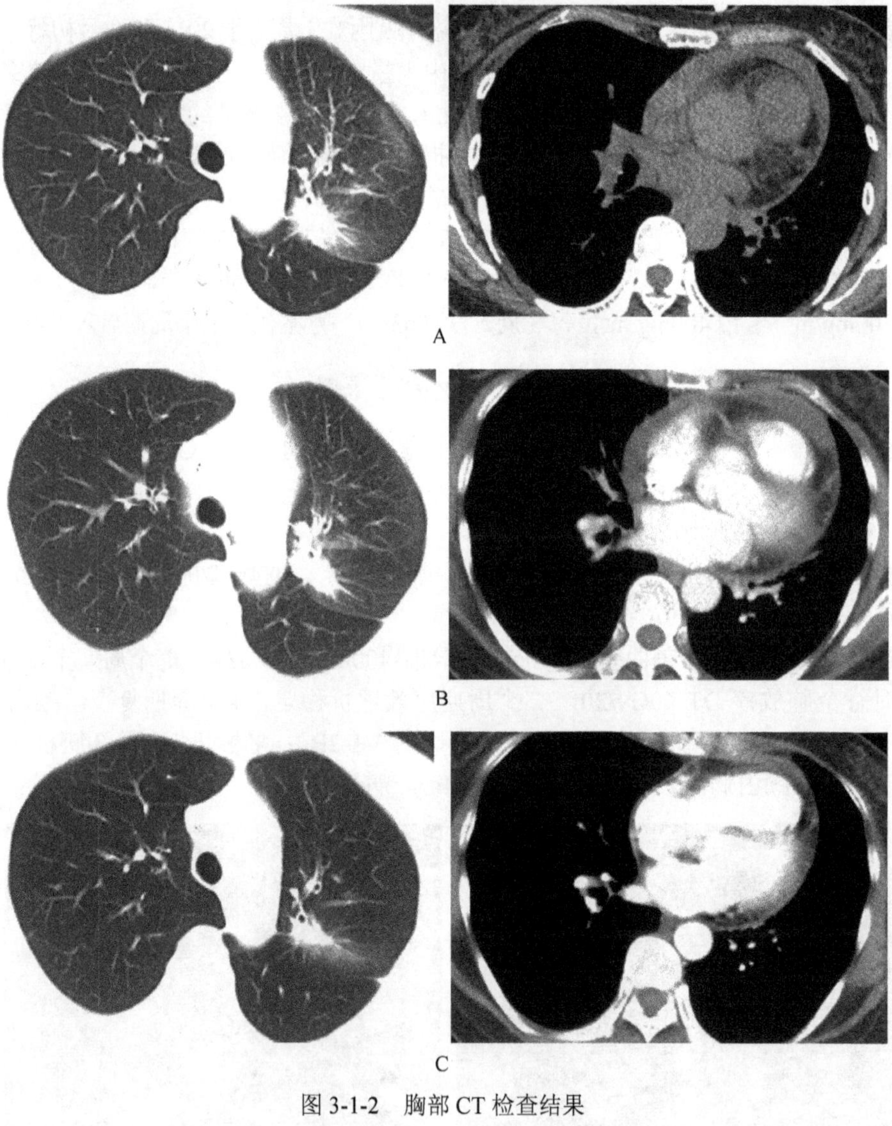

A

B

C

图 3-1-2　胸部 CT 检查结果

A. 治疗前；B. 化疗后；C. 联合贝伐单抗治疗后

2014 年 4 月 3 日起行“贝伐单抗 400mg+培美曲塞+卡铂”治疗 3 个周期。治疗 2 个周期病灶缩小（图 3-1-1C，图 3-1-2C），总体疗效评价稳定。因患者无法耐受化疗，继续行贝伐单抗 400mg 单药治疗 3 个周期，后自行停止靶向治疗。

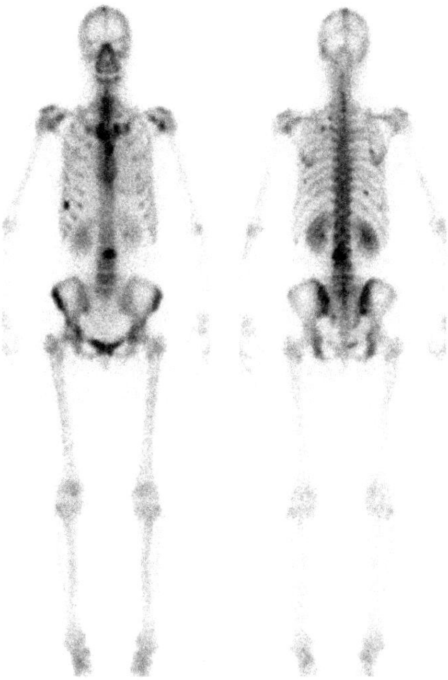

图 3-1-3　骨扫描示多发骨转移

4. 患者转归　患者治疗结束后疾病稳定 3 个月，至 2014 年 10 月复查发现左肺病灶较前增大，行免疫、抗肿瘤、对症支持治疗，于 12 月 29 日死亡。自疾病诊断，生存期 15 个月。

5. 病例特点和治疗选择的依据　该患者为左肺腺癌Ⅳ期，多器官多部位转移，EGFR 基因外显子 18 突变，为不敏感突变。治疗上以全身治疗为主，辅以局部治疗，以延长患者生存，改善生活质量为主要治疗目标。

晚期转移性非小细胞肺癌，EGFR 基因状态明确为突变型，根据美国国立综合癌症网络（NCCN）指南，一线治疗可选 EGFR-TKI 靶向治疗，或铂类为基础化疗±贝伐单抗治疗。此患者一线选择口服吉非替尼靶向治疗。靶向治疗 2 个月后病情进展，遵循晚期肺腺癌治疗原则，使用培美曲塞+卡铂方案化疗。脑多发转移患者行全脑放射治疗能改善脑转移瘤患者神经功能、延长生存，故化疗同时予患者全脑放疗 DT 40Gy/20f。因骨转移灶为多发，患者无症状，故未行骨病灶放疗。4 个周期化疗后再次出现疾病进展。此时，患者肺部原发病灶较前稍有缩小，脑转移灶较前增多，心包积液未完全吸收，仍有锁骨上淋巴结及骨转移。考虑继续化疗疗效差，参照 NCCN 指南，排除贝伐单抗治疗禁忌，可予贝伐单抗联合化疗。治疗 3 个周期后患者症状及影像学资料明显缓解，遂继续贝伐单抗单药治疗 3 个周期，治疗后缓解 3 个月。但因患者为疾病终末期，最终临床转归仍然较差。

（李荣清　张燕华）

参 考 文 献

陈洪兴. 2016. 贝伐单抗联合培美曲塞加铂类治疗晚期肺腺癌的可行性及安全性. 吉林医学，37（5）：1169-1170

陈景胜，钟海鸣，吴显治，等. 2014. 贝伐单抗联合化疗治疗晚期非小细胞肺癌的疗效观察. 广东医学院学报，（6）：790-791

杜焰家，郭俊华，张伟强. 2016. 贝伐单抗与培美曲塞联合治疗中晚期非小细胞肺癌的临床疗效及不良反应. 临床肺科杂志，21（3）：522-524

和龙，梁晓东，张宇春. 2015. 非小细胞肺癌患者应用贝伐珠单抗联合化疗的用药观察探讨. 中国医药指南，13（32）：158

黄诚，张晶，柯明耀，等. 2012. 贝伐单抗联合化疗治疗晚期多程治疗失败后的非小细胞肺癌临床观察. 中国癌症杂志，22（1）：47-51

王丽，史美祺. 2013. 贝伐单抗联合化疗一线治疗晚期肺腺癌的疗效及安全性. 中国肿瘤临床与康复，20（2）：143-146

武玮，徐丽艳，刘喆，等. 2009. 贝伐单抗联合化疗治疗晚期肺癌的安全性观察. 中国肺癌杂志，12（3）：115-120

杨晓利，王峰，何炜，等. 2013. 贝伐单抗联合培美曲塞加顺铂一线治疗Ⅳ期非小细胞肺癌的临床观察. 西安交通大学学报（医学版），34（4）：554-556

张朝巍. 2017. 贝伐单抗与培美曲塞、顺铂联合治疗晚期肺腺癌的临床效果及对 VEGF 的影响. 山东医药，57（25）：90-92

张玉梅，李春姗，陈逸恒. 2014. 贝伐单抗联合培美曲塞治疗非小细胞肺癌临床观察. 中华肿瘤防治杂志，21（1）：51-54

Bearz A，Passalacqua R，Alabiso O，et al. 2012. First-line bevacizumab-based therapy in advanced non-squamous non-small-cell lung cancer：analysis of the Italian patients enrolled in the SAiL study. Clin Drug Investig，32（11）：755-760

Costanzo DFD，Mazzoni F，Mela MM，et al. 2008. Bevacizumab in non-small cell lung cancer. Drugs，68（6）：737

Crinò L，Dansin E，Garrido P，et al. 2010. Safety and efficacy of first-line bevacizumab-based therapy in advanced non-squamous non-small-cell lung cancer（SAiL，MO19390）：a phase 4 study. Lancet Oncol，11（8）：733

Dahlberg SE，Sandler AB，Brahmer JR，et al. 2010. Clinical course of advanced non-small-cell lung cancer patients experiencing hypertension during treatment with bevacizumab in combination with carboplatin and paclitaxel on ECOG 4599. J Clin Oncol，28（6）：949

Jones D. 2009. Avastin-Tarceva combination fails in lung cancer. Nat Biotechnol，27（2）：108-109

Pirker R. 2010. Bevacizumab in lung cancer：hurdles in clinical development. Lancet Oncol，11（8）：703-704

Socinski MA，Langer CJ，Huang JE，et al. 2009. Safety of bevacizumab in patients with non-small-cell lung cancer and brain metastases. J Clin Oncol，27（31）：5255

案例二　贝伐单抗治疗晚期大肠癌

（一）患者基本信息

男，62 岁，PS 评分 1 分。

（二）既往史、家族史及特殊疾病史

既往体健，无家族肿瘤病史，无重大疾病史。

（三）现病史、检查资料、诊断及治疗经过

患者因“大便难解伴大便带血 1 月余”于 2014 年 1 月就诊于某三甲综合性医院，CT：直肠上段肠管增厚，浆膜面不完整，考虑恶性，系膜淋巴结肿大，肝脏 S8 段可见一约 3cm 低密度病变，考虑为转移（图 3-2-1）。肝脏超声造影提示为肝转移（图 3-2-2，见彩图）。结肠钡灌检查：直肠上段狭窄，最窄处约 0.3cm，狭窄长度约 4cm（图 3-2-3）。癌胚抗原（CEA）：19μg/L，血红蛋白（Hb）89g/L，乙肝五项检查阴性。肠镜检查：距离肛门 10cm 处见不规则隆起物，易出血，占据整个肠腔，肠镜不能通过（图 3-2-4，见彩图）。活组织病理检查：腺癌。

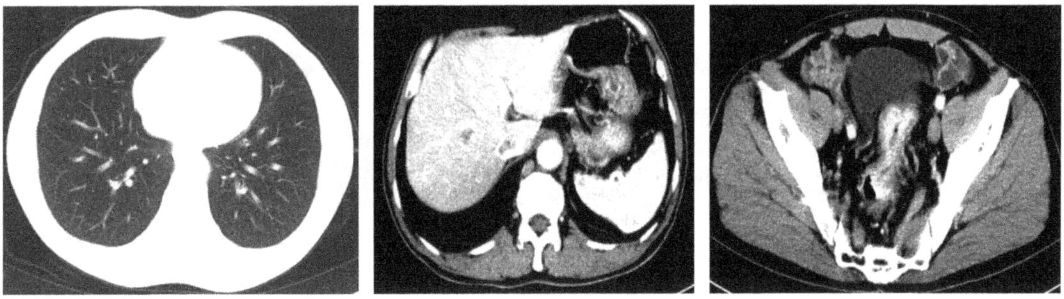

A　　B　　C

图 3-2-1　增强 CT 检查结果

A. 肺脏无异常；B. 肝脏右后叶低密度灶（转移）；C. 直肠原发病灶

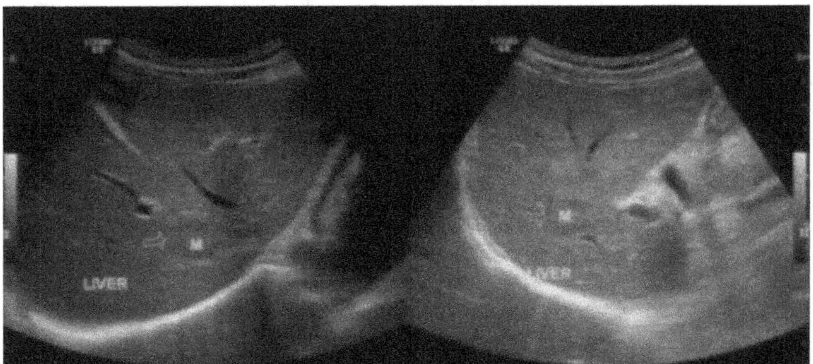

图 3-2-2　肝脏超声造影

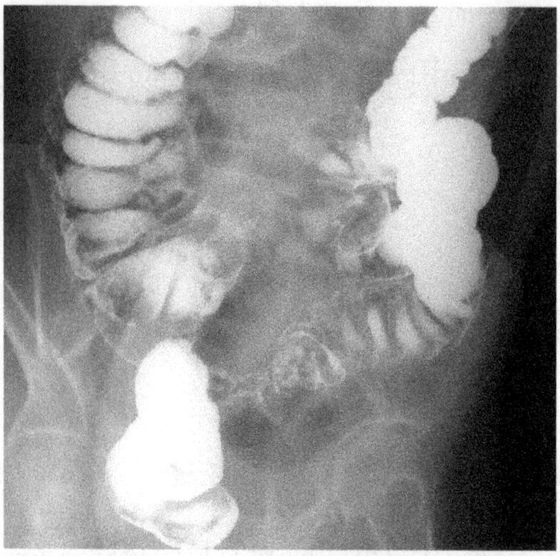

图 3-2-3　结肠钡灌检查结果

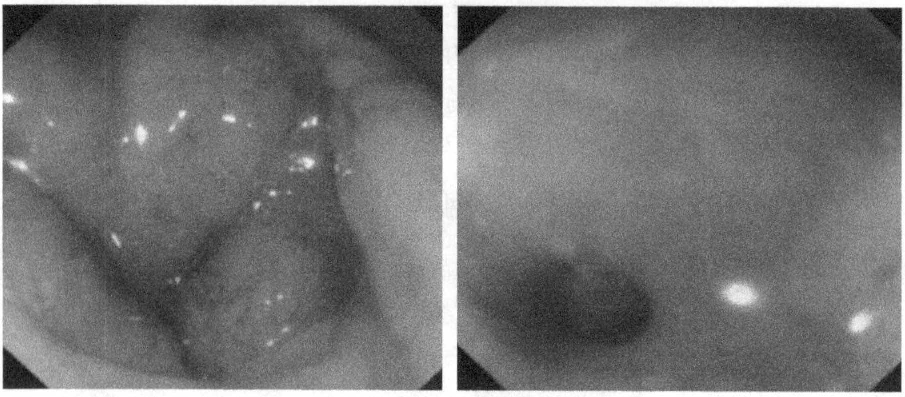

A　　B

图 3-2-4　肠镜检查结果

A. 直肠肿瘤；B. 直肠肿瘤致肠腔狭窄

1. 诊断　直肠腺癌 cT4aN+M1 Ⅳ期。

2. 治疗　评估患者为直肠癌晚期合并肠道梗阻，手术指征明确，于 2014 年 1 月 15 日行直肠原发灶切除+肝脏转移灶同期切除，术中：腹腔探查发现肝脏右后叶可见一大小约 3cm×2cm 转移灶，术中超声证实无其他肝脏转移灶。对肝脏转移灶进行局部切除，同时行直肠癌前切除术。术后病理：直肠中分化腺癌，溃疡型，侵及肠壁全层突破浆膜，神经侵犯（+），脉管癌栓（+），肠周淋巴结查见癌转移（14/17）。吻合口上下切缘（-），肝脏转移性腺癌。行 RAS 基因检测提示为突变型，BRAF-V600E 检测提示为野生型。

3. 术后诊断　直肠中分化腺癌 pT4a（G2）N2b（14/17）M1a（肝）ⅣA 期。

患者术后予 mFOLFOX6 方案辅助化疗 8 个周期，后口服卡培他滨单药维持治疗 2 个周期后，患者自行停用卡培他滨治疗。

（四）后续治疗前评估、治疗目标和治疗策略

至 2014 年 11 月复查 CT 示肝脏巨大占位，CEA 水平增高，考虑为异时性肝脏转移

（图 3-2-5）。患者病情进展（PD），且肝脏病灶无法手术，于 2014 年 11 月至 2015 年 2 月行 4 个周期 mFOLFOX6+贝伐单抗治疗，具体为贝伐单抗 5mg/kg 体重 d1（第 1 天使用），奥沙利铂 $85mg/m^2$ d1，亚叶酸钙 $200mg/m^2$ d1，氟尿嘧啶 $400mg/m^2$ d1，氟尿嘧啶 $2400mg/m^2$ 连续静脉注射（CIV）46 小时 d1～2，14 天 1 次，后复查 CT 提示肝转移灶较前缩小（图 3-2-6）。治疗过程中患者出现 I 度消化道反应和 1 级高血压，经对症及降压处理后缓解。2 个周期疗效评价部分缓解，4 个周期评价继续缓解。

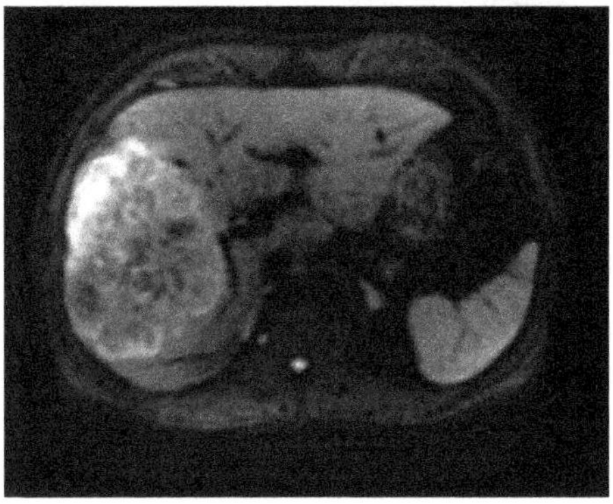
图 3-2-5　MRI 检查示肝脏新发病灶

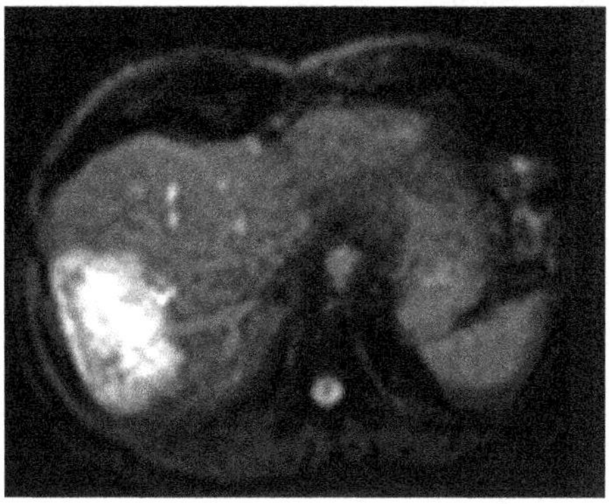
图 3-2-6　肝脏病灶治疗后 MRI 复查结果

1. 患者转归　患者现疗效评价为部分缓解，但因无法耐受化疗且不愿接受二次手术切除肝转移灶，予以贝伐单抗单药维持治疗。

2. 病例特点和治疗选择的依据　该患者为直肠癌并肝脏转移且合并肠道梗阻，经手术切除原发灶及肝脏转移灶，根据 ESMO 指南分类为第 0 组患者。治疗目标：争取达到治愈。经行术后辅助治疗病情控制可，但患者停用化疗药物 3 个月即出现肝脏转移性病灶且不可切除，ESMO 指南将此类患者分为第 2 组，其治疗的目的是通过强烈的治疗后延长患者生存时间及改善患者生活质量。

晚期大肠癌使用 mFOLFOX6 和 FOLFIRI 两个方案一线化疗疗效相似，但是毒性反应特征不一样，前者神经毒性和血小板下降更常见，而后者腹泻、恶心呕吐、黏膜反应和脱发等毒性发生率更高。由于 FOLFIRI 对患者造成的主观感受更为强烈，因此，该患者根据毒性反应选择了 mFOLFOX6 方案。

由于靶向药物与标准化疗联合可进一步提高疗效，但是靶向药物与化疗药物的配伍应更具针对性。由于患者 KRAS 基因状态为突变型，因此，该患者未选择西妥昔单抗进行联合治疗。ml18147 研究和 BEBYP 研究均提示贝伐单抗联合标准化疗可进一步延长患者生存期，而且该患者无贝伐单抗的禁忌证，因此，最终选择 FOLFOX6 方案+贝伐单抗进行治疗。

（杨　军）

参 考 文 献

安富荣，沈金芳. 2005. 贝伐单抗治疗转移性结直肠癌研究进展. 中国肿瘤生物治疗杂志， 12（2）：158-160

柴延兰，肖菊香，锁爱莉，等. 2013. 贝伐珠单抗联合化疗治疗晚期结直肠癌的临床观察. 现代肿瘤医学，21（9）：2040-2043

李洁，陆明，李健，等. 2012. 贝伐珠单抗联合不同化疗方案治疗进展期结直肠癌 54 例分析. 中国实用内科杂志，32（3）：194-197

林莉，徐建明，王岩，等. 2010. 贝伐单抗联合伊立替康为主方案一线治疗转移性结直肠癌的临床评价. 中华肿瘤杂志，32（10）：786-790

倪田根，关泉林，王娜，等. 2010. 贝伐单抗联合化疗一线治疗转移性结直肠癌有效性和安全性的系统评价. 肿瘤，30（3）：232-238

杨建伟，林锦源，高炜，等. 2012. 雷替曲塞/贝伐珠单抗联合伊立替康或奥沙利铂方案治疗晚期结直肠癌的临床观察. 临床肿瘤学杂志，18（1）：70-73

张红梅，徐伶伶，安广宇. 2012. 贝伐单抗联合 FOLFIRI 方案一线治疗转移性结直肠癌的临床评价. 肿瘤防治研究，39（8）：1001-1004

张秦，朱有才，鲍晋，等. 2015. 贝伐珠单抗联合 FOLFOX4 化疗方案治疗晚期转移性结直肠癌的临床研究. 中国临床药理学杂志，31（5）：345-347

赵静，张文，李文桦，等. 2011. 贝伐单抗联合化疗治疗晚期结直肠癌的临床观察. 中国癌症杂志，21（10）：799-802

郑航，陈锦章，廖旺军，等. 2006. 贝伐单抗联合伊立替康治疗转移性结直肠癌的近期疗效观察. 南方医科大学学报，26（5）：689-691

周毅. 2012. 卡培他滨与贝伐单抗联合治疗老年转移性结直肠癌的近期疗效及安全性. 中国老年学，32（1）：62-63

朱春荣，熊峰，朱彦博，等. 2012. 贝伐单抗联合 FOLFOX4 或 FOLFIRI 方案治疗晚期结直肠癌的临床观察. 江苏医药，38（19）：2306-2307

Akman A，Yilmaz E，Mutlu H，et al. 2009. Complete remission of psoriasis following bevacizumab therapy for colon cancer. Clin Exp Dermatol，34（5）：202-204

Allegra CJ，Yothers G，O'Connell MJ，et al. 2013. Bevacizumab in stage Ⅱ-Ⅲ colon cancer：5-year update of the national surgical adjuvant breast and bowel project C-08 trial. J Clin Oncol，31（3）：359-364

Allen JA，Adlakha A，Bergethon PR. 2006. Reversible posterior leukoencephalopathy syndrome after bevacizumab/FOLFIRI regimen for metastatic colon cancer. Arch Neurol，63（10）：1475

Bisgin A，Kargi A，Yalcin AD，et al. 2012. Increased serum sTRAIL levels were correlated with survival in bevacizumab-treated metastatic colon cancer. Bmc Cancer，12（1）：58

Cennamo V，Fuccio L，Mutri V，et al. 2009. Does stent placement for advanced colon cancer increase the risk of perforation during bevacizumab-based therapy?. Clin Gastroenterol Hepatol，7（11）：1174-1176

Cutsem EV，Lambrechts D，Prenen H，et al. 2011. Lessons From the Adjuvant Bevacizumab Trial on Colon Cancer：What Next? J Clin Oncol，29（1）：1-4

Damiano V，Caputo R，Garofalo S，et al. 2007. TLR9 Agonist acts by different mechanisms synergizing with bevacizumab in sensitive and cetuximab-resistant colon cancer xenografts. Pro Natl Acad Sci U S A，104（30）：12468

de Gramont A，van Cutsem E，Schmoll HJ，et al. 2012. Bevacizumab plus oxaliplatin-based chemotherapy as adjuvant treatment for colon cancer（AVANT）：a phase 3 randomised controlled trial. Lancet Oncol，13（12）：1225

Galfrascoli E，Piva S，Cinquini M，et al. 2011. Risk/benefit profile of bevacizumab in metastatic colon cancer：a systematic review and meta-analysis. Dig Liver Dis，43（4）：286-294

Heinzerling JH，Huerta S. 2006. Bowel perforation from bevacizumab for the treatment of metastatic colon cancer：incidence，etiology，and management. Curr Surg，63（5）：334

Marshall J. 2005. The role of bevacizumab as first-line therapy for colon cancer. Semin Oncol，32（9）：43-47

Mutlu H，Berk V，Karaca H，et al. 2012. Treatment regimen with bevacizumab decreases mean platelet volume in patients with metastatic colon cancer. Clin Appl Thromb hemost，18（5）：546

Rezwan I，Po-Huang C，Burmester JK. 2013. Modeling efficacy of bevacizumab treatment for metastatic colon cancer. J Cancer，4（4）：330-335

案例三　贝伐单抗治疗晚期肺癌

（一）患者基本信息

男，50 岁，PS 评分 1 分。

（二）既往史、家族史及特殊疾病史

发现乙肝 20 余年，DNA 定量阴性，高血压 10 年，血压最高达 150/100mmHg，口服药物血压控制良好。无家族肿瘤病史，余无特殊。

（三）现病史、检查资料、诊断及治疗经过

患者因“咳嗽 1 月余，发现右肺占位 3 天”于 2015 年 1 月 16 日就诊于某三甲综合性医院。PET-CT：右肺上叶前段一团块状软组织密度影，边缘可见分叶、毛刺及胸膜牵拉征，病灶紧贴相邻胸膜，PET-CT：代谢增高。纵隔、右肺门多个大小不等淋巴结显示，代谢增高，右肺下叶，右侧胸膜结节状、条片状增厚，代谢增高，右侧胸腔积液（图 3-3-1，见彩图）。CEA19.09μg/L。胸腔积液引流细胞学检查、痰细胞学检查、纤维支气管镜（简称纤

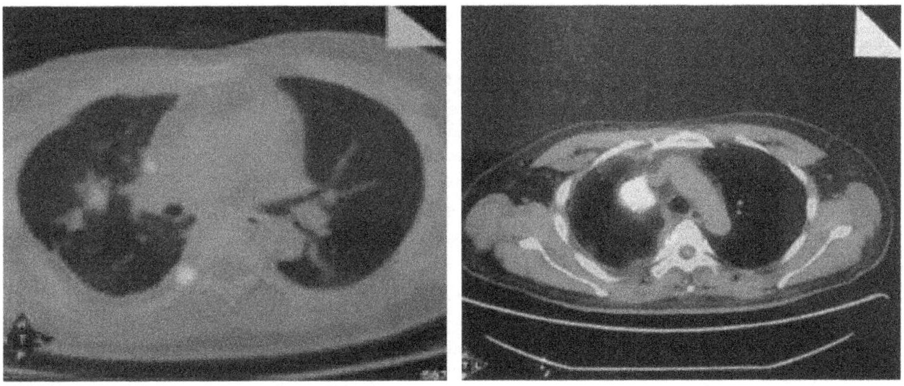

A　　　　　　B

图 3-3-1　PET-CT 检查结果

A. 右肺结节、纵隔淋巴结、胸膜结节；B. 肺部病灶

支镜)、CT 引导下肺占位穿刺活检均未明确诊断。2015 年 1 月 30 日行“VATS 右肺上叶结节楔形切除术”。术后病检：腺癌。基因分型：EGFR 基因突变阴性，EML4-ALK 融合基因阴性，ERCC1 基因表达高，BRCA1 基因表达低。

1. 诊断　右肺腺癌 T4N2M1a Ⅳ期。

2. 治疗　明确诊断后予含铂双药化疗+局部治疗。根据 NCCN 指南分类一线治疗，分别于 2015 年 2 月 12 日至 2015 年 4 月 17 日行培美曲塞 900mg d1+卡铂 700mg d1 方案化疗 4 个周期，疗效评价为稳定（SD）。后患者于 2015 年 4 月 29 日行右肺肿瘤冷冻+^{125}I 粒子植入术，后复查疗效评价仍为 SD（图 3-3-2）。2015 年 5 月 15 日至 2015 年 6 月 11 日再次行培美曲塞 900mg d1+卡铂 700mg d1 方案化疗 2 个周期。

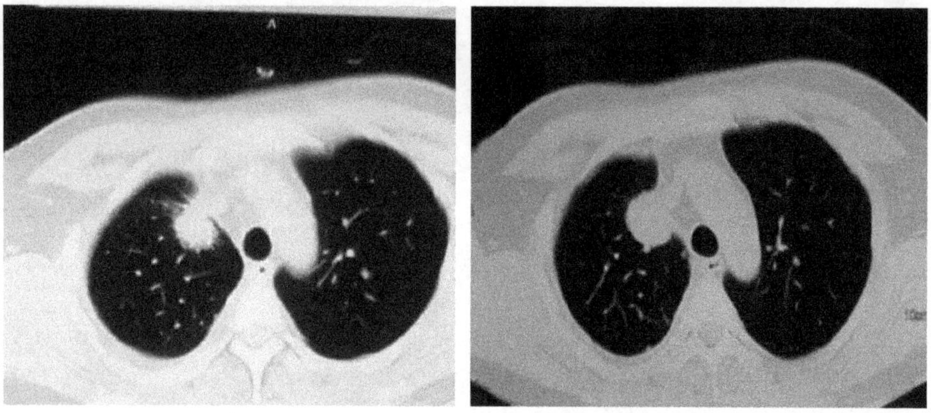

A　　　B

图 3-3-2　CT 检查结果 1

后患者出现咳嗽、胸部疼痛，逐渐加重，予吗啡镇痛治疗，疼痛控制不理想，2015 年 6 月 22 日行“右胸膜氩氦刀冷冻消融术”，术后吗啡镇痛治疗。2015 年 6 月 29 日 PET-CT 检查：右肺上叶纵隔旁 ^{125}I 粒子植入肿物，肿瘤活性受抑制；右肺内、右侧胸膜、淋巴结、第 5 胸椎多发转移；右侧胸腔积液（图 3-3-3，见彩图）。病情评价为 PD。

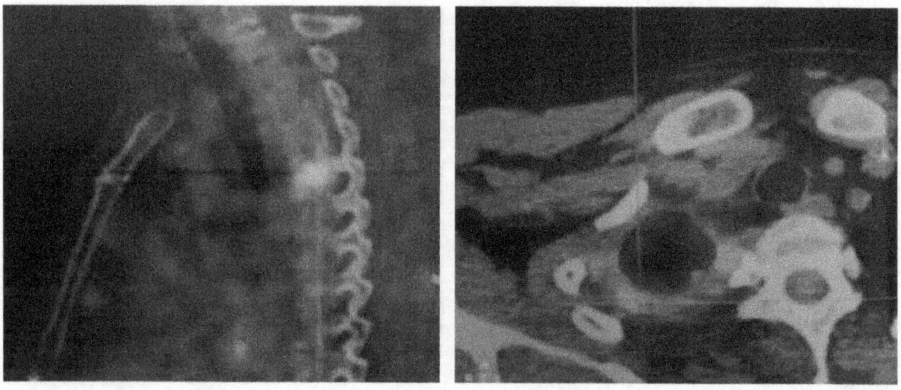

A　　　B

图 3-3-3　PET-CT 检查结果 1

（四）后续治疗前评估、治疗目标和治疗策略

根据 NCCN 指南分类二线治疗，于 2015 年 7 月 14 日至 9 月 8 日行多西他赛 120mg+贝伐单抗 500mg 方案化疗 4 个周期后疗效评价为 SD（图 3-3-4）。后继续予该方案维持治疗 4 个周期。疗效评价稳定（SD）（图 3-3-5，见彩图），后予贝伐单抗单药维持治疗 3 个周期。治疗期间无明显贝伐单抗不良反应，期间生活质量较高，血压控制稳定，无蛋白尿、出血等情况。2016 年 4 月 1 日患者复查 CT 提示原右肺病灶同前，右肺胸膜、叶间胸膜新发结节。评估病情再次进展（PD）（图 3-3-6）。

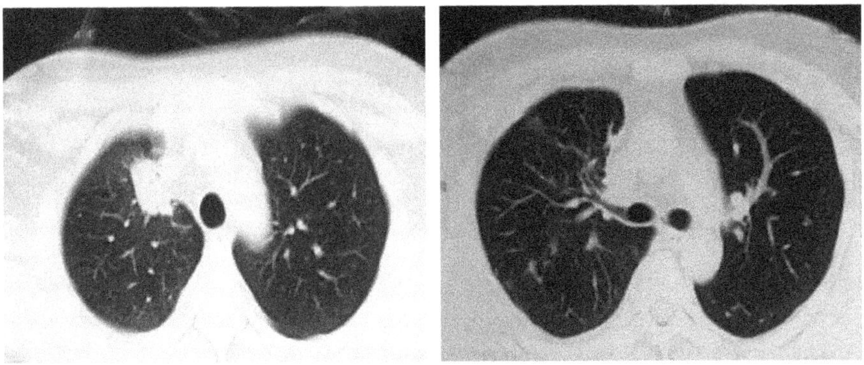

A　　B

图 3-3-4　CT 检查结果 2

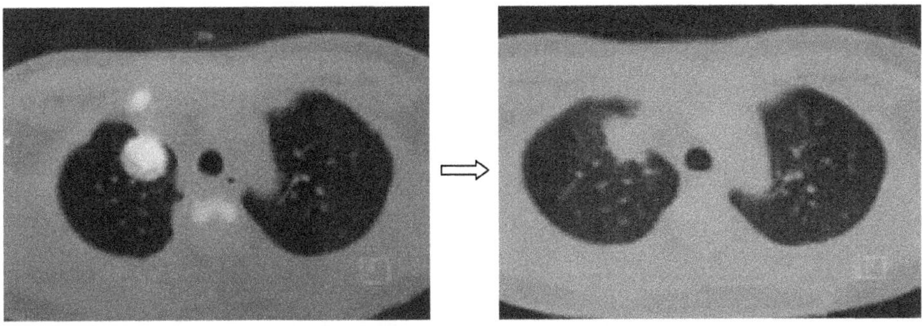

A

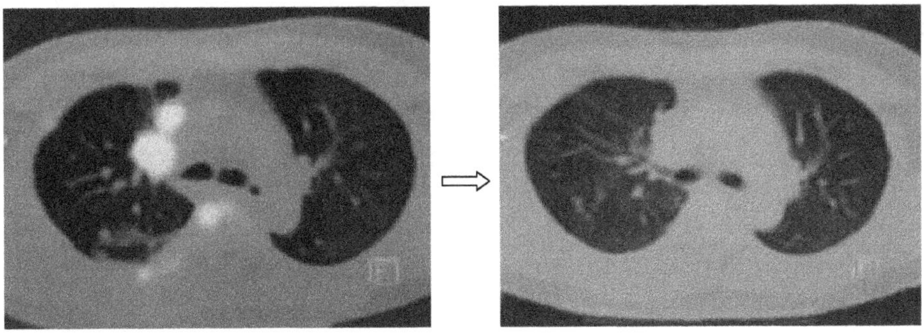

2015年1月26日　　2016年1月28日

B

图 3-3-5　PET-CT 检查结果 2

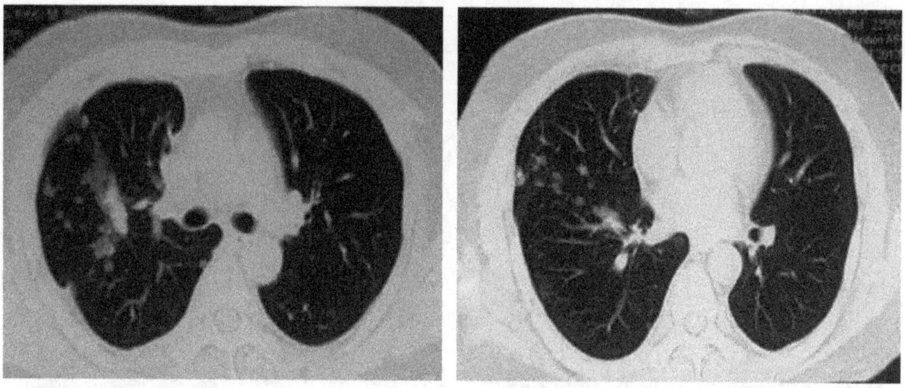

A　　　　　　　　　　　　B

图 3-3-6　CT 检查结果 3

再次行外周血 EGFR 检测提示：未检出突变。于 2016 年 4 月 29 日至 2016 年 5 月 20 日行吉西他滨单药 1.8g d1、d8+贝伐单抗 500mg 方案三线治疗 2 个周期。疗效评价为 SD。后再行该方案治疗 3 个周期，疗效评价为 SD。之后患者选择口服阿帕替尼治疗。患者皮疹明显，蛋白尿 4+，之后停药 2 周，2016 年 10 月 5 日复查蛋白尿 1+，开始隔天口服阿帕替尼。

1. 患者转归　患者现肿瘤评估为 SD，目前口服阿帕替尼治疗中。

2. 病例特点和治疗选择的依据　该患者初诊时右肺占位，纤支镜、CT 引导下穿刺活检均未能明确诊断，手术切除肺病灶活检明确诊断肺癌并胸膜转移。治疗目标：患者明确诊断为Ⅳ期，治疗以延长患者生存时间、控制疾病进展为主。一线治疗使用培美曲塞联合卡铂。同时进行了局部治疗以缓解胸部疼痛症状。后复查病情进展。治疗的目的是通过治疗改善患者生活质量及延长患者生存时间、控制疾病进展。患者多次检测 EGFR 及相关基因，均未见突变。根据 NCCN 指南二线治疗行多西他赛联合贝伐单抗方案治疗。复查 PET-CT 示全部病灶未见代谢增高，后行贝伐单抗维持治疗。病情再次出现进展，此时治疗目的仍然是改善患者生活质量及延长患者生存时间、控制疾病进展。三线治疗行吉西他滨联合贝伐单抗方案治疗。后患者贝伐单抗赠药结束，拒绝继续应用贝伐单抗，开始口服阿帕替尼维持治疗。

靶向药物与化疗联合对于晚期患者可提高疗效，对于患者疾病的缓解有加分作用。患者 EGFR 基因突变监测：阴性。EML4-ALK 融合基因检测：阴性。因此，该患者 EGFR-TKI、ALK 基因抑制剂治疗效果差，该类患者预后差。但是患者在抗 VEGF 药物治疗中又有获益，对于该类患者，可建议在病情有进一步进展后，再次活检，并进行全基因组检测，进一步了解是否有更加匹配的靶向药物控制病情，达到延长生存时间，提高生活质量的目的。

（谢　琳　沈丽达）

参考文献

武玮，唐俊舫，吴羽华，等. 2013. 贝伐珠单抗长期维持治疗晚期非小细胞肺癌 39 个月的病例报告及相关

文献回顾. 中国肺癌杂志，16（6）：325-329

Assoun S，Brosseau S，Steinmetz C，et al. 2017. Bevacizumab in advanced lung cancer：state of the art. Future Oncology，13（28）：2515-2535

Dranitsaris G，Beegle N，Ravelo A，et al. 2013. Evaluating the impact of bevacizumab maintenance therapy on overall survival in advanced non-small-cell lung cancer. Clinical Lung Cancer，14（2）：120-127

Ho C，Davies AM，Lara JPN，et al. 2006. Second-Line Treatment for Advanced-Stage Non-Small-Cell Lung Cancer：Current and Future Options. Clinical Lung Cancer，7：S118-S125

Kosty MP，Wozniak AJ，Jahanzeb M，et al. 2015. Effectiveness and safety of post-induction phase bevacizumab treatment for patients with non-small-cell lung cancer：results from the ARIES observational cohort study. Targeted Oncology，10（4）：509-516

Ohyanagi F，Yanagitani N，Kudo K，et al. 2014. Phase II study of docetaxel-plus-bevacizumab combination therapy in patients previously treated for advanced non-squamous non-small cell lung cancer. Anticancer Research，34（9）：5153-5158

Ritzwoller D P，Carroll N M，Delate T，et al. 2014. Comparative effectiveness of adjunctive bevacizumab for advanced lung cancer：the cancer research network experience. J Thorac Oncol，9（5）：692-701

Roviello G，Bachelot T，Hudis CA，et al. 2017. The role of bevacizumab in solid tumours：a literature based meta-analysis of randomised trials. Eur J Cancer，75：245-258

Schneider BJ，Kalemkerian GP，Gadgeel S M，et al. 2017. Phase II trial of dose-dense pemetrexed，gemcitabine，and bevacizumab in patients with advanced，non-small-cell lung cancer. Clin Lung Cancer，18（3）：299-302

Stinchcombe TE，West HL. 2009. Maintenance therapy in non-small-cell lung cancer. Lancet，374（9699）：1398-1400

Takagi Y，Hosomi Y，Oshita F，et al. 2015. Feasibility study of docetaxel plus bevacizumab as first line therapy for elderly patients with advanced non-small-cell lung cancer：Thoracic Oncology Research Group（TORG）1014. Bmc Cancer，15（1）：740

Wozniak AJ，Kosty MP，Jahanzeb M，et al. 2015. Clinical outcomes in elderly patients with advanced non-small cell lung cancer：results from ARIES，a bevacizumab observational cohortStudy. Clin Oncol，27（4）：187-196

案例四　贝伐单抗治疗晚期卵巢癌

（一）患者基本信息

女，47 岁，PS 评分 1 分。

（二）既往史、家族史及特殊疾病史

既往体健，无家族肿瘤病史，3 年前曾行卵巢癌根治术，术后病检证实为卵巢来源子宫内膜样腺癌，无其他重大疾病史。

（三）现病史、检查资料、诊断及治疗经过

因“卵巢癌术后 3 年余，下腹坠涨伴乏力半年余”于 2016 年 9 月初就诊于某三甲医

院。患者于 3 年前于外院行卵巢癌根治术，术后病检结果证实为卵巢来源子宫内膜样腺癌，术后予以紫杉醇+顺铂方案化疗 8 个周期，化疗期间定期复查未见肿瘤复发及远处转移。近半年来，患者自觉下腹坠涨，久坐或排大便时自觉坠涨感加强就诊，胸部 CT 检查未见异常（图 3-4-1）。上腹部及盆腔 MRI 检查（图 3-4-1～图 3-4-3）：肝脏多发占位、腹壁异常占位及盆腔直肠区域异常占位，结合病史考虑患者为卵巢癌术后盆腔复发侵犯直肠，同时并肝脏多发转移。余影像检查无明显异常。

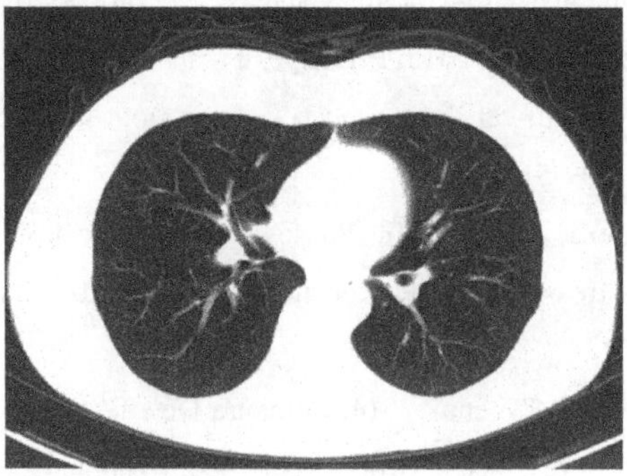

图 3-4-1　肺部 CT 检查结果

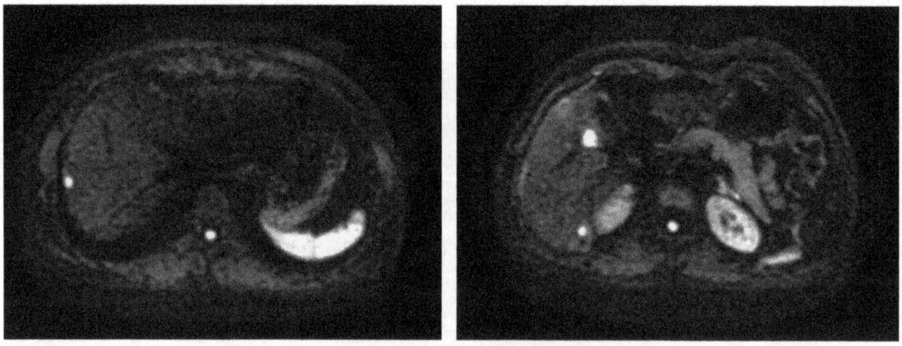

图 3-4-2　上腹部 MRI 检查结果

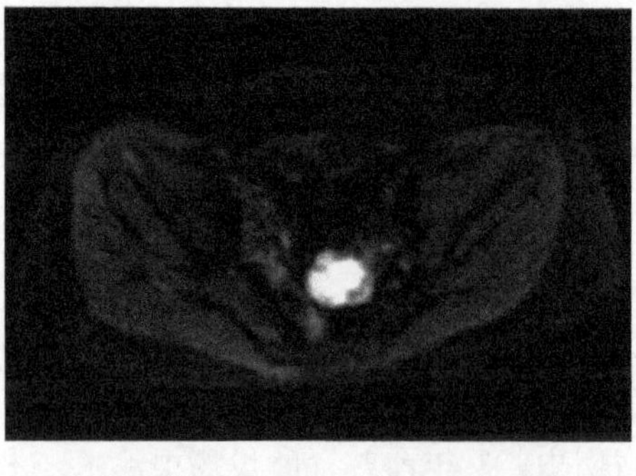

图 3-4-3　盆腔 MRI 检查结果

盆腔 MRI 示：直肠区域异常信号，考虑盆腔局部复发累及直肠

1. 诊断　①卵巢癌术后；②肝脏多发占位（转移性肝癌）；③盆腔异常占位（种植转移）。

2. 治疗 予紫杉醇+顺铂+贝伐单抗治疗 4 个周期后，肺部 CT（图 3-4-4）：未见转移病灶。复查肝脏及盆腔 MRI（图 3-4-5）：肝脏 S2、S6 病灶消失，S4 病灶较前明显缩小。

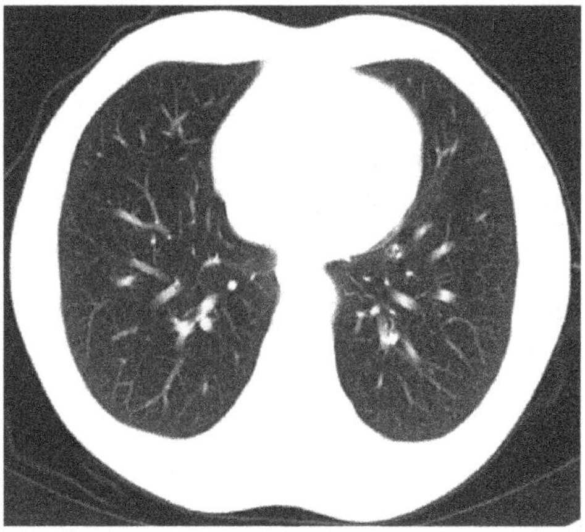

图 3-4-4　4 个周期化疗+靶向治疗后肺部 CT 检查结果

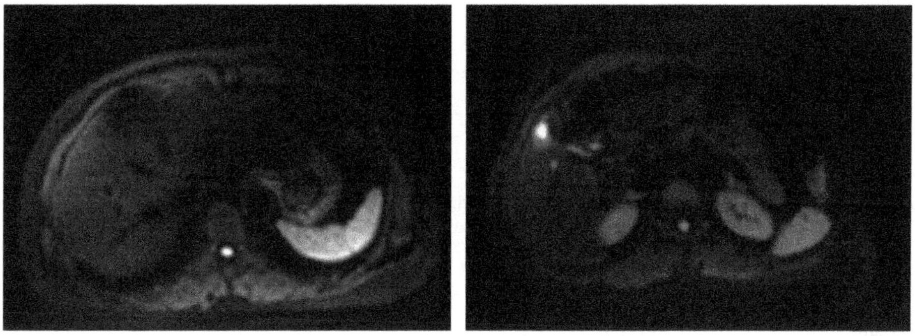

图 3-4-5　4 个周期化疗+靶向治疗后上腹部 MRI 检查结果

（四）后续治疗前评估、治疗目标和治疗策略

1. 患者转归 后期患者继续化疗+贝伐单抗治疗 8 个周期后，上腹部 MRI 示肝多发转移灶部分消失，部分明显缩小。因患者出现无法耐受的骨髓抑制，故停用化疗，仅用贝伐单抗单药维持治疗，目前病情评估为部分缓解（PR）。

2. 病例特点和治疗选择的依据 该患者为卵巢癌Ⅳ期，肝脏多发转移，盆腔局部复发并直肠种植，为晚期卵巢癌，结合患者既往病检为卵巢来源子宫内膜样腺癌，该亚型卵巢癌预后极差。疾病恶性程度高，以延长患者生存、改善生活质量为主要治疗目标。治疗上以全身治疗为主，辅以局部治疗。

因患者既往使用紫杉醇+顺铂方案效果确切，现可考虑沿用原化疗方案，考虑患者肿瘤负荷大，常规化疗无法控制病情，故加用贝伐单抗。后续治疗策略：继续目前化疗方案联合贝伐单抗治疗。

后期患者继续化疗+贝伐单抗治疗 8 个周期后，因患者出现无法耐受的骨髓抑制，故停用化疗，仅用贝伐单抗单药维持治疗，目前病情评估为 PR。

（杨　军）

参考文献

蔡美玲，祝亚平，万小平. 2008. 贝伐单抗在卵巢癌中的应用. 现代妇产科进展，17（8）：624-626

陈乃兴，金科涛. 2012. 贝伐单抗治疗卵巢癌的临床研究进展. 中国药房，23（10）：934-936

陈小芸，张栋栋，范维，等. 2014. 贝伐单抗治疗卵巢癌疗效及不良反应的系统评价. 现代妇产科进展，23（7）：548-552

李淑敏，张蓉，李洪君，等. 2010. 贝伐单抗与化疗联合治疗复发性卵巢癌 18 例临床观察. 中华临床医师杂志：电子版，4（3）：68-70

路慧珺，唐均英，彭巧. 2014. 贝伐单抗在卵巢癌治疗中的进展. 重庆医学，43（32）：4382-4384

曲振东. 2014. 应用贝伐单抗治疗卵巢癌 26 例临床分析. 中国保健营养旬刊，24（4）：1882

岳渝. 2015. 紫杉醇联合贝伐珠单抗治疗卵巢癌的效果分析. 实用癌症杂志，30（3）：365-367

赵辉，杜楠，王海滨，等. 2012. 腹腔内贝伐珠单抗联合腹腔热灌注化疗治疗卵巢癌腹腔积液的临床观察. 临床肿瘤学杂志，17（12）：1101-1104

Burger RA，Brady MF，Bookman MA，et al. 2012. Incorporation of bevacizumab in the primary treatment of ovarian cancer. N Engl J Med，67（26）：2473-2483

Burger RA，Sill MW，Monk BJ，et al. 2007. Phase Ⅱ trial of bevacizumab in persistent or recurrent epithelial ovarian cancer or primary peritoneal cancer：a Gynecologic Oncology Group Study. J Clin Oncol，25（33）：5165

Folkman J. 2011. A phase 3 trial of bevacizumab in ovarian cancer. N Engl J Med，365（26）：2484

Garcia A A，Hirte H，Fleming G，et al. 2008. Phase Ⅱ clinical trial of bevacizumab and low-dose metronomic oral cyclophosphamide in recurrent ovarian cancer：a trial of the California，Chicago，and Princess Margaret Hospital phase Ⅱ consortia. J Clin Oncol，26（1）：76

Han ES，Monk B J. 2007. Bevacizumab in the treatment of ovarian cancer. Expert Rev Anticancer Ther，7（10）：1339-1345

Pujadelauraine E，Hilpert F，Weber B，et al. 2014. Bevacizumab combined with chemotherapy for platinum-resistant recurrent ovarian cancer：The AURELIA open-label randomized phase Ⅲ trial. J Clin Oncol，32（13）：1302-1308

案例五　贝伐单抗治疗腹膜癌

（一）患者基本信息

女，72 岁，PS 评分 2 分。

（二）既往史、家族史及特殊疾病史

既往体健，40 年前曾行结扎术，20 年前曾行阑尾切除术，10 年前因多发子宫肌瘤行子宫双附件切除术，既往无家族肿瘤病史，无重大疾病史。

（三）现病史、检查资料、诊断及治疗经过

患者因“腹胀半年，加重伴肛门坠涨1月余”于2015年1月就诊于某三甲综合性医院。肿瘤标志物检测：CEA 9.6ng/ml，CA19-9 3.8U/ml，CA72-4 5U/ml，CA12-5 40U/ml。胸腹部CT检查：左侧胸腔少至中等量积液（图3-5-1），腹腔中等量积液，腹膜增厚（图3-5-2）。肠镜检查未见异常（图3-5-3，见彩图）。行腹腔穿刺引流术，同时行腹水脱落细胞检查，病理示腺癌，因腹水脱落细胞数量少，免疫组化未能明确患者确切组织来源。

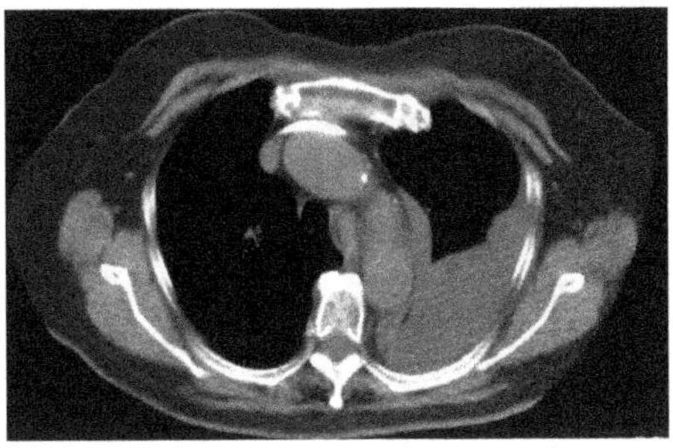

图3-5-1 胸部CT检查结果

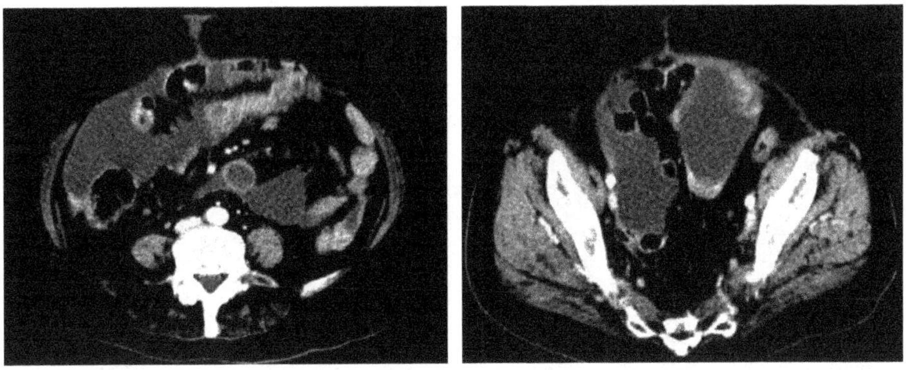

A B

图3-5-2 腹盆部CT检查结果

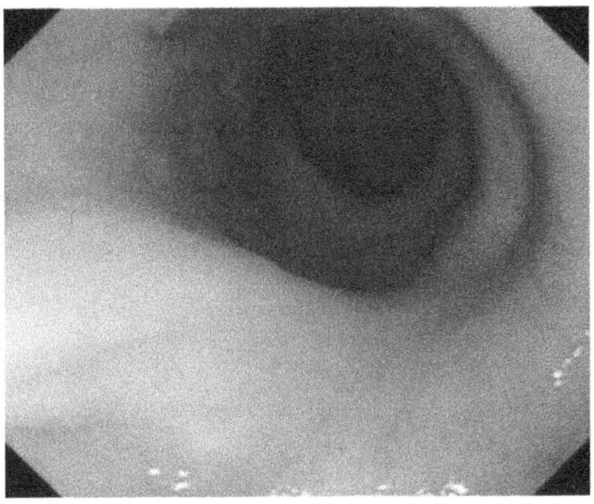

图3-5-3 肠镜检查结果

1. 诊断 ①腹腔转移性腺癌；②子宫双附件切除术后。

2. 治疗 建议行全身化疗同时联合贝伐单抗靶向治疗，患者及家属拒绝行化疗，仅同意使用贝伐单抗靶向治疗。故予以贝伐单抗 15mg/kg 体重静脉输注，21 天 1 次，第 1 周期治疗后患者自觉腹胀明显缓解，遂继续行 6 个周期贝伐单抗靶向治疗。

（四）后续治疗前评估、治疗目标和治疗策略

经贝伐单抗靶向治疗 6 个周期后，患者胸腔积液明显减少（图 3-5-4），腹水明显减少、腹膜结节较前减少（图 3-5-5），疗效评价为部分缓解（PR）。患者出现皮疹及 1 级血压升高，口服降压药可控制。

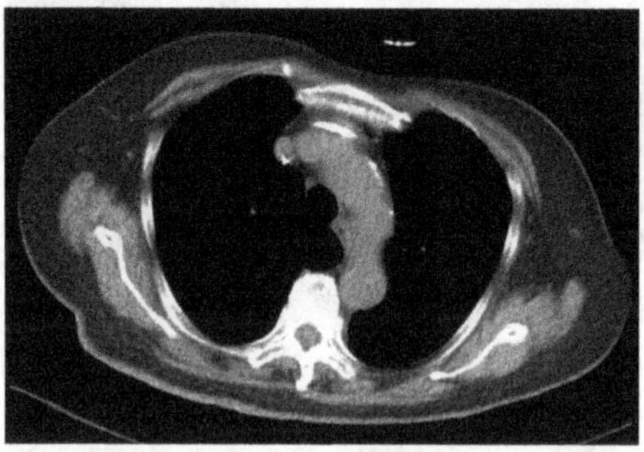

图 3-5-4　6 个周期贝伐单抗治疗后肺部 CT 检查结果

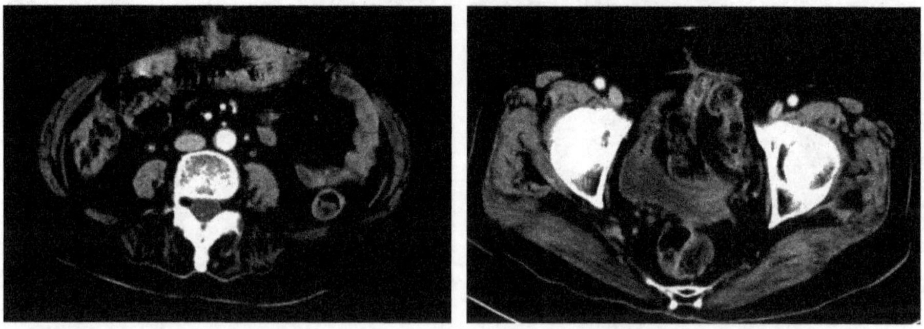

图 3-5-5　6 个周期贝伐单抗治疗后腹盆部 CT 检查结果

1. 患者转归 患者现肿瘤评估为 PR，继续予以贝伐单抗单药继续治疗。

2. 病例特点和治疗选择的依据 该患者为不明原因腹膜腺癌，初诊时即合并大量胸腔积液、腹水，其脱落细胞均查见恶性腺癌细胞，提示疾病已属于恶性肿瘤晚期，预后差。治疗目标：延长生存时间，提高生活质量。治疗策略：姑息性化疗+靶向治疗。

不明原因腹膜腺癌的治疗与卵巢恶性肿瘤类似，多考虑使用腹腔化疗或静脉化疗方案，同时可加用靶向治疗，由于本例患者高龄，拒绝行常规化疗，考虑患者自身因素及高强度化疗对于高龄患者获益可能有限，因此，在多学科协作（MDT）讨论结果的基础上，结合上述，本例患者采用了贝伐单抗单药进行治疗。经 6 个周期治疗后，患者评估为 PR，证实有效。

（杨　军）

参考文献

路慧珺，唐均英，彭巧. 2014. 贝伐单抗在卵巢癌治疗中的进展. 重庆医学杂志，43（32）：4382-4384

彭浪，段华新. 2013. 贝伐单抗治疗实体肿瘤的临床研究进展. 医学与哲学杂志，34（12）：65-68

Burger RA，Sill MW，Monk BJ，et al. 2007. Phase II trial of bevacizumab in persistent or recurrent epithelial ovarian cancer or primary peritoneal cancer：a Gynecologic Oncology Group Study. J Clin Oncol，25（33）：5165-5171

Cannistra SA，Matulonis UA，Penson RT，et al. 2007. Phase II study of bevacizumab in patients with platinum-resistant ovarian cancer or peritoneal serous cancer. J Clin Oncol，25（33）：5180-5186

Dalton HJ，Fleming ND，Sun CC，et al. 2017. Activity of bevacizumab-containing regimens in recurrent low-grade serous ovarian or peritoneal cancer：A single institution experience. Gynecol Oncol，145（1）：37-40

Grisham RN，Iyer G，Sala E，et al. 2014. Bevacizumab shows activity in patients with low-grade serous ovarian and primary peritoneal cancer. Int J Gynecol Cancer，24（6）：1010

Mcgonigle KF，Muntz HG，Vuky J，et al. 2008. Phase II prospective study of weekly topotecan and bevacizumab in platinum refractory ovarian or primary peritoneal cancer（OC）. Gynecol Oncol，111（2）：374

案例六　西妥昔单抗治疗晚期肠癌

（一）患者基本信息

男，62 岁，PS 评分 1 分。

（二）既往史、家族史及特殊疾病史

既往体健，无家族肿瘤病史，无重大疾病史。

（三）现病史、检查资料、诊断及治疗经过

患者因“大便带血 1 月余”于 2014 年 1 月 3 日就诊于某三甲医院，胸腹盆腔增强 CT：肺脏、肝脏未见占位性病变，直肠上段肠管增厚，浆膜面不完整，系膜淋巴结肿大，余影像检查未见异常（图 3-6-1）。CEA 19μg/L，Hb 89g/L。肠镜检查：距离肛门 10cm 处见不规则隆起物，易出血，占据整个肠腔，肠镜不能通过（图 3-6-2，见彩图）。取材病理检查：腺癌。

1. 诊断　乙状结肠腺癌 cT3NxM0。

2. 治疗　于 2014 年 1 月 15 日行“腹腔镜辅助乙状结肠癌切除术”，术中：腹腔探查发现肝脏左外叶表面可见一约 0.2cm×0.2cm 转移灶（图 3-6-3，见彩图），超声证实无其他转移灶。对肝脏转移灶进行腹腔镜下局部切除，随后进行腹腔镜辅助乙状结肠癌切除术。术后病检：乙状结肠溃疡型肿块，约 5.0cm×3.0cm×0.5cm，占据肠腔周径 4/5。乙状结肠中分化腺癌，溃疡型，侵及肠壁全层突破浆膜，神经侵犯（+），脉管癌栓（+），肠周淋巴结查见癌转移（14/15）。吻合口上下切缘（−）。肝脏转移性腺癌。KRAS 检测：野生型。BRAF V600E：野生型。

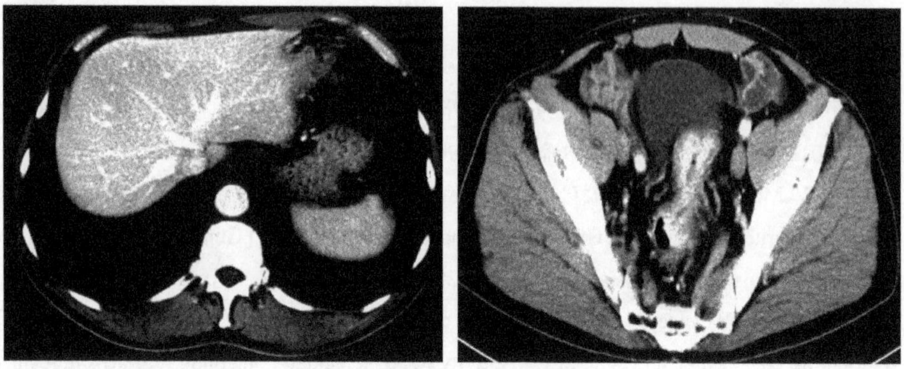

图 3-6-1　CT 检查结果

A. 肝脏 CT 未见异常；B. 盆腔 CT 提示乙状结肠肿瘤

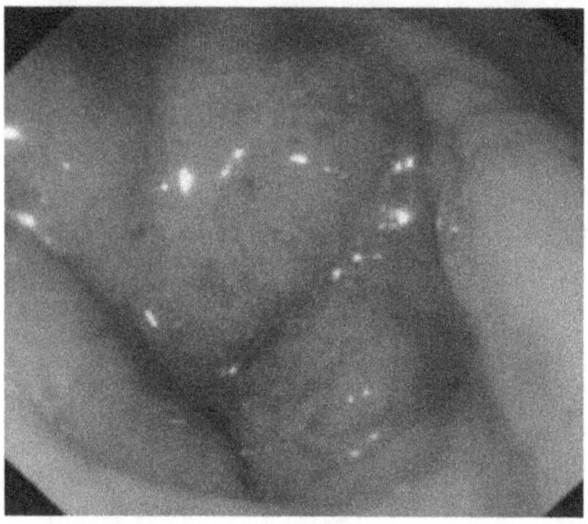

图 3-6-2　肠镜检查结果

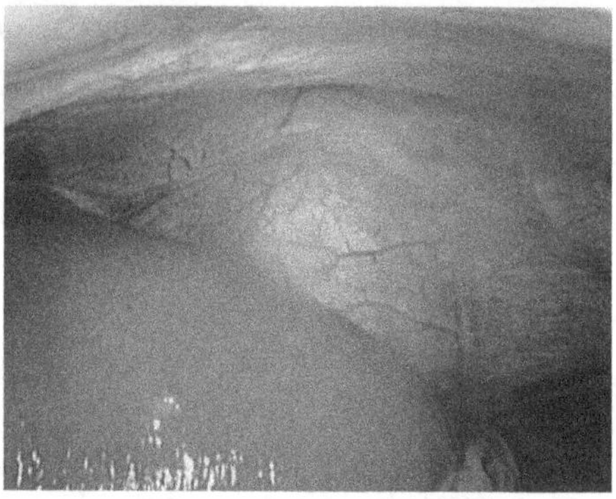

图 3-6-3　术中探查肝脏可见转移灶

3. 术后诊断　乙状结肠中分化腺癌 pT4a（G2）N2b（14/15）M1a（肝）ⅣA 期。

4. 术后治疗　术后予以 mFOLFOX6 方案化疗 8 个周期，期间出现Ⅱ度骨髓抑制，予积极治疗后好转。

（四）后续治疗前评估、治疗目标和治疗策略

术后半年辅助治疗结束后 1 个月复查，肝脏 S8 段新发转移灶，根据术后病理 KRAS 检测结果提示为野生型。遂予 FOLFIRI+西妥昔单抗靶向联合化疗 2 个周期，治疗后肝脏病灶缩小，疗效评价稳定（SD），4 个周期疗效评价部分缓解（PR），治疗前后 CT 如图 3-6-4 所示。化疗期间仍出现Ⅱ度消化道反应、骨髓抑制及迟发型腹泻，经积极治疗后不良反应缓解。

1. 患者转归　患者现肿瘤评估为 PR，继续目前方案治疗。

2. 病例特点和治疗选择的依据　该患者术前影像评估未见远处转移性病灶，有手术适应证，术中发现肝脏转移性病灶，且转移性病灶可 R0 切除。根据 ESMO 指南分类为第 0 组患者。治疗目标：争取达到治愈。经行术后辅助治疗，但患者化疗结束 1 个月即出现肝脏转移性病灶且不可切除，ESMO 指南将此类患者分为第 2 组，其治疗的目的是通过强烈的治疗延长患者生存时间及改善患者生活质量。

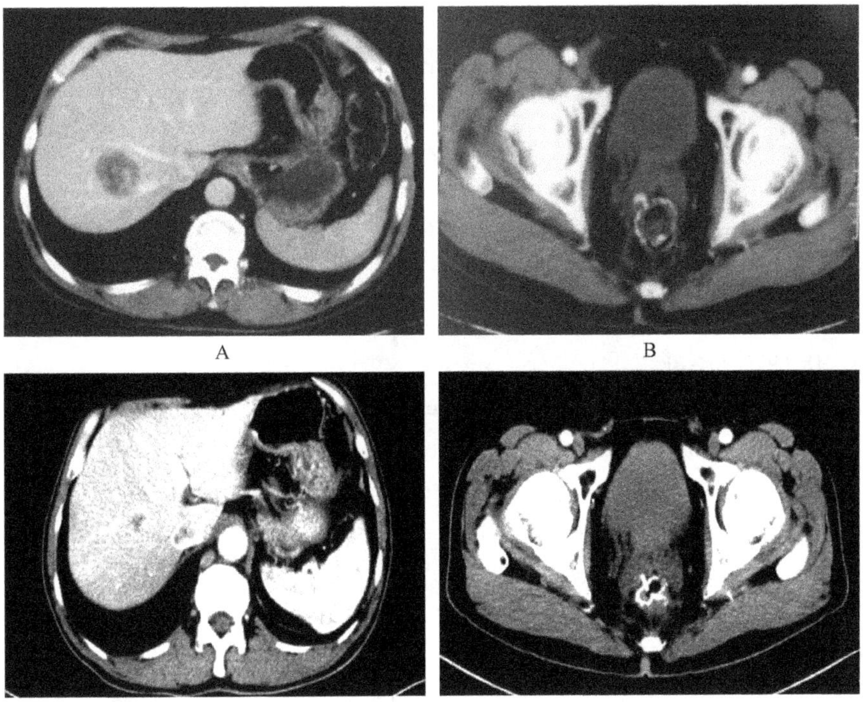

A　B　C　D

图 3-6-4　治疗前后 CT 检查结果

A. 肝脏新发转移灶靶向治疗前；B. 靶向治疗前盆腔 CT；C. 肝脏新发转移灶靶向治疗后；D. 靶向治疗后盆腔 CT

由于辅助化疗 1 个月后患者即出现病情进展，故选择加用 CPT-11 的联合方案化疗，且靶向药物与标准化疗联合可进一步提高疗效，但是靶向药物与化疗药物的配伍应更具针对性。由于患者 KRAS 检测为野生型，因此，该患者选择西妥昔单抗进行联合治疗且患者从靶向联合化疗中获益，不良反应能耐受。

（杨　军）

参 考 文 献

白春梅，黄凌. 2009. 西妥昔单抗治疗进展性结直肠癌的疗效与 KRAS 基因突变状态的关系. 循证医学，9（3）：144-146

郭桂芳，夏良平，张蓓，等. 2009. 西妥昔单抗联合化疗对 53 例晚期结直肠癌的疗效. 癌症，28（12）：1317-1323

林榕波，郭增清，陈奕贵，等. 2008. 西妥昔单抗联合伊立替康治疗化疗耐药晚期结直肠癌. 中国癌症杂志，18（1）：79-80

茅慧，石燕，戴广海. 2012. 西妥昔单抗联合 FOLFOX 4 方案一线治疗转移性结直肠癌的临床观察. 临床肿瘤学杂志，17（4）：356-359

孙杰，姜丽娜，潘赛英. 2012. 西妥昔单抗联合卡培他滨与奥沙利铂治疗晚期结直肠癌 20 例. 医药导报，31（1）：17-19

王晓红，黄颖. 2011. 比较单用 FOLFIRI 化疗方案及其与西妥昔单抗联用治疗晚期结肠癌的疗效. 中国临

床药理学杂志，27（12）：972-975

魏阳，周行，谢华，等. 2010. 西妥昔单抗联合 FOLFOX4 与单用 FOLFOX4 方案治疗晚期结肠癌临床疗效观察. 当代医学，16（16）：6-8

徐建明，张华. 2006. 西妥昔单抗单药或与伊立替康联合治疗伊立替康耐药的转移性结直肠癌. 循证医学，6（5）：274-276

杨阳，邹多武，朱伟，等. 2012. 西妥昔单抗联合化疗治疗晚期结直肠癌疗效的 meta 分析. 中国肿瘤生物治疗杂志，19（3）：303-308

叶煌阳，张映红，陈建清，等. 2008. 西妥昔单抗联合化疗在晚期结直肠癌一线治疗中的疗效观察. 中国癌症杂志，18（9）：704-706

Cho YS，Yoon TJ，Jang ES，et al. 2010. Cetuximab-conjugated magneto-fluorescent silica nanoparticles for in vivo，colon cancer targeting and imaging. Cancer Lett，299（1）：63

Correale P，Botta C，Cusi MG，et al. 2012. Cetuximab±chemotherapy enhances dendritic cell-mediated phagocytosis of colon cancer cells and ignites a highly efficient colon cancer antigen-specific cytotoxic T-cell response in vitro. Int J Cancer，130（7）：1577-1589

Costa AF，Sander GB，Picon PD. 2004. Cetuximab in colon cancer. N Engl J Med，351（15）：1575

Douillard JY，Cunningham D，Roth AD. 2004. Cetuximab monotherapy and cetuximab plus irinotecan in irinotecan-refractory metastatic colorectal cancer. N Engl J Med，351（351）：337-345

Laurent-Puig P，Cayre A，Manceau G，et al. 2009. Analysis of PTEN，BRAF，and EGFR status in determining benefit from cetuximab therapy in wild-type KRAS metastatic colon cancer. J Clin Oncol，27（35）：5924

Lièvre A，Bachet JB，Boige V，et al. 2008. KRAS mutations as an independent prognostic factor in patients with advanced colorectal cancer treated with cetuximab. J Clin Oncol，26（3）：374

Nicolantonio FD，Martini M，Molinari F，et al. 2008. Wild-type BRAF is required for response to panitumumab or cetuximab in metastatic colorectal cancer. J Clin Oncol，26（35）：5705

Saltz LB，Meropol NJ，Loehrer PJ，et al. 2004. Phase Ⅱ trial of cetuximab in patients with refractory colorectal cancer that expresses the epidermal growth factor receptor. J Clin Oncol，22（7）：1201-1208

Taieb J，Tabernero J，Mini E，et al. 2014. Oxaliplatin，fluorouracil，and leucovorin with or without cetuximab in patients with resected stage Ⅲ colon cancer（PETACC-8）：an open-label，randomised phase 3 trial. Lancet Oncol，15（8）：862-873

Wang HW，Yang SH，Huang GD，et al. 2014. Temsirolimus enhances the efficacy of cetuximab in colon cancer through a CIP2A-dependent mechanism. J Cancer Res Clin Oncol，140（4）：561-571

Zhang M，Tao W，Pan S，et al. 2009. Low-dose metronomic chemotherapy of paclitaxel synergizes with cetuximab to suppress human colon cancer xenografts. Anticancer Drugs，20（5）：355

案例七　西妥昔单抗治疗晚期直肠癌

（一）患者基本信息

男，57 岁，PS 评分 1 分。

（二）既往史、家族史及特殊疾病史

糖尿病史 10 余年，现用胰岛素控制血糖，血糖控制可；无家族肿瘤病史；无其他重大疾病史。

（三）现病史、检查资料、诊断及治疗经过

患者因“大便带血”于 2011 年 3 月就诊于某院，确诊为直肠癌，于 2011 年 3 月在该院行直肠肿瘤切除术，术后病理检查：（直肠）中分化腺癌（溃疡型）侵及肠壁全层，吻合口上、下未见癌累及，肠周脂肪中淋巴结（4/6）见癌转移。分期不详，术后行化疗共 10 个周期（具体不详）。2013 年 2 月 20 日行肠镜检查：直肠癌术后复发可能（距肛缘 5cm 处见 3cm×5cm 黏膜隆起，表面凹凸不平，高度充血水肿，见溃疡形成）。2013 年 2 月 22 日肠镜取材活检：（直肠黏膜）腺上皮高级别上皮内瘤变，受取材所限，不排除浸润癌。为进一步就诊入院。

肠镜检查（图 3-7-1，见彩图）：残余直肠术后肿块型癌（直肠后壁距肛门 8cm 处见 2.5cm×2.8cm 结节状肿块隆起，表面有溃烂）。直肠后壁活检：腺癌。经直肠超声：距肛门 80mm 处肠壁局限性不规则增厚，性质待查，考虑直肠癌（T1N3？）。CT：“直肠癌术后”残余直肠左侧壁增厚（局部呈肿块状突向肠腔内，最厚约 2.0cm）并周围脂肪间隙淋巴结肿大（最大者直径约 0.9cm），累及外缘，考虑复发并系膜淋巴结转移（图 3-7-2）。

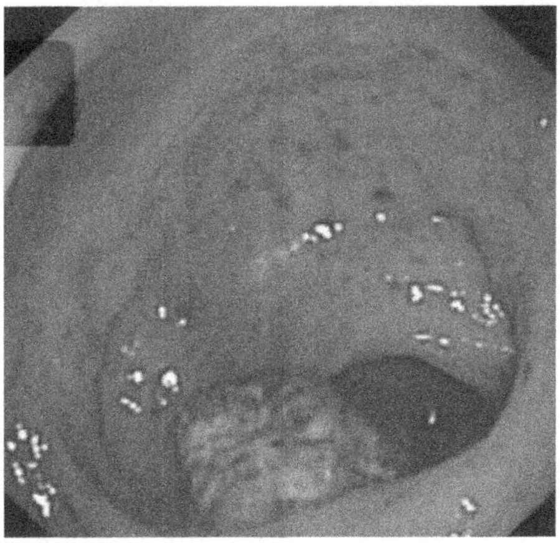

图 3-7-1　肠镜示直肠肿瘤

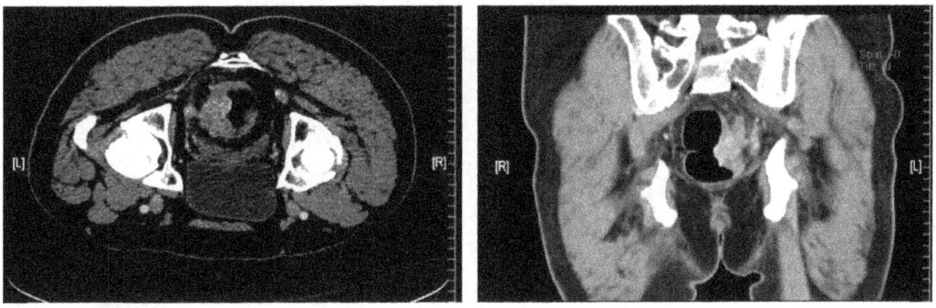

A　B

图 3-7-2　CT 示直肠肿瘤

1. 诊断　直肠癌术后复发 cT4NxM0。

2. 手术　评估患者为直肠癌术后复发，无明显手术禁忌，于 2013 年 3 月 14 日行直肠癌经腹会阴联合切除术（Mile's 术）。术后病理：（"直肠及肿瘤"）管状腺癌，中分化，癌组织浸润肠壁全层达周围脂肪组织，标本上切缘及肛门缘于镜下未见癌组织，肠系膜淋巴结（0/6），于镜下未见癌组织，另见癌结节 4 枚。术后诊断：直肠中分化管状腺癌术后复发 rpT4N1cM0 III B 期。术后行 RAS 基因检测提示为野生型。患者术后 2013 年 4 月 11 日至 2013 年 9 月 11 日规律行 FOLFIRI 方案化疗 8 个周期。2013 年 9 月 13 日 PET-CT 检查：盆腔骶前代谢增高淋巴结，转移性病变可能性大。有盆腔放疗指征，于 2013 年 12 月 24 日开始行三维适形放疗：盆腔 95%PTV 46Gy/26f/2Gy 后局部复发部位缩野加量 14Gy/7f/2Gy。2014 年 12 月 24 日 PET-CT 检查：盆底左侧软组织影代谢增高，考虑复发；盆腔骶前代谢增高淋巴结，较前增大增多，第 1 骶椎左侧受侵，均考虑转移（图 3-7-3，图 3-7-4，见彩图）。病情进展（PD）。

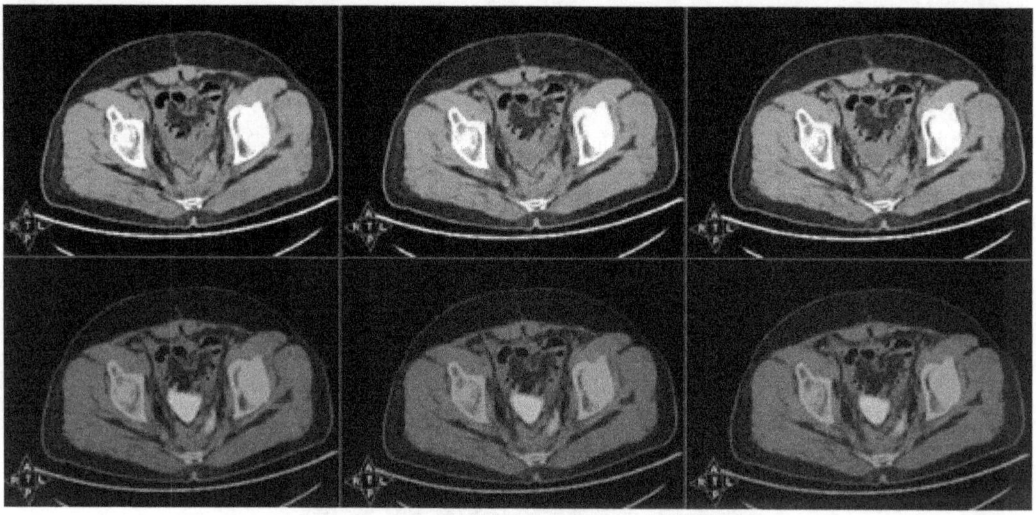

图 3-7-3　盆底左侧软组织影代谢增高，考虑复发

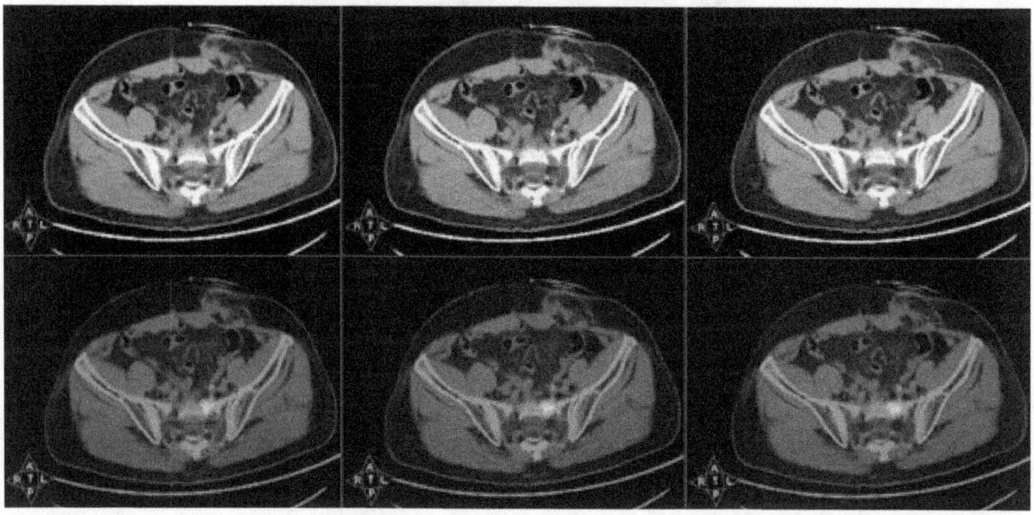

图 3-7-4　第 1 骶椎左侧受侵，考虑转移

（四）后续治疗前评估、治疗目标和治疗策略

于2015年1月9日至2015年8月14日行mFOLFOX6+西妥昔单抗治疗共16个周期。2015年8月13日PET-CT检查：骶骨骨质破坏并代谢增高，多考虑为转移性病变（图3-7-5，见彩图）；盆底左侧软组织影及盆腔骶前淋巴结未提示。疗效评价为部分缓解（PR）。

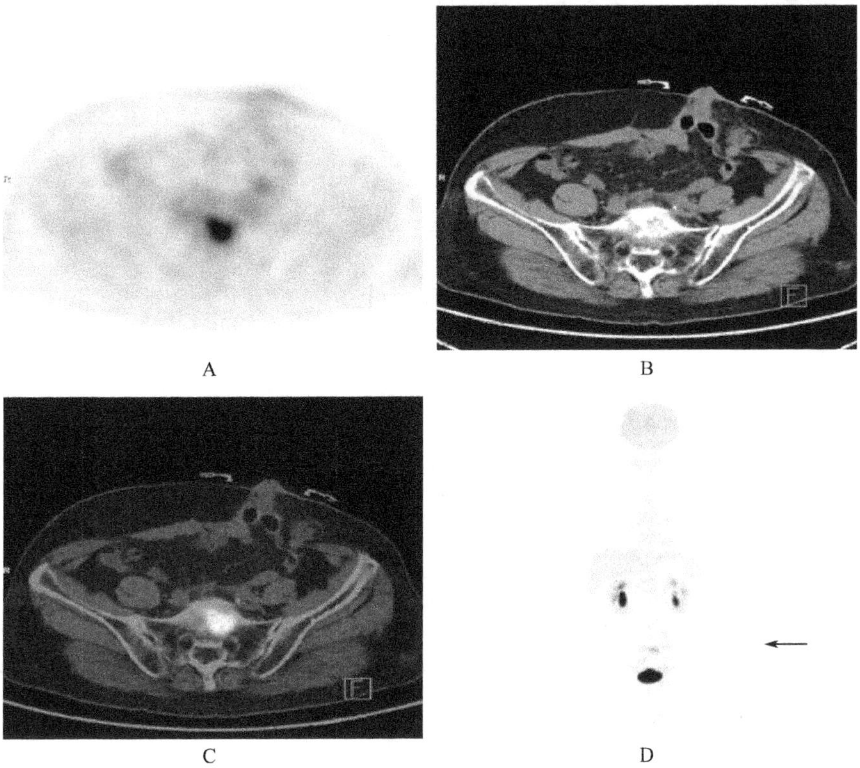

图3-7-5　骶骨骨质破坏并代谢增高，多考虑为转移性病变

因患者诉下肢麻木伴左下肢活动受限，考虑奥沙利铂神经毒性，更改化疗方案。2015年9月12日至2016年4月29日行氟尿嘧啶+四氢叶酸钙（CF）+西妥昔单抗治疗共17个周期。期间规律复查CT：骶骨骨质破坏较前稳定。2016年4月29日PET-CT检查：骶骨骨质破坏并代谢增高，病灶范围较前增大（图3-7-6，见彩图）；盆底软组织影代谢较前增高（图3-7-7，见彩图）。局部病灶进展，2016年5月13日至2016年6月9日行mFOLFOX6+西妥昔单抗治疗共3个周期。期间规律复查CT：骶骨骨质破坏较前稳定。疗效评价为SD。患者既往已行多周期奥沙利铂联合氟尿嘧啶类方案化疗，且患者四肢明显麻木感，奥沙利铂毒性明显。2016年6月24日至2016年8月12日行伊立替康单药联合西妥昔单抗治疗3个周期。其间患者骶尾部疼痛明显，2016年7月7日行三维适形放疗：腰骶部DT 46Gy/23f/35d。因患者出现血尿，考虑：①肿瘤侵犯膀胱可能；②放射性膀胱炎；③其他。停用伊立替康，更换化疗方案，2016年8月26日予替吉奥胶囊（S-1）［60mg，1日2次（bid），d1～28］联合西妥昔单抗治疗。

1. 患者转归　患者现肿瘤评估为SD，继续行S-1单药化疗联合西妥昔单抗靶向治疗中，西妥昔单抗治疗时间已达24个月。

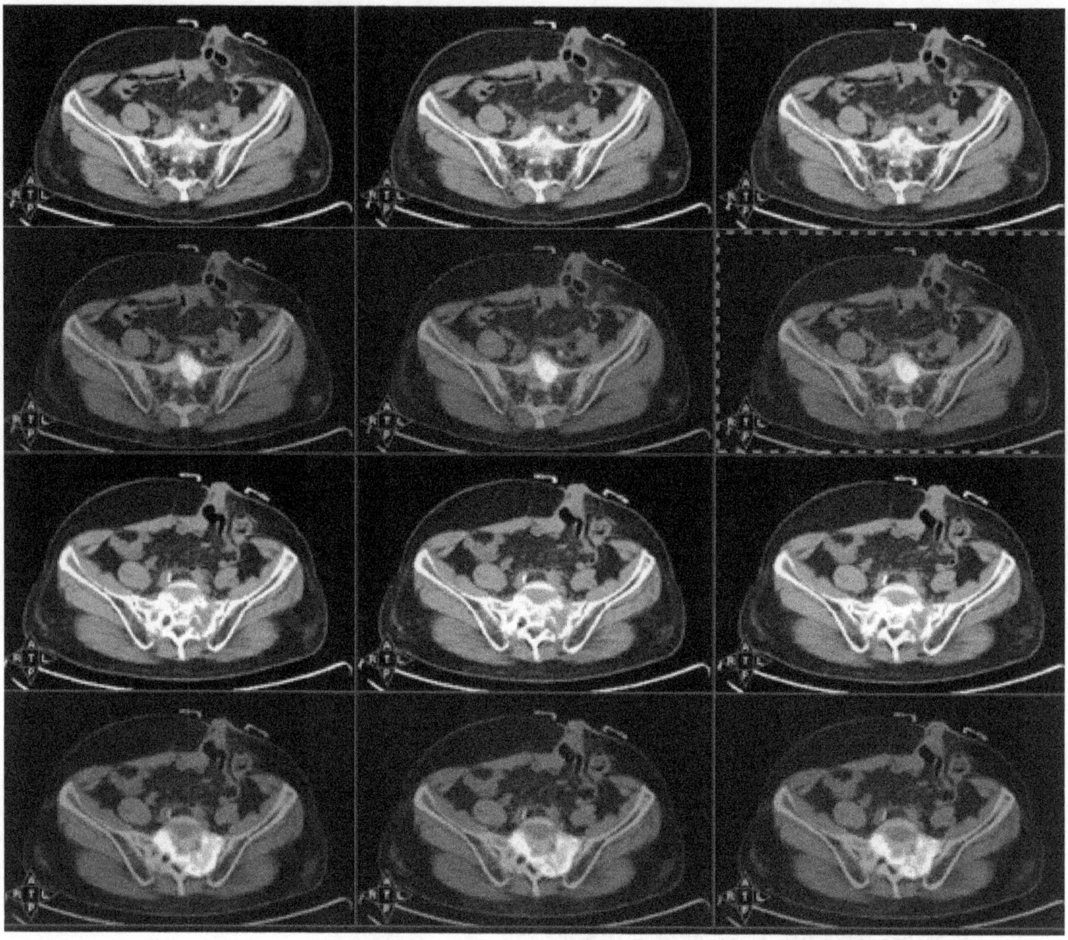

图 3-7-6　骶骨骨质破坏并代谢增高，病灶范围较前增大

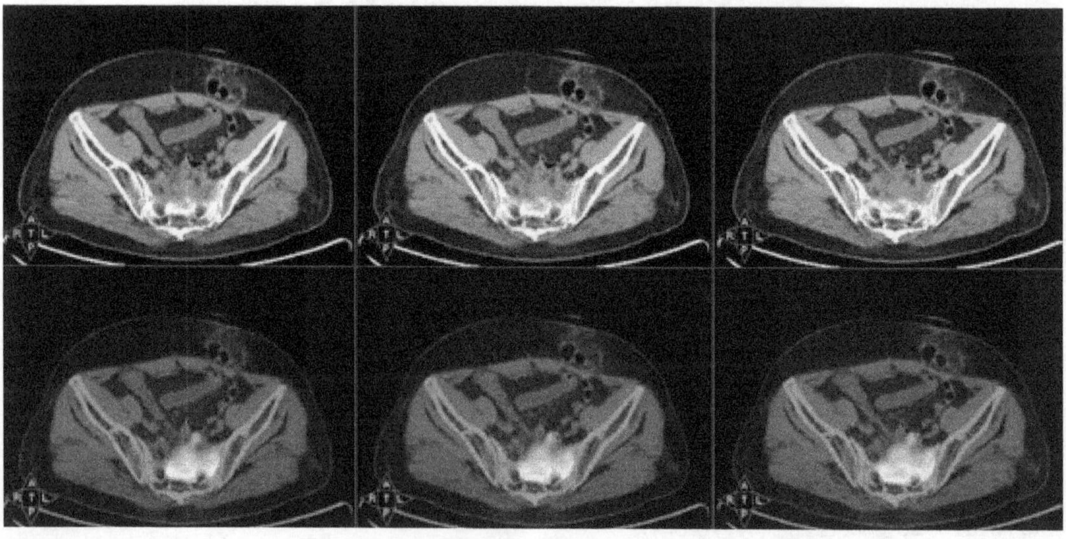

图 3-7-7　盆底软组织影代谢较前增高

2. 病例特点和治疗选择的依据 该患者为直肠癌术后复发的晚期患者，治疗目标：延长患者生存期，改善患者生活质量。经手术切除复发病灶，术后治疗策略：术后辅助化疗。但患者再次病情进展，治疗策略：局部放疗+全身化疗联合靶向治疗。根据病情行多周期、多方案化疗联合西妥昔单抗靶向治疗，获得长达 24 个月的疾病控制，目前仍在治疗中。通过化疗及分子靶向药物治疗，显著改善患者的二线治疗和维持治疗的预后，延长生存时间，提高生活质量。

结直肠癌患者中有 25%的患者会有潜在的转移现象出现，在结直肠癌病理学变化的整个进程中，也会有 50%的患者发生转移。在Ⅲ、Ⅳ期转移性结直肠癌中发现，右半结肠、左半结肠和直肠 3 个部位的患者，3 年生存率分别为 16%、26%和 27%；右半结肠癌预后显著差于左半结肠和直肠。既往研究结论显示，基因突变通路与结肠肿瘤发生的部位明显相关，左半结肠癌与抑癌基因（如 APC、p53、SMAD4）的失活和 KRAS 基因突变等相关；而右半结肠癌则与癌基因的激活、BRAF 基因突变、CpG 岛甲基化表型（CIMP+）、MLH1 基因的甲基化失活和微卫星不稳定（MSI）阳性表达等相关。

西妥昔单抗是针对 EGFR 的 IgG1 型单克隆抗体，两者特异性结合后通过阻断细胞内 EGFR 的信号转导，从而抑制癌细胞的增殖、诱导细胞凋亡，发挥抗肿瘤作用。研究发现，一线治疗进展的 KRAS 野生型结直肠癌患者采用西妥昔单抗联合 FOLFOX 方案化疗，患者 PFS、mPFS、mOS 均明显延长，说明西妥昔单抗双周维持治疗有效，但西妥昔单抗双周疗法联合其他化疗方案还有待进一步探索。

（龙庭凤 沈丽达）

参 考 文 献

陈功，万德森. 2016. 结直肠癌防治研究最新进展. 广东医学，37（22）：3323-3328

刘欣，郭伟剑. 2016. 转移性结直肠癌二线治疗的研究进展，上海医药，37（23）：7-11

Pfeiffer P，Sorbye H，Qvortrup C，et al. 2015. Maintenance therapy with cetuximab every second week in the first-line treatment of metastatic colorectal cancer：the NORDIC-7. 5 study by the nordic colorectal cancer biomodulation group. Clin Colorectal Cancer，14（3）：170-176

Ye LC，Liu TS，Ren L，et al. 2013. Randomized controlled trial of cetuximab plus chemotherapy for paitients with KRAS wild-type un-resectable colorectal liver-limited metastases. J Clin Oncol，31（16）：1931-1938

案例八 曲妥珠单抗治疗转移性胃癌

（一）患者基本信息

女，49 岁，PS 评分 1 分。

（二）既往史、家族史及特殊疾病史

既往体健，无家族肿瘤病史，无重大疾病史。

（三）现病史、检查资料、诊断及治疗经过

患者因“上腹饱胀不适 5 月余”于 2009 年 6 月就诊于某三甲综合医院。查体无明显阳性体征。肿瘤标志物检测：CEA 2.55ng/ml，CA19-9 21.50U/ml，CA72-4 15.45U/ml。粪便隐血试验（+）。CT 检查（图 3-8-1）：胃体下段局部增厚、强化，胃周可见肿大淋巴结，肝脾肾未见异常，盆腔未见异常，无腹水，余影像检查无异常。妇科 B 超未见异常。胃镜检查（图 3-8-2，见彩图）：胃体下段后壁近大弯侧溃疡，直径约 2cm；活检病理示：中低分化腺癌。肠镜：未见异常。上消化道钡餐（图 3-8-3）：胃体下段大弯侧龛影，2cm×1.5cm。

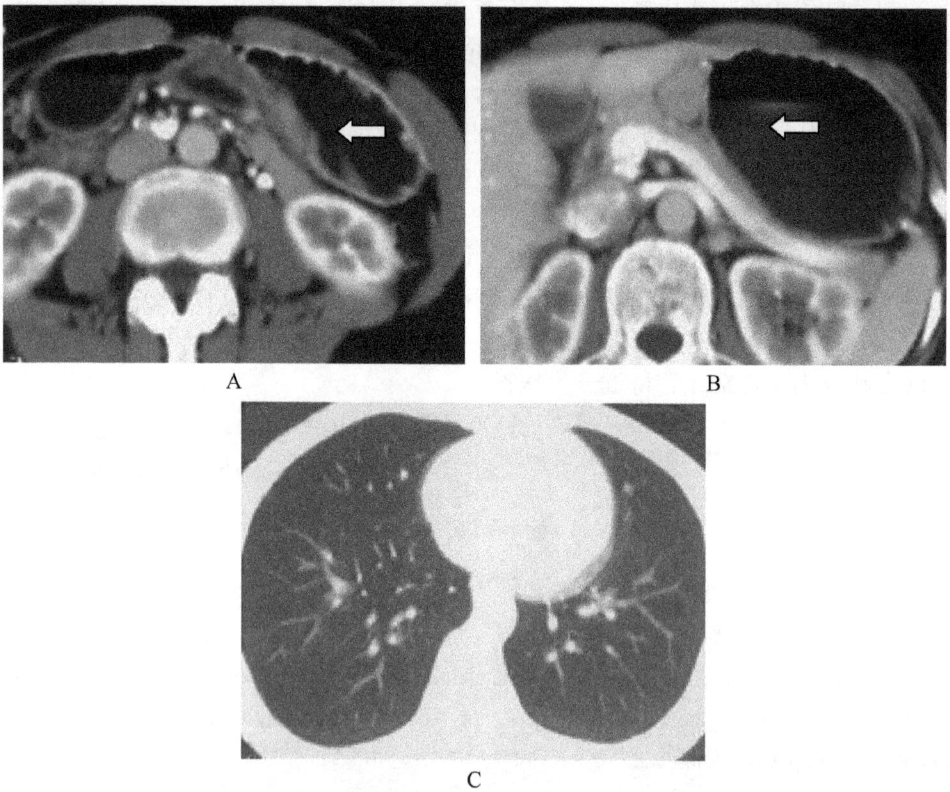

图 3-8-1　全身增强 CT 表现

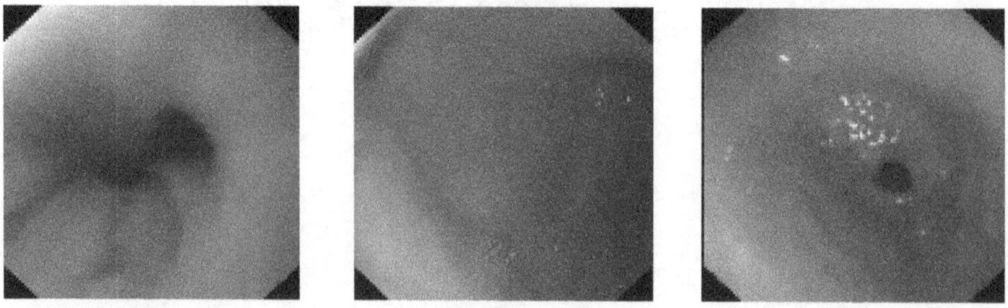

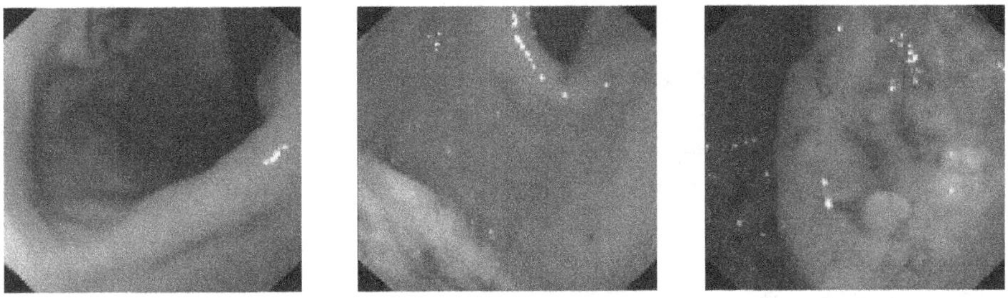

D　　　　E　　　　F

图 3-8-2 胃镜检查结果

A. 食管：未见异常；B. 球部：未见异常；C. 胃窦：花斑样、糜烂；D. 胃角：糜烂食管；E. 胃底：未见异常；F. 胃体：溃疡

内镜诊断：①胃体溃疡（活动期，Ca 可能）；②慢性浅表性胃炎（胃窦、胃角）伴糜烂

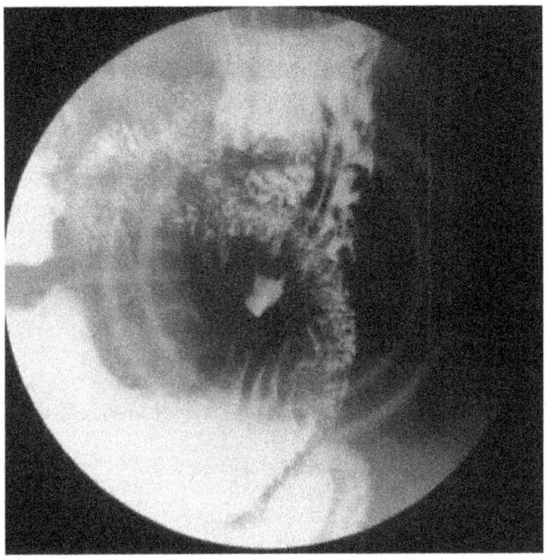

图 3-8-3 上消化道钡餐检查结果

1. 诊断 胃体中低分化腺癌 cT3～4N+M0

2. 治疗 行胃癌根治术。术中探查：肿瘤位于胃体下段后壁靠大弯侧，肿瘤已突破浆膜，肝脏、网膜、腹膜及盆腔未见确切转移灶。行远端胃大部切除、D2 淋巴结清扫、胃-空肠 Roux-en-Y 吻合术。术后病理：胃中分化腺癌，侵及深肌层达浆膜，但未突破浆膜，切缘未见癌侵及，淋巴结查见癌转移（7/34）。HER2（++）。行 FISH 检测 HER2（+）。

3. 术后诊断 胃体中分化腺癌 pT4aN2（6/33）cM0 ⅢB 期，HER2 过表达型。

（四）后续治疗前评估、治疗目标和治疗策略

2009 年 7 月至 10 月行 mFOLFOX6 化疗 4 个周期，因出现Ⅲ度骨髓抑制后患者拒绝继续化疗，门诊随诊。

至 2011 年 1 月复查，胃镜：胃大部切除术后，吻合口炎。骨扫描：全身骨代谢像未见异常。妇科 B 超：左侧卵巢探及 7.7cm×6.1cm×5.2cm 囊实性占位，右侧卵巢探及 10.5cm×6.7cm×6cm 囊实性占位。CT（图 3-8-4）：双侧附件区软组织肿块，考虑胃癌卵巢种植转移。肿瘤标志物：CEA 15.68ng/ml，CA19-9 154.55U/ml，CA12-5 11.33U/ml。结合

病史考虑胃癌术后卵巢转移，病情评估为 PD。

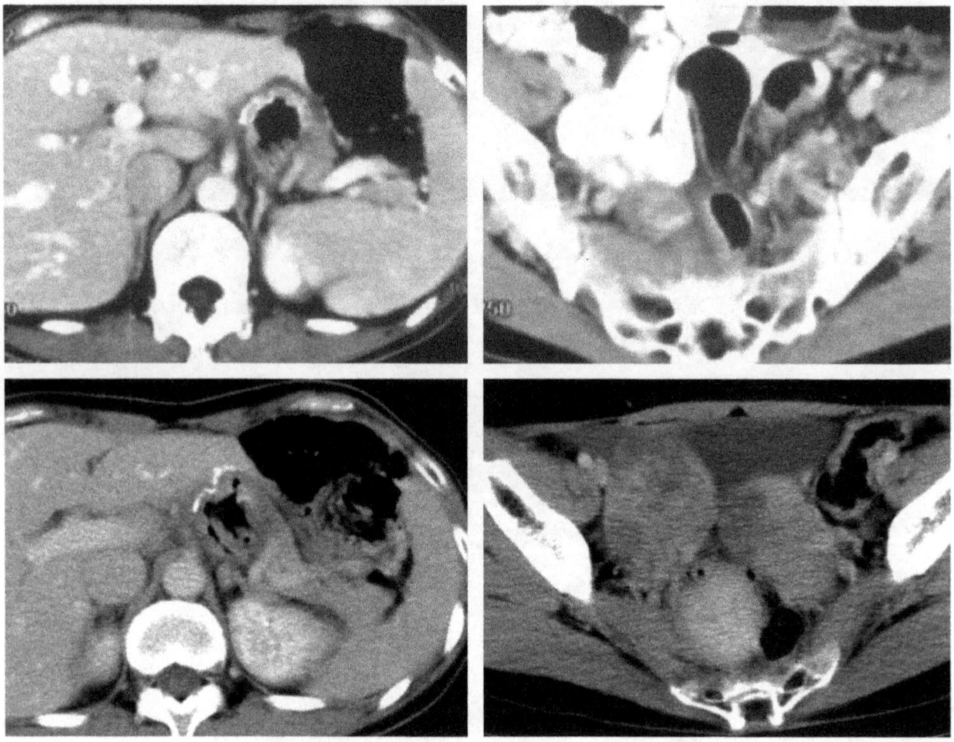

图 3-8-4　CT 检查结果

再次行手术，手术方式：双侧病灶及附件切除。术中见左侧卵巢直径 8cm 肿瘤，包膜完整；右侧卵巢直径 7cm 肿瘤，包膜完整；腹膜及其他脏器未见转移；腹腔内无腹水。术后病理：腺癌，结合免疫组化，考虑胃癌转移。予 SOX（替吉奥+奥沙利铂）+曲妥珠单抗治疗 6 个周期，其间复查未再发现新发转移性病灶。

1. 患者转归　患者完成化疗联合曲妥珠单抗治疗 6 个周期后，给予曲妥珠单抗维持治疗 1 年。目前定期复查，未再出现局部复发和远处转移。

2. 病例特点和治疗选择的依据　该病例初诊时为 HER2 过表达型胃癌，经手术切除原发灶，术中探查横结肠系膜受累，术后病检证实区域淋巴结转移，为高复发风险。治疗目标：争取达到治愈，尽量延迟无病生存期，减缓局部复发和远处转移。后期复查提示双侧卵巢转移，再次手术证实为胃癌并双侧卵巢种植转移。根据 TOGA 等试验的研究结果，对于 HER2 阳性的胃癌晚期患者，加用曲妥珠单抗后，实验组的 OS 较对照组延长至 19.1 个月。因此，选择曲妥珠单抗作为患者后续治疗。复查未见肿瘤复发及转移，病情评估为 SD。

（杨　军）

参考文献

付强，陈元. 2012. 胃癌 HER2 信号通路及曲妥珠单抗临床应用进展. 药品评价，9（27）：8-12

李龙，展昊，龙勃，等. 2017. 曲妥珠单抗联合化疗治疗 HER-2 阳性晚期胃癌的 Meta 分析. 中国循证医学杂志，17（1）：40-46

李新，孙光斌. 2016. 曲妥珠单抗对人表皮生长因子受体 2 阳性晚期胃癌患者的疗效观察. 山东医药，56（44）：67-69

孙杰，潘赛英，陈倩琪，等. 2011. 曲妥珠单抗联合 FOLFIRI 治疗 HER2 阳性晚期胃癌的疗效观察. 南方医科大学学报，31（8）：1458-1460

孙婧，顾艳宏，束永前，等. 2014. 曲妥珠单抗联合化疗治疗晚期胃癌 24 例. 江苏医药，40（24）：3031-3032

孙薇薇，陈文. 2015. 曲妥珠单抗治疗转移性胃癌的临床效果和经济学结果. 中国药房，26（23）：3309-3312

曾晓华，李康宪. 2017. 曲妥珠单抗联合化疗治疗 HER2 阳性晚期胃癌临床有效率的 Meta 分析. 临床和实验医学杂志，16（17）：1722-1725

赵恩昊，曹晖. 2011. 曲妥珠单抗治疗胃癌的作用及机制的研究进展. 中国普通外科杂志，20（8）：873-876

Barok M，Tanner M，Köninki K，et al. 2011. Trastuzumab-DM1 is highly effective in preclinical models of HER2-positive gastric cancer. Cancer Lett，306（2）：171-179

Cortesfunes H，Rivera F，Ales I，et al. 2007. Phase Ⅱ of trastuzumab and cisplatin in patients（pts）with advanced gastric cancer（AGC）with HER2/neu overexpression/amplification. Asco Meeting Abstracts，25（18_suppl）

Croxtall JD，Mckeage K. 2010. Trastuzumab in HER2-positive metastatic gastric cancer. Biodrugs，70（17）：2259-2267

Hede K. 2009. Gastric cancer：trastuzumab trial results spur search for other targets. J Natl Cancer Inst，101（19）：1306-1307

Inui T，Asakawa A，Morita Y，et al. 2006. HER-2 overexpression and targeted treatment by trastuzumab in a very old patient with gastric cancer. J Intern Med，260（5）：484-487

Lordick F. 2011. Trastuzumab：a new treatment option for HER2-positive metastatic gastric and gastroesophageal junction cancer. Future Oncol，7（2）：187-199

Okines AF，Cunningham D. 2010. Trastuzumab in gastric cancer. Euro J Cancer，46（11）：1949-1959

Okines AF，Cunningham D. 2012. Trastuzumab：a novel standard option for patients with HER-2-positive advanced gastric or gastro-oesophageal junction cancer. Therap Adv Gastroenterol，5（5）：301-318

Roukos DH. 2010. Targeting gastric cancer with trastuzumab：new clinical practice and innovative developments to overcome resistance. Ann Surgical Oncol，17（1）：14

Sawaki A，Ohashi Y，Omuro Y，et al. 2012. Efficacy of trastuzumab in Japanese patients with HER2-positive advanced gastric or gastroesophageal junction cancer：a subgroup analysis of the Trastuzumab for Gastric Cancer（ToGA）study. Gastric Cancer，15（3）：313

Shiroiwa T，Fukuda T，Shimozuma K. 2011. Cost-effectiveness analysis of trastuzumab to treat HER2-positive advanced gastric cancer based on the randomised ToGA trial. Br J Cancer，105（9）：1273-1278

Shitara K，Yatabe Y，Matsuo K，et al. 2013. Prognosis of patients with advanced gastric cancer by HER2 status and trastuzumab treatment. Gastric Cancer，16（2）：261-267

案例九　曲妥珠单抗辅助治疗乳腺癌

（一）患者基本信息

女，39 岁，PS 评分 1 分。

（二）既往史、家族史及特殊疾病史

既往体健，无家族肿瘤病史，无重大疾病史。

（三）现病史、检查资料、诊断及治疗经过

患者因“发现左乳无痛性肿物 1 月余”于 2015 年 3 月 17 日就诊于某三甲综合性医院。查体：左乳外上象限 10 点距乳头约 2cm 处触及约 4cm×3cm 肿物，酒窝征（+），左侧腋窝触及肿大的淋巴结，大小约 2cm×2cm，融合、边界欠清楚。余未见异常。乳腺 B 超检查：左乳外上象限肿物（BI-RADS-5 类）、左腋窝淋巴结多个肿大（转移灶可能）（图 3-9-1）；钼靶检查：左乳外上象限乳腺癌可能（BI-RADS-5 类）（图 3-9-2）。其余影像检查未见异常。行左乳肿物穿刺活检术病理证实为左乳浸润性导管癌Ⅱ级，ER（-）、PR（-）、HER2（+++）、Ki-67 60%（+）。

1. 诊断　左侧乳腺浸润性导管癌Ⅱ级 cT2N2M0 ⅢA 期，HER2 过表达型。

2. 治疗　评估患者左乳腺癌合并同侧腋窝淋巴结转移，手术指征明确，无明显手术禁忌，于 2015 年 3 月 21 日行左乳腺癌改良根治术，术中：见左乳外上象限肿物大小约 3.5cm×2.5cm，左腋窝多个淋巴结肿大，大者约 2cm×1.5cm，融合。术后病理检查：左乳浸润性导管癌Ⅱ级，ER（-）、PR（-）、HER2（+++）、Ki-67 60%（+），手术切缘（-），左腋窝淋巴结 9/16 转移。术后行 FISH 检测示：HER2 基因扩增。术后诊断：左乳腺癌 pT2N2M0 ⅢA 期，HER2 过表达型。

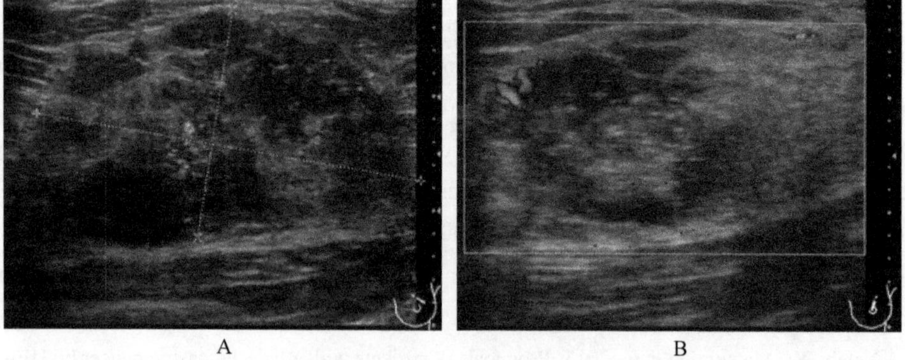

A　　　　B

图 3-9-1　乳腺超声检查结果

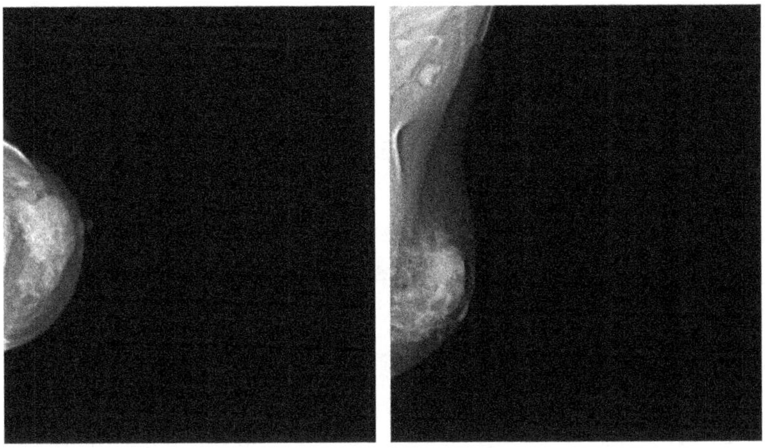

A B

图 3-9-2 乳腺钼靶检测结果

（四）后续治疗前评估、治疗目标和治疗策略

患者为高复发风险 HER2 过表达型乳腺癌，术后治疗以全身化疗为主要治疗手段，联合靶向药物提高疗效，延长无病生存期，根据指南，选择 EC-TH-H 的方案治疗。患者于 2015 年 4 月开始行 EC-TH-H 方案治疗，表柔比星（EPI）80mg/m^2 d1，21 天 1 次，4 个周期，环磷酰胺（CTX）600mg/m^2 d1，21 天 1 次，4 个周期，后序贯多西他赛 75mg/m^2 d1，21 天 1 次，4 个周期，同时自使用多西他赛起给予曲妥珠单抗的治疗，曲妥珠单抗负荷剂量 4mg/kg 体重，之后每周 2mg/kg 体重维持，化疗结束后予曲妥珠单抗 6mg/kg 体重 d1，21 天 1 次，4 个周期，维持治疗至 1 年疗程完成，同时给予胸壁局部、腋窝及锁骨上区放疗 DT 50Gy，治疗过程中患者出现Ⅲ度消化道反应和Ⅲ度骨髓抑制，经治疗后缓解，疗程中未出现左室射血分数降低等心血管不良事件。

1. 患者转归 患者完成辅助化疗、放疗和分子靶向治疗，目前定期复查，未出现局部复发和远处转移。

2. 病例特点和治疗选择的依据 该病例初诊时为 HER2 过表达型乳腺癌，患者年轻，合并腋窝淋巴结转移，有高复发风险。经根治性手术，治疗目标：争取达到治愈，尽量延迟无病生存期，减缓局部复发和远处转移。根据 BCIRG006、HERA、NSABP-B31 和 NCCTG N9831 等试验的研究结果，AC-TH 与 TCH 疗效相当，耐受性优于 TCH 方案，曲妥珠单抗同期辅助化疗可使患者长期持续受益，且耐受性好。一年的曲妥珠单抗治疗能显著提高 HER2 过表达乳腺癌患者的 DFS 和 OS，两年的曲妥珠单抗并未显现出疗效优势，AC-T-H 组的 DFS 显著优于 AC-T 组，降低复发风险 33%；AC-TH-H 组的 DFS 优于 AC-T-H 组，曲妥珠单抗联合化疗较化疗后序贯曲妥珠单抗治疗更能显著降低复发风险。因此选择 AC-TH-H 方案。

（马 芸）

参 考 文 献

陈斌. 2009. 乳腺癌治疗靶点及靶向治疗研究新进展. 四川生理科学杂志，31（1）：39-42

龚乐明，许琦，李江. 2010. 曲妥珠单抗联合多西他赛治疗 HER2 阳性的转移性乳腺癌. 实用药物与临床，13（4）：251-252
李波. 2010. 曲妥珠单克隆抗体治疗乳腺癌研究进展. 中华乳腺病杂志：电子版，24（1）：63-69
李伟，潘燕，李学军. 2014. HER2 阳性乳腺癌治疗药物曲妥珠单抗耐药机制及新一代靶向药物研究进展. 中国临床药理学杂志，30（1）：48-51
《乳腺癌 HER 检测指南》编写组. 2006. 乳腺癌 HER2 检测指南. 中华病理学杂志，35（10）：631-633
王新昭，左文述，刘琪，等. 2013. 2013 年 St Gallen 乳腺癌会议国际专家共识荟萃. 中华肿瘤防治杂志，20（23）：1859-1864
中国抗癌协会乳腺癌专业委员会. 2011. 中国抗癌协会乳腺癌诊治指南与规范（2011 版）. 中国癌症杂志，21（5）：367-417
中国抗癌协会乳腺癌专业委员会. 2011. 中国抗癌协会乳腺癌诊治指南与规范（2013 版）. 中国癌症杂志，23（8）：637-684
Abe O，Abe R，Enomoto K，et al. 2005. Effects of chemotherapy and hormonal therapy for early breast cancer on recurrence and 15-year survival：an overview of the randomised trials. Lancet，365（9472）：1687
Clayton A，Danson S，Jolly S，et al. 2004. Incidence of cerebral metastases in patients with metastatic breast cancer treated with trastuzumab. Br J Cancer，91（4）：639
Joensuu H，Kellokumpu-Lehtinen PL，Bono P，et al. 2006. Adjuvant docetaxel or vinorelbine with or without trastuzumab for breast cancer. N Eng J Med，354（8）：809
Marty M，Cognetti F，Maraninchi D，et al. 2005. Randomized phase Ⅱ trial of the efficacy and safety of trastuzumab combined with docetaxel in patients with human epidermal growth factor receptor 2-positive metastatic breast cancer administered as first-line treatment：the M77001 study group. J Clin Oncol，23（19）：4265
Piccart-Gebhart MJ，Procter M，Leyland-Jones B，et al. 2005. Trastuzumab after adjuvant chemotherapy in HER2-positive breast cancer. N Engl J Med，353（16）：1659
Romond EH，Perez EA，Bryant J，et al. 2005. Trastuzumab plus adjuvant chemotherapy for operable her2-positive breast cancer. N Engl J Med，353（16）：1673-1684
Tripathy D，Slamon DJ，Cobleigh M，et al. 2004. Safety of treatment of metastatic breast cancer with trastuzumab beyond disease progression. J Clin Oncol，22（6）：1063

案例十　利妥昔单抗治疗急性淋巴细胞白血病

（一）患者基本信息

男，36 岁。

（二）既往史、家族史及特殊疾病史

既往体健，无家族肿瘤病史，无重大疾病史。

（三）现病史、检查资料、诊断及治疗经过

患者因“头晕、皮肤紫斑 1 个月”于 2015 年 10 月就诊于某三甲医院血液科。贫血貌，

全身浅表淋巴结花生米至枣大，躯干及四肢皮肤可见散在瘀点、瘀斑（图 3-10-1，见彩图）。双肺呼吸音粗。腹软，肝肋下 1cm，脾肋下 2cm。血常规检查：红细胞（RBC）1.96×10^{12}/L，血红蛋白（Hb）56g/L，白细胞（WBC）23.0×10^{9}/L，淋巴细胞（L）80%。骨髓细胞学检查（图 3-10-2，见彩图）：骨髓增生极度活跃，原始及幼稚淋巴细胞占 40%，红系细胞占 13%，粒系细胞占 27%，巨核细胞及血小板少见。原始淋巴细胞及幼稚淋巴细胞比例升高，细胞大小不一，形态不规则，胞质量少，染蓝色，透明，可见伪足，细胞核形态不规则，可见折叠扭曲、切迹、裂隙、双核等畸形，染色质疏松呈粗颗粒状，部分细胞核仁明显，多为 1～2 个，网篮细胞多见，血小板少见，巨核细胞少，过氧化物酶（POX）染色（-）。骨髓细胞 CD 分型：$CD19^{+}$，$CD10^{+}$，$CD20^{+}$，$CD22^{+}$，$HLA\text{-}DR^{+}$，$CD34^{+}$。FISH 检查：PH（-）。

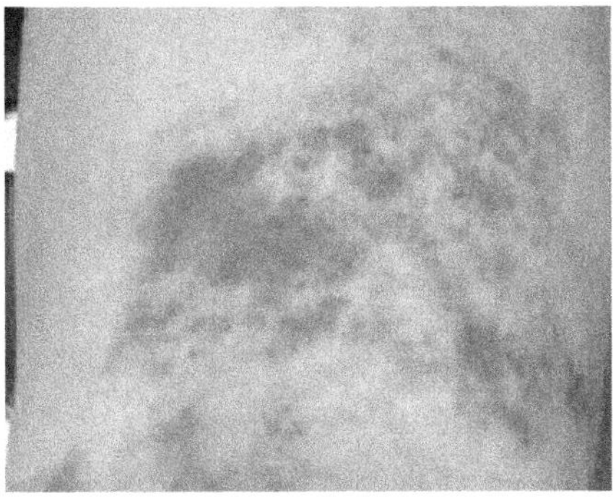

图 3-10-1 皮肤瘀斑

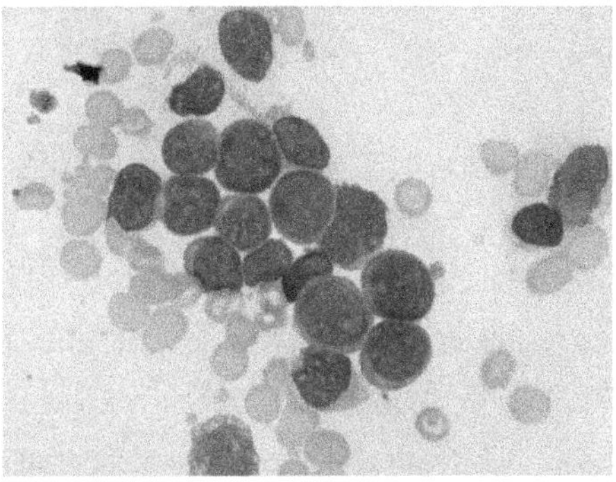

图 3-10-2 骨髓涂片检查

1. 诊断 急性 B 淋巴细胞白血病。

2. 治疗 于 2015 年 10 月至 2016 年 5 月予患者 8 个周期 R-Hyper CAVD/MTX+Ara-C 方案，Hyper CAVD（C1，3，5，7）方案组成为环磷酰胺 300mg/m^2 IV，12 小时 1 次（第 1～3 天连续输注 300mg/m^2 美司钠），长春新碱 2mg IV d4 和 d11，多柔比星 50mg/m^2 IV（输注 24 小时以上）d4，地塞米松 40mg/d d1～4 与 d11～14。第 1 疗程静脉输注别嘌醇进行水化，防止肿瘤溶解综合征（TLS）发生。

MTX+Ara-C（C2，4，6，8）方案组成为 MTX 1g/m^2 IV（输注 24 小时以上）d1，Ara-C 3g/m^2 IV 12 小时 1 次，共 4 次，d2 和 d3。在 MTX 应用的所有疗程均静脉用药进行碱化。

Hyper CAVD 方案的 d1 和 d11 及 MTX+Ara-C 方案的 d2 和 d8 予以利妥昔单抗 375mg/m^2，在 C1～4 疗程，共用 8 次。

治疗过程中患者出现 Ⅰ 度消化道反应和 1 级高血压，经对症及降压处理后缓解。2 个周期治疗结束后复查 CT 示肝脏病灶较前缩小，肺脏及腹盆腔未见确切肿瘤复发及转移。遂继续该方案治疗。在 1 个疗程的 R-Hyper CVAD 方案后，患者达骨髓的 CR 且血液学指标开始恢复。

（四）后续治疗前评估、治疗目标和治疗策略

1. 患者转归 8 个疗程后患者持续完全缓解，流式微小残留病（MRD）检测阴性。

2. 病例特点和治疗选择的依据 患者确诊急性淋巴细胞白血病（Ph^{-}），根据 NCCN 指南分类为 Ph^{-}ALL（AYA）患者。治疗目标：争取达到治愈，延长生存时间及提高生活质

量。治疗策略：全身化疗联合靶向治疗。联合靶向药物提高疗效延长生存时间，拟选择Hyper-CVAD+利妥昔单抗进行治疗。

治疗过程中患者出现Ⅰ度消化道反应和1级高血压，经对症及降压处理后缓解。2个周期治疗结束后复查CT示肝脏病灶较前缩小，肺脏及腹盆腔未见确切肿瘤复发及转移。8个疗程后患者持续完全缓解，流式MRD检测阴性。

（史明霞）

参考文献

李剑. 2011. 利妥昔单抗治疗急性淋巴细胞白血病. 国际输血及血液学杂志，34（4）：308-311

李永辉，陈瑜，程澍，等. 2011. 利妥昔单抗联合氟达拉滨、环磷酰胺治疗慢性淋巴细胞白血病17例. 白血病・淋巴瘤，20（9）：564-565

王健，何玲. 2011. 利妥昔单抗与甲基泼尼松龙治疗慢性淋巴细胞白血病/小B淋巴细胞淋巴瘤合并自身免疫性溶血性贫血的临床观察. 临床医学，31（3）：94-95

周进，傅琤琤. 2013. 利妥昔单抗在急性淋巴细胞白血病中的临床应用. 临床血液学杂志，26（9）：664-666

Claviez A，Eckert C，Seeger K，et al. 2006. Rituximab plus chemotherapy in children with relapsed or refractory CD20-positive B-cell precursor acute lymphoblastic leukemia. Haematologica，91（2）：272-273

Hoelzer D，Gökbuget N. 1994. Treatment of adult acute lymphoblastic leukemia. Semin Hematol，31（1）：1-15

Jándula BM，Nomdedeu J，Marín P，et al. 2001. Rituximab can be useful as treatment for minimal residual disease in bcr-abl-positive acute lymphoblastic leukemia. Bone Marrow Transplant，27（2）：225

Lipshultz SE，Colan SD，Gelber RD，et al. 1991. Late cardiac effects of doxorubicin therapy for acute lymphoblastic leukemia in childhood. N Engl J Med，324（12）：808

Maury S，Chevret S，Thomas X，et al. 2016. Rituximab in B-lineage adult acute lymphoblastic leukemia. N Engl J Med，375（11）：1044-1053

Mullighan CG，Phillips LA，Su X，et al. 2008. Genomic analysis of the clonal origins of relapsed acute lymphoblastic leukemia. Science，322（5906）：1377-1380

Thomas DA. 2010. Rituximab as therapy for acute lymphoblastic leukemia. Clin Adv Hematol Oncol，8（3）：168

Thomas DA，O'Brien S，Kantarjian HM. 2009. Monoclonal antibody therapy with rituximab for acute lymphoblastic leukemia. Hematol Oncol Clin North Am，23（5）：949-971

Yeoh EJ，Ross ME，Shurtleff SA，et al. 2002. Classification，subtype discovery，and prediction of outcome in pediatric acute lymphoblastic leukemia by gene expression profiling. Cancer Cell，1（2）：133

案例十一　利妥昔单抗治疗非霍奇金淋巴瘤

（一）患者基本信息

女，61岁，KPS评分80分。

（二）既往史、家族史及特殊疾病史

“糖尿病”病史7年，服药治疗血糖控制可。1992年于某院行“胆囊切除术”，术后恢复可。否认家族肿瘤病史。

（三）现病史、检查资料、诊断及治疗经过

患者因“体检发现双颈肿物2月余”于2013年7月30日到某三甲医院就诊。超声：右侧颈部、胸锁乳突肌前后缘、左侧颈部下段至左侧锁骨上、多个淋巴结肿大（最大于左锁骨上约43mm×33mm）。LDH207U/L。全身骨显像：全身骨骼未见明显转移征象。

行右颈淋巴结取材活检术。病理检查：恶性肿瘤，结合HE及免疫组化结果支持弥漫性大B细胞淋巴瘤，中心母细胞来源（GCB）。免疫组化：CK（-），Vim（-），CD20（+），Pax-5（+），CD45RO（-），CD10（+），MUML（-），Bcl-6（+），Ki-67（+）50%左右，TDT（-），MPO（-），CD99（-），CD5（散在+），CD23（±），cyclinD1（-）。2013年8月20日PET-CT检查（图3-11-1，见彩图）：①右侧颌下，右侧颈部上、中、下组，左侧颈部中、下组，双侧锁骨上、上纵隔，双侧后下纵隔，上腹腔腹膜后（胰腺后方），上腹腔肠系膜根部多发大小不等淋巴结，部分融合成团，PET示代谢增高，符合淋巴瘤征象；其中上腹腔腹膜后（胰腺后方）淋巴结贴紧胰腺。②第10胸椎椎体椎板、左侧股骨上段髓腔代谢增高影，CT于上述部位未见骨质密度异常，多考虑受侵。骨髓细胞学检查：粒、红、巨核三系增生骨髓象。

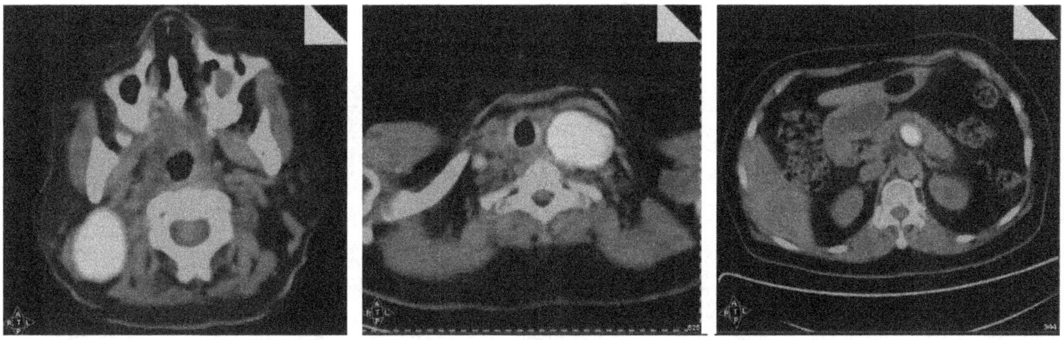

A B C

图3-11-1 PET-CT检查结果

A.右颈部淋巴结；B.左锁骨上淋巴结；C.腹膜后淋巴结

1.明确诊断 右颈部弥漫性大B细胞淋巴瘤（GCB型）ⅣA期，第10胸椎椎体、左侧股骨上端髓腔受侵，IPI：3分，高中危组。

2.治疗 2013年8月至2013年12月行R-CHOP治疗：利妥昔单抗600mg d1，环磷酰胺（CTX）1200mg d2，表柔比星（EPI）50mg d2～3，长春新碱（VCR）2.0mg d2，泼尼松（PDN）100mg po d2～6方案；4个周期疗效评价PR，6个周期疗效评价SD。于2014年1月16日至2014年2月10日更改为“R-CEDP：利妥昔单抗600mg d1，CTX 1200mg d1，依托泊苷（VP-16）100mg d1～3，顺铂（DDP）40mg d1～3，PDN 100mg d1～5方案；2个周期。于2014年4月10日至2014年5月23日行姑息放疗：全颈、双侧锁骨上、上纵隔姑息性调强放

疗 99% PTV 40Gy/20f/2Gy。放疗期间出现Ⅱ度口腔黏膜炎及Ⅱ度骨髓抑制，对症处理后好转。2014 年 6 月 24 日复查 PET-CT 示全身淋巴结未见肿大或代谢增高（图 3-11-2，见彩图）。疗效评价 CR。治疗前后 PT-CT 检查结果对比见图 3-11-3（见彩图），乳酸脱氢酶变化曲线见图 3-11-4。

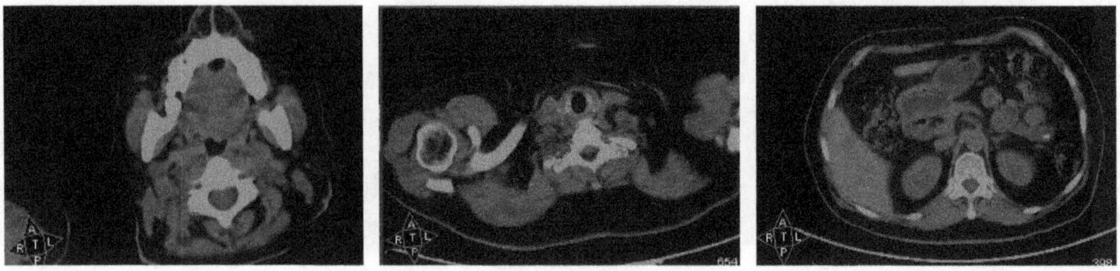

A　　B　　C

图 3-11-2　6 个周期化疗后 PET-CT 检查结果

A. 右颈部淋巴结；B. 左锁骨上淋巴结；C. 腹膜后淋巴结

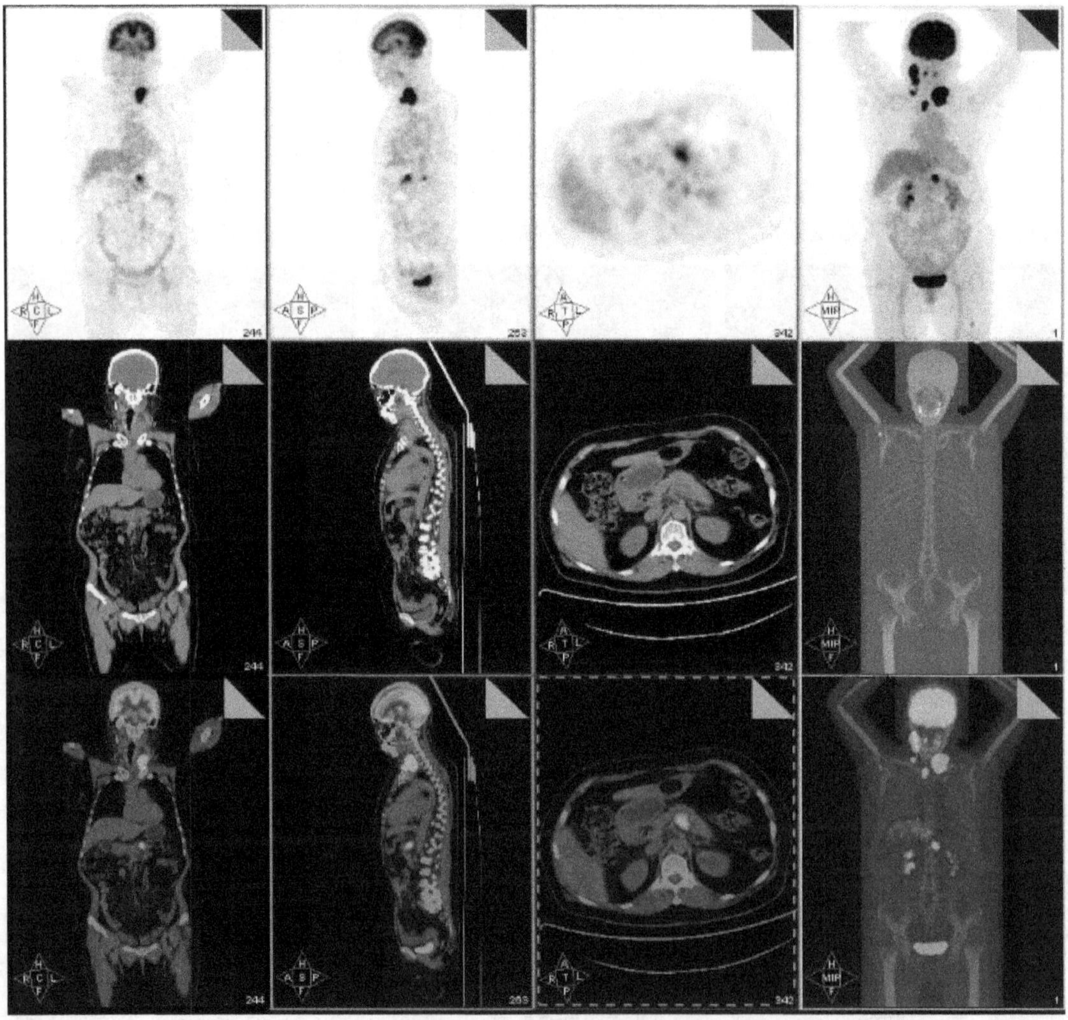

A

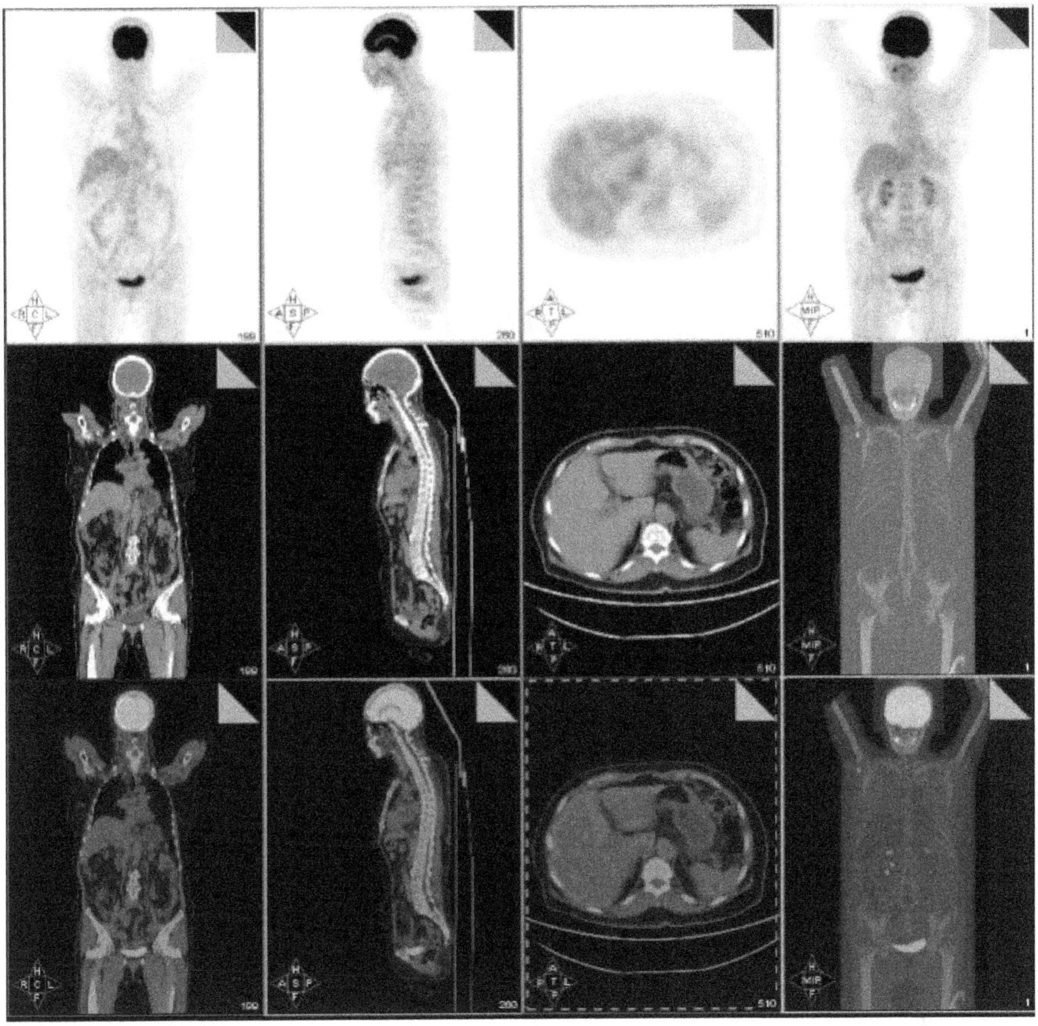

B

图 3-11-3　治疗前后 PET-CT 检查结果对比

A.治疗前；B.治疗后

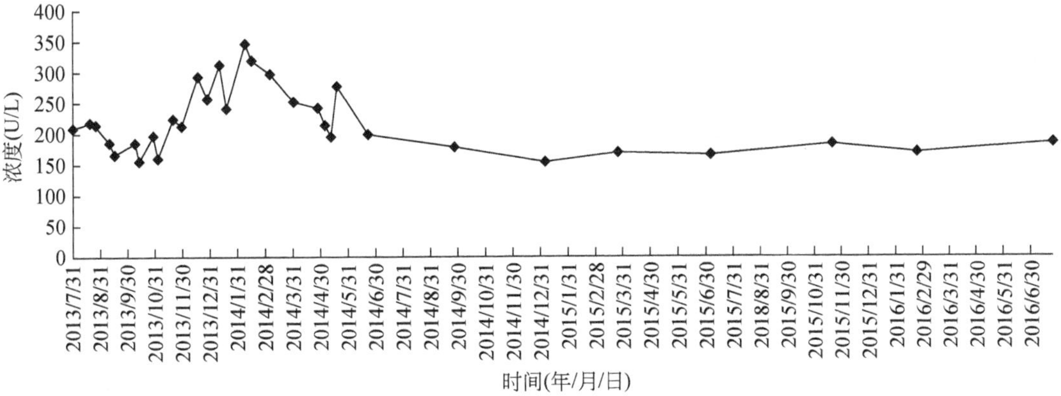

图 3-11-4　乳酸脱氢酶变化曲线

（四）后续治疗前评估、治疗目标和治疗策略

1. 患者转归　患者现肿瘤评估为 CR，复查至今，未见肿瘤复发征象。

2. 病例特点和治疗选择的依据　该患者为右颈部弥漫性大 B 细胞淋巴瘤（GCB 型）ⅣA 期，第 10 胸椎椎体、左侧股骨上端髓腔受侵，IPI：3 分高中危组。弥漫性大 B 细胞淋巴瘤（DLBCL）是成人淋巴瘤中最常见的一种类型，并且是一组在临床表现和预后等多方面具有很大异质性的恶性肿瘤，其发病率占非霍奇金淋巴瘤（NHL）的 31%～34%，在亚洲国家一般超过 40%。作为一种侵袭性 NHL，DLBCL 的自然病程相对较短，但一定比例的患者可以在接受恰当治疗后得到治愈。既往 DLBCL 的治疗以化疗为主，患者在接受包含蒽环类药物的联合化疗后，约 1/3 患者生存期在 5 年以上。利妥昔单抗联合化学治疗方案的出现进一步将 DLBCL 患者的长期生存率明显提高。而 PET-CT 引入疾病评估体系后，能更精确地指导临床的治疗和判断疾病的预后。

治疗目标：DLBCL 是一个潜在可治愈性肿瘤，临床上只要患者条件允许应尽可能争取达到治愈。如何选择合适的治疗方案需要综合考虑四方面的因素：①疾病本身的因素，如淋巴瘤的病理组织类型、临床分期与肿瘤负荷、各种预后因素等；②患者本身的因素，如年龄、体能及精神状态、合并症/伴随疾病、依从性等；③患者的经济和社会因素，如家庭状况、经济条件、对疾病的认识及与医护的理解、配合等；④医生本身及医院的因素，如对疾病的认知深度、诊治经验、药物可及性及医院的条件等。

Ⅳ期 DLBCL 一线治疗方案首选“R-CHOP”方案，患者免疫组化提示 CD20（+），有使用靶向药物“利妥昔单抗”治疗适应证，因此选择“R-CHOP”方案靶向治疗联合化疗。治疗期间患者出现指尖麻木的症状，将 VCR 替换为神经末梢毒性较小的长春地辛（VDS）后指尖麻木症状减轻，6 个周期“R-CHOP”方案化疗后评效 PR。由于后 2 个周期病灶退缩不理想，且 6 个周期“R-CHOP”方案化疗疗效评价为 PR，根据 NCCN 指南按照难治性疾病选择二线治疗或姑息性放疗。更改为“R-CEDP”方案化疗继续化疗 2 个周期，行全颈、双侧锁骨上、上纵隔姑息性调强姑息性放疗，放疗后复查 PET-CT 提示全身淋巴结未见肿大或代谢增高，疗效评价 CR。后定期复查至今，目前无病生存已达 30 个月（图 3-11-4）。

（龙庭凤　沈丽达）

参 考 文 献

程婷婷，钟美佐，刘巍. 2012. 利妥昔单抗联合化疗治疗非霍奇金淋巴瘤 19 例. 白血病·淋巴瘤，21（3）：175-177

李岭，李志铭. 2009. 利妥昔单抗联合 CHOP 治疗弥漫大 B 细胞性非霍奇金淋巴瘤的临床观察. 肿瘤基础与临床，22（1）：36-37

李旸，刘卓刚，郝良纯，等. 2011. 中国非霍奇金淋巴瘤患者行利妥昔单抗联合 CHOP 方案化疗疗效与安全性的 Meta 分析. 循证医学，11（2）：112-116

王潇潇，黄慧强，夏忠军，等. 2010. 利妥昔单抗联合挽救化疗治疗复发或难治弥漫大 B 细胞性非霍奇金淋巴瘤的长期随访结果. 南方医科大学学报，30（4）：867-870

魏涛，龚忠义. 2014. 利妥昔单抗联合 CHOP 方案治疗非霍奇金淋巴瘤疗效分析. 河北医学，20(1)：108-110
闫秀云. 2012. 利妥昔单抗联合 CHOP 方案治疗非霍奇金淋巴瘤临床研究. 中国医刊，47（3）：64-65
杨光华. 2011. 利妥昔单抗联合 CHOP 方案治疗 B 细胞非霍奇金淋巴瘤的临床分析. 肿瘤基础与临床，24（2）：123-124
杨艳梅，沈晓梅，史克倩，等. 2008. 利妥昔单抗治疗非霍奇金淋巴瘤 20 例. 白血病·淋巴瘤，17（1）：62-64
于晓宁，陈学良. 2005. 利妥昔单抗治疗非霍奇金淋巴瘤 9 例. 肿瘤学杂志，11（1）：58-59
袁文志. 2015. 利妥昔单抗治疗非霍奇金淋巴瘤临床观察. 2015 临床急重症经验交流高峰论坛
张轶文，赵维莅. 2008. 利妥昔单抗靶向治疗非霍奇金淋巴瘤中存在的问题. 白血病·淋巴瘤，17（4）：312-315
Davis TA，GrilloLópez AJ，White CA，et al. 2000. Rituximab Anti-CD20 monoclonal antibody therapy in non-hodgkin's lymphoma：safety and efficacy of re-treatment. J Clin Oncol，18（17）：3135
Friedberg JW，Cohen P，Chen L，et al. 2008. Bendamustine in patients with rituximab-refractory indolent and transformed non-Hodgkin's lymphoma：results from a phase Ⅱ multicenter，single-agent study. J Clin Oncol，26（2）：204-210
Hainsworth JD，Litchy S，Burris HA，et al. 2002. Rituximab as first-line and maintenance therapy for patients with indolent non-hodgkin's lymphoma. J Clin Oncol，20（20）：4261
Horwitz SM，Negrin RS，Blume KG，et al. 2004. Rituximab as adjuvant to high-dose therapy and autologous hematopoietic cell transplantation for aggressive non-Hodgkin lymphoma. Blood，103（3）：777
Khan KD，Emmanouilides C，Jr BD，et al. 2006. A phase 2 study of rituximab in combination with recombinant interleukin-2 for rituximab-refractory indolent non-Hodgkin's lymphoma. Clin Cancer Res，12（23）：7046-7053
Leonard J P，Coleman M，Ketas J，et al. 2005. Combination antibody therapy with epratuzumab and rituximab in relapsed or refractory non-Hodgkin's lymphoma. J Clin Oncol，23（22）：5044-5051
Molina A. 2008. A decade of rituximab：improving survival outcomes in non-Hodgkin's lymphoma. Ann Rev Med，59（59）：237
Ollier L，Tieulie N，Sanderson F，et al. 2009. Chronic hepatitis after hepatitis E virus infection in a patient with non-Hodgkin lymphoma taking rituximab. Ann Intern Med，150（6）：430
Plosker GL，Figgitt DP. 2003. Rituximab：a review of its use in non-Hodgkin's lymphoma and chronic lymphocytic leukaemia. Drugs，63（8）：803
Witzig TE，Flinn IW，Gordon LI，et al. 2002. Treatment with ibritumomab tiuxetan radioimmunotherapy in patients with rituximab-refractory follicular non-Hodgkin's lymphoma. J Clin Oncol，20（15）：3262

案例十二　吉非替尼治疗局部晚期肺癌

（一）患者基本信息

女，68 岁，PS 评分 0 分。

（二）既往史、家族史及特殊疾病史

既往体健，无家族肿瘤病史，无重大疾病史。

（三）现病史、检查资料、诊断及治疗经过

患者于2009年10月因“阵发性干咳胸闷3月余，加重伴痰中带血1个月”入院，CT示左下肺周围占位性病变，余未见异常。患者因自身原因拒绝手术，CT 引导下肺穿刺活检：乳头状腺癌，EGFR基因检测突变型，分期cT4N0M0 IIIA期（图3-12-1）。

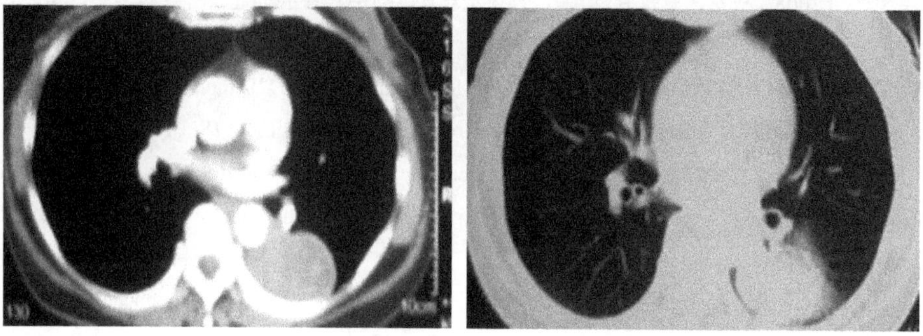

A　　B

图3-12-1　CT示左下肺包块

1. 诊断　左下肺乳头状腺癌cT4N0M0 IIIA期。

2. 治疗　因患者拒绝手术治疗，行GP方案化疗1个周期，过程中出现III度胃肠道反应，患者不能耐受，后拒绝化疗要求予靶向治疗，予吉非替尼250mg po qd治疗，并行左下肺包块局部根治性放疗3D-CRT，DT 60Gy/30f。放疗结束疗效评价部分缓解（PR）（图3-12-2）后继续口服吉非替尼治疗，放疗结束后4个月疗效评价完全缓解（CR）。后坚持服用吉非替尼并定期复查。

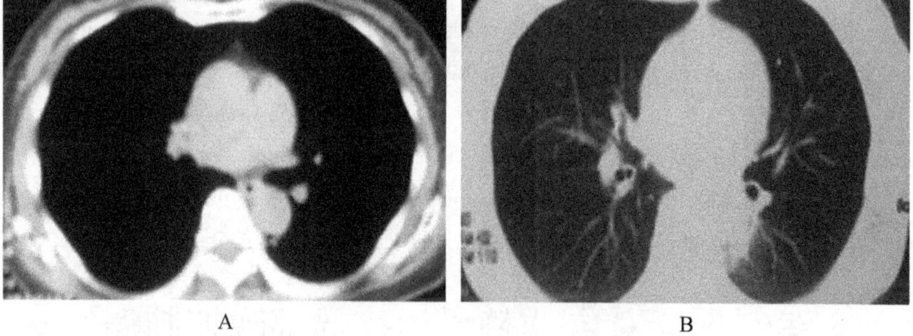

A　　B

图3-12-2　治疗后左下肺包块明显缩小

2011年3月患者口服吉非替尼治疗17个月后，出现骶尾部疼痛，骨扫描及MRI示第3～5骶椎椎体转移（图3-12-3），病情进展（PD）。

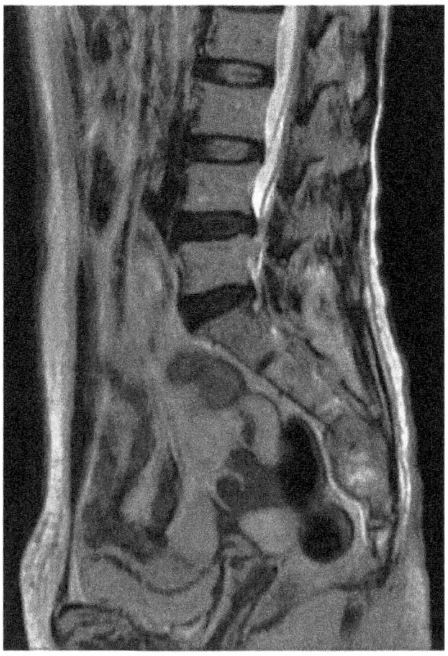

A

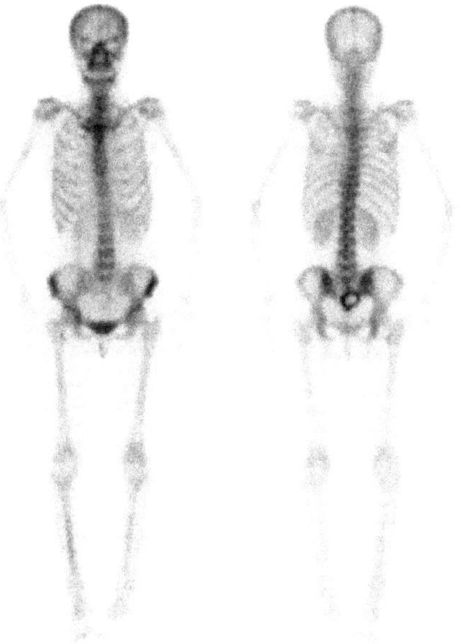

B

图 3-12-3　骶尾 MRI 及骨扫描结果

A. MRI 示第 3～5 骶椎骨肿瘤，考虑转移瘤；B. 骨扫描示第 3～5 骶椎局部骨质破坏，病变周围骨质放射性浓集呈“炸面圈”改变

（四）后续治疗前评估、治疗目标和治疗策略

患者出现骨转移，局部病灶进展，继续与吉非替尼口服靶向治疗，并予椎体转移性病灶行局部姑息性放疗 DT 40Gy/18f，后患者症状缓解。疗效评价 PR，后继续给予靶向药物维持治疗。至 2014 年 11 月患者再次出现“行走不稳”。头颅 MRI 示右侧额颞叶、左颞枕叶交界区强化灶，考虑转移瘤，余病灶稳定。再加行全脑调强放疗，DT 56Gy/28f，于 2015 年 1 月初放疗结束。

1. 患者转归　患者目前仍口服吉非替尼维持治疗，带瘤生存，疗效评价稳定（SD）。

2. 病例特点和治疗选择的依据　该患者初诊时为左下肺腺癌，T4N0M0 ⅢA 期，治疗目标为根治。拟行以手术为主的综合治疗。而患者拒绝手术，此时，根据 NCCN 指南ⅢA 期非小细胞肺癌治疗原则，可行放化综合治疗以达肿瘤根治目的。拟行新辅助化疗后行根治性放疗。一线以铂为主的双药联合方案。治疗过程中因不能耐受不良反应而未能完成治疗。因基因检测 EGFR 为突变型，故择吉非替尼靶向治疗并同步左下肺病灶根治性放疗。治疗后评估疾病 CR。

在吉非替尼靶向治疗 17 个月后，出现骶骨转移，病情局部进展。对于口服小分子酪氨酸激酶抑制剂出现局部进展的患者，可继续给予靶向治疗，并加行局部治疗。放射治疗对转移性骨病灶的作用在于可消除或缓解疼痛，预防骨折，延长生存时间和改善生活质量。遂继续与靶向治疗同时行转移椎体姑息性放疗，后患者症状缓解，疗效评价 PR。患者靶向维持治疗 5 年后，出现脑转移，考虑脑部放疗可改善脑转移瘤患者神经功能，延长生存并改善生活质量，遂行全脑放疗，并继续口服吉非替尼治疗，获得长期的带瘤生存。

（李荣清　张燕华）

参 考 文 献

陆书生，孙德彬，孙蕾. 2008. 吉非替尼治疗肺癌16例临床分析. 临床肺科杂志，13（1）：37

王亚丽，牟晓燕，游力，等. 2010. 吉非替尼对肺腺癌细胞增殖和表皮生长因子受体表达的影响. 中国老年学，30（6）：805-808

徐朝江，王卓，姚远兵. 2007. 吉非替尼治疗肺癌的研究进展. 医药导报，26（3）：254-257

徐崇锐. 2011. 一线化疗对比吉非替尼治疗肺癌的Meta分析. 循证医学，11（3）：131

张贺龙，温华. 2006. 吉非替尼对肺癌细胞生长的抑制作用. 现代肿瘤医学，14（4）：408-409

Adamo V，Franchina T，Adamo B，et al. 2009. Gefitinib in lung cancer therapy：clinical results，predictive markers of response and future perspectives. Cancer Biol Ther，8（3）：206-212

Fukuoka M，Yano S，Giaccone G，et al. 2003. Multi-institutional randomized phase Ⅱ trial of gefitinib for previously treated patients with advanced non-small-cell lung cancer. J Clin Oncol，21（12）：2237

Giaccone G. 2004. The role of gefitinib in lung cancer treatment. Clin Cancer Res，10（2）：4233s

Giaccone G，Herbst RS，Manegold C，et al. 2004. Gefitinib in combination with gemcitabine and cisplatin in advanced non-small-cell lung cancer：a phase Ⅲ trial—INTACT 1. J Clin Oncol，22（5）：777

Herbst RS，Giaccone G，Schiller JH，et al. 2004. Gefitinib in combination with paclitaxel and carboplatin in advanced non-small-cell lung cancer：a phase Ⅲ trial-INTACT 2. J Clin Oncol，22（5）：785-794

Kim ES，Hirsh V，Mok T，et al. 2008. Gefitinib versus docetaxel in previously treated non-small-cell lung cancer（INTEREST）：a randomised phase Ⅲ trial. Lancet，372（9652）：1809

Kobayashi S，Boggon TJ，Dayaram T，et al. 2005. EGFR mutation and resistance of non-small-cell lung cancer to gefitinib. N Engl J Med，352（8）：786

Kris MG，Natale RB，Herbst RS，et al. 2003. Efficacy of gefitinib，an inhibitor of the epidermal growth factor receptor tyrosine kinase，in symptomatic patients with non-small cell lung cancer：a randomized trial. JAMA，290（16）：2149

Pao W，Miller VA，Venkatraman E，et al. 2004. Predicting sensitivity of non-small-cell lung cancer to gefitinib：is there a role for P-Akt? J Natl Cancer Inst，96（15）：1117-1119

Sequist LV，Martins RG，Spigel D，et al. 2008. First-line gefitinib in patients with advanced non-small-cell lung cancer harboring somatic egfr mutations. J Clin Oncol，26（15）：2442

Simasi J，Oelkrug C，Schubert A，et al. 2014. The role of BIM-EL and BCL2-α on the efficacy of erlotinib and gefitinib in lung cancer. Respir Physiol Neurobiol，209：64-68

Sordella R，Bell DW，Haber DA，et al. 2004. Gefitinib-sensitizing EGFR mutations in lung cancer activate anti-apoptotic pathways. Science，305（5687）：1163

案例十三 吉非替尼治疗晚期肺癌

（一）患者基本信息

女，55 岁，PS 评分 0 分。

（二）既往史、家族史及特殊疾病史

既往体健，无家族肿瘤病史，无重大疾病史。

（三）现病史、检查资料、诊断及治疗经过

因“体检发现双肺多发结节 3 周”就诊，患者于 2014 年 3 月行 PET-CT：双肺多发结节，考虑恶性，纵隔、颈部、腋窝多发淋巴结转移。CT 检查：双肺纹理增多、紊乱，肺内散在多发大小不一结节影，大者位于左肺上叶，约为 10.5mm×6.6mm，周围胸膜牵拉，气管、主支气管开口通畅，未发现肝脏、骨、脑等转移（图 3-13-1）。行“右侧锁骨下淋巴结活检术”，病理检查：右侧锁骨下淋巴结转移性腺癌，EGFR 外显子 21 突变。

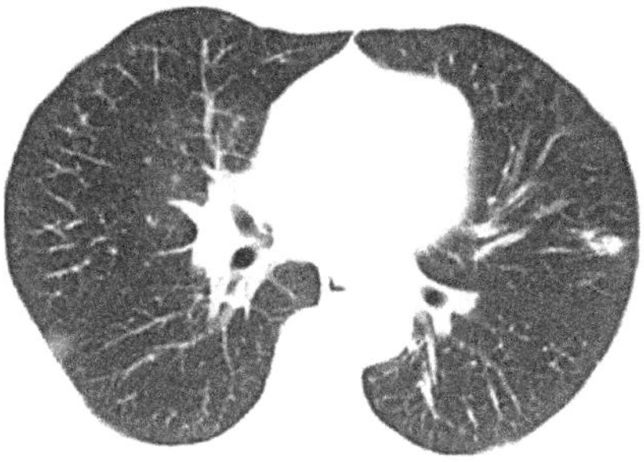

图 3-13-1 治疗前 CT 检查结果

1. 诊断 左肺腺癌 cT4N3M1 Ⅳ期，EGFR 外显子 21 突变。

2. 治疗 患者为肺腺癌Ⅳ期。EGFR-TKI 治疗敏感性突变，无手术适应证，可考虑：①口服 TKI；②化疗。患者选择化疗，予“培美曲塞+卡铂”方案化疗，2 个周期疗效评价稳定（SD），4 个周期疗效评价进展（PD）（图 3-13-2）。更换口服吉非替尼 250mg po qd 治疗 4 个月后病灶明显缩小（图 3-13-3），疗效评价部分缓解（PR），后患者自行停止靶向药物治疗。

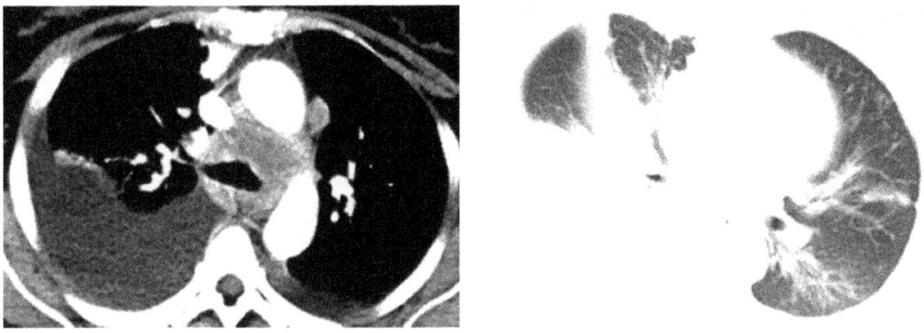

A B

图 3-13-2 培美曲塞+卡铂治疗 4 个月后疾病进展，双侧胸腔积液

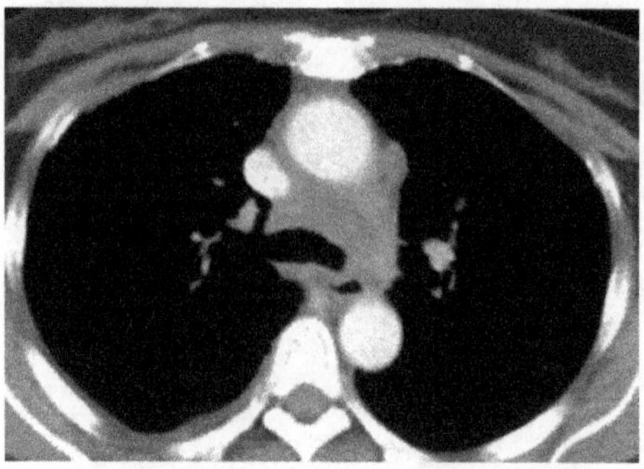
A

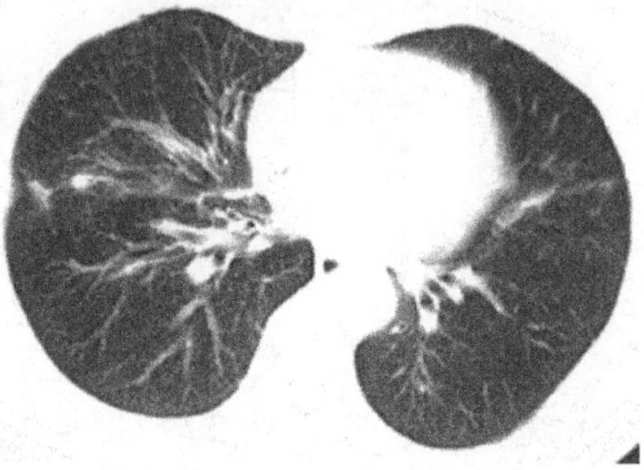
B

图 3-13-3　更换口服吉非替尼治疗方案后 CT 检查结果

（四）后续治疗前评估、治疗目标和治疗策略

1. 患者转归　患者停止靶向药物治疗后病情进展，最终死亡。自疾病诊断起，生存期 18 个月。

2. 病例特点和治疗选择的依据　该患者初诊时即为肺腺癌Ⅳ期，肺内、纵隔、颈部腋窝多发转移，为晚期转移性肺腺癌，EGFR 基因外显子 21 突变。约 70%非小细胞肺癌患者在初诊时已为晚期。治疗以延长患者生存，改善生活质量为主要目标。治疗上以全身治疗为主，辅以局部治疗。晚期非小细胞肺癌，EGFR 基因状态明确为敏感突变型，根据 NCCN 指南，一线治疗可选 EGFR-TKI 靶向治疗，或铂类为基础化疗±贝伐单抗治疗。由于 EGFR-TKI 治疗为口服药物治疗，实施起来较便捷，恶心、呕吐等反应低于化疗，对于患者而言方便实施，且从靶向治疗中获益。

（李荣清　张燕华）

参 考 文 献

管忠震，张力，李龙芸，等. 2005. 吉非替尼治疗局部晚期或转移性非小细胞肺癌在中国的临床研究. 癌症，24（8）：980-984

李敬霞，穆双锋，王培，等. 2005. 吉非替尼治疗晚期非小细胞肺癌疗效观察. 中华结核和呼吸杂志，22（3）：180-183

陆书生，孙德彬，孙蕾. 2008. 吉非替尼治疗肺癌 16 例临床分析. 临床肺科杂志，13（1）：37

石远凯，孙燕，于金明，等. 2016. 中国晚期原发性肺癌诊治专家共识（2016 年版）. 中国肺癌杂志，19（1）：1-15

王燕，王颖，王彬，等. 2006. 吉非替尼治疗非小细胞肺癌脑转移的初步结果. 中国肺癌杂志，9（5）：447-451

吴一龙，杨衿记，林嘉颖，等. 2007. 吉非替尼靶向治疗非小细胞肺癌的临床研究. 中华结核和呼吸杂志，30（2）：98-102

徐崇锐. 2011. 一线化疗对比吉非替尼治疗肺癌的 Meta 分析. 循证医学，11（3）：131

杨鹭，刘叙仪，方健，等. 2006. 吉非替尼治疗 91 例晚期非小细胞肺癌疗效分析. 中华肿瘤杂志，28（6）：474-477

张莉，于世英. 2006. 吉非替尼单药治疗晚期非小细胞肺癌. 中华肿瘤杂志，28（7）：539-541

Adamo V，Franchina T，Adamo B，et al. 2009. Gefitinib in lung cancer therapy：clinical results，predictive markers of response and future perspectives. Cancer Biol Ther，8（3）：206-212

Giaccone G，Herbst RS，Manegold C，et al. 2004. Gefitinib in combination with gemcitabine and cisplatin in advanced non-small-cell lung cancer：a phase III trial—INTACT 1. J Clin Oncol，22（5）：777

Herbst RS，Giaccone G，Schiller JH，et al. 2004. Gefitinib in combination with paclitaxel and carboplatin in advanced non-small-cell lung cancer：a phase III trial--INTACT 2. J Clin Oncol，22（5）：785-794

Inoue A，Suzuki T，Fukuhara T，et al. 2006. Prospective phase II study of gefitinib for chemotherapy-naïve patients with advanced non-small-cell lung cancer with epidermal growth factor receptor gene mutations. J Clin Oncol，24（21）：3340-3346

Kim ES，Hirsh V，Mok T，et al. 2008. Gefitinib versus docetaxel in previously treated non-small-cell lung cancer（INTEREST）：a randomised phase III trial. Lancet，372（9652）：1809

Kobayashi S，Boggon TJ，Dayaram T，et al. 2005. EGFR mutation and resistance of non-small-cell lung cancer to gefitinib. N Engl J Med，352（8）：786

Kris MG，Natale RB，Herbst RS，et al. 2003. Efficacy of gefitinib，an inhibitor of the epidermal growth factor receptor tyrosine kinase，in symptomatic patients with non-small cell lung cancer：a randomized trial. JAMA，290（16）：2149

Pao W，Miller VA，Venkatraman E，et al. 2004. Predicting sensitivity of non-small-cell lung cancer to gefitinib：is there a role for P-Akt? J Natl Cancer Inst，96（15）：1117-1119

Pao W，Wang TY，Riely GJ，et al. 2005. KRAS mutations and primary resistance of lung adenocarcinomas to gefitinib or erlotinib. PloS Med，2（1）：e17

Sequist LV，Martins RG，Spigel D，et al. 2008. First-line gefitinib in patients with advanced non-small-cell lung cancer harboring somatic EGFR mutations. J Clin Oncol，26（15）：2442

Sordella R，Bell DW，Haber DA，et al. 2004. Gefitinib-sensitizing EGFR mutations in lung cancer activate anti-apoptotic pathways. Science，305（5687）：1163

案例十四　厄洛替尼治疗晚期肺癌

（一）患者基本信息

女，53 岁，PS 评分 0 分。

（二）既往史、家族史及特殊疾病史

既往体健，无家族肿瘤病史，无重大疾病史。

（三）现病史、检查资料、诊断及治疗经过

患者因“右背部肩胛下疼痛 1 个月”于 2014 年 5 月就诊某医院，CT 检查：右肺上叶小片状影，考虑为炎性病灶，行抗炎治疗半月。治疗后症状缓解。1 周后再次出现右后背部刺痛，到医院就诊。胸片检查：右上肺肿块。CT 检查：右肺尖段大小约 2.5cm×2.4cm 肿块，周围型肺癌可能（图 3-14-1）；MRI 检查：右顶枕交界区及额叶多发占位，考虑转

移性病变（图 3-14-2）；骨扫描：右侧第 4、8 后肋，第 6、第 8 胸椎附件，右侧坐骨，左侧耻骨上支代谢活跃灶，考虑骨转移性改变（图 3-14-3）。诊断：右肺上叶占位性质待查（右肺上叶癌多发骨、脑转移可能）。

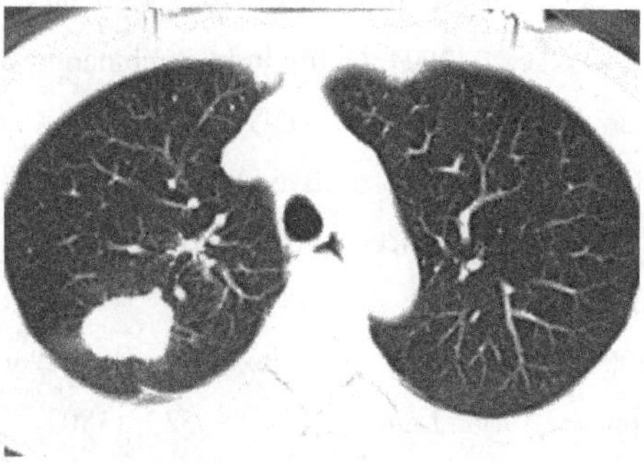

图 3-14-1　CT 示右肺尖段占位

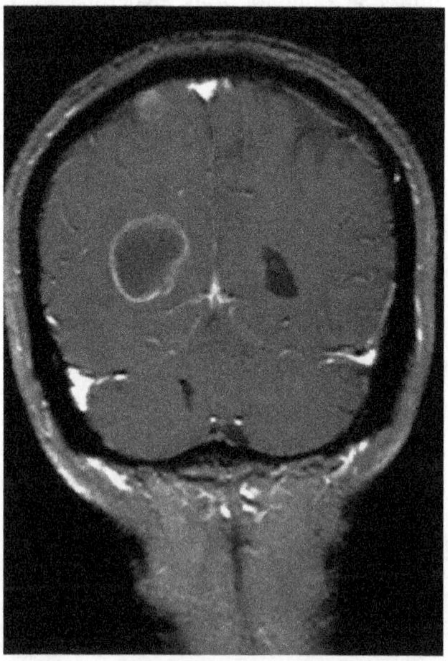

图 3-14-2　MRI 示颅内多发占位

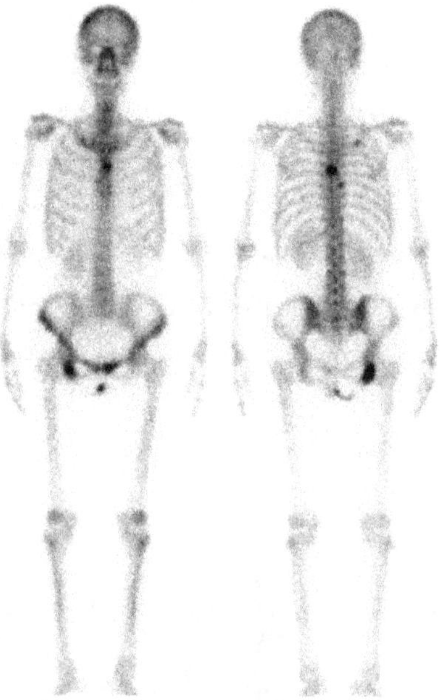

图 3-14-3　骨扫描示多发骨代谢活跃病灶

1. 治疗　于 2014 年 5 月 19 日胸腔镜下行右剖胸探查术+右肺上叶楔形切除肺活检术+胸膜烙断术。术后病理：右肺上叶浸润性中分化腺癌，胸膜侵犯，肿块 2.5cm×2.5cm×2cm。EGFR 基因检测外显子 19 突变。

2. 诊断　右肺上叶中分化腺癌姑息性肺肿瘤切除术后 pT2NxM1 Ⅳ期，多发骨、脑转移，EGFR 基因检测外显子 19 突变。

术后予厄洛替尼 150mg po qd 靶向治疗，并行全脑放疗 DT 40Gy/20f。治疗后 2 个月头颅 MRI 如图 3-14-4 所示。术后 3 个月疗效评价部分缓解（PR）。靶向治疗 17 个月，患者发现左腹股沟进行性增大伴疼痛包块，于 2016 年 1 月复查 MRI 示骨盆多发异常信号，考虑转移，盆腔及腹股沟多发肿大淋巴结（图 3-14-5）。

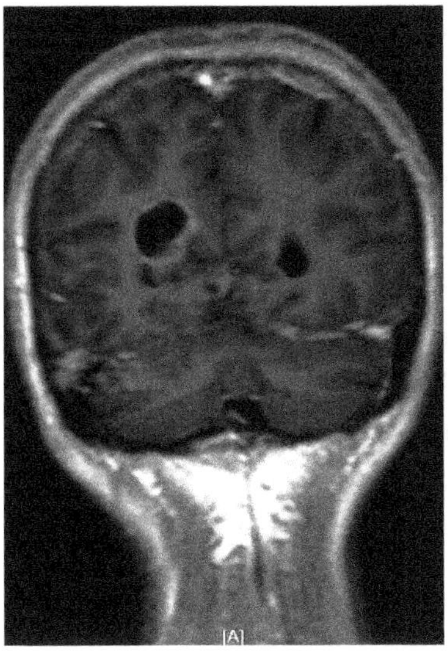

图 3-14-4 治疗后 2 个月头颅 MRI 检查结果

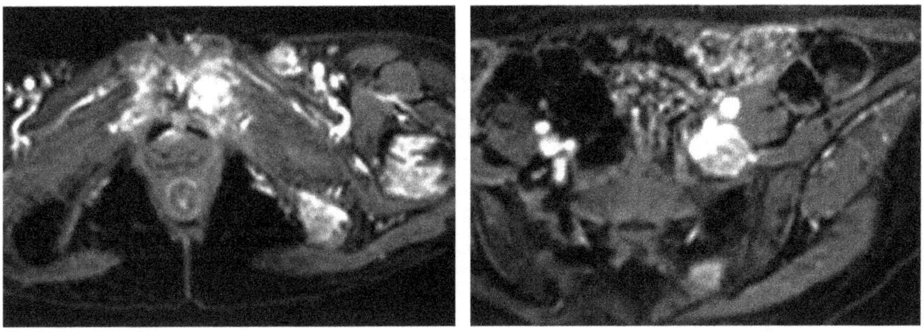

A　　　　B

图 3-14-5 MRI 示左侧坐骨、髂骨翼骶骨、双侧耻骨髋臼缘、双股骨颈、粗隆及骨髓腔多发异常信号，盆腔及腹股沟区多发肿大淋巴结

（四）后续治疗前评估、治疗目标和治疗策略

考虑患者出现厄洛替尼耐药，而研究报道，耐药后继续口服可能再次应答。继续口服厄洛替尼靶向治疗，因患者左盆部疼痛明显，伴麻木、酸胀感，给予左侧骨盆普通放疗 DT 30Gy/10F，治疗后症状缓解。2 个月后复查发现肺内多发转移、盆腔病灶较前进展，评估疾病进展（PD），予“培美曲塞”化疗 2 个周期后患者不能耐受化疗，给予对症支持治疗。

1. 患者转归 对症支持治疗过程中，患者病情持续进展，最终死亡。自疾病诊断，生存期 25 个月。

2. 病例特点和治疗选择的依据 该患者初诊时为右肺上叶占位，考虑恶性，并颅内、骨多发转移。以延长生存时间、改善生活质量为总治疗目标。治疗策略上，Ⅳ期肺癌行全身治疗为主的综合治疗。但该因右肺上叶包块局限，手术可切除，并可明确病理诊断，而治疗原发病灶对整个疾病控制起关键作用，故先行胸腔镜手术切除病灶明确病理为中分化腺癌，EGFR 外显子 19 突变。一线治疗上可选择 EGFR-TKI 靶向治疗，或铂类为基础化疗 ± 贝伐单抗治疗。EGFR-TKI 靶向治疗方便实施，且不良反应明显低于后者，患者为敏感型突变，故患者选择口服厄洛替尼治疗。患者骨转移病灶为无症状，且散在分布，暂未予放疗。颅内多发转移患者行全脑治疗能改善脑转移瘤患者神经功能，延长生存时间，故口服厄洛替尼同时予患者全脑放疗。治疗后评价疾病 PR。靶向治疗 17 个月后，疾病进展，考虑厄洛替尼耐药，而报道厄洛替尼耐药后继续服用可能再次应答，可继续厄洛替尼治疗。同时可检测患者是否 T790M 耐药，如 T790M 突变阳性，可二线选择 AZD9291 治疗。也可二线使用铂类为基础化疗 ± 贝伐单抗治疗，考虑 AZD9291 国内尚无法购买，患者选择继续服用厄洛替尼，而放疗对骨转移病灶可缓解或消除症状，预防骨折，因病灶较局限，予左侧骨盆姑息性放疗，治疗后患者症状缓解。后患者疾病广泛进展，给予培美曲塞二线化疗。患者仍不能耐受，遂停止化疗，行对症支持治疗。患者生存期 25 个月。

（李荣清　张燕华）

参考文献

陆舜，李子明，成柏君，等. 2007. 厄洛替尼治疗复治晚期非小细胞肺癌的临床分析. 中国癌症杂志，17（9）：711-715

彭培建，林忠，张红雨，等. 2010. 厄洛替尼治疗晚期非小细胞肺癌患者的疗效及安全性研究. 中国全科医学，13（13）：1420-1423

宋勇，杨雯. 2015. 2014 年晚期非小细胞肺癌内科治疗进展. 解放军医学杂志，40（1）：10-15

汪海岩，张德芳. 2012. 吉非替尼与厄洛替尼二线治疗晚期非小细胞肺癌的对比研究. 实用医学杂志，28（20）：3444-3446

湛永滋，黄昌杰，黄剑峰. 2010. 厄洛替尼治疗晚期非小细胞肺癌的临床观察. 肿瘤防治研究，37（4）：461-462

赵敏敏，李婉萍，申传厚. 2010. 厄洛替尼治疗晚期非小细胞肺癌的临床观察. 肿瘤基础与临床，32（6）：495-496

中国非小细胞肺癌患者表皮生长因子受体基因突变检测专家组. 2011. 中国非小细胞肺癌患者表皮生长因子受体基因突变检测专家共识. 中华病理学杂志，40（10）：700-702

周崧雯，严令华，任胜祥，等. 2008. 厄洛替尼治疗晚期非小细胞肺癌的临床研究. 肿瘤，28（9）：780-785

Engelman JA，Zejnullahu K，Mitsudomi T，et al. 2007. MET amplification leads to gefitinib resistance in lung cancer by activating ERBB3 signaling. Science，316（5827）：1039-1043

Miller VA. 2006. Optimizing therapy in previously treated non-small cell lung cancer. Semin Oncol，33（1）：25-31

Pao W，Ladanyi M，Miller VA，et al. 2005. Erlotinib in lung cancer. N Engl J Med，353（16）：1739

Pérezsoler R，Chachoua A，Hammond LA，et al. 2004. Determinants of tumor response and survival with erlotinib in patients with non-small-cell lung cancer. J Clin Oncol，22（16）：3238

Rosell R，Carcereny E，Gervais R，et al. 2012. Erlotinib versus standard chemotherapy as first-line treatment for European patients with advanced EGFR mutation-positive non-small-cell lung cancer（EURTAC）：a multicentre，open-label，randomised phase 3 trial. Lancet Oncol，13（3）：239

Shepherd FA，Rodrigues PJ，Ciuleanu T，et al. 2005. Erlotinib in previously treated non-small-cell lung cancer.

N Engl J Med，353（2）：123
Tsao MS，Sakurada A，Cutz JC，et al. 2005. Erlotinib in lung cancer-molecular and clinical predictors of outcome. N Engl J Med，353（2）：133

案例十五　厄洛替尼治疗晚期非小细胞肺癌

（一）患者基本信息

女性，29 岁。

（二）既往史、家族史及特殊疾病史

既往体健，无家族肿瘤病史，无重大疾病史。

（三）现病史、检查资料、诊断及治疗经过

患者因“间歇性头晕、头痛伴视力下降半月”于 2013 年 2 月入住医院神经外科。头颅 CT 检查：左枕叶类圆形低密度软组织肿块影，大小约 4.3cm×4.7cm（图 3-15-1）。视力视野检查：右眼 1.0，左眼 1.2；双眼视野右侧同向性偏盲。诊断：左枕叶占位，脑胶质细胞瘤？转移瘤？

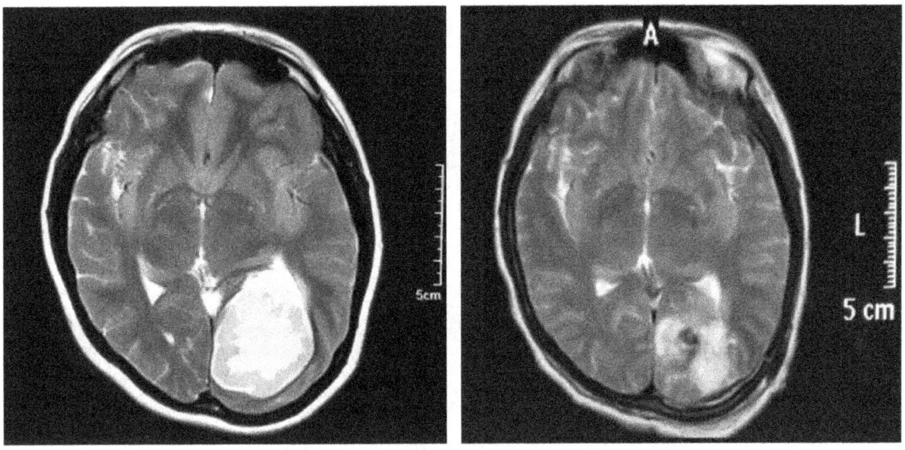

A　　B

图 3-15-1　术前头颅 CT 检查结果

1. 治疗　于 2013 年 3 月 8 日行“左枕叶巨大占位切除术”，术中见大小约 4.0cm×5.0cm×5.0cm 肿瘤，与周围组织边界欠清楚，质不均，血供丰富，中有囊液及陈旧性液体。术后病检：（左枕部）考虑转移性腺癌。免疫组化：TTF-1（+），TG（−），CK（+），CEA（+），GFAP（−），Syn（−），CgA（−），Ki-67（+）约 15%。

2. 术后诊断　（左枕部）转移性腺癌。

3. 术后 CT 检查结果（图 3-15-2）　左肺下叶后基底段见结节状软组织影约 1.2cm×1.0cm，双肺内见多发大小不等结节影，左肺门见肿大淋巴结影。考虑左肺下叶癌可能性

大并双肺、左肺门淋巴结转移；颅骨术后改变，左枕叶占位病变，最大层面 1.6cm×1.4cm，结合病史，符合转移瘤改变。2013 年 5 月 28 日 EGFR 基因检测：EGFR 外显子 21 L861Q 突变。

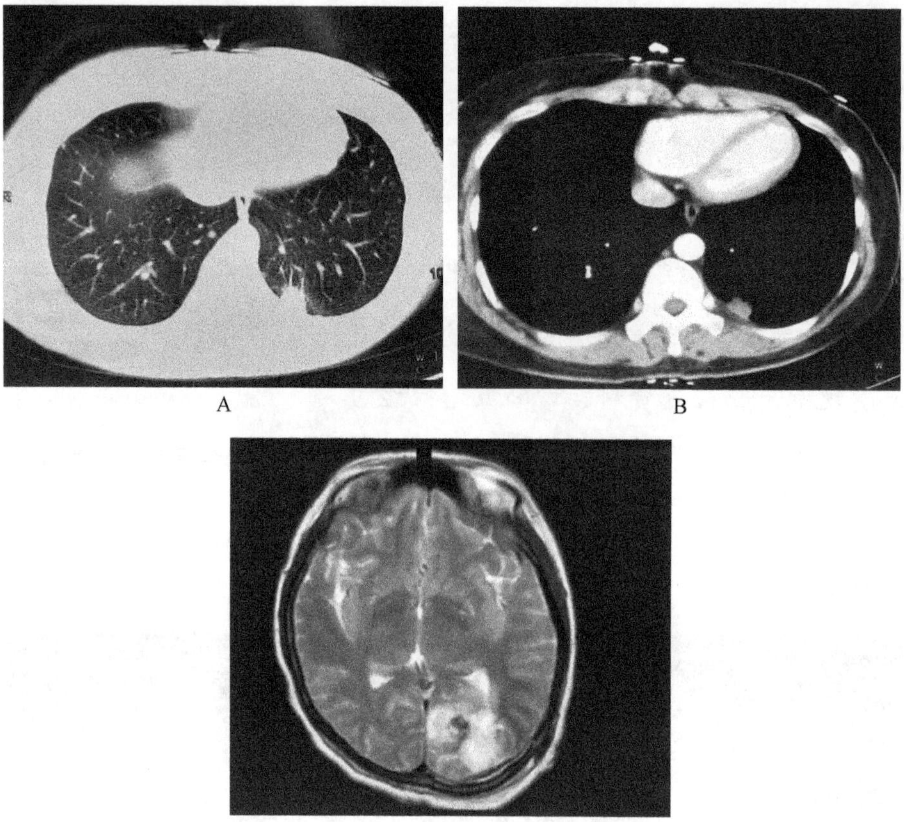

A　B　C

图 3-15-2　术后 CT 检查结果

4. 修正诊断　①左肺下叶腺癌，左肺门淋巴结、双肺、左枕叶转移 T4N1M1 Ⅳ期；②颅内转移瘤术后残留。

5. 术后治疗　于 2013 年 4 月至 6 月行全脑放疗 40Gy/20f，局部推量 21.6Gy/12f。后于 2013 年 6 月 8 日开始予厄洛替尼 150mg po qd 靶向治疗，疗效评价部分缓解（PR）（图 3-15-3）。

（四）后续治疗前评估、治疗目标和治疗策略

1. 患者转归　患者现疗效评价为 PR，继续目前方案治疗。

2. 病例特点和治疗选择的依据　该病例为年轻女性，首发因颅内病灶导致的症状就诊，考虑为颅内肿瘤，予手术切除，术后病理提示为转移性肿瘤，经进一步确诊为肺癌并脑转移，基因检测 EGFR 外显子 21 L861Q 突变。对于晚期非小细胞肺癌合并 EGFR 敏感突变的患者，首选治疗为 TKI，并辅以局部治疗。由于患者颅内转移瘤有术后残留，且患者合并颅内高压相关症状，治疗行全脑放疗，联合吉非替尼靶向治疗，患者症状缓解明显，

获得疾病缓解。

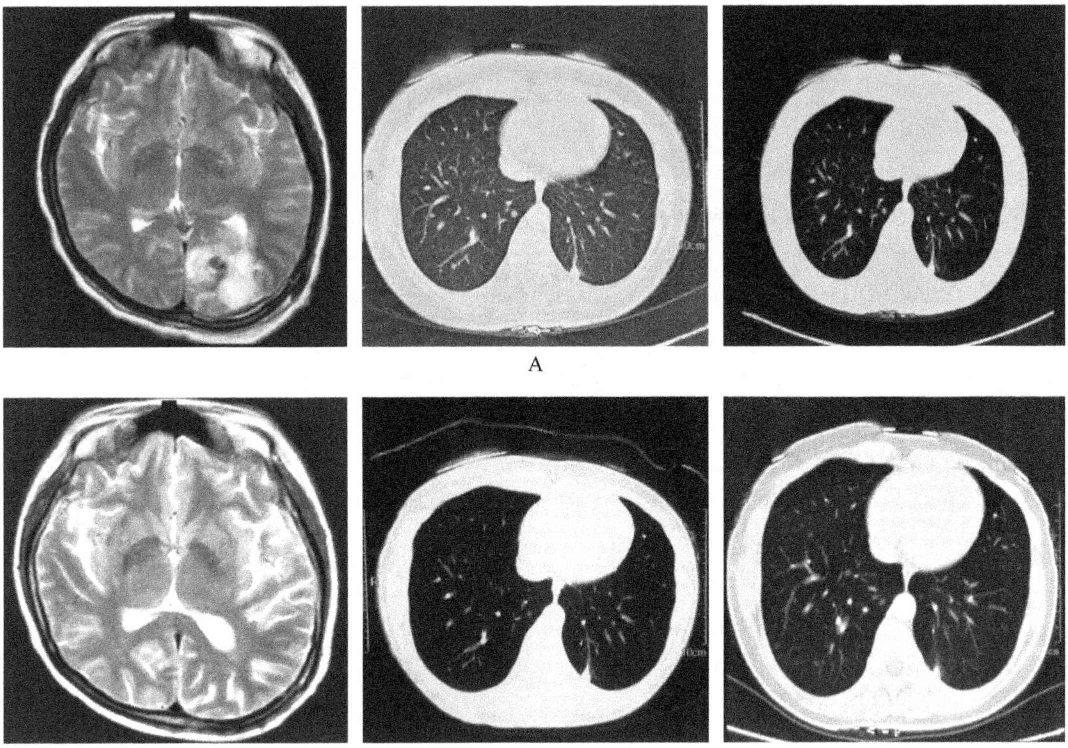

图 3-15-3 放疗前后颅内级肺脏病灶对比

A. 放疗前；B. 放疗后

（林 劼）

参 考 文 献

黄逸生，杨衿记，黄玉娟，等. 2009. 厄洛替尼二、三线治疗晚期非小细胞肺癌的临床研究. 中国肺癌杂志，12（5）：412-416

陆舜，李子明，成柏君，等. 2007. 厄洛替尼治疗复治晚期非小细胞肺癌的临床分析. 中国癌症杂志，17（9）：711-715

彭培建，林忠，张红雨，等. 2010. 厄洛替尼治疗晚期非小细胞肺癌患者的疗效及安全性研究. 中国全科医学，13（13）：1420-1423

孙蕾娜，栾焕玲，臧凤琳，等. 2010. 中国人非小细胞肺癌 EGFR 和 K-ras 基因突变与临床病理特征及厄洛替尼治疗效果的关系. 中华肿瘤杂志，32（9）：667-670

中国非小细胞肺癌患者表皮生长因子受体基因突变检测专家组. 2011. 中国非小细胞肺癌患者表皮生长因子受体基因突变检测专家共识. 中华病理学杂志，40（10）：700-702

周崧雯，严令华，任胜祥，等. 2008. 厄洛替尼治疗晚期非小细胞肺癌的临床研究. 肿瘤，28（9）：780-785

朱利娜，杨振君，王士勇，等. 2009. 厄洛替尼治疗晚期非小细胞肺癌的系统评价. 中国肺癌杂志，12（12）：

1237-1241

Chang CH, Lee CH, Ko JC, et al. 2017. Gefitinib or erlotinib in previously treated non-small-cell lung cancer patients: a cohort study in Taiwan. Cancer Med, 6 (7): 1563

Cui QS, Hong-Mei P, Cui J G, et al. 2017. Mechanism of erlotinib resistance induced by hepatocyte growth factor in sensitive non-small-cell lung cancer cells in vivo. Chinese General Practice

Hess LM, Louder A, Winfree K, et al. 2017. Factors associated with adherence to and treatment duration of erlotinib among patients with non-small cell lung cancer. J Manag Care Spec Pharm, 23 (6): 643-652

Kainis I, Syrigos N, Kopitopoulou A, et al. 2017. Erlotinib-associated rash in advanced non-small cell lung cancer; relation to clinicopathological characteristics, treatment response, and survival. Oncol Res, 26 (1): 59-69

Rosell R, Dafni U, Felip E, et al. 2017. Erlotinib and bevacizumab in patients with advanced non-small-cell lung cancer and activating EGFR mutations (BELIEF): an international, multicentre, single-arm, phase 2 trial. Lancet Respir Med, 5 (5): 435

Rossi A, Salvia AL, Maio MD. 2017. Chemotherapy and intercalated gefitinib or erlotinib in the treatment of advanced non-small-cell lung cancer. Expert Rev Respir Med, 11 (3): 171

Yang Z, Hackshaw A, Feng Q, et al. 2017. Comparison of gefitinib, erlotinib and afatinib in non-small cell lung cancer: A meta-analysis. Int J Cancer, 140 (12): 2805-2819

Zhang M, Sai B, Cao P, et al. 2017. Iron oxide nanoparticles synergize with erlotinib to suppress refractory non-small cell lung cancer cell proliferation through the inhibition of ErbB/PI3K/AKT and PTEN activation. J Biomed Nanotechnol, 13 (4): 458-468

案例十六　克唑替尼治疗局部进展期肺癌

（一）患者基本信息

男，33 岁，PS 评分 0 分。

（二）既往史、家族史及特殊疾病史

既往体健，无家族肿瘤病史，无重大疾病史。

（三）现病史、检查资料、诊断及治疗经过

因“体检发现右肺下叶结节影 1 月余”就诊。患者于 2015 年 11 月体检时发现 CEA 升高，为 42μg/L，胸片检查发现右肺下叶结节影。2015 年 12 月 26 日 CT 检查（图 3-16-1）：右肺下叶后基底段结节伴右侧胸膜多发小结节病灶，性质待查。颅脑腹盆腔 CT 检查未见明显病灶，骨扫描未见代谢增高病灶。考虑为右肺癌肺内多发转移。于 2016 年 1 月 11 日行胸腔镜下病灶活检，术中探及右肺多发结节，累及不同肺叶，取中叶外侧段结节送检。术后病理检查：浸润性黏液腺癌，脉管浸润（+），EGFR 基因检测阴性。

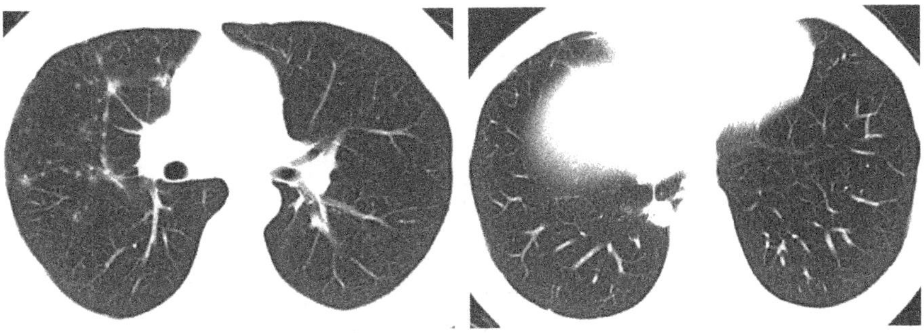

A B

图 3-16-1 胸部 CT 示右肺下叶后基底段结节伴右侧胸膜小结节、肺内散在点状结节影

1. 诊断 右肺下叶黏液腺癌 cT4N0M1 Ⅳ期。

2. 治疗 予培美曲塞+顺铂方案化疗，化疗 2 个周期后复查病灶较前缩小，评价部分缓解（PR），但患者出现Ⅲ度肝功能异常升高，减量继续化疗 1 个周期后仍有肝功能异常。后改用单药多西他赛化疗 1 个周期后复查 CT 示右肺结节、实变影及条索影较前增多，病情进展（图 3-16-2）。

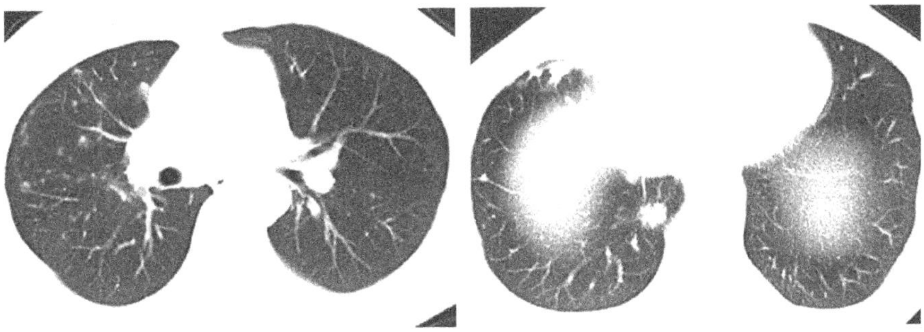

A B

图 3-16-2 化疗后复查 CT 示右肺结节、实变影及条索影较前增多

3. 具体治疗经过和疗效评估 再行 ALK 基因检测提示 ALK 基因断裂，FISH 检测阳性。于 2016 年 6 月起使用克唑替尼靶向治疗，治疗 1 个月后复查提示右肺结节缩小，条索影吸收，胸腔积液基本吸收（图 3-16-3），疗效评价部分缓解（PR），继续口服克唑替尼治疗并定期复查。

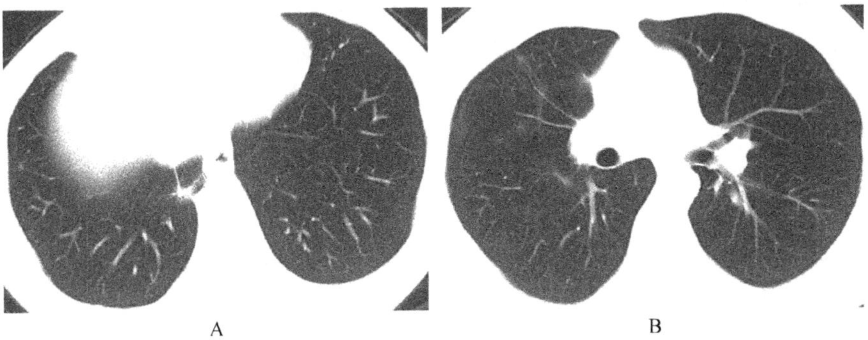

A B

图 3-16-3 克唑替尼治疗后复查 CT 示疾病缓解

（四）后续治疗前评估、治疗目标和治疗策略

1. 患者转归　患者目前仍口服克唑替尼，定期复查疾病 PR。

2. 病例特点和治疗选择的依据　该患者初诊时为右下肺腺癌，cT4N0M1 Ⅳ期，同侧肺内多发转移小结节，因 EGFR 基因检测阴性，一线选择含铂两药方案化疗。化疗 2 个周期后评价疾病缓解，而患者出现不可耐受不良反应，化疗药物减量，并保肝等治疗氨基转移酶仍有升高。因考虑化疗有效，遂改用多西他赛化疗 1 个周期，复查评估疾病进展。因已行 EGFR 基因检测为阴性，无 EGFR-TKI 治疗指征。此时行 ALK 基因检测，结果为阳性。因患者对化疗不能耐受，使用克唑替尼治疗为首选，而患者也从克唑替尼靶向治疗中获益。

（李荣清　张燕华）

参 考 文 献

毕国放，梁宇光，曲恒燕. 2016. 克唑替尼在非小细胞肺癌治疗中耐药问题的研究状况. 中国临床药理学杂志，32（10）：952-955

何雅億，周彩存，牛飞玉. 2014. 克唑替尼和化疗在进展期 ALK 阳性肺癌患者中的疗效比较. 循证医学，14（1）：45-47

姜媛利. 2015. 克唑替尼治疗 ALK 阳性非小细胞肺癌脑转移的效果分析. 中国癌症杂志，26(6)：1881-1882

蒋涛，周彩存. 2015. ALK 阳性非小细胞肺癌患者克唑替尼耐药的机制和治疗措施. 中国肺癌杂志，18(2)：69-74

石远凯，郑博，孙燕. 2013. 克唑替尼——晚期非小细胞肺癌治疗的新选择. 中华医学杂志，93（16）：1272-1275

杨帆，陈克终，刘宏伟，等. 2011. K-ras 突变导致肺癌细胞对表皮生长因子受体抑制剂耐药的机制. 中华实验外科杂志，28（8）：1232-1234

朱礼阳，于忠和. 2016. 克唑替尼治疗肺癌的疗效及其耐药后的治疗. 国际肿瘤学杂志，43（7）：532-534

Camidge DR，Bang YJ，Kwak EL，et al. 2012. Activity and safety of crizotinib in patients with ALK-positive non-small-cell lung cancer：updated results from a phase 1 study. Lancet Oncol，13（10）：1011

Doebele RC，Pilling AB，Aisner DL，et al. 2012. Mechanisms of resistance to crizotinib in patients with ALK gene rearranged non-small cell lung cancer. Clin Cancer Res，18（5）：1472

Friboulet L，Li N，Katayama R，et al. 2014. The ALK inhibitor ceritinib overcomes crizotinib resistance in non-small cell lung cancer. Cancer Discov，4（6）：662

Ou SH，Bartlett CH，Mino-Kenudson M，et al. 2012. Crizotinib for the treatment of ALK-rearranged non-small cell lung cancer：a success story to usher in the second decade of molecular targeted therapy in oncology. Oncologist，17（11）：1351-1375

Qi X，Ma W，Li S，et al. 2014. Overcoming crizotinib resistance in ALK-rearranged non-small cell lung cancer. Lung Cancer，85（2）：335-336

Shaw AT，Kim DW，Nakagawa K，et al. 2013. Crizotinib versus chemotherapy in advanced ALK-positive lung cancer. N Engl J Med，368（25）：2385

Shaw AT，Ou SH，Bang YJ，et al. 2014. Crizotinib in ROS1-rearranged non-small-cell lung cancer. N Engl J Med，371（21）：1963

Shaw AT，Yeap BY，Solomon BJ，et al. 2011. Effect of crizotinib on overall survival in patients with advanced non-small-cell lung cancer harbouring ALK gene rearrangement：a retrospective analysis. Lancet Oncol，12（11）：1004

Solomon BJ，Mok T，Kim DW，et al. 2014. First-line crizotinib versus chemotherapy in ALK-positive lung cancer. N Engl J Med，371（23）：2167

案例十七　拉帕替尼辅助治疗乳腺癌

（一）患者基本信息

女，62岁，PS评分1分。

（二）既往史、家族史及特殊疾病史

既往史：白细胞减少，无家族肿瘤病史，无重大疾病史。

（三）现病史、检查资料、诊断及治疗经过

患者因“发现左乳肿物1月余”于2014年5月就诊于某三甲综合性医院。查体：左乳头内陷，无溢液，左乳外上象限触及约3cm×2cm肿物，左侧腋窝触及约2cm×1.5cm肿大淋巴结，余未见异常。乳腺B超检查：左乳外上象限肿物（BI-RADS-5类）、左腋窝淋巴结多个肿大（转移灶可能）；钼靶检查：左乳外上象限乳腺癌可能（BI-RADS-5类），其余影像检查无明显异常。左乳肿物穿刺活检术病理为左乳浸润性导管癌Ⅱ级，ER（-）、PR（-）、HER2（+++）、Ki-67 60%（+）。

1. 诊断　左侧乳腺浸润性导管癌cT2N1M0　ⅡB期。

2. 治疗　评估患者为ⅡB期乳腺癌，手术指征明确，无明显手术禁忌，于2014年5月行左乳腺癌改良根治术。术中：见左乳外上象限肿物约4cm×3cm，左腋窝多个淋巴结肿大，大者约1.5cm×1.2cm，融合。术后病理：左乳浸润性导管癌Ⅱ级，ER（-）、PR（-）、HER2（+++）、Ki-67 60 %（+），手术切缘（-），左腋窝淋巴结19/21见癌转移。术后行FISH检测示：HER2基因扩增。术后诊断：左乳浸润性导管癌pT2N3M0 ⅢC期，HER2过表达型。

（四）后续治疗前评估、治疗目标和治疗策略

患者于2014年6月开始行EC-TH-H方案辅助治疗，表柔比星（EPI）80mg/m^2 d1、21天1次，4个周期，环磷酰胺（CTX）600mg/m^2 d1，21天1次，4个周期，4个周期后序贯多西他赛75mg/m^2 d1，21天1次，4个周期，同时自使用多西他赛起给予曲妥珠单抗的治疗，曲妥珠单抗负荷剂量4mg/kg体重，之后2mg/kg体重d1、7天1次维持，化疗结束后予曲妥珠单抗6mg/kg体重，21天1次，维持治疗至1年疗程完成。治疗过程中患者出现Ⅱ度消化道反应和Ⅳ度骨髓抑制，经治疗后缓解，疗程中未出现左室射血分数降低等不良心血

管事件。化疗结束后给予胸壁+腋窝+锁骨上区放疗，DT 50Gy。治疗后患者定期门诊复查，2015 年 9 月复查 CT 示（图 3-17-1A）：肝内多发低密度影，转移灶可能。予拉帕替尼+卡培他滨治疗，拉帕替尼 1250mg，每日 1 次，第 1～21 天服用，卡培他滨 2000mg/d，第 1～14 天分 2 次服用，21 天重复。口服两疗程后复查肝脏 CT 示肝脏病灶明显缩小（图 3-17-1B），疗效评价部分缓解（PR）。继续给予靶向联合化疗 4 个周期，后予拉帕替尼单药维持治疗至 2016 年 11 月。

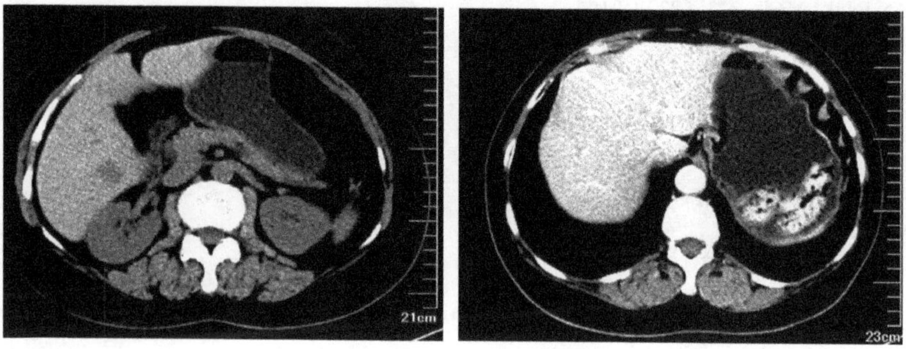

A B

图 3-17-1 治疗前后肝转移灶 CT 检查结果比较

A. 治疗前；B. 治疗后

1. 患者转归 患者因严重手足综合征及腹泻自行停药，至 2017 年 3 月疾病明显进展而死亡。

2. 病例特点和治疗选择的依据 该病例为初诊时为 HER2 过表达型乳腺癌，经根治性手术及术后行辅助放化疗、分子靶向治疗。患者放化疗和分子靶向治疗结束后数月内出现了多发肝转移，判断为曲妥珠单抗治疗失败，根据 EGF100151 等试验的研究结果，拉帕替尼联合卡培他滨可以用于曲妥珠单抗治疗失败的 HER2 阳性乳腺癌。治疗 2 个周期，患者肿瘤标志物下降，疗效评价部分缓解。遗憾的是，患者用药后出现较为严重的手足综合征和腹泻，因不能耐受药物副作用自行停药并拒绝治疗，患者发生肝转移后使用拉帕替尼联合化疗，并从靶向治疗中获益。

（马 芸）

参考文献

杜歌，江泽飞. 2015. 拉帕替尼在乳腺癌中的应用及其耐药机制研究现状. 实用肿瘤学杂志，29（4）：376-379

马传栋，沈坤炜，沈镇宙. 2008. 拉帕替尼治疗乳腺癌的研究进展. 中华肿瘤杂志，30（5）：321-324

沈建军，胡世莲，沈干，等. 2010. 辅助化疗联合拉帕替尼治疗 HER-2 阳性晚期或转移性乳腺癌的 Meta 分析. 中华肿瘤防治杂志，17（24）：2038-2041

严颖，邸立军，李惠平，等. 2016. 拉帕替尼治疗 HER2 阳性转移性乳腺癌的疗效和安全性. 肿瘤，36（11）：1246-1253

余宗艳，齐宇红，梁军. 2014. 拉帕替尼治疗晚期转移性乳腺癌的国内外研究进展. 现代肿瘤医学，22（3）：697-701

赵欣欣，唐发宝，雷秋模. 2008. 拉帕替尼治疗乳腺癌的研究进展. 中华乳腺病杂志：电子版，2（4）：38-41

Bilancia D，Rosati G，Dinota A，et al. 2007. Lapatinib in breast cancer. Ann Oncol，18 Suppl 6（Suppl 6）：vi26

Cameron D，Casey M，Press M，et al. 2008. A phase III randomized comparison of lapatinib plus capecitabine versus capecitabine alone in women with advanced breast cancer that has progressed on trastuzumab：updated efficacy and biomarker analyses. Breast Cancer Res Treat，112（3）：533-543

de Azambuja E，Holmes AP，Piccart-Gebhart M，et al. 2014. Lapatinib with trastuzumab for HER2-positive early breast cancer（NeoALTTO）：survival outcomes of a randomised，open-label，multicentre，phase 3 trial and their association with pathological complete response. Lancet Oncol，15（10）：1137-1146

Geyer CE，Forster J，Lindquist D，et al. 2006. Lapatinib plus capecitabine for HER2-positive advanced breast cancer. N Engl J Med，355（26）：2733

Gril B，Palmieri D，Bronder JL，et al. 2008. Effect of lapatinib on the outgrowth of metastatic breast cancer cells to the brain. J Natl Cancer Inst，100（15）：1092.

Jones J，Takeda A，Picot J，et al. 2009. Lapatinib for the treatment of HER2-overexpressing breast cancer. Health Technol Assess，13 Suppl 3（Suppl 3）：1

Konecny GE，Pegram MD，Venkatesan N，et al. 2006. Activity of the dual kinase inhibitor lapatinib（GW572016）against HER-2-overexpressing and trastuzumab-treated breast cancer cells. Cancer Res，66（3）：1630-1639

Lin NU，Diéras V，Paul D，et al. 2009. Multicenter phase II study of lapatinib in patients with brain metastases from HER2-positive breast cancer. Clin Cancer Res，15（4）：1452

Metro G，Foglietta J，Russillo M，et al. 2011. Clinical outcome of patients with brain metastases from HER2-positive breast cancer treated with lapatinib and capecitabine. Ann Oncol，22（3）：625-630

Moreira C，Kaklamani V. 2010. Lapatinib and breast cancer：current indications and outlook for the future. Expert Rev Anticancer Ther，10（8）：1171-1182

O'Shaughnessy J，Blackwell KL，Burstein H，et al. 2008. A randomized study of lapatinib alone or in combination with trastuzumab in heavily pretreated HER2+metastatic breast cancer progressing on trastuzumab therapy. J Clin Oncol，26（15）：431-436

Scaltriti M，Verma C，Guzman M，et al. 2009. Lapatinib，a HER2 tyrosine kinase inhibitor，induces stabilization and accumulation of HER2 and potentiates trastuzumab-dependent cell cytotoxicity. Oncogene，28（6）：803-814

Von Minckwitz G，Eidtmann H，Loibl S，et al. 2011. Integrating bevacizumab，everolimus，and lapatinib into current neoadjuvant chemotherapy regimen for primary breast cancer. Safety results of the GeparQuinto trial. Ann Oncol，22（2）：301-306

案例十八 依维莫司辅助治疗乳腺癌

（一）患者基本信息

女，58 岁，PS 评分 1 分。

（二）既往史、家族史及特殊疾病史

既往体健，无家族肿瘤病史，无重大疾病史，56 岁绝经。

（三）现病史、检查资料、诊断及治疗经过

患者因“发现右乳肿物 1 月余”于 2011 年 10 月就诊于某三甲综合性医院。查体：右乳外下象限距乳头约 3cm 处触及约 2.5cm×2cm 肿物，酒窝征（+），其余未见异常。乳腺 B 超检查：右乳外下象限肿物（BI-RADS-5 类）；钼靶检查：右乳外下象限乳腺癌可能（BI-RADS-5 类）。余影像检查未见异常。右乳肿物穿刺活检，病理证实为右乳浸润性导管癌Ⅱ级，ER（+++）、PR（+++）、HER2（－）。

1. 诊断　右侧乳腺癌 cT2N0M0 ⅡA 期。

2. 治疗　评估患者右乳腺癌，手术指征明确，于 2011 年 10 月行右乳腺癌改良根治术，术中：见右乳外下象限肿物大小约 3cm×3cm，右腋窝多个淋巴结肿大，大者约 1.2cm×0.8cm，无融合，边界清楚，质韧。术后病理：右乳浸润性导管癌Ⅱ级，ER（+++）、PR（+++）、HER2（－），手术切缘（－），右腋窝淋巴结 1/12 见癌转移。术后诊断：右乳腺癌 pT2N1M0 ⅡB 期，Luminal 型。

（四）后续治疗前评估、治疗目标和治疗策略

术后治疗以全身化疗+内分泌治疗：FAC×6 方案化疗，化疗结束后给予口服来曲唑内分泌治疗。患者于 2011 年 12 月开始行 FAC 方案辅助治疗，吡柔比星（THP）50mg/m^2 d1、环磷酰胺（CTX）550mg/m^2 d1、5-FU 550mg/m^2 d1，21 天 1 次，共 6 个周期。治疗过程中患者出现Ⅱ度消化道反应和Ⅲ度骨髓抑制，经治疗后好转。疗程中未出现左室射血分数降低等不良心血管事件。化疗结束后给予来曲唑口服 2.5mg/d，无明显不良反应。至 2016 年 1 月复查 CT（图 3-18-1）：肝脏多发低密度影，转移灶可能，病情进展。给予依维莫司+依西美坦口服，依维莫司 10mg/d、依西美坦 25mg/d，治疗 2 个月后复查 CT（图 3-18-2）：肝脏病灶较前缩小，疗效评价稳定（SD）。

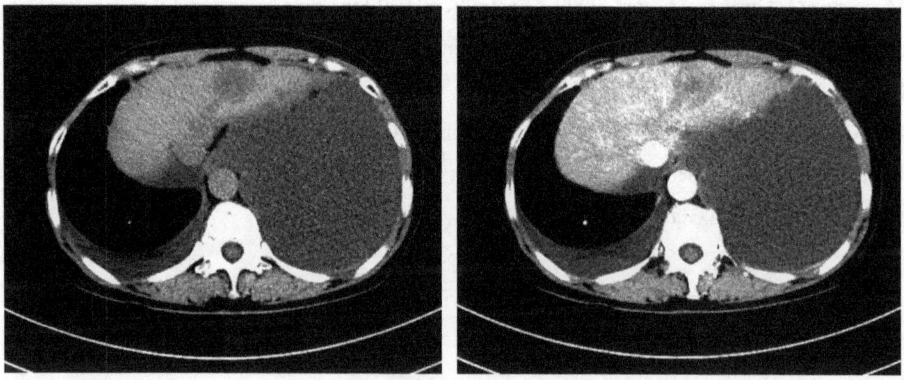

A　　　　B

图 3-18-1　2016 年 1 月 CT 发现肝转移

A. 平扫；B. 增强

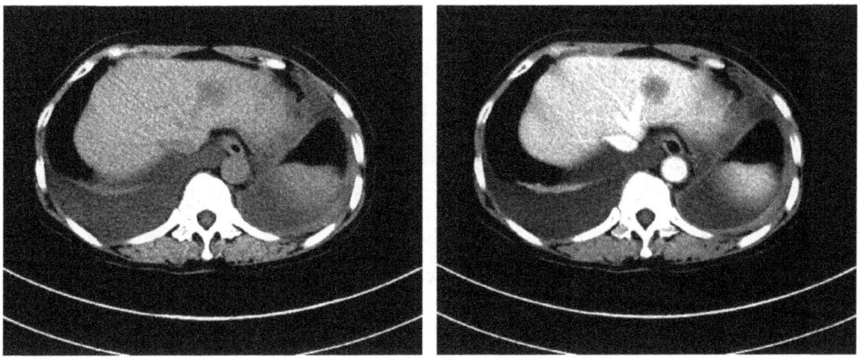

图 3-18-2　口服依维莫司+依西美坦治疗 2 个月后肝脏病灶缩小

A. 平扫；B. 增强

1. 患者转归　患者口服依维莫司+依西美坦口服治疗，疗效评价部分缓解（PR），继续维持治疗中。

2. 病例特点和治疗选择的依据　该病例初诊时为 Luminal 型乳腺癌，经根治性手术，治疗目标：争取达到治愈，尽量延长无病生存期，减缓局部复发和远处转移。

根据当时的 NCCN 指南，给予 FAC×6 方案化疗，化疗结束后给予来曲唑口服，耐受性好。口服来曲唑 4 年余患者出现肝脏转移灶，考虑患者绝经后激素受体阳性、HER2 阴性晚期乳腺癌，来曲唑治疗失败，患者无明显临床症状，根据 BOLER0-2 研究结果，依维莫司联合依西美坦作为晚期激素受体阳性、HER2 阴性乳腺癌的内分泌解救治疗用药，选择依维莫司+依西美坦口服，患者临床获益，带瘤长期生存。

（马　芸）

参 考 文 献

郭芸菲，边莉，王涛，等. 2015. 依维莫司治疗多线解救治疗失败后激素受体阳性晚期乳腺癌疗效分析. 解放军医学院学报，36（6）：545-548

李刚，陈岷. 2016. 联用依维莫司治疗乳腺癌疗效与安全性的 Meta 分析. 药物不良反应杂志，18（5）：330-336

李惠平. 2013. 依维莫司在激素受体阳性晚期乳腺癌治疗中的应用. 中国新药杂志，22（17）：2043-2045

李惠平，邵彬，王晶，等. 2015. 依维莫司治疗激素受体阳性进展期乳腺癌疗效和安全性的回顾性研究. 癌症进展，13（2）：120-124

毛小玲，陆永奎，农丽，等. 2016. 依维莫司联合内分泌治疗激素受体阳性晚期乳腺癌的疗效和安全性. 实用医学杂志，32（8）：1325-1328

孙少梅，霍介格. 2012. 依维莫司用于乳腺癌的研究进展. 中国医药导报，9（8）：8-9

叶荆，王蓓，陈建彬，等. 2015. PI3K/Akt/mTOR 通路抑制剂依维莫司治疗晚期乳腺癌的研究进展. 肿瘤，35（2）：221-224

曾敏，江泽飞. 2012. mTOR 抑制剂依维莫司在乳腺癌治疗中的研究进展. 癌症进展，10（5）：473-476

Andre F，Campone M，O'Regan R，et al. 2010. Phase Ⅰ Study of everolimus plus weekly paclitaxel and trastuzumab in patients with metastatic breast cancer pretreated with trastuzumab. J Clin Oncol，28（34）：5110-5115

Awada A，Cardoso F，Fontaine C，et al. 2008. The oral mTOR inhibitor RAD001（everolimus）in combination with letrozole in patients with advanced breast cancer: results of a phase Ⅰ study with pharmacokinetics. Eur J Cancer，44（1）：84-91

Baselga J，Campone M，Piccart M，et al. 2012. Everolimus in postmenopausal hormone-receptor-positive advanced breast cancer. N Engl J Med，366（6）：520-529

Burris HA，Lebrun F，Rugo HS，et al. 2013. Health-related quality of life of patients with advanced breast cancer treated with everolimus plus exemestane versus placebo plus exemestane in the phase 3，randomized，controlled，BOLERO-2 trial. Cancer，119（10）：1908-1915

Ellard SL，Clemons M，Gelmon KA，et al. 2009. Randomized phase Ⅱ study comparing two schedules of everolimus in patients with recurrent/metastatic breast cancer：NCIC clinical trials group IND. 163. J Clin Oncol，27（27）：4536-4541

Gnant M，Greil R，Hubalek M，et al. 2013. Everolimus in postmenopausal，hormone receptor-positive advanced breast cancer：summary and results of an austrian expert panel discussion. Breast Care，8（4）：293-299

Huober J，Fasching PA，Hanusch C，et al. 2013. Neoadjuvant chemotherapy with paclitaxel and everolimus in breast cancer patients with non-responsive tumours to epirubicin/cyclophosphamide（EC）±bevacizumab-results of the randomised GeparQuinto study（GBG 44）. Eur J Cancer，49（10）：2284-2293

Lane H A，Lebwohl D. 2006. Future directions in the treatment of hormone-sensitive advanced breast cancer: the RAD001（Everolimus）-letrozole clinical program. Semin Oncol，33（2 Suppl 7）：S18-S25

Liu H，Scholz C，Zang C，et al. 2012. Metformin and the mTOR inhibitor everolimus（RAD001）sensitize breast cancer cells to the cytotoxic effect of chemotherapeutic drugs in vitro. Anticancer Res，32（5）：1627-1637

Noguchi S，Pritchard KI，Burris HA，et al. 2012. Everolimus for postmenopausal women with advanced breast cancer：Updated results of the BOLERO-2 phase Ⅲ trial. J Clin Oncol，30（27）：29-30

von Minckwitz G，Eidtmann H，Loibl S，et al. 2011. Integrating bevacizumab，everolimus，and lapatinib into current neoadjuvant chemotherapy regimen for primary breast cancer. Safety results of the GeparQuinto trial. Ann Oncol，22（2）：301-306

Yardley DA，Noguchi S，Pritchard KI，et al. 2014. Everolimus plus exemestane in postmenopausal patients with HR+ breast cancer：BOLERO-2 final progression-free survival analysis. Adv Ther，30（10）：870-884

Yunokawa M，Koizumi F，Kitamura Y，et al. 2012. Efficacy of everolimus，a novel mTOR inhibitor，against basal-like triple-negative breast cancer cells. Cancer Sci，103（9）：1665-1671

案例十九　甲磺酸伊马替尼治疗胃肠道间质瘤

（一）患者基本信息

男性，53 岁，PS 评分 1 分。

（二）既往史、家族史及特殊疾病史

既往体健，无家族肿瘤病史，无重大疾病史。

（三）现病史、检查资料、诊断及治疗经过

患者因“下腹坠胀 1 月余”于 2010 年 4 月就诊于某三甲医院，CT 检查（图 3-19-1）：盆腔占位病变，恶性待排，膀胱受压向前推挤，双侧上段输尿管扩张积水，前列腺钙化，少量盆腔积液，其余影像检查无异常。纤维结肠镜：未见异常。

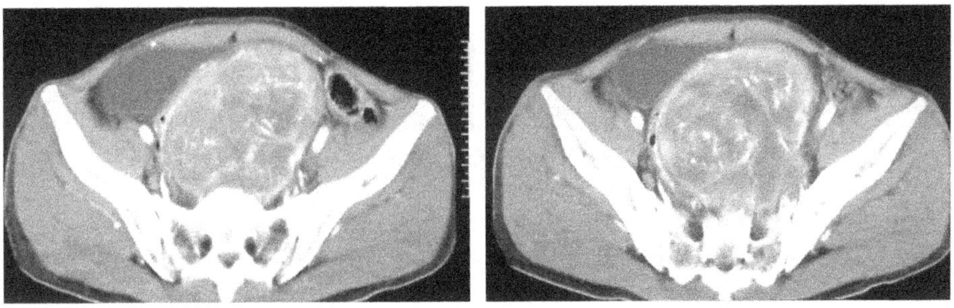

A　　B

图 3-19-1　CT 检查结果

1. 诊断　盆腔巨大肿瘤。

2. 治疗　于 2010 年 4 月 15 日行“腹膜后包块切除术、直肠前切除术”术中见盆腔肿瘤 20cm×14cm×10cm，有完整包膜，肿瘤侵犯直肠上段及系膜，另见直径 2～3cm 大小肿瘤 8 枚。术后病理：胃肠道间质瘤并局灶出血、坏死。免疫组化：CD117（+），CD34（+）。术后复发风险评估：高危。术后 1 个月复查 CT 未见肿瘤复发（图 3-19-2）。一线口服伊马替尼辅助治疗。

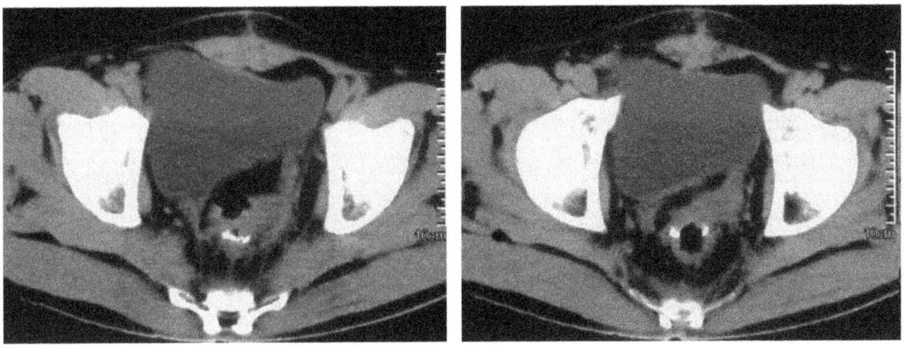

图 3-19-2　术后 1 个月复查 CT 未见肿瘤复发

（四）后续治疗前评估、治疗目标和治疗策略

患者术后口服甲磺酸伊马替尼 6 个月后因出现颜面部水肿，故自行停药。停药 6 个月再次出现腹胀、腹部肿块，影像提示肿瘤复发（图 3-19-3）。影响学评估已无法完整切除病灶，建议再次使用甲磺酸伊马替尼控制病灶。后予甲磺酸伊马替尼口服治疗，同时予以对症处理服用甲磺酸伊马替尼期间出现的不良反应，后患者腹胀明显缓解，3 个月后复查病灶明显缩小（图 3-19-4），疗效评价部分缓解（PR）。

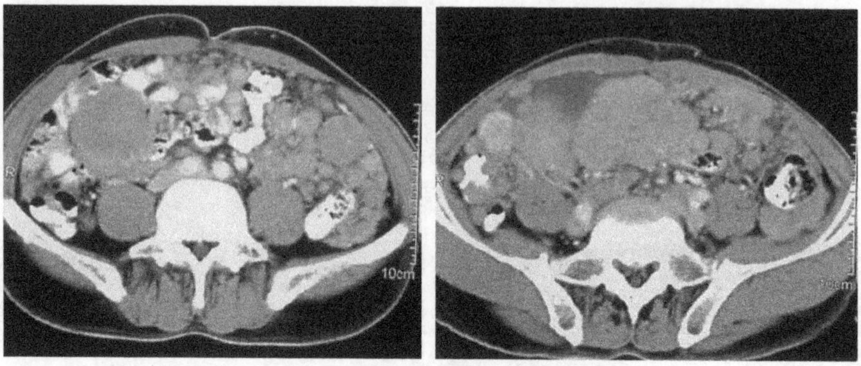

图 3-19-3　术后 6 个月复查发现盆腔肿瘤复发

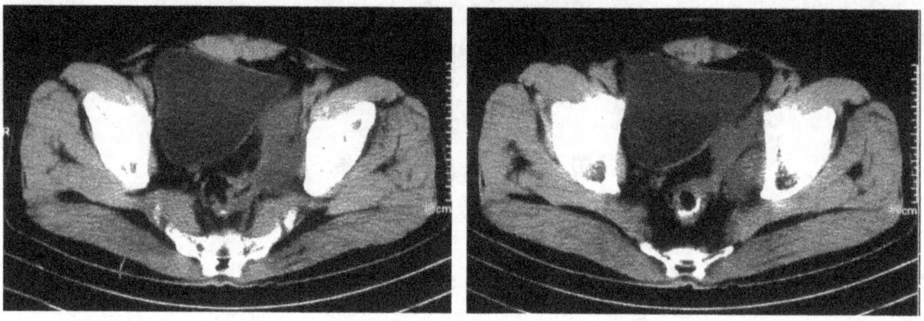

图 3-19-4　口服舒尼替尼 3 个月后复查影像学结果

1. 患者转归　患者再次口服舒尼替尼 3 个月后复查，病灶完全消失，疗效评价完全缓解（CR），继续口服甲磺酸伊马替尼维持治疗。

2. 病例特点和治疗选择的依据　该病例为术前影像学提示盆腔巨大肿瘤，因肿瘤引起压迫症状，遂予以剖腹探查+盆腔肿瘤切除术，术中证实为盆腔间质瘤并腹腔广泛转移，术后病检证实为高危复发风险的间质瘤。本类患者术后出现再次复发及转移风险极高，一线给予口服伊马替尼以控制病情，由于患者出现术后甲磺酸伊马替尼相关水钠潴留，故患者咨询停药，6 个月后复查即发现肿瘤复发，再次给予甲磺酸伊马替尼治疗，现患者治疗后临床评价为 CR。

（杨　军）

参 考 文 献

高英杰，杨娟，孙姗姗，等. 2014. 甲磺酸伊马替尼治疗胃肠道间质瘤的研究进展. 现代肿瘤医学，(9)：2248-2251

万德森，伍小军，潘志忠，等. 2006. 甲磺酸伊马替尼治疗 51 例晚期胃肠道间质瘤患者的疗效分析. 中华医学杂志，86（43）：3064-3067

王春萌，师英强，傅红，等. 2008. 甲磺酸伊马替尼治疗胃肠道间质瘤的疗效及安全性分析. 中国癌症杂志，18（11）：873-875

魏倩，王立. 2013. 甲磺酸伊马替尼预防胃肠道间质瘤术后复发效果的研究. 中国循证医学杂志，13（9）：1145-1148

魏亚楠，苗儒林. 2013. 甲磺酸伊马替尼治疗胃肠道间质瘤的疗效和毒副反应分析. 中国医药导报，10(8)：

81-83
张文，胡夕春，陆洪芬，等. 2003. 甲磺酸伊马替尼治疗不能切除和/或转移的胃肠道间质瘤的临床分析. 中国癌症杂志，13（5）：448-452
Chirieac LR，Trent JC，Steinert DM，et al. 2006. Correlation of immunophenotype with progression-free survival in patients with gastrointestinal stromal tumors treated with imatinib mesylate. Cancer，107（9）：2237
Choi H，Charnsangavej C，Faria SDC，et al. 2004. CT evaluation of the response of gastrointestinal stromal tumors after imatinib mesylate treatment：a quantitative analysis correlated with FDG PET findings. Am J Roentgenol，183（6）：1619-1628
Croom KF，Perry CM. 2003. Imatinib mesylate：in the treatment of gastrointestinal stromal tumours. Drugs，63（5）：513
Debiec-Rychter M，Cools J，Dumez H，et al. 2005. Mechanisms of resistance to imatinib mesylate in gastrointestinal stromal tumors and activity of the PKC412 inhibitor against imatinib-resistant mutants. Gastroenterology，128（2）：270-279
Dematteo RP，Antonescu CR，Chadaram V，et al. 2005. Adjuvant imatinib mesylate in patients with primary high risk gastrointestinal stromal tumor（GIST）following complete resection：Safety results from the U. S. Intergroup Phase Ⅱ trial ACOSOG Z9000. J Clin Oncol，23（16_suppl）：9009
Demetri G，Von MM，Blanke C. 2002. EPcacy and safety of Imatinib mesylate in advanced gastrointestinal stromal tumors. N Engl J Med，347（7）：472-480
Fiore M，Palassini E，Fumagalli E，et al. 2009. Preoperative imatinib mesylate for unresectable or locally advanced primary gastrointestinal stromal tumors（GIST）. Eur J Surg Oncol，35（7）：739
Nilsson B，Bümming P，Meis - Kindblom JM，et al. 2005. Gastrointestinal stromal tumors：The incidence，prevalence，clinical course，and prognostication in the preimatinib mesylate era. Cancer，103（4）：821
Rink L，Skorobogatko Y，Kossenkov AV，et al. 2009. Gene expression signatures and response to imatinib mesylate in gastrointestinal stromal tumor. Mol Cancer Ther，103（8）：2172-2182
Shankar S，Vansonnenberg E，Desai J，et al. 2005. Gastrointestinal stromal tumor：new nodule-within-a-mass pattern of recurrence after partial response to imatinib mesylate. Radiology，235（3）：892-898
Tang L，Zhang XP，Sun YS，et al. 2011. Gastrointestinal stromal tumors treated with imatinib mesylate：apparent diffusion coefficient in the evaluation of therapy response in patients. Radiology，258（3）：729-738
Van den Abbeele AD，Badawi RD. 2002. Use of positron emission tomography in oncology and its potential role to assess response to imatinib mesylate therapy in gastrointestinal stromal tumors（GISTs）. Eur J Cancer，38（12）：S60
Wardelmann E，Merkelbach-Bruse S，Pauls K，et al. 2006. Polyclonal evolution of multiple secondary KIT mutations in gastrointestinal stromal tumors under treatment with imatinib mesylate. Clin Cancer Res Research，12（6）：1743

案例二十 甲苯磺酸索拉非尼治疗晚期肝癌

（一）患者基本信息

男，61 岁，PS 评分 1 分。

（二）既往史、家族史及特殊疾病史

乙肝病史 15 年，抗病毒治疗 5 年，饮酒史 20 年，戒酒 5 年，无家族肿瘤病史，无其他重大疾病史。

（三）现病史、检查资料、诊断及治疗经过

患者因“上腹胀痛伴消瘦 1 个月”于 2014 年 11 月 8 日就诊于某三甲综合性医院，增强 CT 检查：肝右叶实性占位，考虑巨块型肝癌，门静脉右支及主干癌栓，肝右静脉至下腔静脉癌栓（图 3-20-1）。动态增强 MR：肝右叶巨大占位（原发性肝癌）伴门静脉右支及主干癌栓，肝右静脉及肝后下腔静脉癌栓，右肝管起始处梗阻伴远端扩展（图 3-20-2）。其余影像未见确切异常。血常规：WBC 4.2×10^9/L，Hb 151g/L，PLT 102×10^9/L。生化常规：ALT 47IU/L，总胆红素（TB）23μmol/L，胆红素（AIB）41g/L。凝血检查：PT 11.5 秒，INR 0.9。肿瘤标志物：AFP＞1000ng/L。肝炎病毒学：HbsAg（+），HbeAb（+），HbcAb（+），HBV-DNA 1.5×10^2bp/ml。

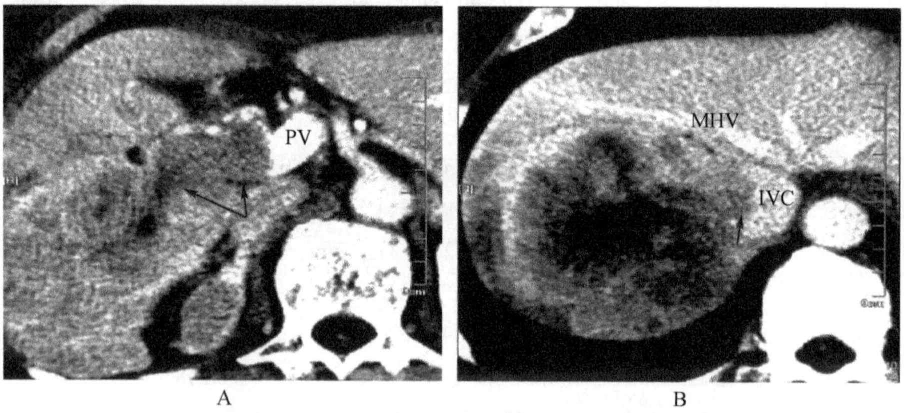

图 3-20-1　增强 CT

A. 门静脉右支及主干癌栓；B. 右肝巨大占位伴肝右静脉至下腔静脉癌栓

PV，门静脉；MHV，肝中静脉；IVC，下腔静脉

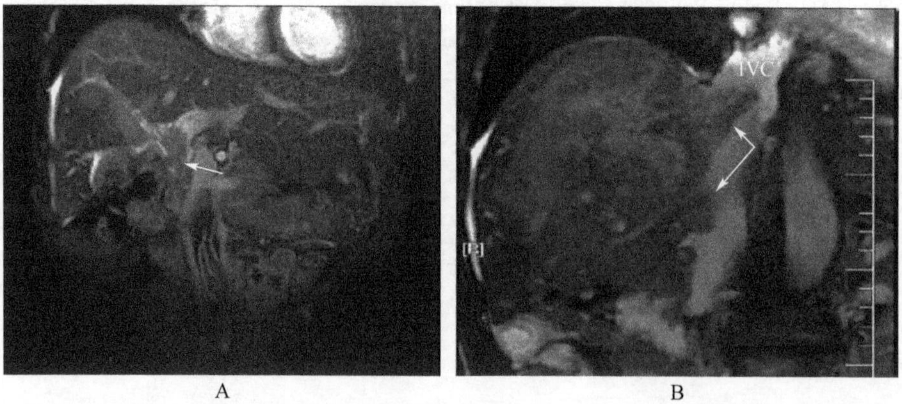

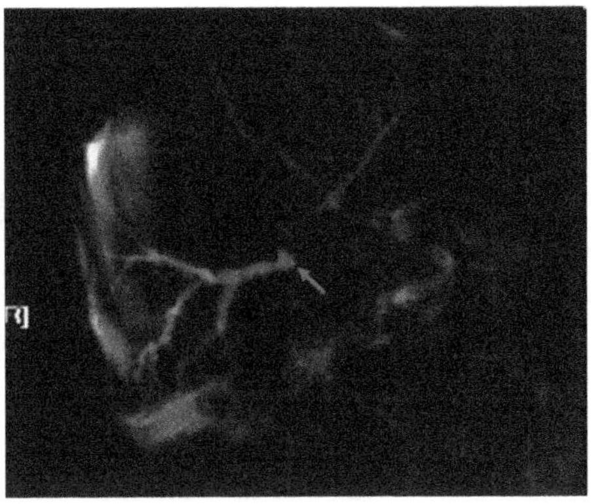

C

图 3-20-2 增强 MR 结果

A. 门静脉右支及主干癌栓；B. 肝右静脉及肝后下腔静脉（IVC）癌栓；C. 右肝管起始处梗阻伴远端扩展

1. 诊断 右肝巨块型肝癌伴门静脉右支及主干、肝右静脉及下腔静脉癌栓，右肝管癌栓伴右肝管梗阻，cT3bNxM0 ⅢB～ⅣA 期，BCLC 分期：C 期［门静脉癌栓（PVTT），病情评分（PST1）］。

2. 治疗 患者手术意愿强烈，故于 2014 年 11 月 17 日全身麻醉插管下行右半肝切除联合门静脉及下腔静脉癌栓取出术，术中：见右肝巨大肝癌，左肝代偿性增大，质地尚软，右肝管内癌栓梗阻，肝总管及胆总管通畅，右门静脉癌栓向主干蔓延，右肝静脉癌栓向下腔静脉蔓延（图 3-20-3，见彩图）。术后病理检查：中低分化肝细胞癌，11cm×9cm×7cm，门静脉、肝静脉、胆管内癌血栓，肝脏切缘阴性，肝门淋巴结阴性（图 3-20-4，见彩图）。

3. 术后诊断 肝细胞中低分化肝癌 pT3bN0M0 ⅢB 期。

术后患者拒绝接受预防性介入治疗，每 2 个月返院复查，至 2014 年 3 月（术后 4 个月）复查发现双肺多发转移灶，右腹膜后转移灶（图 3-20-5），残余左肝无新发病灶。血清 AFP 上升至 450ng/L。

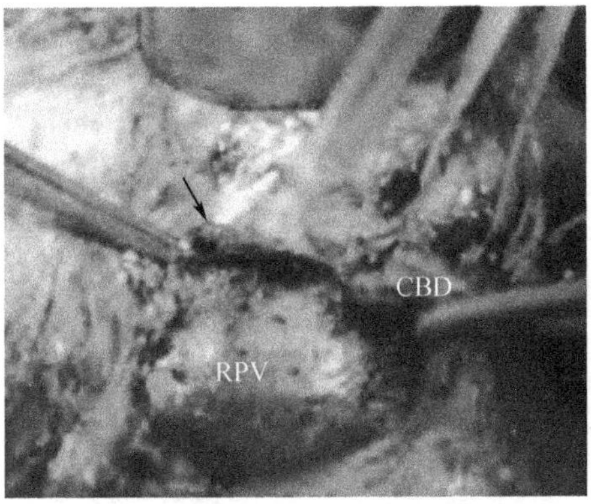

A

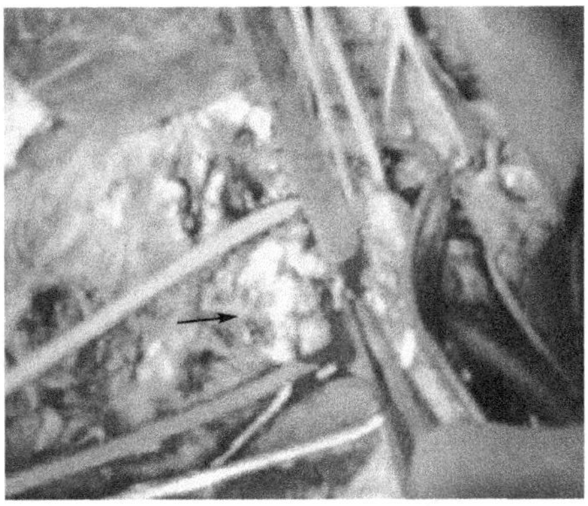

B

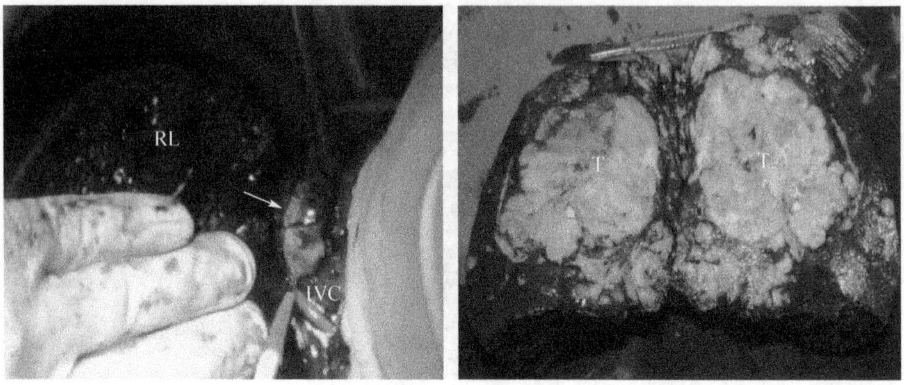

C　　D

图 3-20-3　术中情况

A. 右肝管癌栓；B. 门静脉癌栓；C. 右肝静脉至下腔静脉癌栓；D. 右肝巨大肝癌

CBD，胆总管；RPV，门静脉右支；RL，肝右叶；IVC，下腔静脉；T，肿瘤

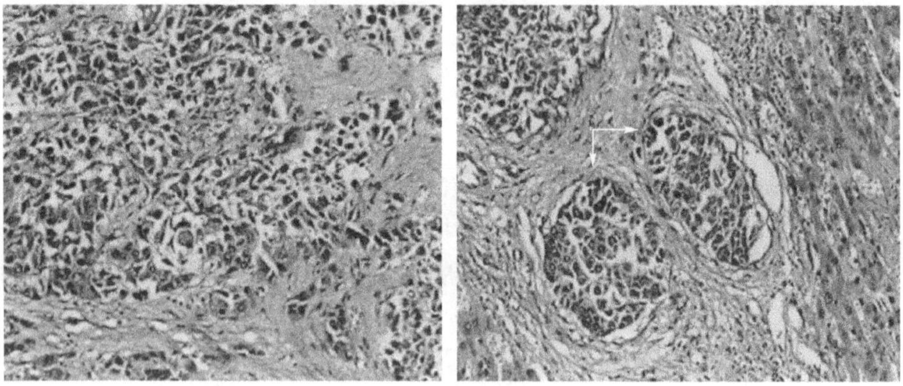

A　　B

图 3-20-4　术后病理检查

A. 中分化肝细胞癌；B. 脉管癌栓

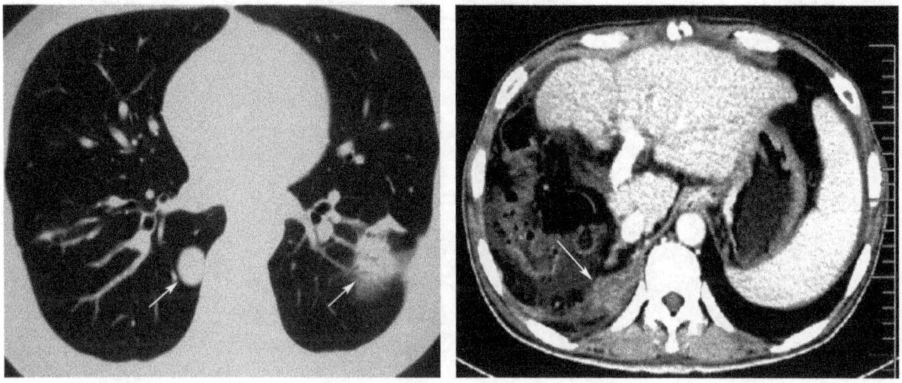

A　　B

图 3-20-5　术后转移

A. 双肺转移灶；B. 右腹膜后转移灶

（四）后续治疗前评估、治疗目标和治疗策略

患者病情进展，且多发转移灶，无法再次手术，于2014年3月至2014年6月行靶向药物索拉非尼片400mg po bid全身治疗同时给予右腹膜后转移灶放射治疗。在服药期间出现1级高血压，Ⅱ度手足皮肤反应和Ⅱ度腹泻，经相应内科治疗能缓解和耐受，未减量及停药。在此期间完成右腹膜后转移灶的调强适形放射治疗60Gy/30f，未发生明显不良反应。后复查CT示双肺及右腹膜后转移灶明显缩小（图3-20-6），AFP降至120ng/L，疗效评价部分缓解（PR）。

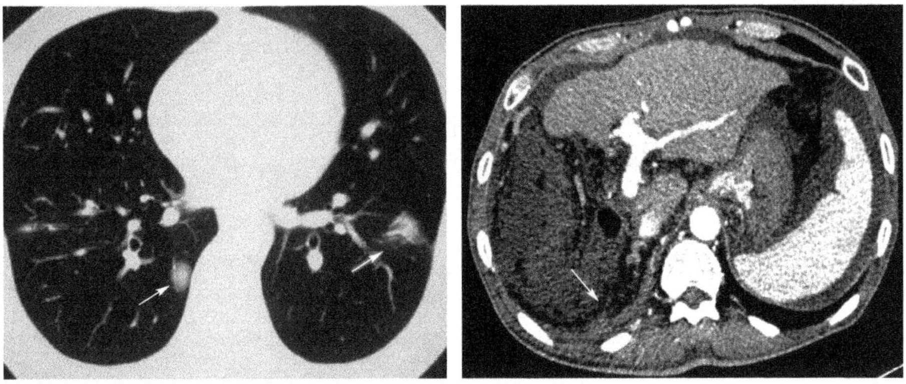
A　　B

图3-20-6　治疗后CT检查结果

A. 双肺转移灶缩小；B. 右腹膜后转移灶缩小

1. 患者转归　继续给予索拉非尼400mg po bid治疗，疗效评价稳定（SD）。

2. 病例特点和治疗选择的依据　该患者为晚期肝癌合并出入肝血管癌栓和胆管癌栓，按照肝癌BCLC分期为C期，推荐采用分子靶向药物或肝动脉介入栓塞为主要治疗手段，但介入栓塞导致下腔静脉癌栓脱落致肺梗死及肝衰竭等风险极大，而患者拒绝仅采用药物治疗。综合患者肝功能分期较好，肝硬变程度较轻，无瘤残肝体积大于总肝体积30%，有很大切除希望，同时血管癌栓能够取出，故而决定手术。虽然手术成功切除所有影像学所见肿瘤，但仍然仅能做到姑息切除，按照《中华医学会肝癌诊治指南》2015版，患者有术后预防性介入栓塞化疗（TACE）的指征，但因患者拒绝介入等其他辅助治疗，仅观察随访。在随访至术后4个月，AFP再次上升至450ng/L，CT检查发现双肺转移灶，右腹膜后转移，已无法再手术完全切除病灶。故而争得患者同意后采用分子靶向药物索拉非尼全身治疗+右腹膜后转移灶放射治疗。治疗2个月后复查，提示病情为PR，放射治疗已完成，因此，继续口服索拉非尼治疗。

（刘　斌　李　江）

参 考 文 献

龚新雷，华海清，秦叔逵，等. 2009. 索拉非尼治疗国人晚期肝癌的临床观察. 临床肿瘤学杂志，14（8）：708-711

姜海英，谢晓东. 2010. 索拉非尼联合 TACE 术治疗中晚期肝细胞癌 30 例临床观察. 海南医学，21（23）：6-9
时建军，宋素异，戚志平. 2013. 索拉非尼治疗肝癌患者疗效的回顾性分析. 中国临床药理学杂志，29（7）：491-493
王旭庚，曹星梅，张王刚，等. 2008. 索拉非尼治疗肝癌肝移植术后复发患者临床观察. 现代肿瘤医学，16（8）：1367-1369
魏小勇，饶荣生. 2009. 索拉非尼联合 TACE 治疗中晚期肝癌的临床观察. 实用临床医学，10（11）：17-19
杨柳青，秦叔逵，龚新雷，等. 2013. 索拉非尼治疗国人中晚期原发性肝癌的临床研究. 中国新药杂志，（17）：2053-2059
姚雪松，闫东，曾辉英，等. 2013. TACE 联合索拉非尼治疗不能手术切除肝细胞肝癌 50 例. 介入放射学杂志 22（5）：381-386
张传海，荚卫东. 2012. 索拉非尼在肝癌治疗中的应用. 临床药物治疗杂志，10（3）：24-26
张岚，任正刚. 2013. 索拉菲尼治疗肝癌常见不良反应及处理的研究进展. 中国肿瘤临床，(20)：1268-1271
Escudier B，Eisen T，Stadler W M，et al. 2007. Sorafenib in advanced clear-cell renal-cell carcinoma. N Engl J Med，356（2）：125
Roberts LR. 2008. Sorafenib in liver cancer-just the beginning. N Engl J Med，359（4）：420
Sacco R，Bargellini I，Gianluigi G，et al. 2011. Complete response for advanced liver cancer during sorafenib therapy：Case Report. BMC Gastroenterol，11（1）：4
Savić R，He X，Fiel I，et al. 2013. Recombinant human acid sphingomyelinase as an adjuvant to sorafenib treatment of experimental liver cancer. PloS One，8（5）：e65620
Van MH，Dekervel J，Verslype C，et al. 2013. Long-term exposure to sorafenib of liver cancer cells induces resistance with epithelial-to-mesenchymal transition，increased invasion and risk of rebound growth. Cancer Lett，329（1）：74-83
Woo HY，Heo J. 2012. Sorafenib in liver cancer. Expert Opin Pharmacother，13（7）：1059-1067
Xin HW，Ambe CM，Hari D M，et al. 2013. Label-retaining liver cancer cells are relatively resistant to sorafenib. Gut，62（12）：1777-1786

彩　图

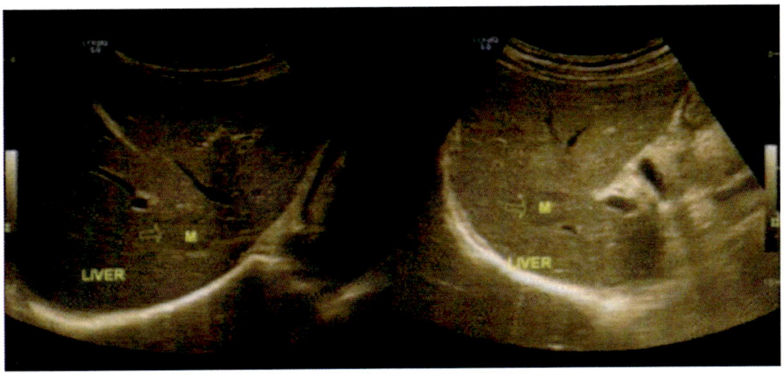

图 3-2-2　肝脏超声造影

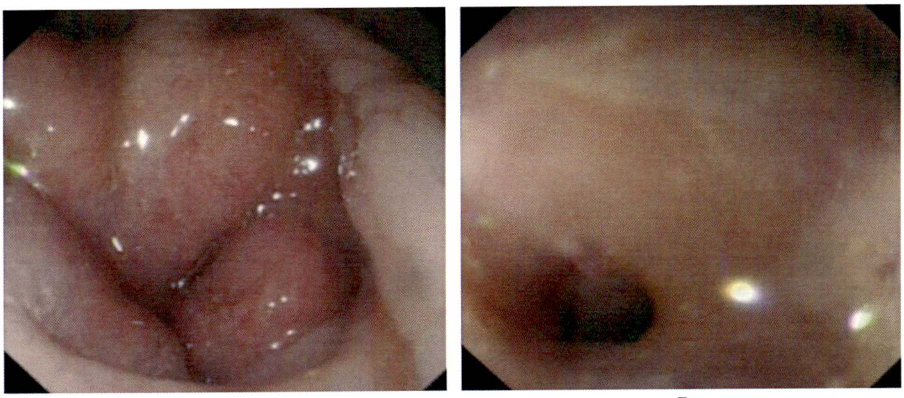

A　　B

图 3-2-4　肠镜检查结果

A. 直肠肿瘤；B. 直肠肿瘤致肠腔狭窄

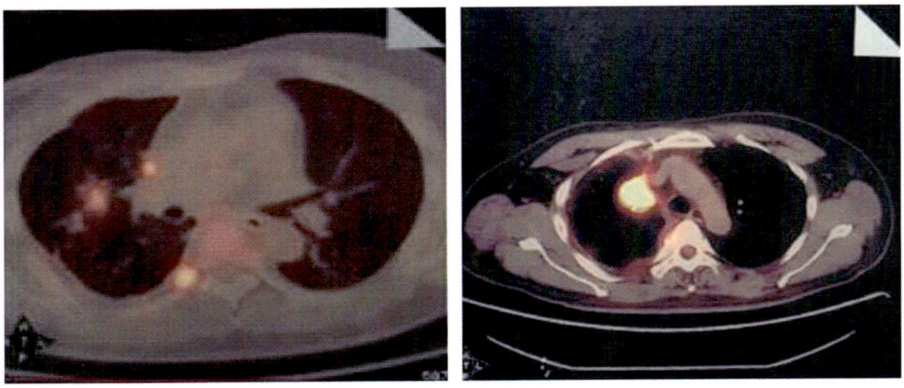

A　　B

图 3-3-1　PET-CT 检查结果

A. 右肺结节、纵隔淋巴结、胸膜结节；B. 肺部病灶

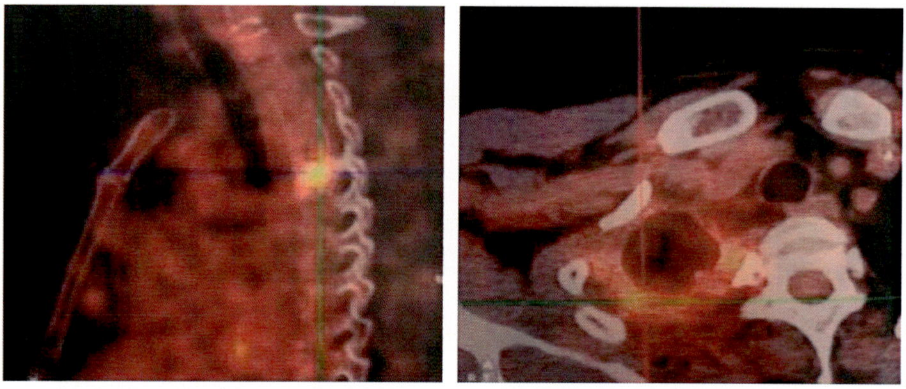

A　　　　　　　　B

图 3-3-3　PET-CT 检查结果 1

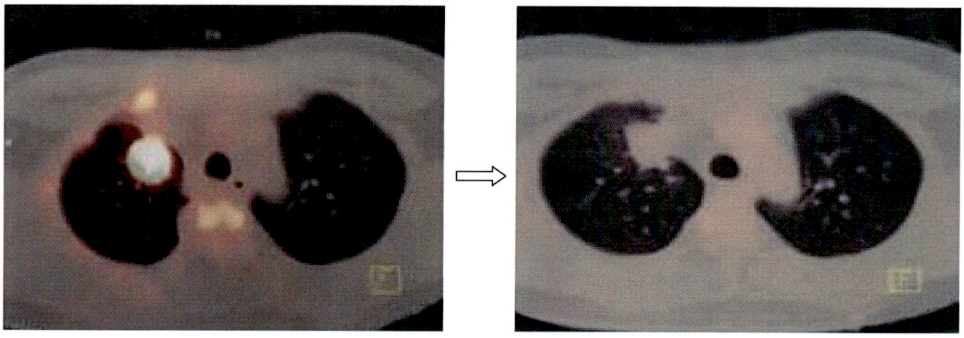

A

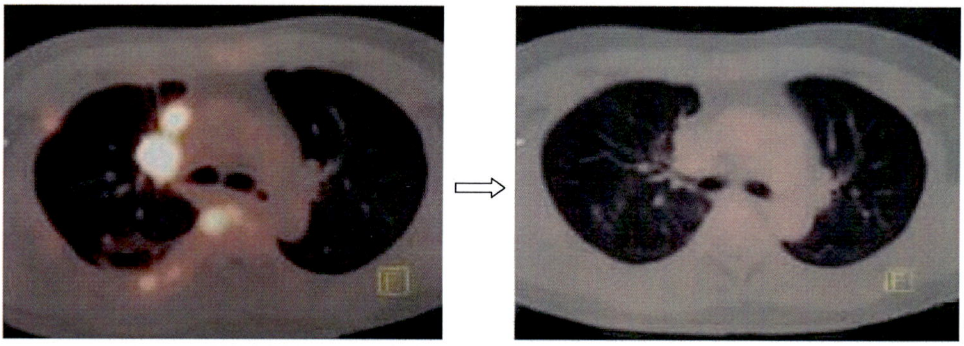

2015年1月26日　　　　　　2016年1月28日

B

图 3-3-5　PET-CT 检查结果 2

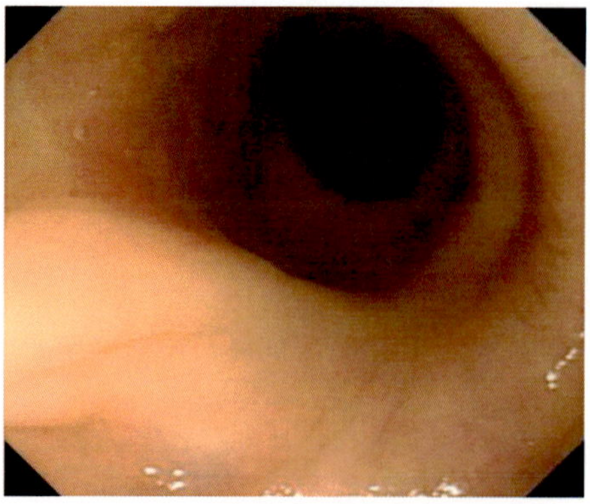

图 3-5-3　肠镜检查结果

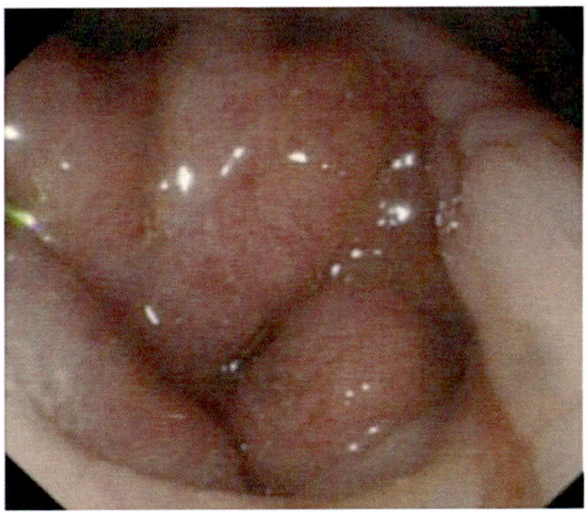

图 3-6-2　肠镜检查结果

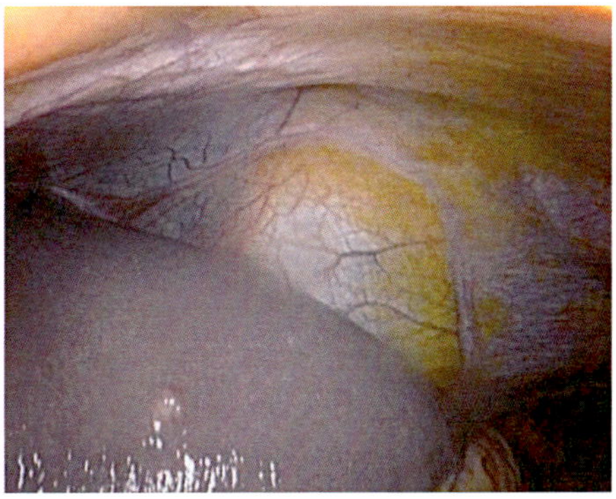

图 3-6-3　术中探查肝脏可见转移灶

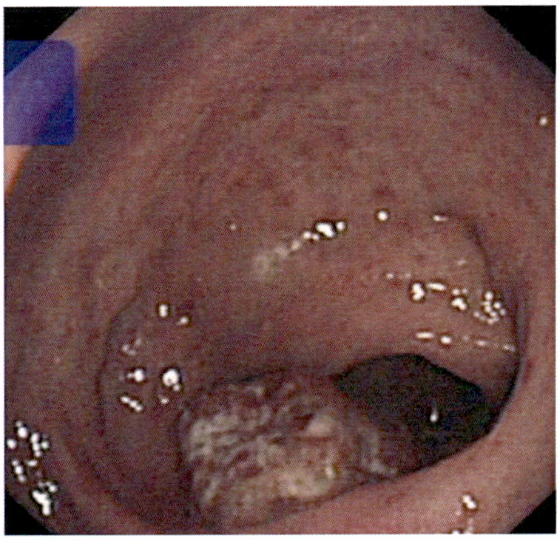

图 3-7-1　肠镜示直肠肿瘤

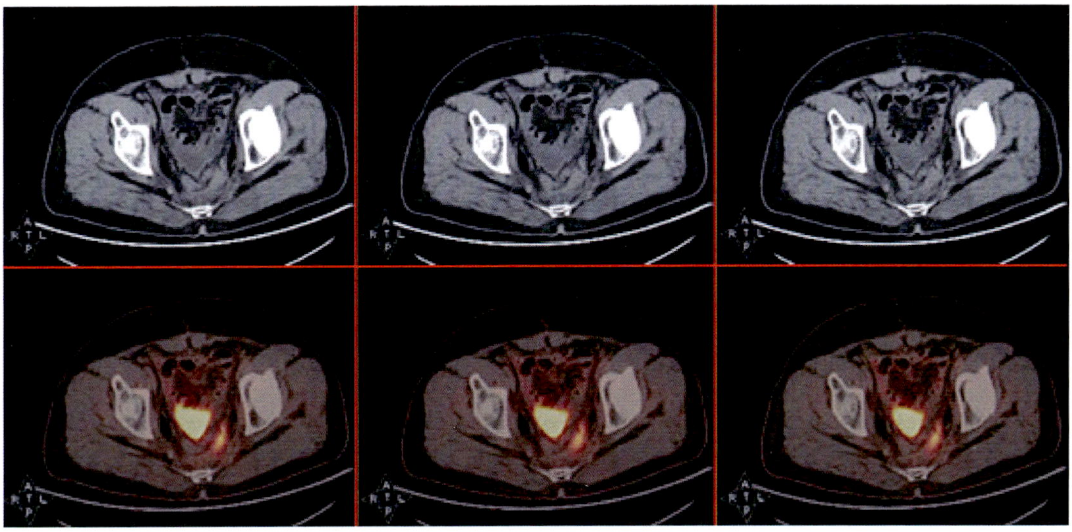

图 3-7-3　盆底左侧软组织影代谢增高，考虑复发

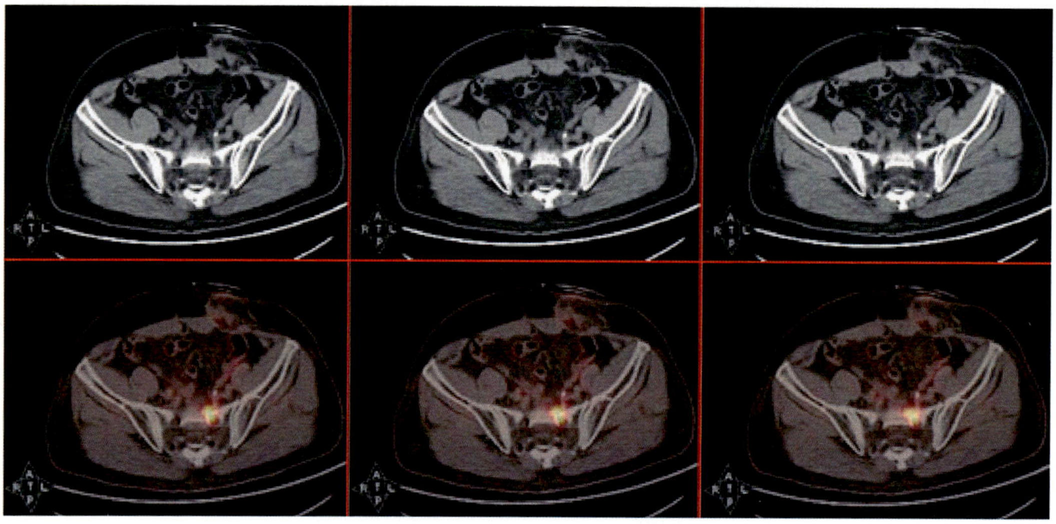

图 3-7-4　第 1 骶椎左侧受侵，考虑转移

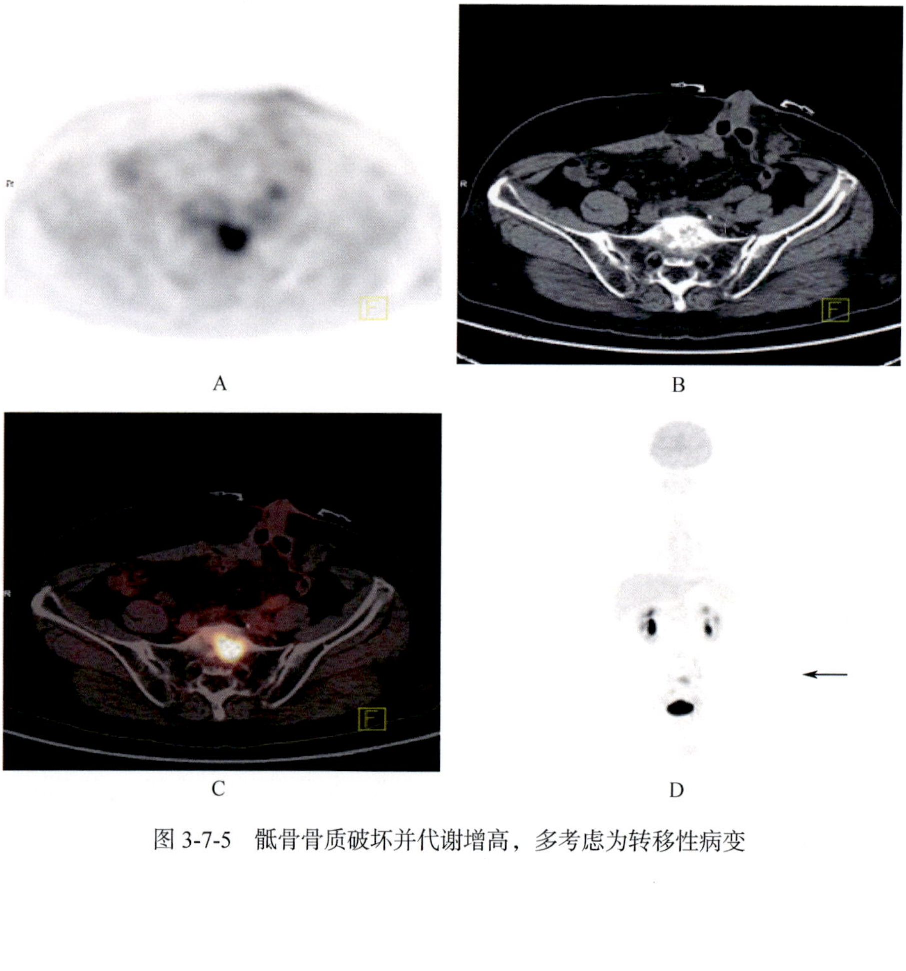

A　B

C　D

图 3-7-5　骶骨骨质破坏并代谢增高，多考虑为转移性病变

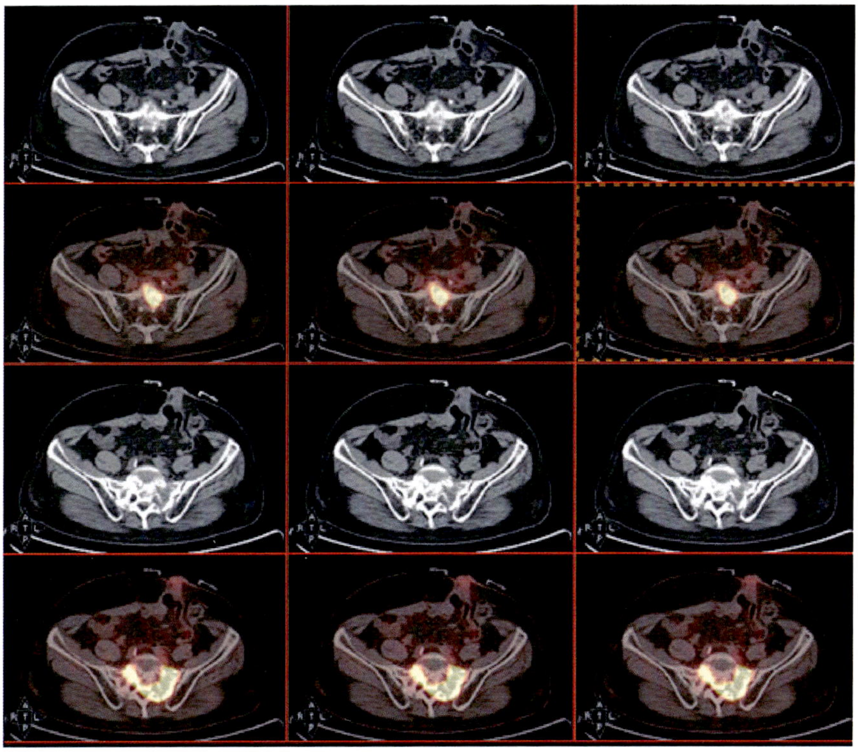

图 3-7-6　骶骨骨质破坏并代谢增高，病灶范围较前增大

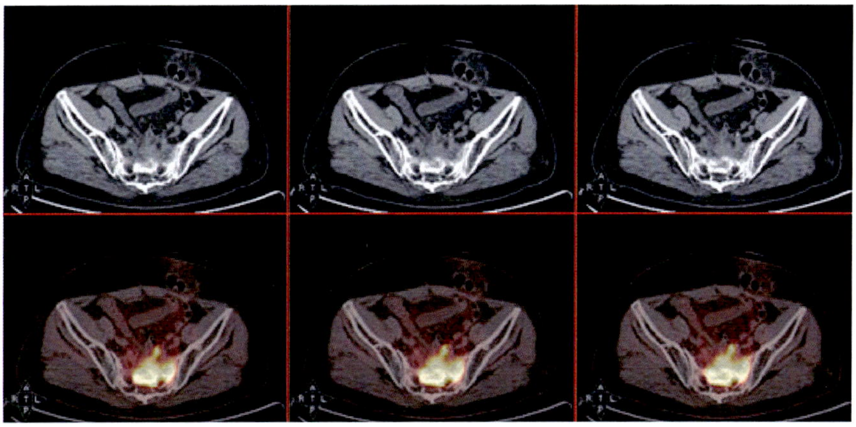

图 3-7-7　盆底软组织影代谢较前增高

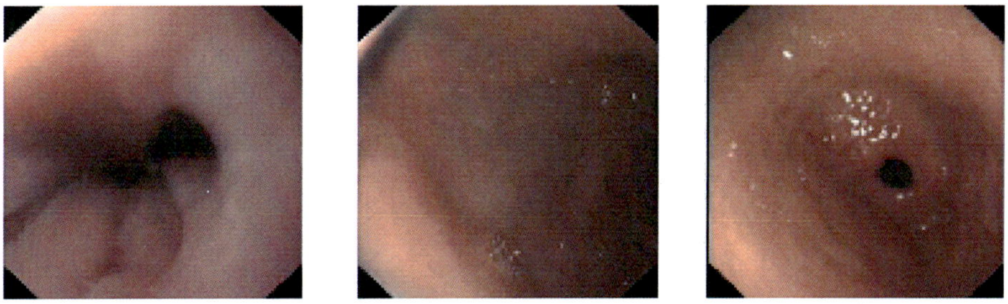

A　　B　　C

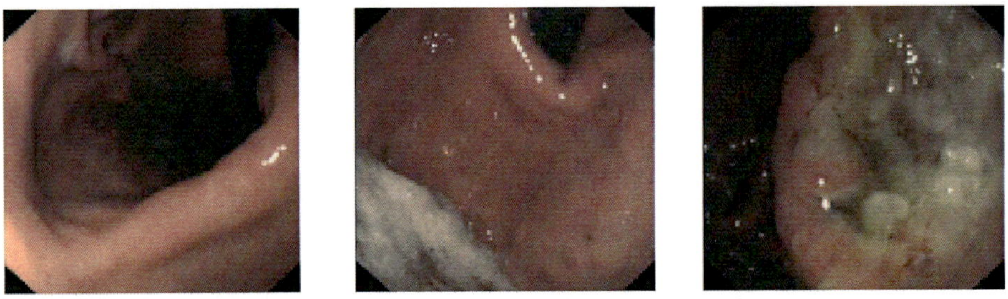

D　　　　E　　　　F

图 3-8-2　胃镜检查结果

A. 食管：未见异常；B. 球部：未见异常；C. 胃窦：花斑样、糜烂；D. 胃角：糜烂食管；E. 胃底：未见异常；F. 胃体：溃疡
内镜诊断：①胃体溃疡（活动期，Ca 可能）；②慢性浅表性胃炎（胃窦、胃角）伴糜烂

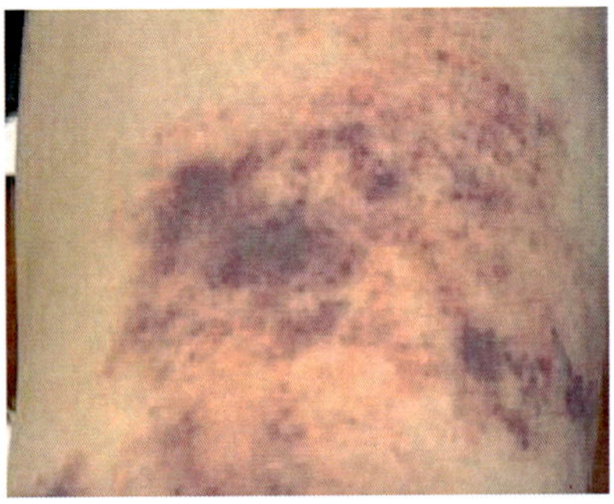

图 3-10-1　皮肤瘀斑

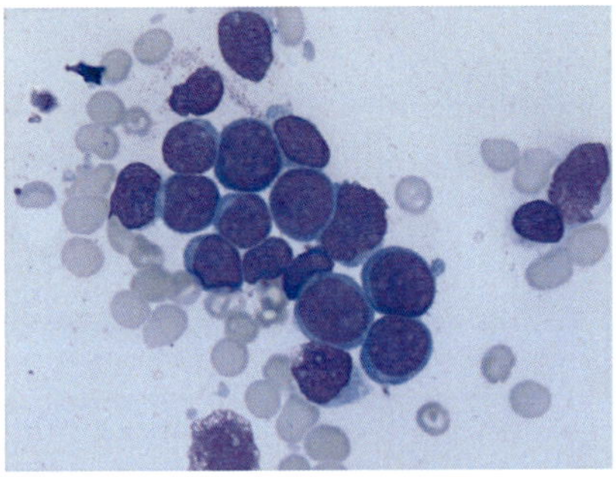

图 3-10-2　骨髓涂片检查

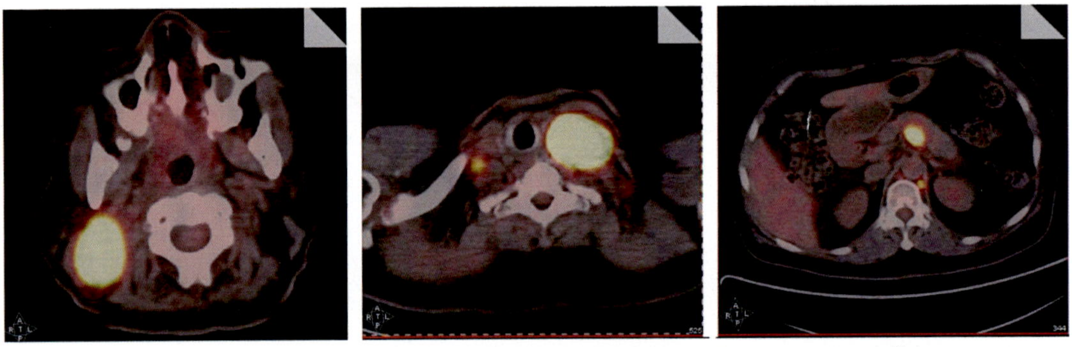

A　　　　B　　　　C

图 3-11-1　PET-CT 检查结果

A. 右颈部淋巴结；B. 左锁骨上淋巴结；C. 腹膜后淋巴结

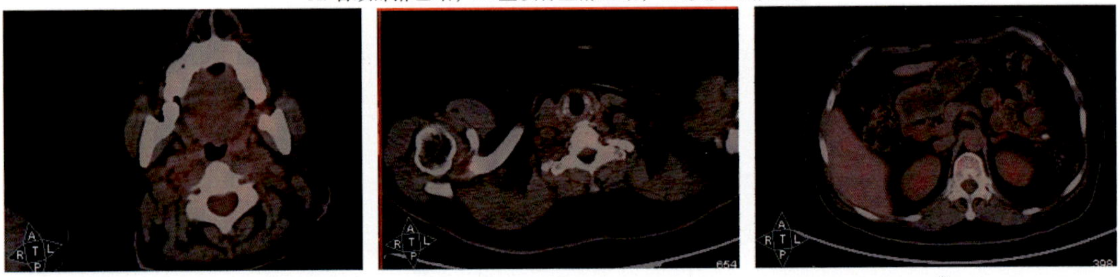

A　　　　B　　　　C

图 3-11-2　6 个周期化疗后 PET-CT 检查结果

A. 右颈部淋巴结；B. 左锁骨上淋巴结；C. 腹膜后淋巴结

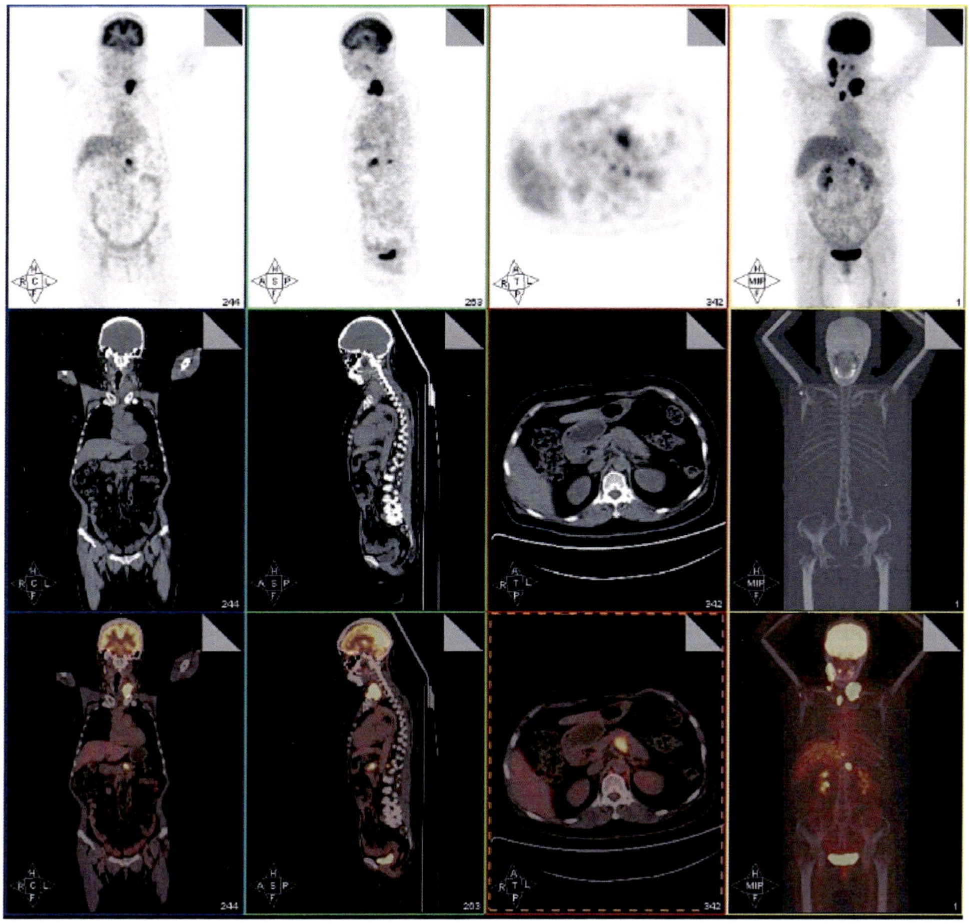

A

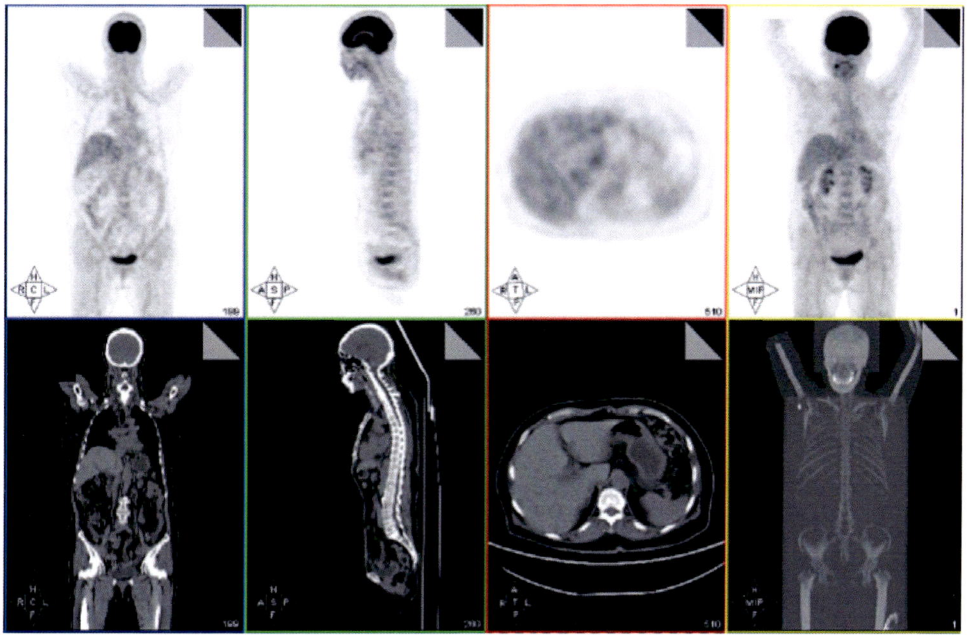

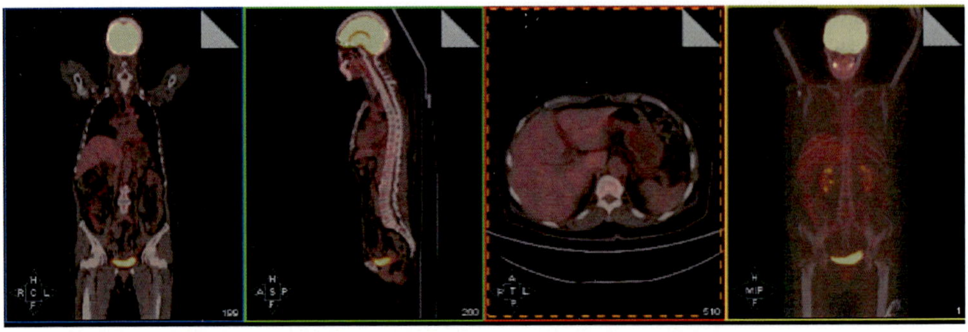

B

图 3-11-3　治疗前后 PET-CT 检查结果对比

A. 治疗前；B. 治疗后

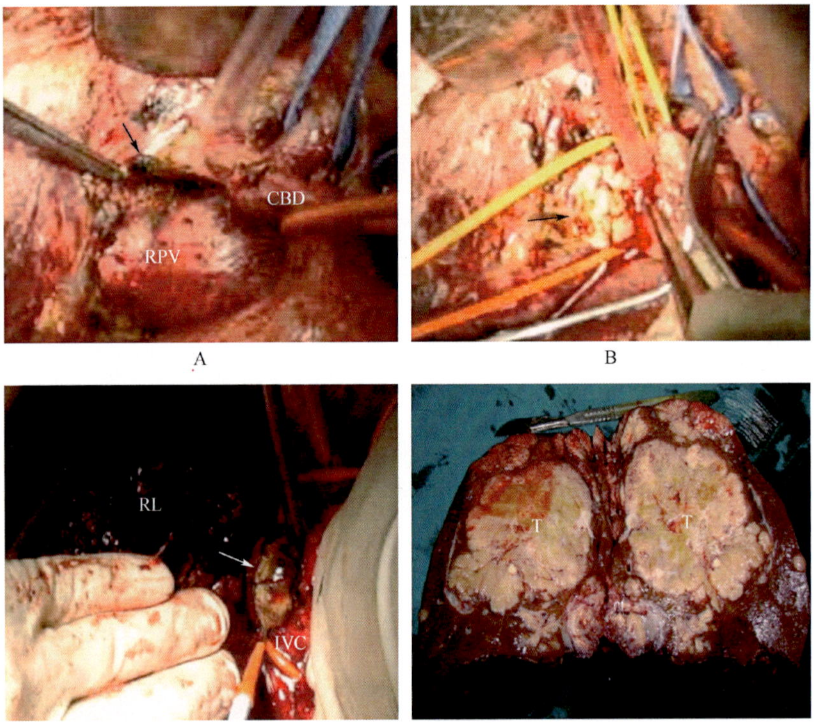

A　B　C　D

图 3-20-3　术中情况

A. 右肝管癌栓；B. 门静脉癌栓；C. 右肝静脉至下腔静脉癌栓；D. 右肝巨大肝癌
CBD，胆总管；RPV，门静脉右支；RL，肝右叶；IVC，下腔静脉；T，肿瘤

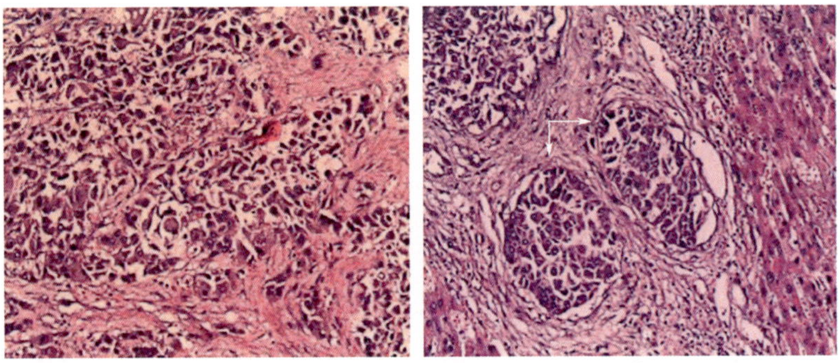

A　B

图 3-20-4　术后病理检查

A. 中分化肝细胞癌；B. 脉管癌栓